临床妇科学

贾海梅　聂利芳　梁玉芳　编著

中国纺织出版社有限公司

图书在版编目（CIP）数据

临床妇科学 / 贾海梅，聂利芳，梁玉芳编著. -- 北京：中国纺织出版社有限公司，2023.12
ISBN 978-7-5229-1381-0

Ⅰ. ①临… Ⅱ. ①贾… ②聂… ③梁… Ⅲ. ①妇科学—职业培训—教材 Ⅳ. ①R711

中国国家版本馆CIP数据核字（2024）第034466号

责任编辑：傅保娣　　责任校对：王蕙莹　　责任印制：王艳丽

中国纺织出版社有限公司出版发行
地址：北京市朝阳区百子湾东里 A407 号楼　邮政编码：100124
销售电话：010—67004422　传真：010—87155801
http://www.c-textilep.com
中国纺织出版社天猫旗舰店
官方微博 http://weibo.com/2119887771
三河市宏盛印务有限公司印刷　各地新华书店经销
2023年12月第1版第1次印刷
开本：787×1092　1/16　印张：27.75
字数：642千字　定价：138.00元

作者简介

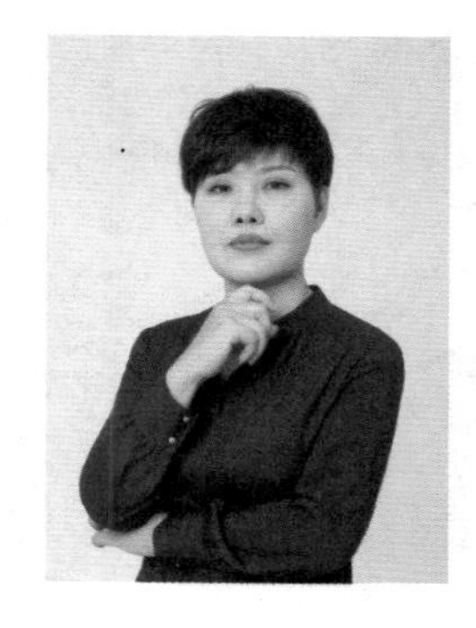

贾海梅，女，毕业于山西医科大学临床医学专业，医学学士学位。FIGO国际妇产科联盟会员，北京妇产学会内分泌分会第一届青年委员，山西省妇幼保健协会女性盆底功能障碍性疾病防治专业委员会委员。晋城市人民医院妇科主治医师。从事妇科临床工作多年，曾多次于北京、广州等地学习电生理治疗及生物反馈技术。临床上，对妇科常见病、多发病的诊治及操作技术有丰富经验，对妇科炎症、盆底疾病、宫颈疾病、肿瘤筛查、月经失调、异常子宫出血、绝经综合征等疾病的治疗有着独到见解，擅长采用盆底肌电检测方法筛查和辅助诊断各种盆底疾病，通过多种非手术方法综合治疗女性盆底功能障碍性疾病，包括尿失禁、慢性盆腔痛综合征、功能性便秘、盆腔器官脱垂及性交痛引起的性功能障碍等。

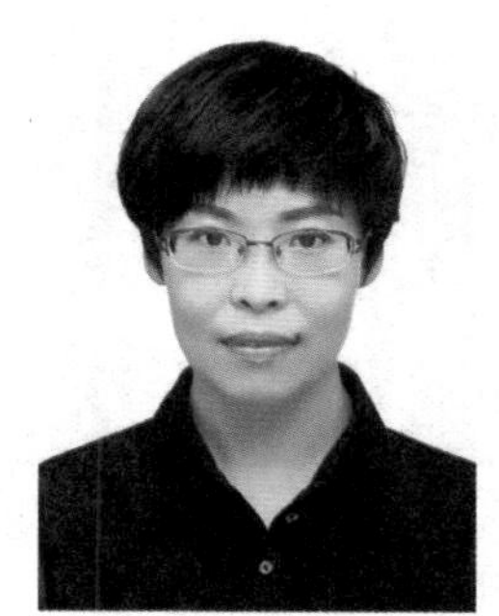

聂利芳，女，1977年出生，医学硕士。山西省妇幼保健协会女性盆底功能障碍性疾病防治专业委员会委员。晋城市人民医院妇科副主任，副主任医师，盆底学组带头人。临床上，对妇科常见病、多发病的诊治有丰富经验，对妇科手术的微创治疗以及女性盆底功能障碍性疾病的治疗有着独到见解，擅长妇科内分泌疾病的诊治。参与市课题1项，在国内期刊发表论文数篇，出版著作1部。

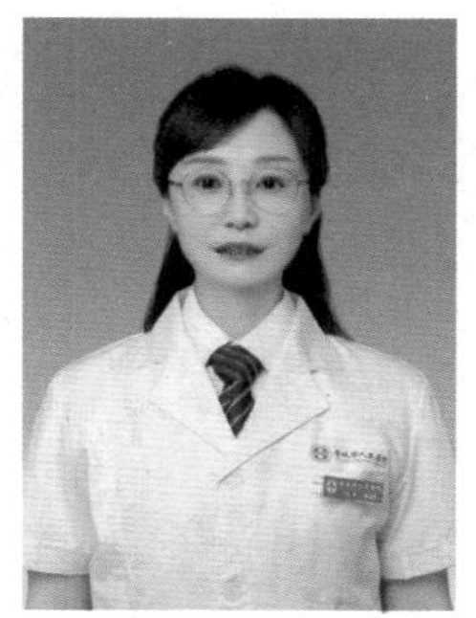

梁玉芳，女，1979年出生。中国老年保健协会更年期与妇科内分泌分会青年委员会委员，女性生殖道畸形疾病组带头人。晋城市人民医院副主任医师。临床上，对女性生殖道畸形疾病在妇科内镜方面的诊治有着丰富经验，擅长阴道内镜、宫腔镜下复杂手术等。发表学术论文5篇，出版著作1部。

编 委 会

前　言

妇科学是临床医学的重要组成部分，是一门研究女性非妊娠期生殖系统生理和病理改变，并对病理改变进行预防、诊断和处理的临床医学学科。随着科学技术的飞速发展，妇科学的基础知识和临床诊疗都取得了长足的进步，病因和发病机制得到了深入的研究，疾病的诊断和治疗也得到了广泛实践。为了适应现代妇科学的变化，也为了满足妇科临床医师的需要，我们特编写了本书。

《临床妇科学》介绍了妇科疾病的诊断与治疗等有关理论，包括女性生殖系统解剖、女性生殖系统生理、女性生殖系统炎症、女性生殖器发育异常、肿瘤、盆底功能障碍性疾病、不孕症、计划生育以及妇科常用检查技术、妇科内镜等内容，并将病因、临床表现、诊断及治疗作为重点，强调实用性，避免与临床脱节，具有较高的学术水平及实用价值，可供医学专业研究生和临床医生参考使用。

本书编写具体分工如下：

贾海梅（第1～7章，第11章，第14章，第17章第2节，第19章第1～2节），共计20万余字；聂利芳（第12～13章，第17章第1节，第18章，第19章第3～7节），共计20万余字；梁玉芳（第8～10章，第15～16章，第20章），共计20万余字。

由于医学研究进展较快，加之编者们编写经验有限，时间紧迫，书中内容和编排若存在不妥之处，殷切希望广大读者给予指正，以便纠正和改进。

编著者

2023年8月

目　录

第一章　女性生殖系统解剖

第一节　骨盆

骨盆及其附属组织承托内生殖器官及其相邻器官，协助保持其正常位置。若骨盆及其组织异常，则可发生相应的妇科病变。同时，骨盆为胎儿娩出的骨产道，骨盆的结构、形态及其组成骨间径与阴道分娩密切相关。骨盆形态或组成骨间径线异常可引起分娩异常。因此，清晰地了解骨盆的解剖、形态和大小，有助于提高妇科及产科的临床诊断和治疗技能。

一、骨盆的类型

根据骨盆的形状，可大致分为4种类型：①女型骨盆；②男型骨盆；③类人猿型骨盆；④扁平型骨盆。这种分类以骨盆入口的前、后两部的形态作为基础：在骨盆入口最长横径处虚拟一条线，将骨盆分为前、后两部分，后面的部分决定骨盆的形状，而前面的部分表示它的变异。很多女性骨盆不是单一型的，而是混合型的，例如，某一个女性骨盆可以伴有男型的倾向，即后部是女型骨盆，而前部是男型骨盆。

（一）女型骨盆

骨盆入口呈横椭圆形，髂骨翼宽而浅，入口横径较前后径稍长，耻骨弓较宽，坐骨棘间径≥10cm。骨盆侧壁直，坐骨棘不突出，骶骨既不前倾，也不后倾，骶坐骨切迹宽度>2横指。女型骨盆为女性正常骨盆，最适宜分娩。在我国妇女中占52.0%～58.9%。

（二）男型骨盆

骨盆入口略呈三角形，两侧壁内聚，坐骨棘突出，耻骨弓较窄，坐骨切迹窄呈高弓形，骶骨较直而前倾，导致出口后矢状径较短。因男型骨盆呈漏斗型，往往造成难产。此型骨盆较少见，在我国妇女中仅占1.0%～3.7%。

（三）类人猿型骨盆

骨盆入口呈长椭圆形，骨盆入口、中骨盆和骨盆出口的横径均缩短，前后径稍长。坐骨切迹较宽，两侧壁稍内聚，坐骨棘较突出，耻骨弓较窄，但骶骨向后倾斜，故骨盆前部较窄而后部较宽。骶骨往往有6节且较直，故较其他类型骨盆深。在我国妇女中占14.2%～18.0%。

（四）扁平型骨盆

骨盆入口呈扁椭圆形前后径短而横径长。耻骨弓宽，骶骨失去正常弯度，变直后翘或深弧型，故骶骨短而骨盆浅。在我国妇女中较为常见，占23.2%～29.0%。

女性骨盆的形态、大小受遗传、营养与性激素的影响。上述 4 种基本类型只是理论上归类,临床多见混合型骨盆。

二、骨盆的组成

(一)骨盆的骨骼

骨盆由骶骨、尾骨及左右两块髋骨组成。每块髋骨又由髂骨、坐骨和耻骨融合而成;骶骨由 5～6 块骶椎融合而成,呈楔(三角)形,其上缘明显向前突出,称为骶岬,是妇科腹腔镜手术的重要标志之一及产科骨盆内测量对角径的重要据点。尾骨由 4～5 块尾椎合成。

(二)骨盆的关节

骨盆的关节包括耻骨联合、骶髂关节和骶尾关节。在骨盆的前方两耻骨之间由纤维软骨连接,称为耻骨联合,妊娠期受女性激素影响变松动,分娩过程中可出现轻度分离,有利于胎儿娩出。在骨盆后方,两髂骨与骶骨相接,形成骶髂关节。骶骨与尾骨相连,形成骶尾关节,有一定活动度,分娩时尾骨后移可加大出口前后径。

(三)骨盆的韧带

连接骨盆各部之间的韧带中,有两对重要的韧带,一对是骶、尾骨与坐骨结节之间的骶结节韧带,另一对是骶、尾骨与坐骨棘之间的骶棘韧带,骶棘韧带宽度即坐骨切迹宽度,是判断中骨盆是否狭窄的重要指标。妊娠期受性激素影响,韧带松弛,有利于分娩。

三、骨盆的分界

以耻骨联合上缘、髂耻缘及骶岬上缘的连线为界,将骨盆分为假骨盆和真骨盆两部分。假骨盆又称大骨盆,位于骨盆分界线之上,为腹腔的一部分,其前为腹壁下部,两侧为髂骨翼,其后为第 5 腰椎。假骨盆与产道无直接关系,但假骨盆某些径线的长短关系到真骨盆的大小,测量假骨盆的这些径线可作为了解真骨盆的参考。真骨盆又称小骨盆,位于骨盆分界线之下,是胎儿娩出的骨产道。真骨盆有上、下两口,即骨盆入口与骨盆出口。两口之间为骨盆腔。骨盆腔的后壁是骶骨与尾骨,两侧为坐骨、坐骨棘、骶棘韧带,前壁为耻骨联合。坐骨棘位于真骨盆中部,直肠指诊或阴道指诊可触及,是分娩过程中衡量胎先露下降程度的重要标志。耻骨两降支的前部相连构成耻骨弓。骨盆腔呈前浅后深的形态,其中轴为骨盆轴,分娩时胎儿循此轴娩出。

四、骨盆的平面、径线和倾斜度

由于骨盆的特殊形状,很难把骨盆腔内的形状描述清楚。为便于理解,把骨盆分为 4 个虚拟的平面:①骨盆入口平面;②骨盆出口平面;③骨盆的最宽平面;④骨盆中段平面。

(一)骨盆入口平面

其后面以骶岬和骶骨翼部为界,两侧以髂耻缘为界,前面为耻骨横支和耻骨联合上缘。典型的女性骨盆入口平面几乎是圆的,而不是卵形的。

骨盆入口平面的 4 条径线,一般描述为前后径、横径和两条斜径。

骨盆入口平面的前后径又以耻骨联合与骶岬上缘中点的距离，分别虚拟为3条径线，即真结合径、对角径和产科结合径。

真结合径，又称解剖结合径，为耻骨联合上缘中点与骶岬上缘中点间的距离。正常值约为11cm。

对角径(DC)为耻骨联合下缘中点与骶岬上缘中点间的距离。正常值为12.5～13cm。

对角径减去1.5～2.0cm则为产科结合径。在大多数骨盆中，这是胎头下降时，必须通过骨盆入口的最短直径。产科结合径是不能用手指直接测量到的。虽然人们设计了各种器械，但是除X线外，都未能获得满意的结果。临床上，如果没有X线设备，则只能测量出对角径的距离，然后减去1.5～2.0cm，间接地估计产科结合径的长度。

骨盆入口横径与真结合径成直角，它代表两侧分界线之间最长的距离。横径一般在骶岬前面的5cm处与真结合径交叉。卵形骨盆的横径约为13.5cm，而圆形骨盆的横径则稍许短些。

任一斜径自一侧骶髂软骨结合伸至对侧的髂耻隆起，根据它们的起点位置，称为左斜径或右斜径，其长度约为12.75cm。

(二)骨盆出口平面

骨盆出口平面由两个近似三角区组成。这两个三角区不在同一平面上，但有一条共同的基线，即在两侧坐骨结节之间的一条线。后三角的顶点是骶骨的尖端，两侧是骶结节韧带和坐骨结节。前三角的顶点是耻骨联合下缘，两侧是耻骨降支。骨盆出口平面有4条径线，即出口前后径、出口横径、出口前矢状径和出口后矢状径。

1.出口前后径

耻骨联合下缘至骶尾关节间的距离，平均长约11.5cm。

2.出口横径

两坐骨结节间的距离，又称坐骨结节间径，平均长约9cm。此径线是胎先露部通过骨盆出口的径线，与分娩关系密切。

3.出口前矢状径

耻骨联合下缘中点至坐骨结节间径中点间的距离，平均长约6cm。

4.出口后矢状径

骶尾关节至坐骨结节间径中点间的距离，平均长约8.5cm。当出口横径稍短，而出口横径与后矢状径之和大于15cm时，一般正常大小胎儿可以通过后三角区经阴道娩出。

(三)骨盆的最宽平面

它没有什么产科学意义。从定义来看，它表示盆腔最宽敞的部分。其前后径从耻骨联合的后面中间伸到第2、第3骶椎的结合处；横径处于两侧髋臼中心之间。它的前后径和横径的长度均为12.5cm。因为其两条斜径在闭孔和骶坐骨切迹之间，它们的长度是不确定的。

(四)骨盆中段平面

骨盆中段平面又称中骨盆平面，位于两侧坐骨棘的同一水平，是骨盆的最窄平面。它对胎头入盆后分娩产道阻塞有特别重要的意义。骨盆中段平面有两条径线，即中骨盆前后径和中骨盆横径。

1.中骨盆前后径

耻骨联合下缘中点通过两侧坐骨棘连线中点至骶骨下端间的距离，平均长约11.5cm。

2.中骨盆横径

中骨盆横径又称坐骨棘间径，为两坐骨棘间的距离，平均长约10cm。此径线是胎先露部通过中骨盆的重要径线，与分娩有重要关系。

（五）骨盆倾斜度

女性直立时，其骨盆入口平面与地平面所形成的角度，称为骨盆倾斜度。一般女性的骨盆倾斜度为60°。骨盆倾斜度过大，往往影响胎头的衔接。

（六）骨盆轴

为连接骨盆腔各平面中点的假想曲线，代表骨盆轴。此轴上段向下向后，中段向下，下段向下向前。分娩时，胎儿即沿此轴娩出。

（贾海梅）

第二节　骨盆底

骨盆底由多层肌肉和筋膜构成，封闭骨盆出口，承托并保持盆腔脏器（如内生殖器、膀胱及直肠等）于正常位置。若骨盆底结构和功能出现异常，可导致盆腔脏器脱垂或引起功能障碍；分娩可以不同程度地损伤骨盆底组织或影响其功能。

骨盆底前方为耻骨联合和耻骨弓，后方为尾骨尖，两侧为耻骨降支、坐骨升支和坐骨结节。两侧坐骨结节前缘的连线将骨盆底分为前后两个三角区：前三角区为尿生殖三角，向后下倾斜，有尿道和阴道通过；后三角区为肛门三角，向前下倾斜，有肛管通过。骨盆底由外向内分为外层、中层、内层3层。

一、外层

外层位于外生殖器及会阴皮肤及皮下组织的下面，由会阴浅筋膜及其深面的3对肌肉及一括约肌组成。此层肌肉的肌腱汇合于阴道外口与肛门之间，形成中心腱。

（一）球海绵体肌

覆盖前庭球和前庭大腺，向前经阴道两侧附于阴蒂海绵体根部，向后与肛门外括约肌交叉混合。此肌收缩时能紧缩阴道，故又称阴道括约肌。

（二）坐骨海绵体肌

始于坐骨结节内侧，沿坐骨升支及耻骨降支前行，向上止于阴蒂海绵体（阴蒂脚处）。

（三）会阴浅横肌

从两侧坐骨结节内侧面中线向中心腱汇合。

（四）肛门外括约肌

为围绕肛门的环形肌束，前端汇合于中心腱。

二、中层

中层为泌尿生殖膈，由上、下两层坚韧的筋膜及其间的一对会阴深横肌及尿道括约肌组成，覆盖于由耻骨弓、两侧坐骨结节形成的骨盆出口前部三角形平面的尿生殖膈上，又称三角韧带，其中有尿道和阴道穿过。

（一）会阴深横肌

自坐骨结节的内侧面伸展至中心腱处。

（二）尿道括约肌

环绕尿道，控制排尿。

三、内层

内层即盆膈，为骨盆底最里层且最坚韧的组织，由肛提肌及其上、下筋膜组成，有尿道、阴道及直肠贯通其中。肛提肌是盆底最重要的支持结构。它是一对三角形肌肉，两侧肌肉互相对称，向下向内聚集成漏斗状。该肌起自耻骨联合后面、肛提肌腱弓和坐骨棘，止于尾骨、肛尾韧带和会阴中心腱。该肌按纤维起止和排列不同可分为 4 部分，由前内向后外依次为耻骨直肠肌、耻尾肌、髂尾肌和尾骨肌。耻骨直肠肌起于耻骨盆面和肛提肌腱弓前份，肌纤维行向后内，并与对侧纤维交织构成“U”形袢，围绕于直肠和肛管交界处的侧方和后方，起协助肛门括约肌的作用。耻尾肌起于肛提肌腱弓中份，止于肛尾韧带。髂尾肌起于肛提肌腱弓后份和坐骨棘盆面，止于肛尾韧带以及尾骨侧缘。尾骨肌属退化结构，位于肛提肌后上方，骶棘韧带的前方。它起于坐骨棘和骶棘韧带，止于尾骨的外侧缘。肛提肌发育因人而异，发育良好者肌束粗大密集，发育较差者肌束薄弱稀疏.甚至出现裂隙。在左右两肌的前内缘与耻骨联合后面的空隙为盆膈裂孔，尿道、阴道和直肠通过盆膈裂孔和会阴隔膜与外界相通。肛提肌的后缘与尾骨肌相邻接。在直肠后方，左、右肛提肌有部分肌纤维会合形成“U”形肌束，盘绕直肠和阴道后壁，参与形成肛门直肠环。目前对肛提肌的基础研究发现，肛提肌作为一个整体发挥作用，但将其分成两个主要部分描述：盆膈部分（尾骨肌和髂尾肌）和支持脏器部分（耻骨尾骨肌和耻骨直肠肌）。这些肌肉来源于两侧骶骨和尾骨的侧壁。肛尾肌或肛提肌板代表尾骨肌在尾骨的融合。盆腔肌肉功能正常时，盆腔器官保持在肛提肌板之上，远离生殖裂孔，腹腔内压力增加将盆腔内器官向骶骨窝推挤，肛提肌板能防止其下降。

四、盆腔结缔组织

盆腔脏器通过其浆膜层和盆壁肌肉上覆盖的较厚的结缔组织与侧盆壁相连。盆腔脏器外致密的浆膜层不仅将盆壁的神经血管连入脏器，还起到连接器官至盆腔的支托作用。由于盆腔浆膜结缔组织作用的重要性，有学者提出它被单独称为盆腔内筋膜。它同切开腹壁时所见的腹直肌筋膜不一样，盆腔内筋膜是由一层胶原及弹性蛋白所构成的网状结构，并与盆腔脏器和盆腔肌肉融合在一起。在某些部位，盆腔内筋膜中有平滑肌组织。

（一）子宫韧带

子宫韧带包括子宫阔韧带、子宫主韧带、宫骶韧带及子宫圆韧带。子宫阔韧带是一层腹膜皱襞，它从子宫两侧向外延伸，覆盖于附件组织上。子宫阔韧带本身无支托作用。在子宫阔韧带内，从子宫动脉末端，盆腔内筋膜形成一增厚段，将宫颈和阴道上段连接于侧盆壁上，这一增厚的组织包括子宫主韧带和宫骶韧带。宫骶韧带指形成子宫旁结缔组织内侧缘和道格拉斯窝边界的那部分组织。而子宫主韧带则指将宫颈和阴道外侧缘连接于盆壁的组织。宫骶韧带主要由平滑肌、盆腔脏器自主神经、混合结缔组织和血管组成，而子宫主韧带主要是由血管旁结缔组织和盆腔血管构成。宫骶韧带和子宫主韧带是两个不同的支托组织。子宫主韧带虽然只是由围绕子宫血管周围的结缔组织和神经组成，但它还是很有强度，不仅支托宫颈和宫体，还支托阴道上段，使子宫和阴道在盆膈肛提板的上方保持向后的姿势，并与尿生殖孔分开。子宫圆韧带从子宫肌层延伸而来，它与睾丸纤维索同属一种组织。子宫圆韧带来自子宫阔韧带，从宫体两侧前壁发出。在进入腹膜后腔之前，子宫圆韧带呈圆索状，进入腹膜后腔后，子宫圆韧带从腹壁下动脉深处侧方通过，然后进入腹股沟内环，经腹股沟管从外环穿出后进入大阴唇皮下组织。子宫圆韧带对支托子宫所起的作用不大。

（二）阴道筋膜和附着组织

阴道上 1/3 段通过子宫主韧带的向下延伸部而悬吊在盆腔内。在盆腔内，阴道前方是膀胱阴道间隙，其后方是道格拉斯窝。阴道中间 1/3 段通过盆腔弓状腱筋膜附着于盆壁。盆腔弓状腱筋膜是由闭孔肌筋膜和肛提肌筋膜增厚而形成。它代表阴道外膜侧方的附着组织。盆腔弓状腱筋膜上段附着于子宫颈和子宫主韧带，下段通过会阴隔膜附着于耻骨，并在盆腔内悬吊阴道前壁。阴道外膜前方的结缔组织和附着组织形成一层耻骨宫颈筋膜。这层筋膜是否是一层独立的组织，手术时是否有利用价值，现在仍有争论。

在后外侧，阴道在盆膈和耻骨上方通过直肠阴道隔附着于盆腔内筋膜的顶部。直肠阴道隔上端与道格拉斯窝处的腹膜相连，下端与会阴体相连。在胎儿，当腹膜凹陷延伸至会阴体时，直肠阴道隔成为一混合筋膜，成人后，直肠阴道隔在道格拉斯窝处的腹膜下方封闭。直肠阴道隔下端附着于会阴体，能起到支托会阴体的作用。直肠阴道隔末端附着在会阴体上，可起到悬吊和支托作用。直肠阴道隔紧贴在阴道后壁及直肠阴道间隙前方。

阴道下 1/3 段与周围组织连接紧密。在前方，它通过会阴隔膜附着在耻骨上。在后方，它和会阴体互相融合。在两侧与肛提肌中间部分黏附在一起。阴道结缔组织在此处最强大，即使是完全性阴道脱垂的患者，结缔组织仍有支托作用。

（三）尿道支托组织

当腹压升高时，近侧尿道的支托作用对于排尿自制是很重要的。由于胚胎分化来源相同，尿道末端与阴道是紧密相连不可分的。通过尿道周围结缔组织以及阴道，并经会阴隔膜附着于耻骨，尿道末端的固定非常牢固。尿道近段由吊床样组织支托。此吊床样结构由盆腔内筋膜和阴道前壁构成。其两侧附着于弓状腱筋膜和肛提肌中间部分，故非常稳固。弓状腱筋膜是一纤维束，附着于耻骨下缘腹侧面，即位于耻骨下缘上 1cm 及坐骨棘中线 1cm 处。盆腔内筋膜附着于肛提肌。因此，随肛提肌收缩和放松可使尿道上升或下降。当腹压升高时，在尿道腹侧面会形成一向下的压力，将尿道压向吊床样支托组织上，使尿道管腔关闭以对抗膀胱内不断升高的压力。筋膜层的稳固程度决定了尿道关闭机制的有效性。如果筋膜层稳固，就形成了一个强大的支托组织，使尿道能被压迫而关闭。如果筋膜层不稳固，那么尿道关闭机制也会受累及。因此，附着于弓状腱筋膜和肛提肌的筋膜层的完整性将直接影响到排尿的自控机制。

在行阴道检查或者阴道镜检查时，盆腔肌肉会收缩或放松。通过肌肉附着处可使膀胱颈位置自主地产生变化。当盆腔肌肉松弛时，膀胱颈位置下降，则排尿开始。如果肌肉收缩则排尿停止。通过弓状腱筋膜内结缔组织的弹性，可限制膀胱颈向下活动过度。

（贾海梅）

第三节　外生殖器

女性生殖器，可分为外生殖器和内生殖器两部分。女性外生殖器是指生殖器官外露的部分，又称外阴，位于两股内侧间，前为耻骨联合，后为会阴。

一、阴阜

阴阜是指耻骨联合前面隆起的脂肪垫。青春期后，其表面皮肤开始生长卷曲的阴毛，呈盾式分布：尖端向下三角形分布，底部两侧阴毛向下延伸至大阴唇外侧面。而男性的阴毛分布不似如此局限；阴毛可以向上分布，朝向脐部或朝下扩伸而达左右大腿的内侧。阴毛的疏密与色泽因个体和种族不同而异。阴毛为第二性征之一。

二、大阴唇

大阴唇为两股内侧一对纵行隆起的皮肤皱襞，自阴阜向下向后延伸至会阴。大阴唇外侧面为皮肤，青春期后有色素沉着和阴毛，内含皮脂腺和汗腺；大阴唇内侧面湿润似黏膜。皮下为疏松结缔组织和脂肪组织，含丰富血管、淋巴管和神经，外伤后易形成血肿。未产妇女两侧大阴唇自然合拢，产后向两侧分开，绝经后大阴唇逐渐萎缩。

三、小阴唇

小阴唇为位于两侧大阴唇内侧的一对薄皮肤皱襞。表面湿润、色褐、无毛，富含神经末梢。两侧小阴唇前端融合，再分为前后两叶，前叶形成阴蒂包皮，后叶形成阴蒂系带。大、小阴唇后端汇合，在正中线形成阴唇系带。

四、阴蒂

阴蒂位于两小阴唇顶端下方，与男性阴茎同源，由海绵体构成，在性兴奋时勃起。阴蒂分为 3 部分，前为阴蒂头，暴露于外阴，富含神经末梢，对性刺激敏感；中为阴蒂体；后为两阴蒂脚，附着于两侧耻骨支上。

五、前庭

前庭是指左、右小阴唇所包围的长圆形区域，为胚胎期尿生殖窦的残余部分。在前庭的前面有阴蒂，后方则以小阴唇后联合为界。

在前庭的范围内有尿道口、阴道口和左、右前庭大腺(即巴氏腺)的出口。前庭的后半部，即小阴唇后联合与阴道之间，是舟状窝。除未产妇外，此窝很少能被观察到，因为经产妇在分娩时，多数妇女的舟状窝，由于受到损伤而消失。

六、前庭大腺

前庭大腺是前庭左右各一的复泡管状腺，其直径为0.5～1.0cm，位于前庭下方阴道口的左、右两侧。前庭大腺的出口管长1.5～2.0cm，开口于前庭的两侧，正好在阴道口两侧边缘之外。前庭大腺的管径很小，一般仅能插入细小的探针。在性交的刺激下，腺体分泌出黏液样分泌物，起润滑作用。

七、尿道口

位于阴蒂头后下方，圆形，边缘折叠而合拢。尿道外口后壁上有一对并列腺体，称为尿道旁腺。尿道旁腺开口小，容易有细菌潜伏。

八、前庭球

前庭两侧黏膜下的一对具有勃起性的静脉丛，其长3.0～4.0cm，宽1.0～2.0cm，厚0.5～1.0cm。它们与坐耻支并列，部分表面覆有球海绵体肌和阴道缩肌。前庭球的下端，一般处于阴道口的中部，而其前端则向上朝着阴蒂伸展。

分娩时，前庭球往往被推到耻骨弓的下面，但因为它们尾部是部分环绕着阴道，所以容易受到损伤而造成外阴血肿，甚至大量出血。

九、阴道口和处女膜

阴道口位于前庭的后半部，其形状和大小可因人而异。处女的阴道口往往被小阴唇所盖没；如果推开小阴唇，则可见到阴道口几乎完全被处女膜封闭。处女膜有否破裂，有时可以引起法律纠纷，因此，检查处女时应详细检查，慎重作出结论。

阴道的表面和游离的边缘有较多的结缔组织乳头。处女膜的形状和坚固度均有明显的差异。处女膜两面均覆有未角化的复层鳞状上皮，间质大部分是由弹性和胶原性的结缔组织。处女膜没有腺性或肌性成分，也没有很多神经纤维。女性新生儿的处女膜有很多血管；妊娠妇女的处女膜上皮较厚，并富有糖原；绝经后女性的处女膜上皮变薄，并可以出现轻微的角化。成年处女的处女膜仅是或多或少围绕阴道口的一片不同厚度的膜，并有一个小到如针尖、大到能容纳一个或两个指尖的孔。此开口往往呈新月形或圆形，偶有筛状的、有中隔的或伞状的。

伞状的处女膜可能被误认为是处女膜破裂。因此，由于法律的原因，在作出处女膜是否破裂的描述时，必须慎重。

一般来说，处女膜多数是在第一次性交时撕裂，裂口可以分散在数处，多数撕裂位于处女膜的后半部。撕裂的边缘往往很快结成瘢痕，此后处女膜即成为若干分段的组织。首次性交时，处女膜会撕裂的深度可因人而异。一般认为，处女膜撕裂时往往伴有少量出血，但很少引起大出血。个别处女的处女膜组织比较坚韧，需手术切开，但极为罕见。由分娩引起处女膜解剖上的改变，往往比较明显、清楚，因而易识别而作出诊断。

处女膜无孔是一种先天性异常，此时阴道完全被闭锁。它的主要现象是经血滞留、性交受阻。一般需手术切开。

（贾海梅）

第四节　内生殖器

女性内生殖器位于真骨盆内，包括阴道、子宫、输卵管和卵巢，后二者合称为子宫附件。

一、阴道

阴道的起源问题尚无统一的意见。阴道上皮的来源，有 3 种不同的看法：①米勒系统；②午非管；③尿生殖窦。目前，较为公认的是，阴道部分起源于米勒管和部分来自尿生殖窦。

阴道可以被称为是子宫的排泄管道，经过阴道，子宫排出经血。它也是女性的性交器官，同时又是分娩时的产道的一部分。

阴道是由肌肉、黏膜组成的管道，其上接宫颈，下联外阴。阴道前方为膀胱，后为直肠。

阴道与膀胱及尿道之间有一层结缔组织，即膀胱阴道隔。阴道中、下段和直肠之间，也有由类似组织形成的直肠子宫隔。阴道部分上段（即阴道后穹隆）参与组成直肠子宫陷凹（道格拉斯陷凹）的前壁。在正常情况下，阴道前壁与后壁的中间部分互相靠得较近，而在阴道的左、右两旁的侧壁之间，则有一定距离。这样便使阴道的横切面看来犹似空心的“H”形。

阴道的顶端是个盲穹隆，子宫颈的下半部伸入此处。阴道穹隆可以分为 4 部分，即左、右、前、后穹隆。阴道和子宫颈的连接处，在子宫颈的后方要比子宫颈的前方高些，故阴道后穹隆比前穹隆深一些。阴道前壁也稍短于后壁，长度分别为 6～8cm 和 7～10cm。

阴道的前、后壁上，有纵行的皱褶柱。在未经产妇女中，还可以在此处见到与纵行柱成直角的横嵴。这些皱褶到达侧壁时，渐渐消失，在高年经产妇中，阴道壁往往变为平滑。

阴道的黏膜是由典型的不角化复层鳞状上皮细胞组成。黏膜下有一层结缔组织，其中血管丰富，偶尔有淋巴小结。阴道黏膜仅松松地与下面的组织相连，因此手术时，可以轻松地把阴道黏膜与其下的结缔组织分开。

正常情况下，阴道黏膜不含有典型的腺体。有时在经产妇的阴道中可见有些包涵囊肿，但不是腺体，而是在修补阴道撕裂时，黏膜碎片被埋没在缝合伤口下而后形成的囊肿。另外有些衬有柱状的或骰状的上皮的囊肿，也不是腺而是午非管或米勒管的残余物。

阴道的肌层可分为两层平滑肌，外层纵行，内层环行，但整个肌层并不明显。在阴道的下端，可见有一横纹肌带。它是阴道缩肌或括约肌，然而，主要关闭阴道的是肛提肌。肌层的外面有结缔组织把阴道与周围的组织连接起来。这些结缔组织内含有不少弹性纤维和很多静脉。

阴道有丰富的血管供应。它的上 1/3 是由子宫动脉的宫颈.阴道支供应；中 1/3 由膀胱下动脉供应；下 1/3 则由直肠中动脉和阴部内动脉供应。直接围绕阴道的是一个广泛的静脉丛，静脉与动脉伴行，最后汇入髂内静脉。阴道下 1/3 的淋巴，与外阴的淋巴一起流入腹股沟淋巴结；中 1/3 的淋巴流入髂内淋巴结，上 1/3 的淋巴则流入髂总淋巴结。

人的阴道没有特殊的神经末梢（生殖小体），但是在它的乳头中偶尔可见到游离的神经末梢。

阴道的伸缩性很大。在足月妊娠时，它可以被扩张到足以使正常足月胎儿顺利娩出，而在产褥期间，它又能逐渐恢复到产前状态。

二、子宫

子宫是孕育胚胎、胎儿和产生月经的器官。

（一）形态

子宫是有腔壁厚的肌性器官，呈前后略扁的倒置梨形，重 50～70g，长 7～8cm，宽 4～5cm，厚 2～3cm，容量约 5mL。子宫分为子宫体和子宫颈两部分。子宫体较宽，位于子宫上部，顶部称为子宫底，宫底两侧称为子宫角。子宫颈又称宫颈，较窄呈圆柱状，位于子宫下部。子宫体与子宫颈的比例因年龄和卵巢功能而异，青春期前为 1∶2，生育期妇女为 2∶1，绝经后为 1∶1。

子宫腔为上宽下窄的三角形，两侧通输卵管，尖端朝下接子宫颈管。子宫体与子宫颈之间形成最狭窄的部分，称为子宫峡部，在非妊娠期长约 1cm，其上端因解剖上狭窄，称为解剖学内口；其下端因在此处子宫内膜转变为子宫颈黏膜，称为组织学内口。妊娠期子宫峡部逐渐伸展变长，妊娠末期可达 7～10cm，形成子宫下段，成为软产道的一部分，也是剖宫产术常用切口部位。子宫颈内腔呈梭形，称为子宫颈管，成年妇女长 2.5～3.0cm，其下端称为子宫颈外口，通向阴道。子宫颈以阴道为界，分为上、下两部：上部占子宫颈的 2/3，两侧与子宫主韧带相连，称为子宫颈阴道上部；下部占子宫颈的 1/3，伸入阴道内，称为子宫颈阴道部。未产妇的子宫颈外口呈圆形；经产妇受阴道分娩影响形成横裂，将子宫颈分为前唇和后唇。

（二）组织结构

子宫体和子宫颈的组织结构不同。

1.子宫体

宫体壁由 3 层组织构成，由内向外分为子宫内膜层、肌层和浆膜层。

（1）子宫内膜层：衬于宫腔表面，无内膜下层组织。子宫内膜分为 3 层，即致密层、海绵层和基底层。内膜表面 2/3 为致密层和海绵层，统称为功能层，受卵巢性激素影响，发生周期变化而脱落。基底层为靠近子宫肌层的 1/3 内膜，不受卵巢性激素影响，不发生周期变化。

(2)子宫肌层:较厚,非妊娠时厚约0.8cm,由大量平滑肌组织、少量弹力纤维与胶原纤维组成,分为3层:内层肌纤维环行排列,痉挛性收缩可形成子宫收缩环;中层肌纤维交叉排列,在血管周围形成“8”字形围绕血管,收缩时可压迫血管,有效地制止子宫出血;外层肌纤维纵行排列,极薄,是子宫收缩的起始点。

(3)子宫浆膜层:为覆盖宫底部及其前后面的脏腹膜。在子宫前面,近子宫峡部处的腹膜向前反折覆盖膀胱,形成膀胱子宫陷凹。在子宫后面,腹膜沿子宫壁向下,至子宫颈后方及阴道后穹隆再折向直肠,形成直肠子宫陷凹。

2.子宫颈

主要由结缔组织构成,含少量平滑肌纤维、血管及弹力纤维。子宫颈管黏膜为单层高柱状上皮,黏膜内腺体分泌碱性黏液,形成黏液栓堵塞子宫颈管。黏液栓成分及性状受性激素影响,发生周期性变化。子宫颈阴道部由复层鳞状上皮覆盖,表面光滑。子宫颈外口柱状上皮与鳞状上皮交接处是子宫颈癌的好发部位。

(三)位置

子宫位于盆腔中央,前为膀胱,后为直肠,下端接阴道,两侧有输卵管和卵巢。子宫底位于骨盆入口平面以下,子宫颈外口位于坐骨棘水平稍上方。当膀胱空虚时,成人子宫的正常位置呈轻度前倾前屈位。子宫的正常位置依靠子宫韧带及骨盆底肌和筋膜的支托,任何原因引起的盆底组织结构破坏或功能障碍均可导致子宫脱垂。

(四)子宫韧带

主要由结缔组织增厚而成,有的含平滑肌,具有维持子宫位置的功能。子宫韧带共有4对,即子宫阔韧带、子宫圆韧带、子宫主韧带和宫骶韧带。

1.子宫阔韧带

子宫两侧翼形腹膜皱褶。起自子宫侧浆膜层,止于两侧盆壁;上缘游离,下端与盆底腹膜相连。子宫阔韧带由前、后两叶腹膜及其间的结缔组织构成,疏松,易分离。子宫阔韧带上缘腹膜向上延伸,内2/3包绕部分输卵管,形成输卵管系膜;外1/3包绕卵巢血管,形成骨盆漏斗韧带,又称卵巢悬韧带。子宫阔韧带内有丰富的血管、神经及淋巴管,统称为子宫旁组织,子宫阔韧带下部还含有子宫动静脉、其他韧带及输尿管。

子宫阔韧带上部的直切面显示分为3部分,分别围绕输卵管、子宫、卵巢韧带和子宫圆韧带。

输卵管下的子宫阔韧带部分即为输卵管系膜,由两层腹膜所组成,其间是一些松弛的结缔组织,其中有时可见卵巢冠。

卵巢冠由许多含有纤毛上皮的狭窄垂直小管组成。这些小管的上端与一条纵向管相接,后者在输卵管下伸展到子宫的侧缘,在宫颈内口近处成为盲管。这个管是午非管的残余,称为加特内管(卵巢冠纵管)。

2.子宫圆韧带

圆形条状韧带,长12～14cm。起自双侧子宫角的前面,穿行于子宫阔韧带与腹股沟内,止于大阴唇前端。子宫圆韧带由结缔组织与平滑肌组成,其肌纤维与子宫肌纤维连接,可使子宫底维持在前倾位置。

3.子宫主韧带

为子宫阔韧带下部增厚的部分,横行于宫颈阴道上部与子宫体下部侧缘达盆壁之间,又称宫颈横韧带。由结缔组织及少量肌纤维组成,与宫颈紧密相连,起固定宫颈的作用。子宫血管与输尿管下段穿越此韧带。

4.宫骶韧带

从宫颈后面上部两侧起(相当于子宫峡部水平),绕过直肠而终于第2~3骶椎前面的筋膜内,由结缔组织及平滑肌纤维组织组成,外有腹膜遮盖。短厚坚韧,牵引宫颈向后、向上,维持子宫于前倾位置。

由于上述4对子宫韧带的牵拉与盆底组织的支托作用,子宫维持在轻度前倾前屈位。

三、输卵管

输卵管为一对细长而弯曲的肌性管道,为卵子与精子结合场所及运送受精卵的通道。

位于子宫阔韧带上缘内,内侧与子宫角相连通,外端游离呈伞状,与卵巢相近,全长8~14cm。根据输卵管的形态,由内向外分为4部分。①间质部:潜行于子宫壁内的部分,长约1cm,管腔最窄。②峡部:在间质部外侧,细而较直,管腔较窄,长2~3cm。③壶腹部:在峡部外侧,壁薄,管腔宽大且弯曲,长5~8cm,内含丰富皱襞,受精常发生于此。④伞部:在输卵管最外侧端,长1~1.5cm,开口于腹腔,管口处有许多指状突起,有“拾卵”作用。

输卵管壁由3层构成:外层为浆膜层,为腹膜的一部分;中层为平滑肌层,该层肌肉的收缩有协助拾卵、运送受精卵及一定程度地阻止经血逆流和宫腔内感染向腹腔内扩散的作用;内层为黏膜层,由单层高柱状上皮覆盖。上皮细胞分为纤毛细胞、无纤毛细胞、楔形细胞和未分化细胞4种。纤毛细胞的纤毛摆动,能协助运送受精卵;无纤毛细胞有分泌作用,又称分泌细胞;楔形细胞可能是无纤毛细胞的前身;未分化细胞又称游走细胞,是上皮的储备细胞。输卵管肌肉的收缩和黏膜上皮细胞的形态、分泌及纤毛摆动,均受性激素的影响而有周期性变化。

四、卵巢

卵巢为一对扁椭圆形的性腺,是产生与排出卵子,并分泌甾体激素的性器官。由外侧的骨盆漏斗韧带(卵巢悬韧带)和内侧的卵巢固有韧带悬于盆壁与子宫之间,借卵巢系膜与子宫阔韧带相连。卵巢前缘中部有卵巢门,神经血管通过骨盆漏斗韧带经卵巢系膜在此出入卵巢;卵巢后缘游离。卵巢的大小、形状随年龄大小而有差异。青春期前卵巢表面光滑;青春期开始排卵后,表面逐渐凹凸不平。生育期妇女卵巢大小约4cm×3cm×1cm,重5~6g,灰白色;绝经后卵巢逐渐萎缩变小变硬,妇科检查时不易触到。

卵巢表面无腹膜,由单层立方上皮覆盖,称为生发上皮。上皮的深面有一层致密纤维组织,称为卵巢白膜。再往内为卵巢实质,又分为外层的皮质和内层的髓质。皮质是卵巢的主体,由大小不等的各级发育卵泡、黄体和它们退化形成的残余结构及间质组织组成;髓质与卵巢门相连,由疏松结缔组织及丰富的血管、神经、淋巴管以及少量与卵巢韧带相延续的平滑肌纤维构成。

(贾海梅)

第五节　邻近器官

女性生殖器与尿道、膀胱、输尿管、直肠及阑尾相邻。女性生殖器出现病变，常会累及邻近器官，增加诊断与治疗上的难度，反之亦然。女性生殖器的发生与泌尿系统同源，故女性生殖器发育异常时，也可能伴有泌尿系统的异常。

一、尿道

尿道位于阴道上方，与阴道前壁相贴，长约4cm，直径约0.6cm。尿道开口于阴蒂下约2.5cm处。尿道壁由肌层、勃起组织层及黏膜层组成，其内括约肌为不随意肌，外括约肌为随意肌，与会阴深横肌紧密相连。女性尿道较直而短，又接近阴道，易引起泌尿系统感染。

二、膀胱

膀胱为一囊状肌性器官。排空的膀胱位于耻骨联合和子宫之间，膀胱充盈时可凸向盆腔甚至腹腔。成人膀胱平均容量为350～500mL。膀胱分为顶、底、体和颈4部分。前腹壁下部腹膜覆盖膀胱顶，向后移行达子宫前壁，两者之间形成膀胱子宫陷凹。膀胱底部内面有一三角区称为膀胱三角，三角的尖向下为尿道内口，三角底的两侧为输尿管口，膀胱收缩时该三角为等边三角形，每边长约2.5cm。膀胱底部与子宫颈及阴道前壁相连，其间组织疏松，盆底肌肉及其筋膜受损时，膀胱与尿道可随子宫颈及阴道前壁一并脱出。

三、输尿管

输尿管为肾盂与膀胱之间的一对索状管道。输尿管下行进入骨盆入口时与骨盆漏斗韧带相邻；在子宫阔韧带基底部潜行至宫颈外侧约2cm处，潜于子宫动静脉下方（临床上喻之为“桥下有水”）；又经阴道侧穹隆上方绕前进入膀胱壁。在施行附件切除或子宫动脉结扎时，要避免损伤输尿管。

四、直肠

直肠位于盆腔后部，上接乙状结肠，下接肛管，前为子宫及阴道，后为骶骨，全长10～14cm。直肠前面与阴道后壁相连，盆底肌肉与筋膜受损伤，常与阴道后壁一并膨出。肛管长2～3cm，借会阴体与阴道下段分开，阴道分娩时应保护会阴，避免损伤肛管。

五、阑尾

阑尾通常位于右髂窝内，其根部连于盲肠的内侧壁，远端游离，长7～9cm。阑尾的长短、粗细、位置变化颇大，有的阑尾下端可到达输卵管及卵巢处。妊娠期阑尾的位置也可随子宫增大而逐渐向外上方移位。女性患阑尾炎时有可能累及输卵管及卵巢，应仔细鉴别诊断。

（贾海梅）

第二章　女性生殖系统生理

第一节　女性一生各阶段的生理特点

女性从胎儿形成到衰老是一个渐进的生理过程，也是下丘脑—垂体—卵巢轴功能发育、成熟和衰退的过程。女性一生根据其年龄和生理特点可分为7个阶段，但并无截然界限，可因遗传、环境、营养等因素影响而有个体差异。

一、胎儿期

受精卵是由父系和母系来源的23对（46条）染色体组成的新个体，其中1对染色体在性发育中起决定性作用，称为性染色体。性染色体X与Y决定着胎儿的性别，即XX合子发育为女性，XY合子发育为男性。胚胎6周后原始性腺开始分化。若胚胎细胞不含Y染色体或Y染色体短臂上缺少决定男性性别的睾丸决定因子（TDF）基因时，性腺分化缓慢，至胚胎8～10周性腺组织才出现卵巢的结构。原始生殖细胞分化为初级卵母细胞，性索皮质的扁平细胞围绕卵母细胞构成原始卵泡。卵巢形成后，因无雄激素和副中肾管抑制因子，所以中肾管退化，两条副中肾管发育成为女性生殖道。

二、新生儿期

出生后4周内称为新生儿期。女性胎儿在母体内受到胎盘及母体卵巢产生的女性激素影响，出生的新生儿外阴较丰满，乳房略隆起或少许泌乳。出生后脱离母体环境，血中女性激素水平迅速下降，可出现少量阴道流血。这些生理变化短期内均能自然消退。

三、儿童期

从出生4周到12岁左右称儿童期。此期生殖器由于无性激素作用，呈幼稚型，阴道狭长，约占子宫全长的2/3，子宫肌层薄。在儿童期后期（8岁以后），下丘脑促性腺激素释放激素（GnRH）抑制状态解除，GnRH开始分泌，垂体合成和分泌促性腺激素，卵巢受垂体促性腺激素作用开始发育并分泌雌激素。在雌激素作用下逐步出现第二性征发育和女性体态；卵巢内卵泡在儿童期由于自主发育和后期在促性腺激素的作用下耗损，至青春期生殖细胞下降至30万个。

四、青春期

自第二性征开始发育至生殖器官逐渐发育成熟获得生殖能力（性成熟）的一段生长发育期。世界卫生组织（WHO）将青春期年龄定为10～19岁。

（一）第二性征发育和女性体态

乳房发育是青春期的第一征象（平均9.8岁），以后阴毛腋毛生长（平均10.5岁）；至13～14岁女孩第二性征发育基本达成年型。骨盆横径发育大于前后径；脂肪堆积于胸部、髋部、肩部形成女性特有体态。

（二）生殖器官发育（第一性征）

由于促性腺激素作用卵巢逐渐发育增大，卵泡发育开始和分泌雌激素，促使内、外生殖器开始发育。外生殖器从幼稚型变为成人型，大小阴唇变肥厚，色素沉着，阴阜隆起，阴毛长度和宽度逐渐增加，阴道黏膜变厚并出现皱襞，子宫增大，输卵管变粗。

（三）生长突增

在乳房发育开始2年以后（11～12岁），女孩身高增长迅速，每年约增高5～7cm，最快可达11cm，这一现象称为生长突增；与卵巢在促性腺激素作用下分泌雌激素以及与生长激素、胰岛素样生长因子的协同作用有关。直至月经来潮后，生长速度减缓；与此时卵巢分泌的雌激素量增多，具有促进骨骺愈合的作用有关。

（四）月经来潮

女孩第一次月经来潮称为月经初潮，为青春期的一个里程碑；标志着卵巢产生的雌激素已足以使子宫内膜增殖，在雌激素达到一定水平而有明显波动时，引起子宫内膜脱落即出现月经。月经初潮为卵巢具有产生足够雌激素能力的表现，但此时中枢对雌激素的正反馈机制尚未成熟，因而卵泡即使能发育成熟也不能排卵。初潮后一段时期内因排卵机制未臻成熟，月经一般无一定规律，甚至可反复发生无排卵性功能失调性子宫出血。

（五）生殖能力

规律的周期性排卵是女性性成熟并获得生殖能力的标志。多数女孩在初潮后需2～4年建立规律性周期性排卵；此时女孩虽已初步具有生殖能力，但整个生殖系统的功能尚未完善。

五、性成熟期

性成熟期又称生育期，是卵巢生殖功能与内分泌功能最旺盛的时期。一般自18岁左右开始，历时约30年，此期妇女性功能旺盛，卵巢功能成熟并分泌性激素，已建立规律的周期性排卵。生殖器各部及乳房在卵巢分泌的性激素作用下发生周期性变化。

六、绝经过渡期

世界卫生组织将围绝经期定义为始于卵巢功能开始衰退直至绝经后1年内的一段时期。卵巢功能开始衰退一般始于40岁以后，该期以无排卵月经失调为主要症状，可伴有阵发性潮热、出汗等，历时短至1～2年，长至十余年；若长时间无排卵，子宫内膜长期暴露于雌激素作用，而无孕激素保护，故此时期妇女为子宫内膜癌的高发人群。至卵巢功能完全衰竭时，则月经永久性停止，称为绝经。中国妇女的平均绝经年龄为50岁左右。

绝经后卵巢内卵泡发育及雌二醇的分泌停止，此期因体内雌激素的急剧下降，血管舒缩症状加重，并可出现神经精神症状；表现为潮热出汗、情绪不稳定、不安、抑郁或烦躁、失眠等。

七、绝经后期

绝经后期指绝经后的生命时期。在早期阶段，虽然卵巢停止分泌雌激素，但卵巢间质仍能分泌少量雄激素，后者在外周转化为雌酮，是循环中的主要雌激素。一般60岁以后妇女机体逐渐老化进入老年期。此期卵巢功能已完全衰竭，雌激素水平低落，不足以维持女性第二性征，生殖器进一步萎缩老化。骨代谢失常引起骨质疏松，易发生骨折。

（贾海梅）

第二节　卵巢功能及周期性变化

一、卵巢功能的兴衰

卵巢的生理功能是产生卵子和女性激素（雌二醇和孕酮）；两种功能与卵巢内连续、周而复始的卵泡发育成熟、排卵和黄体形成相伴随，成为卵巢功能期不可分割的整体活动。在女性一生中，卵巢的大小和功能根据促性腺激素的强度有所变化；其功能的兴衰还与卵巢本身所含卵子的数量及伴随排卵的卵泡消耗有关。女性一生卵巢功能的兴衰，按胎儿期、新生儿期、儿童期、成人期4个时期分述。

（一）胎儿期卵巢

人类胎儿期卵巢的发生分4个阶段，包括：①性腺未分化阶段；②性腺分化阶段；③卵母细胞形成阶段；④卵泡形成阶段。

1.性腺未分化阶段

大约在胚胎的第5周，中肾之上的体腔上皮及其下方的间充质增生，凸向腹腔形成生殖嵴。生殖嵴的上皮细胞向内增生伸入间充质（髓质），形成指状上皮索即原始生殖索，此为性腺内支持细胞的来源，此后原始生殖索消失。原始生殖细胞来自卵黄囊壁内，胚胎第4周仅有1 000～2 000个细胞，胚胎第6周移行到生殖嵴。

生殖细胞在移行过程增殖，至胚胎第6周原始生殖细胞有丝分裂至10 000个，至胚胎第6周末性腺含有生殖细胞和来自体腔上皮的支持细胞及生殖嵴的间充质；生殖细胞是精子和卵子的前体，此时性腺无性别差异，称为原始性腺。

2.性腺分化阶段

胚胎第6～8周，性腺向睾丸或向卵巢分化取决于性染色体。Y染色体上存在一个性别决定区（SRY），它使原始性腺分化为睾丸。当性染色体为XX时，体内无决定睾丸分化的基因，原始性腺在胚胎第6～8周向卵巢分化，生殖细胞快速有丝分裂为卵原细胞为卵巢分化的第一征象；至16～20周卵原细胞达到600万～700万。

3.卵母细胞形成阶段

胚胎11～12周，卵原细胞开始进入第一次减数分裂，此时卵原细胞转变为卵母细胞。至出生时，全部卵母细胞处减数分裂前期的最后阶段——双线期，并停留在此阶段；抑制减数分裂向前推进的因子可能来自颗粒细胞。卵母细胞减数分裂的激活第一次是在排卵时（完成第一次减数分裂），第二次是在精子穿入时（完成第二次减数分裂）。卵母细胞经历二次减数分裂，每次排出一个极体，最后形成成熟卵细胞。

4.卵泡形成阶段

第18～20周卵巢髓质血管呈指状，逐渐伸展突入卵巢皮质。随着血管的侵入，皮质细胞团被分割成越来越小的片段。随血管进入的血管周围细胞（间充质或上皮来源为颗粒细胞前体）包绕卵母细胞形成始基卵泡；始基卵泡形成过程与卵母细胞减数分裂是同步的，出生时所有处在减数分裂双线期的卵母细胞均以始基卵泡的形式存在。但卵母细胞一旦被颗粒细胞前体包绕，卵泡即以固定速率进入自主发育和闭锁的轨道。

至出生时卵巢内生殖细胞总数下降至100万～200万个，生殖细胞的丢失发生生殖细胞有丝分裂、减数分裂各个阶段以及最后卵泡形成阶段。染色体异常将促进生殖细胞的丢失，一条X染色体缺失（45,X）者的生殖细胞移行及有丝分裂均正常，但卵原细胞不能进入减数分裂，致使卵原细胞迅速丢失，出生时卵巢内无卵泡，性腺呈条索状。

（二）新生儿期卵巢

出生时卵巢直径1cm，重250～350mg，皮质内几乎所有的卵母细胞均包含在始基卵泡内；可以看到不同发育程度的卵泡，卵巢可呈囊性，这是因为出生后1年内垂体促性腺素中的卵泡刺激素持续升高对卵巢的刺激，出生1～2年促性腺激素水平下降至最低点。

（三）儿童期卵巢

儿童期的特点是血浆垂体促性腺激素水平低下，下丘脑功能活动处抑制状态，垂体对促性腺激素释放激素不反应。但是儿童期卵巢并不是静止的，卵泡仍以固定速率分期分批自主发育和闭锁；由于缺乏促性腺素的支持，卵泡经常是发育到窦前期即闭锁；此期卵泡不可能有充分的发育和功能表现。但卵泡闭锁使卵泡的残余细胞加入卵巢的间质部分，并使儿童期卵巢增大。

（四）成年期（青春期—生殖期—围绝经期—绝经后期）

至青春期启动时，卵泡下降到30万～50万个。在以后35～40年的生殖期，将有400～500个卵泡被选中排卵，每一个卵泡排卵将有1 000个卵泡伴随生长，随之闭锁丢失。至绝经期卵泡仅剩几百个，在绝经前的最后10～15年，卵泡丢失加速，这可能与该期促性腺素逐渐升高有关。

在女性生殖期，由卵泡成熟、排卵及黄体形成组成的周而复始活动是下丘脑—垂体—卵巢之间相互作用的结果；下丘脑神经激素、垂体促性腺素及卵泡和黄体产生的甾体激素以及垂体和卵巢的自分泌/旁分泌共同参与排卵活动的调节。

二、卵巢的周期性变化

卵泡自胚胎形成后即进入自主发育和闭锁的轨道，此过程不依赖于促性腺激素，其机制尚不清楚。胚胎6～8周时，原始生殖细胞不断有丝分裂，细胞数增多，体积增大，称为卵原细胞，约60万个。自胚胎11～12周开始卵原细胞进入第一次减数分裂，并静止于前期双线期，称为初级卵母细胞。胚胎16～20周时生殖细胞数目达到高峰，两侧卵巢共含600万～700万个(卵原细胞占1/3，初级卵母细胞占2/3)。胚胎16周至出生后6个月，单层梭形前颗粒细胞围绕停留于减数分裂双线期的初级卵母细胞形成始基卵泡，这是女性的基本生殖单位，也是卵细胞储备的唯一形式。胎儿期的卵泡不断闭锁，出生时约剩200万个，儿童期多数卵泡退化，至青春期只剩下约30万个。

从青春期开始到绝经前，卵巢在形态和功能上发生周期性变化称为卵巢周期。

(一)卵泡发育和成熟

进入青春期后，卵泡由自主发育推进至发育成熟的过程依赖于促性腺激素的刺激。生育期每月发育一批(3～11个)卵泡，经过募集、选择，其中一般只有一个优势卵泡可达完全成熟，并排出卵子。其余的卵泡发育到一定程度通过细胞凋亡机制而自行退化，称为卵泡闭锁。女性一生中一般只有400～500个卵泡发育成熟并排卵，仅占总数的0.1%左右。

卵泡的发育始于始基卵泡到初级卵泡的转化，始基卵泡可以在卵巢内处于休眠状态数十年。始基卵泡发育远在月经周期起始之前，从始基卵泡至形成窦前卵泡需9个月以上的时间，从窦前卵泡发育到成熟卵泡经历持续生长期(1～4级卵泡)和指数生长期(5～8级卵泡)，共需85日，实际上跨越了3个月经周期。一般卵泡生长的最后阶段正常约需15日，是月经周期的卵泡期。

根据卵泡的形态、大小、生长速度和组织学特征，可将其生长过程分为以下几个阶段。

1.始基卵泡

由停留于减数分裂双线期的初级卵母细胞被单层梭形前颗粒细胞围绕而形成。

2.窦前卵泡

始基卵泡的梭形前颗粒细胞分化为单层立方形细胞之后成为初级卵泡。与此同时，颗粒细胞合成和分泌黏多糖，在卵子周围形成一透明环形区，称为透明带。颗粒细胞的胞膜突起可穿过透明带与卵子的胞膜形成缝隙连接，这些胞膜的接触为卵子的信息传递和营养提供了一条通道。最后初级卵泡颗粒细胞的增殖使细胞的层数增至6～8层(600个细胞以下)，卵泡增大，形成次级卵泡。颗粒细胞内出现卵泡刺激素(FSH)、雌激素和雄激素3种受体，具备了对上述激素的反应性。卵泡基底膜附近的梭形细胞形成两层卵泡膜，即卵泡内膜和卵泡外膜。卵泡内膜细胞出现黄体生成素(LH)受体，具备了合成甾体激素的能力。

3.窦卵泡

在雌激素和FSH的协同作用下，颗粒细胞间积聚的卵泡液增加，最后融合形成卵泡腔，卵泡增大直径达500μm，称为窦卵泡。窦卵泡发育的后期，相当于前一卵巢周期的黄体晚期及本周期卵泡早期，血清FSH水平及其生物活性增高，超过一定阈值后，卵巢内有一组窦卵泡群进入了“生长发育轨道”，这种现象称为募集。约在月经周期第7日，在被募集的发育卵泡群中，FSH阈值最低的一个卵泡，优先发育成为优势卵泡，其余的卵泡逐渐退化闭锁，这个现象称为选择。月经周期第11～13日，优势卵泡增大至18mm左右，分泌雌激素量增多，使血清雌激素量达到300pg/mL左右。不仅如此，在FSH刺激下，颗粒细胞内又出现了LH受体及PRL受体，具备了对LH、PRL的反应性。此时便形成了排卵前卵泡。

4.排卵前卵泡

排卵前卵泡为卵泡发育的最后阶段，为成熟卵泡，又称格拉夫卵泡。卵泡液急骤增加，卵泡腔增大，卵泡体积显著增大，直径可达18～23mm，卵泡向卵巢表面突出，其结构从外到内分为7层。

(1)卵泡外膜：为致密的卵巢间质组织，与卵巢间质无明显界限。

(2)卵泡内膜：从卵巢皮质层间质细胞衍化而来，细胞呈多边形，较颗粒细胞大。此层含丰富血管。

(3)颗粒细胞：细胞呈立方形，细胞间无血管存在，营养来自外周的卵泡内膜。

(4)卵泡腔：腔内充满大量清澈的卵泡液和雌激素。

(5)卵丘：呈丘状突出于卵泡腔，卵细胞深藏其中。

(6)放射冠：直接围绕卵细胞的一层颗粒细胞，呈放射状排列。

(7)透明带：在放射冠与卵细胞之间有一层很薄的透明膜。

(二)排卵

成熟卵泡也被称为Graffian卵泡，直径可达20mm以上。成熟卵泡破裂，卵母细胞排出，这个过程称为排卵。排卵发生在卵泡晚期，此时雌二醇水平迅速上升并达到峰值，该峰值水平可达350pg/mL以上。高水平的雌二醇对下丘脑—垂体产生正反馈，诱发垂体LH峰性分泌，形成LH峰。LH峰诱发排卵，在LH峰出现36小时后发生排卵。

排卵需要孕酮和前列腺素。排卵前的LH峰诱导颗粒细胞产生孕激素受体，孕激素受体缺陷者存在排卵障碍，这说明孕激素参与排卵的调节。排卵前的LH峰激活环氧合酶(COX-2)的基因表达，COX-2合成增加，前列腺素生成增多。前列腺素缺乏会导致排卵障碍，这说明前列腺素也参与排卵的调节。

排卵过程的具体机制尚不清楚，目前的一些认识如下。LH峰激活卵丘细胞和颗粒细胞内的透明质酸酶的基因表达，透明质酸酶的增加使卵丘膨大，目前认为卵泡膨大是排卵的必要条件之一。LH峰还激活溶酶体酶，在溶酶体酶的作用下排卵斑形成。孕激素的作用是激活排卵相关基因的转录，前列腺素参与排卵斑的形成过程。排卵斑破裂是蛋白水解酶作用的结果，这些酶包括纤溶酶原激活物和基质金属蛋白酶等。

(三)黄体形成及退化

排卵后卵泡液流出，卵泡腔内压下降，卵泡壁塌陷，形成许多皱襞，卵泡壁的卵泡颗粒细胞和卵泡内膜细胞向内侵入，周围由结缔组织的卵泡外膜包围，共同形成黄体。卵泡颗粒细胞和卵泡内膜细胞在LH排卵峰的作用下进一步黄素化，分别形成颗粒黄体细胞及卵泡膜黄体细胞。两种黄体细胞内都含有胡萝卜素，该色素含量多寡决定黄体颜色的深浅。黄体细胞的直径由原来的12～14μm增大到35～50μm。在血管内皮生长因子(VEGF)作用下颗粒细胞血管化,孕酮由此进入体循环中。排卵后7～8日(相当于月经周期第22日左右),黄体体积和功能达到高峰,直径1～2cm,外观黄色。正常黄体功能的建立需要理想的排卵前卵泡发育,特别是FSH刺激以及一定水平的持续性LH维持。

若排出的卵子受精,黄体则在胚胎滋养细胞分泌的人绒毛膜促性腺激素(hCG)作用下增大,转变为妊娠黄体,至妊娠3个月末才退化。此后胎盘形成并分泌甾体激素维持妊娠。

若卵子未受精,黄体在排卵后9～10日开始退化,黄体功能限于14日,其机制尚未完全明确,可能与其分泌的雌激素溶黄体作用有关,其作用由卵巢局部前列腺素和内皮素-1所介导。黄体退化时黄体细胞逐渐萎缩变小,周围的结缔组织及成纤维细胞侵入黄体,逐渐被结缔组织代替,组织纤维化,外观色白,称为白体。黄体衰退后月经来潮,卵巢中又有新的卵泡发育,开始新的周期。

(贾海梅)

第三节　子宫内膜及其他生殖器官的周期性变化

一、子宫内膜的组织学变化

子宫内膜从形态学上可分为功能层和基底层。子宫内膜功能层是胚胎植入的部位,受卵巢激素变化的调节,具有周期性增殖、分泌和脱落性变化;基底层靠近肌层,不受卵巢激素的周期性调节,不发生剥脱,在月经后再生并修复子宫内膜创面,重新形成子宫内膜功能层。据其组织学变化将月经周期分为增殖期、分泌期、月经期3个阶段(以一个正常月经周期28日为例)。

(一)增殖期

月经周期第5～14日。与卵巢周期中的卵泡期相对应。在雌激素作用下,内膜表面上皮、腺体、间质、血管均呈增殖性变化,称为增殖期。该期子宫内膜厚度自0.5mm增生至3～5mm。增殖期又可分早、中、晚3期。

1.增殖早期

月经周期第5～7日。此期内膜薄,仅1～2mm;腺体短、直、细且稀疏,腺上皮细胞呈立方形或低柱状;间质致密,间质细胞呈星形,间质中的小动脉较直、壁薄。

2.增殖中期

月经周期第8～10日。此期内膜腺体数增多、伸长并稍有弯曲;腺上皮细胞增生活跃,细胞呈柱状,开始有分裂象;间质水肿在此期最为明显,螺旋小动脉逐渐发育,管壁变厚。

3.增殖晚期

月经周期第11～14日。此期内膜进一步增厚,达3～5mm,表面高低不平,略呈波浪形;腺上皮变为高柱状,增殖为假复层上皮,核分裂象增多,腺体更长,形成弯曲状;间质细胞呈星状,并相互结合成网状;组织内水肿明显,小动脉增生,管腔增大,呈弯曲状。

增殖期腺体细胞的重要变化表现为纤毛细胞和微绒毛细胞的增加。纤毛细胞出现于月经周期第7～8日，主要围绕腺体开口分布，纤毛的摆动可促进子宫内膜分泌物的流动和分布。微绒毛可增加细胞表面积，从而增加腺细胞的排泄和吸收功能。增生的腺细胞和间质细胞内含有丰富的游离和结合的核糖体、线粒体、高尔基复合体及初级溶酶体。这些结构是蛋白质、能量及酶的合成与贮存场所。

（二）分泌期

月经周期第15～28日，与卵巢周期中的黄体期相对应。黄体分泌的孕激素、雌激素使增殖期内膜继续增厚，腺体更增长弯曲，出现分泌现象；血管迅速增加，更加弯曲；间质疏松并水肿。此时内膜厚且松软，含有丰富的营养物质，有利于受精卵着床发育。整个分泌期又分为早期、中期、晚期3期。

1.分泌早期

月经周期第15～19日。此期内膜腺体更长，弯曲更明显，腺上皮细胞开始出现含糖原的核下空泡，为该期的组织学特征；间质水肿，螺旋小动脉继续增生、弯曲。

2.分泌中期

月经周期第20～23日。子宫内膜较前更厚并呈锯齿状。腺体内的分泌上皮细胞顶端胞膜破裂，细胞内的糖原溢入腺体，称为顶浆分泌。内膜的分泌还包括血浆渗出，血液中许多重要的免疫球蛋白与上皮细胞分泌的结合蛋白结合，进入子宫内膜腔。子宫内膜的分泌活动在月经中期LH峰后第7日达到高峰，恰与囊胚植入同步。此期间质更加疏松、水肿，螺旋小动脉进一步增生并卷曲。

3.分泌晚期

月经周期第24～28日。此期为月经来潮前期，相当于黄体退化阶段。该期子宫内膜呈海绵状，厚达10mm。内膜腺体开口面向宫腔，有糖原等分泌物溢出，间质更疏松、水肿。表面上皮细胞下的间质分化为肥大的蜕膜样细胞和小圆形的有分叶核及玫瑰红颗粒的内膜颗粒细胞；螺旋小动脉迅速增长，超出内膜厚度，更加弯曲，血管管腔也扩张。

分泌期超微结构的特征性变化是巨大线粒体的出现和核仁通道系统（NCS）的形成。NCS是核膜呈螺旋状折叠，伸入核内或核仁内形成的，仅在排卵后出现。

（三）月经期

月经期为子宫内膜功能层崩解脱落期。在未受孕情况下，黄体萎缩，雌孕激素水平下降，子宫内膜失去激素支持后最明显的变化是子宫内膜组织的萎陷和螺旋动脉血管明显的舒缩反应。在恒河猴月经期观察到性激素撤退时子宫内膜的血管活动顺序是：随着子宫内膜的萎陷，螺旋动脉血流及静脉引流减少；继而血管扩张；以后是螺旋动脉呈节律的收缩和舒张；血管痉挛性收缩持续时间一次比一次长，且一次比一次强，最后导致子宫内膜缺血发白。

1.血管收缩因子

上述这些变化开始于月经前24小时，导致内膜缺血和淤血；接着血管渗透性增加，白细胞由毛细血管渗透到基质，血管的舒张变化使红细胞渗出至组织间隙，血管表面凝血块形成。此时，分泌期子宫内膜上因组织坏死释放的前列腺素$PGF_{2\alpha}$及PGE_2水平达到最高；来自腺体细胞的前列腺素$PGF_{2\alpha}$及脱膜间质细胞的内皮素-1是强效血管收缩因子，血小板凝集产生的血栓素A_2（TXA_2）也具有血管收缩作用，从而使经期发生血管及子宫肌层的节律性收缩，而且全内膜血管收缩在整个经期呈进行性加强，使内膜功能层迅速缺血坏死崩解。

2.溶酶体酶释放

在内膜分泌期的前半阶段，一些强效的组织溶解酶限制在溶酶体内，这是因为孕酮具有稳定溶酶体膜的作用。伴随雌、孕激素水平的下降，溶酶体膜不能维持，酶释放到内皮细胞的细胞质，最后到细胞间隙，这些活性酶将消化细胞导致前列腺素的释放，红细胞外渗，促进组织坏死和血栓形成。

3.基质金属蛋白酶家族

具有降解细胞外基质及基底膜的各种成分，包括胶原蛋白、明胶等。孕酮从子宫内膜细胞撤退引起基质金属蛋白酶的分泌，从而导致细胞膜的崩解及细胞外基质的溶解。

4.细胞凋亡

有相当证据表明细胞因子中，肿瘤坏死因子（TNF）是引起细胞凋亡的信号。月经期子宫内膜细胞上 TNF-α 的分泌达到高峰，可抑制子宫内膜的增殖引起细胞凋亡；引起黏连蛋白的丢失，而黏连蛋白的丢失引起细胞间联系的中断。

二、月经的临床表现

月经是生育期妇女重要的生理现象。

（一）月经

月经指伴随卵巢周期性变化而出现的子宫内膜周期性脱落及出血。规律月经的出现是生殖功能成熟的重要标志。月经第一次来潮称为月经初潮。月经初潮年龄多在 13～14 岁，但可能早在 11 岁或迟至 16 岁。16 岁以后月经尚未来潮者应当引起临床重视。月经初潮早晚主要受遗传因素控制，其他因素如营养、体重也起着重要作用。近年来，月经初潮年龄有提前趋势。

（二）月经血的特征

月经血呈暗红色，除血液外，还有子宫内膜碎片、宫颈黏液及脱落的阴道上皮细胞。月经血中含有前列腺素及来自子宫内膜的大量纤维蛋白溶酶。纤维蛋白溶酶对纤维蛋白的溶解作用，故月经血不凝，在出血量多或速度快的情况下可出现血凝块。

（三）正常月经的临床表现

正常月经具有周期性及自限性。出血的第 1 日为月经周期的开始，两次月经第 1 日的间隔时间称为一个月经周期。一般为 21～35 日，平均 28 日。每次月经持续时间称经期，一般为 2～8 日，平均 4～6 日。经量为一次月经的总失血量，正常月经量为 20～60mL，超过 80mL 为月经过多。一般月经期无特殊症状，但经期由于盆腔充血及前列腺素的作用，有些妇女出现下腹及腰骶部下坠不适或子宫收缩痛，并可出现腹泻等胃肠功能紊乱症状。少数患者可有头痛及轻度神经系统不稳定症状。

三、其他部位生殖器官的周期性变化

（一）输卵管的周期变化

输卵管在生殖中的作用是促进配子运输、提供受精场所和运输早期胚胎。输卵管可分为 4 部分，即伞部、壶腹部、峡部和间质部。每一部分都有肌层和黏膜层，黏膜层由上皮细胞组成，包括纤毛细胞和分泌细胞。

伞部的主要功能是拾卵，这与该部位的纤毛细胞的纤毛向子宫腔方向摆动有关。壶腹部是受精的场所，该部位的纤毛细胞的纤毛也向子宫腔方向摆动。峡部的肌层较厚，黏膜层较薄。间质部位于子宫肌壁内，由较厚的肌层包围。

拾卵是通过输卵管肌肉收缩和纤毛摆动实现的，卵子和胚胎的运输主要靠输卵管肌肉收缩实现的，纤毛运动障碍可造成输卵管性不孕。肌肉收缩和纤毛活动受卵巢类固醇激素的调节。雌激素促进纤毛的生成；孕激素使上皮细胞萎缩，纤毛脱落。

输卵管液是配子和早期胚胎运输的介质，输卵管液中的成分随月经周期发生周期性变化。

（二）子宫颈黏液的周期变化

子宫颈黏液（CS）主要由子宫颈内膜腺体的分泌物组成，此外还包括少量来自子宫内膜和输卵管的液体以及子宫腔和子宫颈的碎屑和白细胞。子宫颈黏液的分泌受性激素的调节，随月经周期发生规律变化。

1.子宫颈黏液的成分

子宫颈黏液由水、无机盐、低分子有机物和大分子的有机物组成。水是子宫颈黏液中最主要的成分，占总量的85%～95%。无机盐占总量的1%，其主要成分为氯化钠。低分子有机化合物包括游离的单糖和氨基酸，大分子的有机化合物包括蛋白质和多糖。

2.羊齿植物叶状结晶

羊齿植物叶状结晶（简称羊齿状结晶）是由蛋白质或多糖与电解质结合而成的。羊齿状结晶并不是子宫颈黏液特有的，它可以出现在含有电解质、蛋白质或胶态溶液中，如鼻黏液、唾液、羊水、脑脊液等。一般在月经周期的第8～10日开始出现羊齿状结晶，排卵前期达到高峰。排卵后，在孕激素的作用下羊齿状结晶消失。

3.子宫颈分泌的黏液量

子宫颈腺体的分泌量随月经周期发生变化。卵泡早、中期子宫颈每日可分泌黏液20～60mg，排卵前分泌量可增加10倍，每日高达700mg。在子宫颈黏液分泌量发生变化的同时，子宫颈黏液的性质也发生了变化。此时的子宫颈黏液拉丝度好，黏性低，有利于精子的穿透。排卵后子宫颈黏液分泌量急剧减少，黏性增加。妊娠后黏液变得更稠厚，形成黏液栓堵住子宫颈口，可防止细菌和精子的穿透。

（三）阴道上皮周期变化

阴道黏膜上皮细胞受雌、孕激素的影响，也发生周期变化。雌激素使黏膜上皮增生，脱落细胞中的成熟细胞数量相对增加。孕激素使阴道黏膜上皮细胞大量脱落，中层细胞数量增加。因此，可以根据阴道脱落细胞来评价女性生殖内分泌状况。

（四）乳房周期性变化

雌激素作用引起乳腺管的增生，而孕酮则引起乳腺小叶及腺泡生长。在月经前10日，许多妇女有乳房肿胀感和疼痛，可能是由于乳腺管的扩张，充血以及乳房间质水肿。月经期由于雌、孕激素撤退，所有这些变化的伴随症状将消退。

（贾海梅）

第三章　妇科病史及检查

第一节　妇科病史

一、医患沟通

妇科医患沟通至关重要。妇科临床医疗实践经常会涉及患者的隐私。

主诉是患者感受最主要的症状或体征，患者非常希望医师能够认真听取她的主诉，重视她讲述的病痛，了解她所患疾病对生活质量的影响，尤其是对生育能力或性功能的影响。在进行医患语言交流时，她会非常注意医师的衣着、神情、姿势变化及语言。当患者感到医师朴实、认真、关心倾听她的叙述，并能耐心地回答她提出的问题时，患者就会主动地提供尽可能多的、更加细致的病情。若患者对医师提供的诊治计划得到充分了解，那么患者就会非常信任医师，就会积极配合医师的诊治方案的贯彻实施。

在接诊患者、采集病史时，医师一定要做到真诚、耐心和具有同情心，认真听取患者的陈述，以静听或点头赞同鼓励患者提供的详细病情。同时要注意患者的情绪变化及所阐述的语言等。必要时给予适当启发或采用询问的方式调整或集中患者的诉说内容。切忌在采集病史时表现出心不在焉，避免以指责或粗鲁的态度打断患者讲话，一定要避免暗示和主观臆测。医师要学会用通俗的语言和患者交谈，尽量少用医学术语。对病情严重的患者要尽可能多地表示理解和同情，不要给予不适当的提醒或应用不恰当的语言。要充分考虑患者的隐私权，切不可反复追问与性生活有关的情节。对未婚患者，有的要经过直肠指诊和相应的化验检查，明确病情后再补充询问与性生活有关的问题。对不能口述的危重患者，可询问其家属或其亲友；遇到病情危重的患者在初步了解病情后要立即进行抢救，以免贻误治疗。外院转诊的患者，应重视外院书写的病情介绍。

二、病史内容

（一）一般项目

包括患者姓名、性别、年龄、籍贯、职业、婚姻、住址、入院日期、病史记录日期、病史陈述者、可靠程度。若非患者陈述，应注明陈述者及其与患者的关系。

（二）主诉

指促使患者就诊的主要症状（或体征）与持续时间。要求通过主诉初步估计疾病的大致范围。力求简明扼要，通常不超过20字。妇科临床常见症状有外阴瘙痒、阴道流血、白带增多、闭经、不孕、下腹疼痛、下腹包块等。如患者有停经、阴道流血及腹痛3种主要症状，应按其发生时间的顺序，将主诉书写为：停经×日，阴道流血×日，腹痛×小时。若患者无任何自觉症状，仅检查时发现子宫肌瘤，主诉应写为：检查发现"子宫肌瘤"×日。

（三）现病史

现病史指患者本次疾病发生、演变和诊疗全过程，为病史的主要组成部分，应以主诉症状为核心，按时间顺序书写。包括起病时间、主要症状特点、有无诱因、伴随症状、发病后诊疗情况及结果，睡眠、饮食、体重及大小便等一般情况的变化以及与鉴别诊断有关的阳性或阴性资料等。与本次疾病虽无紧密关系，但仍需治疗的其他疾病以及用药情况，可在现病史后另起一段记录。

（四）月经史

月经史包括初潮年龄、月经周期及经期持续时间、经量、经期伴随症状。如11岁初潮，周期28～30日，持续4日，可简写为 $11\frac{4}{28\sim30}$。经量可问每日更换卫生巾次数，有无血块，经血颜色，伴随症状包括经期有无不适，有无痛经及疼痛部位、性质、程度以及痛经起始和消失时间。常规询问并记录末次月经（LMP）起始日期及其经量和持续时间，若其流血情况不同于以往正常月经时，还应问准末前次月经（PMP）起始日期。绝经后患者应询问绝经年龄，绝经后有无阴道流血、阴道分泌物增多等。

（五）婚育史

婚育史包括婚次及每次结婚年龄，是否近亲结婚（直系血亲及三代旁系血亲），男方健康状况，有无性病史及双方性生活情况等。有多个性伴侣者，性传播疾病及子宫颈癌的风险增加，应问清性伴侣情况。生育史包括足月产、早产及流产次数以及现存子女数，以4个阿拉伯数字顺序表示。如足月产1次，无早产，流产1次，现存子女1人，可记录为1-0-1-1或仅用孕2产1（G_2P_1）表示。记录分娩方式，有无难产史，新生儿出生情况，有无产后出血或产褥感染；询问人工流产或自然流产及妊娠终止时间，异位妊娠或葡萄胎及治疗方法，生化妊娠史，末次分娩或流产日期。采用何种避孕措施及其效果，有无阴道炎、盆腔炎史，炎症类型和治疗情况。

（六）既往史

既往史指患者过去的健康和疾病情况。内容包括以往健康状况、疾病史、传染病史、预防接种史（HPV疫苗接种史）、手术外伤史、输血史、药物过敏史。为避免遗漏，可按全身各系统依次询问。若患过某种疾病，应记录疾病名称、患病时间及诊疗转归。

（七）个人史

个人史包括生活和居住情况，出生地和曾居住地区，有无烟、酒嗜好。有无毒品使用史。

（八）家族史

父母、兄弟、姐妹及子女健康状况。家族成员有无遗传性疾病（如血友病、白化病等）、可能与遗传有关的疾病（如糖尿病、高血压、乳腺癌、卵巢癌等）及传染病（如结核等）。

（贾海梅）

第二节　体格检查

体格检查应在采集病史后进行。检查范围包括全身检查、腹部检查和妇科检查。除病情危急外，应按下列先后顺序进行。不仅要记录与疾病有关的重要体征，还要记录有鉴别意义的阴性体征。体格检查完成后，应及时告知患者或家属检查结果。

一、全身检查

常规测量体温、脉搏、呼吸及血压，必要时测量体重和身高。其他检查项目包括患者的意识、精神状态、面容、体态、全身发育及毛发分布情况、皮肤、浅表淋巴结(特别是左锁骨上淋巴结和腹股沟淋巴结)、头部器官、颈(注意甲状腺是否肿大)、乳房(注意其发育、皮肤有无凹陷、有无包块、分泌乳汁或液体)、心、肺、脊柱及四肢。

二、腹部检查

腹部检查为妇科疾病体格检查的重要组成部分，应在妇科检查前进行。视诊观察腹部有无隆起或呈蛙腹状，腹壁有无瘢痕、静脉曲张、妊娠纹、腹壁疝、腹直肌分离等。扪诊腹壁厚度，肝、脾、肾有无增大及压痛，腹部有无压痛、反跳痛和肌紧张，能否扪到包块。扪到包块时，应描述包块部位、大小(以 cm 为单位表示或相当于妊娠月份表示，如包块相当于妊娠×个月大)、形状、质地、活动度、表面是否光滑或有高低不平隆起以及有无压痛等。叩诊时注意鼓音和浊音分布范围，有无移动性浊音。必要时听诊了解肠鸣音情况。若合并妊娠，应检查腹围、子宫底高度、胎位、胎心及胎儿大小等。

三、盆腔检查

盆腔检查又称妇科检查，检查范围包括外阴、阴道、宫颈、宫体及两侧附件。

(一)检查注意事项

盆腔检查可能会引起患者不适、紧张或害怕，不恰当的检查也可能引起交叉感染。因此，进行盆腔检查时要注意以下事项。

(1)检查室温度要适中，天冷时要注意保暖。环境要安静，让患者感到舒适与放心。

(2)检查前应自行排尿，必要时导尿排空膀胱。若需做尿液检查(如尿妊娠试验)，应先取尿液样本送化验室，然后行盆腔检查。粪便充盈者应在排便或灌肠后检查。

(3)置于患者臀部下面的垫单(纸或塑料纸)应是一次性使用，避免交叉感染。

(4)取膀胱截石位，患者臀部置于检查台缘，两手平放于身旁，使腹肌松弛。

(5)检查前告知患者盆腔检查可能引起的不适，不必紧张。检查时动作要轻柔。

(6)避免在月经期做盆腔检查。若为阴道异常流血，需做妇科检查时，应先消毒外阴，并使用无菌器械和手套，以防感染。

(7)对无性生活史患者，严禁做阴道窥器检查或双合诊检查，应行直肠—腹部诊。若必须做阴道窥器检查或双合诊才能了解病情时，应先征得患者及其家属同意后方可进行检查。男医师对未婚患者进行检查时，需有其他女性在场，以减轻患者紧张心理和避免发生不必要的误会。

(8)对疑有子宫或附件病变的腹壁肥厚或高度紧张患者，若盆腔检查不能清楚了解子宫及附件情况时，应进行B超检查，必要时可在麻醉下进行妇科检查。

（二）检查方法及步骤

1.外阴部检查

观察外阴发育、阴毛分布和浓稀情况，注意大阴唇、小阴唇及会阴部位有无皮炎、溃疡、赘生物或色素减退等变化，阴蒂长度（一般不超过2.5cm）、尿道口周围黏膜色泽及有无赘生物；处女膜是否完整，有无会阴后、侧切或陈旧性撕裂瘢痕。必要时应让患者用力向下屏气，观察有无阴道前后壁膨出、子宫脱垂或压力性尿失禁等。

2.阴道窥器检查

根据阴道口大小和阴道壁松弛程度，选用大小适当的阴道窥器。用阴道窥器检查阴道与宫颈时，要注意阴道窥器的结构特点，以免漏诊。

(1)检查阴道：观察阴道壁黏膜色泽、皱襞多少，有无溃疡、赘生物、囊肿、阴道隔或双阴道等先天畸形等。注意阴道分泌物的量、色泽及有无臭味。阴道分泌物异常者应做滴虫、假丝酵母菌及淋病奈瑟菌等检查。检查阴道时，要旋转阴道窥器，仔细检查阴道四壁及穹隆，以免由于阴道窥器两叶的遮盖而造成的漏诊。

(2)检查宫颈：观察宫颈大小、颜色、外口形状，注意有无柱状上皮异位、腺囊肿、息肉或赘生物等。同时可采集宫颈外口柱状上皮和鳞状上皮交界处脱落细胞行宫颈细胞学检查和HPV检测。

3.双合诊

双合诊是盆腔检查中最重要的项目。检查者一手的两指或一指放入阴道，另一手在腹部配合检查，称为双合诊。其目的主要是扪清阴道、宫颈、宫体、输卵管、卵巢、子宫韧带及宫旁结缔组织，了解有无盆腔内病变或其他组织来源的肿块。若阴道黏膜病变或宫颈癌，了解病变组织质地或癌肿浸润范围。

(1)检查子宫：应了解子宫大小、形状、位置、质地和活动度。多数妇女的子宫呈前倾前屈位；“倾”指宫体纵轴与身体纵轴的关系。前倾指宫体朝向耻骨，后倾指宫体朝向骶骨。“屈”指宫体与宫颈间的关系。前屈指两者间的纵轴形成的角度朝向前方，后屈指两者间形成的角度朝向后方。

(2)检查附件：附件包括输卵管和卵巢。正常输卵管不能扪及；正常卵巢偶可扪及3cm×2cm×1cm并可活动的块物，触之略有酸胀感。

4.三合诊

三合诊即腹部、阴道、直肠联合检查，是双合诊的补充检查。可了解后倾后屈子宫大小；有无子宫后壁、直肠子宫陷凹或宫骶韧带的病变；估计病变范围，尤其是癌肿的浸润范围以及直肠阴道隔、骶骨前方或直肠内有无病变等。

5.直肠—腹部诊

适用于无性生活史、阴道闭锁或其他原因不宜行双合诊的患者。

(三)记录

通过盆腔检查,将检查结果按下列解剖部位先后顺序记录。

外阴:发育情况,婚产式(未婚、已婚未产或经产),有异常时应详加描述。

阴道:是否通畅,黏膜情况,分泌物量、色、性状以及有无气味。

宫颈:大小、硬度,有无柱状上皮异位、撕裂、息肉、腺囊肿,有无接触性出血、举痛及摇摆痛等。

宫体:位置、大小、硬度、活动度,表面有无突起,有无压痛等。

附件:有无块物、增厚或压痛。若扪及块物,记录其位置、大小、硬度、表面光滑与否,活动度,有无压痛以及与子宫及盆壁关系。左右情况需分别记录。

(贾海梅)

第三节　妇科疾病常见症状

一、阴道出血

妇女生殖道任何部位发生的出血,除正常月经外,均称为阴道出血,包括子宫体、子宫颈、阴道和输卵管的出血,为最常见的主诉,绝大多数的出血来自子宫体。

(一)病因

1.卵巢内分泌功能失调

功能失调性子宫出血(排卵性、无排卵性)、排卵期出血。

2.与妊娠有关的子宫出血

流产、异位妊娠、妊娠滋养细胞疾病、产后胎盘部分残留、胎盘息肉、子宫复旧不全等。

3.生殖器炎症

外阴溃疡、阴道炎、急性子宫颈炎、宫颈息肉、子宫内膜炎、子宫内膜息肉等。

4.生殖器肿瘤

子宫肌瘤、分泌雌激素的卵巢肿瘤、恶性肿瘤(外阴癌、阴道癌、子宫颈癌、子宫内膜癌、子宫肉瘤、绒毛膜癌、卵巢癌、输卵管癌等)。

5.生殖道损伤

外阴阴道骑跨伤、性交所致的处女膜、阴道损伤等。

6.生殖道异物

宫内节育器、阴道异物。

7.激素使用不当

外源性性激素使用不当。

8.与全身性疾病有关的阴道出血

血小板减少性紫癜、再生障碍性贫血、白血病、肝功能损害、弥散性血管内凝血(DIC)等。

（二）临床表现

1.经量增多

月经量多或经期延长，周期基本正常。多见于子宫肌瘤、子宫腺疾病、排卵性月经失调、放置宫内节育器。

2.周期不规则阴道流血

多为无排卵功能失调性子宫出血，性激素或避孕药物的使用引起。

3.无周期可辨的长期持续阴道出血

生殖道恶性肿瘤（子宫颈癌、子宫内膜癌、子宫肉瘤等）。

4.停经后阴道出血

（1）生育期妇女：妊娠相关疾病。

（2）围绝经期妇女：无排卵性功能失调性子宫出血、生殖道恶性肿瘤。

5.阴道流血伴白带增多

晚期子宫颈癌、子宫内膜癌、子宫黏膜下肌瘤伴感染。

6.接触性出血

急性子宫颈炎、子宫颈癌、宫颈息肉、子宫黏膜下肌瘤。

7.经间出血

排卵期出血，伴下腹疼痛及不适。

8.经前或经后点滴出血

排卵性月经失调、放置宫内节育器的不良反应、子宫内膜异位症。

9.绝经后阴道出血

老年性阴道炎、子宫内膜癌。

10.间歇性阴道排出血性液体

输卵管癌。

11.外伤后阴道流血

骑跨伤。

二、白带异常

白带是由阴道黏膜渗出液、宫颈管及子宫内膜腺体分泌液等混合而成，其形成与雌激素作用有关。正常白带呈白色稀糊状或蛋清样，黏稠、量少，无腥臭味，称为生理性白带。生殖道炎症如阴道炎和急性子宫颈炎或发生癌变时，白带量显著增多且有性状改变，称为病理性白带。

（一）透明黏性白带

外观与正常白带相似，但数量显著增多，应考虑卵巢功能失调、阴道腺病或宫颈高分化腺癌等疾病的可能。

（二）灰黄色或黄白色泡沫状稀薄白带

此为滴虫阴道炎的特征，可伴外阴瘙痒。

（三）凝乳块状或豆渣样白带

此为外阴阴道假丝酵母菌病的特征，常伴严重外阴瘙痒或灼痛。

(四)灰白色匀质鱼腥味白带

常见于细菌性阴道病,伴外阴轻度瘙痒。

(五)脓性白带

色黄或黄绿,黏稠,多有臭味,为细菌感染所致。可见于淋病奈瑟菌阴道炎、急性子宫颈炎及子宫颈管炎。阴道癌或子宫颈癌并发感染、宫腔积脓或阴道内异物残留等也可导致脓性白带。

(六)血性白带

白带中混有血液,血量多少不一,应考虑子宫颈癌、子宫内膜癌、宫颈息肉、子宫颈炎或子宫黏膜下肌瘤等。放置宫内节育器也可引起血性白带。

(七)水样白带

持续流出淘米水样白带且奇臭者,一般为晚期子宫颈癌、阴道癌或黏膜下肌瘤伴感染。间断性排出清澈、黄红色或红色水样白带,应考虑输卵管癌的可能。

三、下腹疼痛

下腹疼痛是妇科门、急诊最常见的症状之一,病因复杂,涉及的疾病很多,其中大部分由盆腔脏器疾病引起,但盆腔外疾病或全身性疾病也不少见。病变的性质可为器质性和功能性。有的下腹痛起病急而剧烈称为急腹症,有时需要紧急的手术或药物治疗,有的起病慢而疾病轻微,可以药物治疗或择期手术。

由于妇科疾病起病隐蔽而私密,务必认真询问病史,并进行全面细致的体格检查和相关的辅助检查,综合分析作出诊断,及时处理。

(一)急性下腹痛

1.盆、腹部脏器穿孔或破裂

异位妊娠破裂、卵巢囊肿(卵泡囊肿)破裂、阑尾炎穿孔等。

2.盆、腹部脏器的急性炎症

急性子宫附件炎、阑尾炎、局限性肠炎、膀胱炎。

3.盆、腹部脏器扭转性腹痛

卵巢囊肿蒂扭转、输卵管积水蒂扭转、子宫肌瘤扭转、肠扭转、游走肾扭转等。

4.空腔脏器的梗阻性腹痛

难免流产的组织物阻塞宫颈口、各种原因引起的肠梗阻。

5.盆、腹部脏器的结石

胆结石、尿路结石、肠粪石。

6.急性血液循环障碍性下腹痛

肠系膜血栓、脏器扭转缺血。

7.盆、腹腔外脏器及全身性疾病引起的下腹痛

腹型紫癜、癔症等。

8.其他急性下腹痛

痛经、外伤等。

（二）慢性下腹痛

1.慢性炎症性腹痛

慢性子宫附件炎、慢性阑尾炎、慢性子宫颈炎、慢性肠炎等。

2.肿瘤压迫性腹痛

子宫肌瘤、卵巢囊肿、畸胎瘤、妇科恶性肿瘤等。

3.寄生虫性腹痛

肠道蛔虫。

4.全身疾病引起的慢性下腹痛

腹型紫癜、艾滋病。

5.其他慢性盆腔疾病

盆腔子宫内膜异位症、盆腔静脉淤血综合征、子宫脱垂等。

四、外阴瘙痒

外阴瘙痒是妇科患者常见症状，多由外阴各种不同病变引起，外阴正常者也可发生。当瘙痒严重时，患者坐卧不安，甚至影响生活与工作。

（一）病因

1.局部原因

外阴阴道假丝酵母病和滴虫阴道炎是引起外阴瘙痒最常见的原因。细菌性阴道病、萎缩性阴道炎、阴虱、疥疮、蛲虫病、寻常疣、疱疹、湿疹、外阴鳞状上皮增生、药物过敏、化妆品刺激及不良卫生习惯等，也常是引起外阴瘙痒的原因。

2.全身原因

糖尿病、黄疸、维生素 A、B 族维生素缺乏、重度贫血、白血病、妊娠期肝内胆汁淤积症等。

3.不明原因

除局部原因和全身原因外，还有查不出原因的外阴瘙痒。

（二）临床表现

1.外阴瘙痒部位

外阴瘙痒多位于阴蒂、小阴唇、大阴唇、会阴，甚至肛周等皮损区。长期瘙痒可出现抓痕、血痂或继发毛囊炎。

2.外阴瘙痒症状与特点

外阴瘙痒常为阵发性发作，也可为持续性，通常夜间加重。瘙痒程度因不同疾病和不同个体而有明显差异。

五、下腹肿块

下腹肿块是妇科患者就诊时的常见主诉。肿块可能是患者本人或家属无意发现或因其他症状（如下腹痛、阴道流血等）做妇科检查或超声检查时发现。根据肿块质地不同，分为囊性和实性。囊性肿块多为良性病变，如卵巢囊肿、输卵管卵巢囊肿、输卵管积水等或为充盈膀胱。

实性肿块除妊娠子宫为生理情况，子宫肌瘤、卵巢纤维瘤、盆腔炎性包块等为良性病变外，其他实性肿块均应首先考虑为恶性肿瘤。

下腹肿块可以是子宫增大、附件肿块、肠道或肠系膜肿块、泌尿系肿块、腹腔肿块、腹壁或腹膜后肿块。

（一）子宫增大

位于下腹正中且与宫颈相连，可能的原因如下。

1.妊娠子宫

生育期妇女有停经史，扪及正中下腹部包块，应首先考虑为妊娠子宫。停经后出现不规则阴道流血，且子宫增大超过停经周数者，可能为葡萄胎。妊娠早期子宫峡部变软，子宫体似与子宫颈分离，此时应警惕将宫颈误认为子宫体，将妊娠子宫误诊为卵巢肿瘤。

2.子宫肌瘤

子宫均匀增大或表面有单个或多个球形隆起。子宫肌瘤典型症状为月经过多。带蒂的浆膜下肌瘤仅蒂与子宫体相连，一般无症状，妇科检查时有可能将其误诊为卵巢实性肿瘤。

3.子宫腺肌病

子宫均匀增大，通常不超过妊娠3个月大，质硬。患者多伴有逐年加剧的痛经、经量增多及经期延长。

4.子宫恶性肿瘤

年老患者子宫增大且伴有不规则阴道流血，应考虑子宫内膜癌。子宫增长迅速伴有腹痛及不规则阴道流血，可能为子宫肉瘤。有生育史或流产史，特别是有葡萄胎史，子宫增大且外形不规则及子宫不规则出血时，应考虑妊娠滋养细胞肿瘤的可能。

5.子宫畸形

双子宫或残角子宫可扪及子宫另一侧有与其对称或不对称的包块，两者相连，硬度也相似。

6.宫腔、阴道积血或宫腔积脓

青春期无月经来潮伴有周期性腹痛，并扪及正中下腹部肿块，应考虑处女膜闭锁或阴道无孔横隔。子宫增大也可见于子宫内膜癌合并宫腔积脓。

（二）附件肿块

子宫附件包括输卵管和卵巢。输卵管和卵巢通常不能扪及，当附件出现肿块时，多属病理现象。临床常见的附件肿块如下。

1.输卵管妊娠

肿块位于子宫旁，大小、形状不一，有明显触痛。患者多有短期停经史，随后出现阴道持续少量流血及腹痛。

2.附件炎性肿块

肿块多为双侧性，位于子宫两旁，与子宫有黏连，压痛明显。急性附件炎症患者有发热、腹痛。输卵管卵巢积水患者多有不育及下腹隐痛史，甚至出现反复急性盆腔炎症发作。

3.卵巢子宫内膜异位囊肿

多为与子宫黏连、活动受限、有压痛的囊性肿块，可有继发性痛经、性交痛、不孕等病史。

4.卵巢非赘生性囊肿

多为单侧、可活动的囊性包块,通常直径不超过8cm。黄体囊肿可出现于早期妊娠。葡萄胎常并发一侧或双侧卵巢黄素囊肿。输卵管卵巢囊肿常有不孕或盆腔感染病史,附件区囊性块物,可有触痛,边界清或不清,活动受限。

5.卵巢赘生性肿块

无论肿块大小,其表面光滑、囊性且可活动者,多为良性肿瘤。肿块为实性,表面不规则,活动受限,特别是盆腔内扪及其他多个结节或上腹部肿块或伴有胃肠道症状者,多为卵巢恶性肿瘤。

(三)肠道及肠系膜肿块

1.粪块嵌顿

块物位于左下腹,多呈圆锥状,直径4～6cm,质偏实,略能推动。排便后块物消失。

2.阑尾脓肿

肿块位于右下腹,边界不清,距子宫较远且固定,有明显压痛伴发热、白细胞增多和红细胞沉降率加快。初发病时先有脐周疼痛,随后疼痛逐渐转移并局限于右下腹。

3.腹部手术或感染后继发的肠管、大网膜黏连

肿块边界不清,叩诊时部分区域呈鼓音。患者以往有手术史或盆腔感染史。

4.肠系膜肿块

部位较高,肿块表面光滑,左右移动度大,上下移动受限,易误诊为卵巢肿瘤。

5.结肠癌

肿块位于一侧下腹部,呈条块状,略能推动,有轻压痛。患者多有下腹隐痛、便秘、腹泻或便秘腹泻交替以及粪便带血史。

(四)泌尿系肿块

1.充盈膀胱

肿块位于下腹正中、耻骨联合上方,呈囊性,表面光滑,不活动。导尿后囊性肿块消失。

2.异位肾

先天异位肾多位于髂窝部或盆腔内,形状类似正常肾,但略小。通常无自觉症状。静脉尿路造影可确诊。

(五)腹腔肿块

1.腹腔积液

大量腹腔积液常与巨大卵巢囊肿相混淆。腹部两侧叩诊浊音,脐周鼓音为腹腔积液特征。腹腔积液合并卵巢肿瘤,腹部冲击触诊法可发现潜在肿块。

2.盆腔结核包裹性积液

肿块为囊性,表面光滑,界限不清,固定不活动。囊肿可随患者病情加剧而增大或好转而缩小。

3.直肠子宫陷凹脓肿

肿块呈囊性,向后穹隆突出,压痛明显,伴发热及急性盆腔腹膜炎体征。后穹隆穿刺抽出脓液可确诊。

（六）腹壁及腹膜后肿块

1.腹壁血肿或脓肿

位于腹壁内，与子宫不相连。患者有腹部手术或外伤史。患者抬起头部使腹肌紧张，若肿块更明显，多为腹壁肿块。

2.腹膜后肿瘤或脓肿

肿块位于直肠和阴道后方，与后腹壁固定，不活动，多为实性，以肉瘤最常见；也可为囊性，如畸胎瘤、脓肿等。静脉尿路造影可见输尿管移位。

（贾海梅）

第四章　外阴色素减退性疾病

第一节　外阴慢性单纯性苔藓

外阴慢性单纯性苔藓是外阴局部皮肤受到刺激而产生的以鳞状上皮细胞良性增生为主，临床表现主要为瘙痒的外阴病变。

一、病因

确切病因不明。迄今为止，尚无确切证据表明慢性损伤、过敏、局部营养失调或代谢紊乱是导致此病的直接原因，但一般认为长期外阴局部潮湿和分泌物的刺激与发病有关。原因不明的瘙痒，反复搔抓，也可致该病。研究表明，精神紧张或抑郁可导致身体局部如外阴部易于罹患慢性单纯性苔藓。

二、病理

表层角化过度或角化不全，棘细胞层不规则增厚，上皮脚向下延伸。上皮脚之间的真皮层乳头明显，并有轻度水肿以及淋巴细胞或少量浆细胞浸润。但上皮细胞整齐排列，细胞大小、极性和核形态、染色均正常。无异型细胞。

三、临床表现

主要症状为外阴瘙痒，其瘙痒程度远较外阴硬化性苔藓严重，患者常由于剧痒难耐而搔抓，搔抓可加重皮损使瘙痒加剧，形成越抓越痒、越痒越抓的恶性循环。病损主要累及大阴唇、阴唇间沟、阴蒂包皮、阴唇后联合以及附近的股部内侧等处。病变可呈孤立、局灶性或多发、对称性。早期病变皮肤暗红或粉红色，过度角化部位呈白色。长期搔抓和摩擦后，皮肤增厚，色素增加，皮嵴隆起，皮肤纹理明显，呈多数小多角形扁平丘疹，并群集成片，出现苔藓样变，并可见搔抓痕迹。由于局部潮湿、搔抓和摩擦的程度不同，患者不同部位的病变形态也有所差别，严重者可因搔抓引起表皮破损、溃疡等，表面多呈暗红色或粉红色，随着上皮不断增厚，外阴呈浸渍状，形成界限清晰的白色斑块。一般无萎缩或黏连。本病可与外阴浸润癌并存。

四、诊断

根据症状及体征可以作出初步诊断，确诊靠组织学检查。活检应在色素减退区、皲裂、溃疡、硬结、隆起或粗糙处进行，选择不同部位多点取材。活检前先用1%甲苯胺蓝涂抹局部皮肤，干燥后用1%醋酸液擦洗脱色，在不脱色区活检。

五、鉴别诊断

慢性单纯性苔藓应与白癜风、白化病、特异性外阴炎、外阴上皮内病变及癌等相鉴别。若外阴病变边界分明、表面光滑润泽、质地正常，无自觉症状者为白癜风。身体其他部位发现多个相同白色病变，应考虑白化病。外阴皮肤增厚，发白或发红，伴有瘙痒且阴道分泌物增多应首先排除假丝酵母菌病、滴虫阴道炎等，分泌物中可查见病原体，炎症治愈后白色区域逐渐消失。外阴皮肤出现对称性发红、增厚，伴有严重瘙痒，但无分泌物增多者，可能为糖尿病所致外阴炎。若伴有长期不愈的溃疡，应尽早活检以排除外阴癌。

六、治疗

（一）一般治疗

保持局部皮肤清洁干燥，不食辛辣、过敏食物。不用刺激性药物或肥皂清洗外阴，忌穿不透气的化纤内裤。对瘙痒症状明显以致紧张、失眠者，可加用镇静、催眠和抗过敏药物。

（二）药物治疗

局部应用皮质激素药物控制瘙痒，可选用0.025%氟轻松软膏、0.01%曲安奈德软膏，涂搽病变部位，每日3～4次。长期使用类固醇药物可使局部皮肤萎缩，故瘙痒症状缓解后，停用高效类固醇药物，改用作用轻微的1%～2%氢化可的松软膏，每日1～2次，维持治疗6周。局部用药前可先用温水坐浴，每日2～3次，每次10～15分钟，可使皮肤软化、促进药物吸收、缓解瘙痒症状。症状控制后，增厚的皮肤仍需较长时间才能有明显改善或恢复正常。

（三）物理治疗

局部物理治疗是通过去除局部异常上皮组织和破坏真皮层神经末梢，从而阻断瘙痒和搔抓所引起的恶性循环，适用于对症状严重或药物治疗无效者。常用方法：①聚焦超声；② CO_2 激光或氦氖激光；③其他，波姆光、液氮冷冻等。聚焦超声的长期疗效及优化参数有待进一步观察研究。激光治疗有破坏性小、愈合后瘢痕组织较少的优点，但其远期复发率仍与手术切除相当。

（四）手术治疗

手术治疗影响外观及局部功能，且有远期复发可能，故一般不采用手术治疗，仅适用于：①反复药物、物理治疗无效；②出现不典型增生或有恶变可能者。

（贾海梅）

第二节　外阴硬化性苔藓

外阴硬化性苔藓是一种以外阴皮肤萎缩变薄为主的皮肤病，也被称为“硬化萎缩性苔藓”。硬化性苔藓可发生于任何年龄的妇女，但多见于40岁左右妇女。

一、病因

（一）免疫因素

硬化性苔藓可能与免疫性疾病有关研究发现患者中 HLA-B10 抗原的阳性率较未患病妇女明显增高，血清中 CD3、CD4、CD8 等均有不同程度的变化，约 22%硬化性苔藓患者患有自身免疫性疾病如白癜风、糖尿病、甲状腺疾病等，斑秃、恶性贫血、原发胆汁性肝硬化、系统性红斑狼疮、风湿性关节炎；42%有自身免疫性抗体；60%具有一种或多种自身免疫性疾病的相关症状，推测外阴硬化性苔藓为免疫介导的外阴皮肤病变。

（二）遗传因素

文献中有母女、姐妹等直系亲属家族性发病的报道，提示外阴硬化性苔藓有家族聚集性发病倾向。研究证实，人类白细胞抗原 HLA 参与了免疫应答的遗传学控制，Xing 等采用聚合酶链式反应（PCR）方法研究一些与外阴硬化性苔藓相关的 HLADQ 和 DR，认为这些抗原和单体可能与外阴硬化性苔藓的易感性有关。

（三）激素因素

硬化性苔藓好发于围绝经期女性，患者血二氢睾酮明显低于正常同龄妇女，性激素受体 ER 与 PR 表达水平降低，不同性激素水平的显著变化可能是导致外阴皮肤病理性改变原因之一。

（四）感染因素

研究显示，部分硬化性苔藓与外阴上皮内瘤变（VIN）类似，起源于瘤样增生，与 HPV 感染有关；也有研究认为与 HPV 感染无关。

（五）局部因素

外阴特殊的解剖特点，局部环境的阴湿、温热等物理因素的长期刺激可导致发病。研究发现，外阴白色病损手术切除他处皮瓣移植到缺损外阴后，移植的皮肤可发生类似的病变，从而佐证了局部环境的致病作用。

二、病理

外阴上皮细胞层次减少，细胞体积缩小；细胞器相对集中，底微突呈典型鸡爪或树突状，部分区域底微突变短减少，上皮间隙性增宽；基底细胞变性真皮中部淋巴细胞和浆细胞浸润，毛细血管减少，皮肤附件萎缩或消失。

三、临床表现

多见于 40 岁左右妇女，其次为幼女；青春期、儿童期病损可随年龄增长而改善，成年女性皮肤病变呈进行性；发病初期外阴病损呈淡红色或紫色，晚期皮肤因角化过度呈卷烟纸样白色外观；病变主要侵犯阴唇、阴蒂包皮、从双侧小阴唇向外扩展到大阴唇，延伸累及会阴体及肛周，形成蝴蝶状；皮肤变薄变白，失去弹性，阴蒂萎缩伴大小阴唇融合缩小，以致完全消失；病变晚期皮肤菲薄，阴道口挛缩狭窄，瘙痒后引起皲裂及溃疡，在硬化性苔藓基础上发生上皮增生，呈现出斑块状增厚或疣样增生，此种增生更易演变为不典型增生。

四、诊断

系统了解家族史和患病情况，认真进行全身检查和专科检查，仔细观察病变范围、病变形态特点，确诊需病理检查，阴道镜下使用3%醋酸液染色定点活检。

光镜观察：上皮细胞角化过度，可见角化珠形成，基底细胞变性，真皮层胶原纤维水肿或变性。

电镜观察：上皮细胞萎缩，细胞间隙增大，细胞间隙颗粒减少，黑色素颗粒减少或消失，镜检周围空泡形成，线粒体肿胀空泡变性。

五、鉴别诊断

（一）外阴部股癣、牛皮癣

可出现外阴皮肤瘙痒和皮损，但在身体其他部位有类似病变，皮损处皮屑镜检可查见真菌。

（二）白癜风

发病始于任何年龄，病损常见于面、颈、生殖器，外阴是好发部位之一。多累及大小阴唇，皮损大小不等，形态不一的纯白色斑，相互融合可呈地圈状；白斑边缘与正常皮肤界限分明，终身存在不消退；患处除色素减退外，无萎缩、脱屑等病理改变，也无痒痛等自觉症状。

（三）老年生理性萎缩

仅见于绝经后老年妇女，其外阴萎缩情况与身体其他部位同步；仅表现为外阴皮肤及皮下脂肪层的萎缩，大阴唇变平，小阴唇退化；局部皮肤无色素减退，无任何自觉症状。

六、治疗

（一）药物治疗

局部药物治疗有效率约为80%，多数只能改善症状而不能痊愈，且需要长期用药。常用药物如下。①丙酸睾酮：有促进蛋白合成作用，能促使萎缩皮肤恢复正常。2%丙酸睾酮油膏或霜初起每日2～4次，连用3～4周后改为每日1～2次，连用3周，然后应用维持量，每日1次或每2日1次。根据治疗反应及症状持续情况决定用药次数及时间。治疗期间密切观察药物的不良反应，一旦出现男性化征象或疗效欠佳时应停药，改用其他药物。瘙痒症状较重者，也可与1%或2.5%氢化可的松软膏混合涂搽，症状缓解后可逐渐减量至停用氢化可的松软膏。②黄体酮：0.5%黄体酮油膏，每日3次。③糖皮质激素类：可先用0.05%氯倍他索软膏，最初1个月内每日2次，继而每日1次，连用2个月，最后每周2次，连用3个月，共计6个月。凡瘙痒顽固、表面用药无效者可用5mg曲安奈德混悬液加2mL生理盐水稀释后皮下注射。④免疫治疗：免疫抑制剂可通过刺激皮肤局部的免疫因子产生而发挥作用，如局部炎症细胞因子抑制剂、T细胞选择性抑制剂他克莫司等。

幼女硬化性苔藓至青春期可能自愈，一般不采用丙酸睾酮油膏治疗，以免出现男性化。局部涂1%氢化可的松软膏或0.5%黄体酮油膏，症状多能缓解，但应定时长期随访。

（二）全身用药

阿维A为一种类似维A酸的芳香族合成物质，有维持上皮和黏膜正常功能和结构的作用，用于严重的外阴硬化性苔藓。用法：口服每日20～30mg。另可口服多种维生素。精神紧张、瘙痒症状明显伴失眠者，口服镇静、催眠、抗过敏药物。

（三）手术治疗

对病情严重或药物治疗无效者，可进行表浅外阴切除，但手术切除复发率高，甚至移植皮肤也可复发。

（贾海梅）

第三节　其他外阴色素减退性疾病

一、扁平苔藓

外阴扁平苔藓是一种具有特征性的紫红色扁平丘疹、斑丘疹，主要症状为外阴局部剧烈瘙痒，呈慢性经过的非感染性炎性病变。

（一）病因

确切病因不明。可能与精神因素、病毒感染、免疫异常有关。目前推测可能是由于病毒、药物或其他接触性变应原引起记忆性T细胞对表皮交叉抗原发生自身免疫。在T细胞迁移聚集于皮肤的过程中，墨角藻糖基转移酶Ⅶ产生的内皮细胞选择素配体起关键作用。心理应激也可导致内分泌和T细胞抗原表达异常。另外，患者有脂质过氧化异常和糖代谢异常。

（二）病理

外阴上皮颗粒层楔形增生，有过度角化及棘层肥厚，表皮突不规则延长呈锯齿状。真皮浅层可见以淋巴细胞为主的带状浸润，并侵入表皮，基底膜常有液化变性，上皮细胞退化可形成胶状体。淋巴细胞浸润以$CD68^+$和$CD3^+$ T细胞为主。

（三）临床表现

好发于30～60岁妇女，可累及外阴和阴道。分为3型，即糜烂型、丘疹鳞屑型和肥厚型。主要症状为外阴局部剧烈瘙痒，其典型皮损为多角形扁平暗红色、紫红色或乳白色丘疹，针尖至1cm大小，扁平光滑，边缘清楚。丘疹表面可有一层光滑发亮的蜡样薄膜，并可见细的白色条纹，即Wickham纹。偶见水疱和大疱性损害。损害可孤立存在，也可密集成片，并可互相融合成苔藓状，在棕色潮湿的区域内出现脐窝状区，表面粗糙、湿润，并可见抓痕，前庭及小阴唇内侧面可见淡红色网状斑。除侵犯大小阴唇、阴蒂及会阴外，也常累及阴道黏膜，常并发严重的萎缩性变化，但阴道口及阴道无萎缩狭窄。身体其他部位可有典型皮疹，口腔黏膜可有糜烂及网状Wickham纹。糜烂型外阴扁平苔藓存在进展为外阴浸润癌的潜在风险，应引起重视。

（四）诊断及鉴别诊断

依据典型外阴扁平苔藓的临床特征，结合组织病理检查，即可诊断。应注意与银屑病、皮肤淀粉样变、黏膜白斑等鉴别。点滴状银屑病者可与外阴扁平苔藓相似，但其鳞屑较多，薄膜现象和点状出血征阳性。皮肤淀粉样变皮损多对称分布，为褐红色和褐黄色平顶或圆顶形丘疹，表面粗糙无光泽。刚果红试验阳性。皮肤组织病理学检查可以证实。外阴黏膜白斑皮损为灰白色斑片，表面粗糙，触有韧硬感，自觉瘙痒或剧痒，其他皮肤无皮疹。组织病理学检查可以确诊。

（五）治疗

1.局部药物治疗

病变局限者，可外搽5%～10%水杨酸软膏，皮肤肥厚者可用0.1%维生素A软膏。芦荟凝胶局部外用也是一种安全有效的选择。有报道，口服甲氨蝶呤2.5～7.5mg，每周1次，同时局部涂抹0.05%氯倍他索软膏和0.03%～0.10%他克莫司软膏，4～8周症状可改善，皮损愈合，患者耐受好，未见不良反应。小范围病变可在病变基部黏膜下用2.5%醋酸强的松龙混悬液0.5～1mL，加入等量的1%普鲁卡因液，局部封闭。也可用维生素B_{12} 100μg加1%普鲁卡因液1mL，局部封闭。

2.手术治疗

适应证与外阴硬化性苔藓相同，用于病变引起性交困难或阴蒂包茎或者恶变者。

二、贝赫切特病

贝赫切特病又称眼—口—生殖器综合征，属于ISSVD分类中的脉管源性病损。以反复发作的口腔黏膜溃疡、外阴溃疡、眼炎或其他皮肤损害为主要特征，可伴有心血管、关节甚至中枢神经系统损害。病因不清，基本病理改变为多系统性血管炎。临床上以20～40岁年轻妇女多见，首先出现口腔溃疡，然后外阴溃疡，最后出现眼部病变。溃疡为单个或多个，边界清楚，溃疡愈合后可形成瘢痕。溃疡初发时局部疼痛显著，急性期可有发热、乏力、头痛等全身症状。眼部病变最初表现结膜炎、视网膜炎，晚期可出现眼前房积脓，最后可发生视神经萎缩等，甚至失明。

具备两个主要症状或伴有其他系统症状，并且反复发作，可作出诊断。皮肤穿刺试验阳性有助于确诊。急性期内，白细胞中度增多，红细胞沉降率加快，但溃疡局部病理检查无特异性。治疗主要是对症处理。若溃疡疼痛剧烈，可给予镇静剂或局部麻醉剂止痛。急性期内，给予皮质激素可促进溃疡愈合，若为预防复发，可给予小剂量长期应用。

三、外阴白癜风

外阴白癜风是黑色素细胞被破坏引起的疾病。病因不明，可能与自身免疫有关。表现为外阴大小不等、形态不一、单发或多发的白色斑片区，外阴白色区周围皮肤往往有色素沉着，故界限分明。病变区皮肤光滑润泽，弹性正常，除外阴外，身体其他部位也可伴发白癜风。患者一般无不适。除伴发皮炎应按炎症处理外，通常不需要治疗。

四、继发性外阴色素减退性疾病

伴发于各种慢性外阴病变，包括糖尿病外阴炎、外阴阴道假丝酵母菌病、外阴擦伤、外阴湿疣等。患者多有局部瘙痒、灼热、疼痛等自觉症状，检查可见外阴表皮过度角化，角化表皮常脱屑而呈白色，临床上时常误诊为外阴单纯性苔藓。但通常在原发疾病治愈后，白色区随之消失。若在表皮脱屑区涂以油脂，白色也可减退，可以鉴别诊断。治疗应针对原发疾病进行治疗。此外，还应注意个人卫生，经常保持外阴干燥、清洁。不宜常用肥皂、清洁剂、药物擦洗外阴。

（贾海梅）

第五章　外阴及阴道炎症

第一节　非特异性外阴炎

非特异性外阴炎是由物理、化学等非病原体因素所致的外阴皮肤或黏膜炎症。

一、病因

外阴易受经血、阴道分泌物刺激，若患者不注意清洁或粪瘘患者受到粪便污染刺激、尿瘘患者受到尿液长期浸渍等，均可引起非特异性炎症反应。长期穿紧身化纤内裤或经期长时间使用卫生用品所导致的物理化学刺激，如皮肤黏膜摩擦、局部潮湿、透气性差等，也可引起非特异性外阴炎。

二、临床表现

外阴皮肤黏膜有瘙痒、疼痛、烧灼感，于活动、性交、排尿及排便时加重。急性炎症时检查见外阴充血、肿胀、糜烂，常有抓痕，严重者形成溃疡或湿疹；慢性炎症时检查可见外阴皮肤增厚、粗糙、皲裂，甚至苔藓样变。

三、诊断

非特异性阴道炎主要根据患者的临床表现、体格检查及实验室检查进行诊断。

四、治疗

（一）病因治疗

积极寻找病因，若发现糖尿病应及时治疗糖尿病，若有尿瘘、粪瘘应及时行修补术。

（二）局部治疗

可用0.1%聚维酮碘或1∶5 000高锰酸钾液坐浴，每日2次，每次15～30分钟，也可选用其他具有抗菌抗炎作用的药物外用。坐浴后涂抗生素软膏或紫草油。此外，可选用中药苦参、蛇床子、白鲜皮、土茯苓、黄柏各15g，川椒6g，水煎熏洗外阴部，每日1～2次。急性期还可选用红外线等局部物理治疗。

（贾海梅）

第二节　前庭大腺炎

一、病因

前庭大腺位于两侧大阴唇下 1/3 深部，腺管开口于小阴唇内侧近处女膜处。因解剖部位的特点，在性交、流产、分娩等其他情况污染外阴部时，病原体容易侵入而引起前庭大腺炎。此病以育龄妇女多见，幼女及绝经后妇女少见。主要病原体为内源性病原体及性传播疾病的病原体，前者如葡萄球菌、大肠埃希菌、链球菌、肠球菌，后者主要为淋病奈瑟菌及沙眼衣原体。本病常为混合感染，急性炎症发作时，病原体首先侵犯腺管，腺管口因炎症肿胀阻塞，渗出物不能排出而形成脓肿，称为前庭大腺脓肿。

二、临床表现

前庭大腺炎可分为 3 种类型，即前庭大腺导管炎、前庭大腺脓肿和前庭大腺囊肿。炎症多为一侧。

（一）前庭大腺导管炎

初期感染阶段多为导管炎，表现为局部红肿、疼痛及性交痛、行走不便，检查可见患侧前庭大腺开口处呈白色小点，有明显触痛。

（二）前庭大腺脓肿

导管开口处闭塞，脓性分泌物不能排出，细菌在腺体内大量繁殖，积聚于导管及腺体中，逐渐扩大形成前庭大腺脓肿。患者诉患侧外阴部肿胀，疼痛剧烈，甚至发生排尿痛，行走困难。检查时患侧外阴红肿热痛，可扪及肿块，如已形成脓肿，则触及肿块有波动感，触痛明显，多为单侧，脓肿直径为 3～6cm，表面皮肤变薄，脓肿继续增大，可自行破溃，症状随之减轻；若破口小，脓液引流不畅，症状可反复发作。部分患者伴随发热等全身症状，白细胞计数增高，患侧腹股沟淋巴结肿大等。

（三）前庭大腺囊肿

炎症急性期后，脓液被吸收，腺体内的液体被黏液代替，成为前庭大腺囊肿。也有部分患者的囊肿不是因为感染引起，而是因为分娩过程中，会阴侧切时，将腺管切断，腺体内的液体无法排出，长期积累到一定程度后，就会引起前庭大腺囊肿。囊性肿物小时，患者多无症状，肿物增大后，外阴患侧肿大。检查时见外阴患侧肿大，可触及囊性肿物，与皮肤有黏连，该侧小阴唇被展平，阴道口被挤向健侧，囊肿较大时可有局部肿胀感及性交不适，如果不及时治疗，一旦合并细菌感染，又会引起前庭大腺脓肿。也有的患者是因为前次治疗不彻底，机体抵抗力降低时，细菌大量繁殖，又形成新的脓肿。这个过程可以多次反复，形成恶性循环。

三、诊断

大阴唇下 1/3 部位发生红、肿、硬结，触痛明显，甚至行走困难，就应该考虑前庭大腺炎。

一般为单侧，与外阴皮肤有黏连或无黏连，可自其开口部压挤出的分泌物做病原微生物检查及抗生素的敏感试验。根据肿块的部位、外形、有无急性炎症等特点，一般可确诊。必要时可以穿刺进行诊断，脓肿抽出来的是脓液，而囊肿抽出来的是浆液。

四、治疗

急性期需卧床休息，局部保持清洁。可取前庭大腺开口处分泌物做细菌培养，确定病原体。根据病原体选用口服或肌内注射抗生素。在获得培养结果之前，可选择广谱抗生素。此外，可选用清热解毒中药如蒲公英、紫花地丁、金银花、连翘等局部热敷或坐浴。脓肿形成后可切开引流并做造口术，尽量避免切口闭合后反复感染或形成囊肿。

（贾海梅）

第三节　婴幼儿外阴阴道炎

一、病因及病原体

婴幼儿阴道炎常见于5岁以下幼女，多与外阴炎并存。由于婴幼儿的解剖、生理特点，容易发生炎症。

（1）婴幼儿解剖特点为外阴发育差，不能遮盖尿道口及阴道前庭，细菌容易侵入。

（2）婴幼儿的阴道环境与成人不同，新生儿出生后2～3周，母体来源的雌激素水平下降，阴道上皮薄，糖原少，pH上升至6～8，乳杆菌为非优势菌，抵抗力低，易受其他细菌感染。

（3）婴幼儿卫生习惯不良，外阴不洁、大便污染、外阴损伤或蛲虫感染，均可引起感染。

（4）阴道误放异物，婴幼儿好奇，在阴道内放置橡皮、铅笔头、纽扣等异物，造成继发感染。常见病原体有大肠埃希菌及葡萄球菌、链球菌等。目前，淋病奈瑟菌、阴道毛滴虫、白假丝酵母菌也成为常见病原体。病原体常通过患病母亲或保育员的手、衣物、毛巾、浴盆等间接传播。

二、临床表现

主要症状为阴道分泌物增多，呈脓性。临床上多由母亲发现婴幼儿内裤有脓性分泌物而就诊。大量分泌物刺激引起外阴痛痒，患儿哭闹、烦躁不安或用手搔抓外阴。部分患儿伴有下泌尿道感染，出现尿频、尿急、尿痛。若有小阴唇黏连，排尿时尿流变细、分道或尿不成线。检查发现除外阴红肿外，阴蒂部也红肿，尿道口、阴道入口充血、水肿，有脓性分泌物自阴道口流出。病变严重者，外阴表面可见溃疡，小阴唇可发生黏连，黏连的小阴唇有时遮盖阴道口及尿道口，黏连的上、下方可各有一裂隙，尿液自裂隙排出。在检查时还应做直肠指诊排除阴道异物及肿瘤。对有小阴唇黏连者，应注意与外生殖器畸形鉴别。

三、诊断

根据病史、体征及临床表现诊断不难，同时需询问其母亲有无阴道炎病史。取阴道分泌物做细菌学检查或病菌培养。怀疑阴道内有异物者需行直肠指诊以确定,必要时需在麻醉下进行。

四、治疗

治疗方法包括:①便后清洗外阴,保持外阴清洁、干燥,减少摩擦;②针对病原体选择相应口服抗生素治疗,必要时使用吸管吸取抗生素溶液滴入阴道内;③对症处理,如有蛲虫者给予驱虫治疗,阴道内异物者应及时取出,小阴唇黏连者可外涂雌激素软膏后多可松解,严重者应分离黏连后外用抗生素软膏。

（贾海梅）

第四节　滴虫阴道炎

一、病因

滴虫阴道炎是由阴道毛滴虫引起的常见阴道炎症。阴道毛滴虫适宜在温度25～40℃、pH 5.2～6.6的潮湿环境中生长,在pH 5以下或7.5以上的环境中则不生长。滴虫的生活史简单,只有滋养体而无包囊期,滋养体生存力较强,能在3～5℃生存21日,在46℃生存20～60分钟,在半干燥环境中约生存10小时,在普通肥皂水中也能生存45～120分钟。滴虫有嗜血及耐碱的特性,故于月经前、后阴道pH发生变化(经后接近中性)时,隐藏在腺体及阴道皱襞中的滴虫于月经前、后常得以繁殖,引起炎症发作。滴虫能消耗、吞噬阴道上皮内的糖原,并可吞噬乳杆菌,阻碍乳酸生产,使阴道pH升高。滴虫阴道炎患者的阴道pH 5～6.5。滴虫不仅寄生于阴道,还常侵入尿道或尿道旁腺,甚至膀胱、肾盂以及男方的包皮皱褶、尿道或前列腺中。滴虫阴道炎往往与其他阴道炎并存,美国报道约60%同时合并细菌性阴道病。

二、传播途径

(一)性交直接传播

与女性患者有一次非保护性交后,近70%男子发生感染,通过性交男性传染给女性的概率可能更高。由于男性感染滴虫后常无症状,易成为感染源。

(二)间接传播

经公共浴池、浴盆、浴巾、游泳池、坐式便器、衣物、污染的器械及敷料等间接传播。

三、发病机制

由于缺乏理想的动物模型,对滴虫阴道炎的发病机制了解较少。滴虫主要通过其表面的凝集素(AP65、AP51、AP33、AP23)及半胱氨酸蛋白酶黏附于阴道上皮细胞,进而经阿米巴样运动的机械损伤以及分泌的蛋白水解酶、蛋白溶解酶的细胞毒作用,共同摧毁上皮细胞,并诱导炎症介质的产生，最后导致上皮细胞溶解、脱落、局部炎症发生。

四、临床表现

潜伏期为4～28日。感染初期25%～50%的患者无症状，其中1/3将在6个月内出现症状，症状轻重取决于局部免疫因素、滴虫数量多少及毒力强弱。主要症状为阴道分泌物增多及外阴瘙痒，间或有灼热、疼痛、性交痛等。分泌物特点为稀薄脓性、黄绿色、泡沫状、有臭味。分泌物呈脓性是因为分泌物中含有白细胞；呈泡沫状、有臭味是因为滴虫无氧酵解碳水化合物，产生腐臭气体。瘙痒部位主要为阴道口及外阴。若尿道口有感染，可有尿频、尿痛，有时可见血尿。阴道毛滴虫能吞噬精子，并能影响精子存活，可致不孕。检查见阴道黏膜充血，严重者有散在出血斑点，甚至宫颈有出血点，形成“草莓样”宫颈，后穹隆有多量白带，呈灰黄色、黄白色稀薄液体或黄绿色脓性分泌物，常呈泡沫状。带虫者阴道黏膜无异常改变。

五、诊断

根据病史、临床表现及分泌物观察可作出临床诊断。取阴道分泌物检查可确诊。取分泌物前24～48小时避免性交、阴道灌洗或局部用药；阴道窥器不涂抹润滑剂；分泌物取出后应及时送检，冬天需注意保暖，以避免滴虫活动性下降后影响检查结果。

（一）悬滴法

取温生理盐水一滴于玻璃片上，在阴道后穹隆处取分泌物少许混于生理盐水玻片上，立即在低倍显微镜下观察寻找滴虫。镜下可见波状运动的滴虫和增多的白细胞。敏感性为60%～70%。

（二）涂片染色法

将分泌物涂在玻璃片上，待自然干燥后用不同染液染色，不仅能看见滴虫，还能看到并存的假丝酵母菌甚至癌细胞等。

（三）培养法

对可疑患者，多次阴道分泌物镜下检查未检出滴虫者，可采用培养法。

六、治疗

因滴虫阴道炎可同时合并尿道、尿道旁腺、前庭大腺滴虫感染，单纯局部用药不易彻底治愈，故需同时全身用药。

（一）全身用药

甲硝唑2g，单次口服；或替硝唑2g，单次口服；或甲硝唑400mg，每日2次，连服7日。口服药物的治愈率为90%～95%。单次服药方便，但因剂量大，可出现不良反应如胃肠道反应、头痛、皮疹等。甲硝唑用药期间及停药24小时内、替硝唑用药期间及停药72小时内禁止饮酒，哺乳期用药不宜哺乳。治疗失败者可采用甲硝唑每日2g口服，连服3～5日。

（二）阴道局部用药

阴道局部药物治疗可较快缓解症状，但不易彻底消灭滴虫，停药后易复发。因滴虫适宜环境为 pH 5.2～6.6，阴道用药前先使用 1％乳酸或 0.5％醋酸等酸性洗液清洗阴道改变阴道内酸碱度，同时可减少阴道内恶臭分泌物，再使用甲硝唑栓（阴道泡腾片）或替硝唑栓（阴道泡腾片）200mg，每日 1 次，7 日为 1 个疗程。

（三）性伴侣的治疗

滴虫阴道炎主要通过性交传播，故患者性伴侣多有滴虫感染，但可无症状，为避免双方重复感染，故性伴侣应同时治疗。

（四）滴虫阴道炎

常在月经期后复发，可考虑下次月经干净后再巩固治疗 1 个疗程。治疗后应在每次月经干净后复查分泌物，经连续检查 3 次阴性后方为治愈。

（五）顽固性滴虫阴道炎

治疗后多次复查分泌物仍提示滴虫感染的顽固病例，可加大甲硝唑剂量及应用时间，1g 口服，每日 2 次，同时阴道内放置 500mg，每日 2 次，连续 7～14 日。部分滴虫对甲硝唑有耐药者，可选择康妇栓，每日 1 枚塞阴道，7～10 日为 1 个疗程；严重者，每日早、晚 1 次阴道塞康妇栓，7 日为 1 个疗程。

（六）妊娠合并滴虫阴道炎

曾认为甲硝唑在妊娠 3 个月内禁用，因动物实验甲硝唑可能有致畸作用。但有研究显示，人类妊娠期应用甲硝唑并未增加胎儿畸形率，妊娠期可应用。美国疾病控制中心推荐妊娠合并滴虫阴道炎治疗为甲硝唑 2g 顿服。国内有学者提出治疗方案首选甲硝唑 200mg，每日 3 次，共 5～7 日；甲硝唑 400mg，每日 2 次，共 5～7 日。治疗失败者：甲硝唑 400mg，每日 3 次，共 7 日。性伴侣需同时治疗：甲硝唑或替硝唑 2g 顿服。应用甲硝唑时需与孕妇及其家属详细说明，知情同意后再使用。

（贾海梅）

第五节　外阴阴道假丝酵母菌病

由假丝酵母菌引起的一种常见外阴阴道炎，也称外阴阴道念珠菌病。有资料显示，约 75％妇女一生中至少患过 1 次外阴阴道假丝酵母菌病，其中 40％～50％经历过 1 次复发。

一、病因及诱发因素

80％～90％病原体为白假丝酵母菌，10％～20％为光滑假丝酵母菌病、近平滑假丝酵母菌、热带假丝酵母菌等。酸性环境适宜假丝酵母菌病的生长，有假丝酵母菌感染的阴道 pH 多在 4.0～4.7，通常<4.5。白假丝酵母菌为双相菌，有酵母相及菌丝相：酵母相为芽生孢子，在无症状寄居及传播中起作用；菌丝相为芽生孢子伸长成假菌丝，侵袭组织能力加强。假丝酵母菌对热的抵抗力不强，加热至 60℃ 1 小时即死亡；但对干燥、日光、紫外线及化学制剂等抵抗力较强。白假丝酵母菌为条件致病菌，10％～20％非妊娠妇女及 30％孕妇阴道中有此菌寄生，但菌量极少，呈酵母相，并不引起症状。只有在全身及阴道局部免疫能力下降，尤其是局部

细胞免疫能力下降，假丝酵母菌大量繁殖，转变为菌丝相，出现阴道炎症状。常见发病诱因主要有妊娠、糖尿病、大量应用免疫抑制剂及广谱抗生素。妊娠时机体免疫力下降，雌激素水平高，阴道组织内糖原增加，酸度增高，有利于假丝酵母菌生长，此外，雌激素可与假丝酵母菌表面的激素受体结合，促进阴道黏附及假菌丝形成。糖尿病患者机体免疫力下降，阴道内糖原增加，适合假丝酵母菌繁殖。大量应用免疫抑制剂如皮质类固醇激素或免疫缺陷综合征，使机体抵抗力降低。长期应用抗生素，改变了阴道内病原体之间的相互制约关系，尤其是抑制了乳杆菌的生长。其他诱因有胃肠道假丝酵母菌、含高剂量雌激素的避孕药、穿紧身化纤内裤及肥胖，后者可使会阴局部温度及湿度增加，假丝酵母菌易于繁殖而引起感染。

二、传染途径

(1)主要为内源性传染，假丝酵母菌除寄生阴道外，也可寄生于人的口腔、肠道，这 3 个部位的假丝酵母菌可互相传染，一旦条件适宜可引起感染。

(2)少部分患者可通过性交直接传染。

(3)极少患者可能通过接触感染的衣物间接传染。

三、发病机制

白假丝酵母菌在阴道寄居以致形成炎症，要经过黏附、形成菌丝、释放侵袭性酶类等过程。假丝酵母菌通过菌体表面的糖蛋白与阴道宿主细胞的糖蛋白受体结合，黏附宿主细胞，然后菌体出芽形成芽管和假菌丝，菌丝可穿透阴道鳞状上皮吸收营养，假丝酵母菌进而大量繁殖。假丝酵母菌生长过程中，分泌多种蛋白水解酶并可激活补体旁路途径，产生补体趋化因子和过敏毒素，导致局部血管扩张、通透性增强和炎症反应。

四、临床表现

(一)症状

主要表现为外阴瘙痒、灼痛，性交痛以及尿痛，还可伴有尿频、白带增多。外阴瘙痒程度居各种阴道炎症之首，严重时坐卧不宁，异常痛苦。

(二)体征

阴道黏膜出现充血、水肿，小阴唇内侧及阴道黏膜上附有白色状物，擦除后露出红肿黏膜面，少部分患者急性期可能见到糜烂及浅表溃疡。阴道分泌物由脱落上皮细胞和菌丝体、酵母菌和假菌丝组成，其特征是白色稠厚呈凝乳或豆腐渣样。妇科检查外阴可见地图样红斑，外阴水肿，常伴有抓痕，严重者可见皮肤皲裂，表皮脱落。

由于患者的流行情况、临床表现轻重不一，感染的假丝酵母菌菌株、宿主情况不同，对治疗的反应有差别。为利于治疗及比较治疗效果，目前将外阴阴道假丝酵母菌病分为单纯性外阴阴道假丝酵母菌病(VVC)和复杂性外阴阴道假丝酵母菌病(VVC)。单纯性 VVC 指正常非妊娠宿主发生的、散发、由白假丝酵母菌所致的轻或中度 VVC。复杂性 VVC 包括：复发性 VVC、重度 VVC、妊娠期 VVC、非白假丝酵母菌所致的 VVC 或宿主为未控制的糖尿病、免疫低下者(表5-1)。评分≤6分者为轻、中度VVC,重度VVC指临床症状严重,外阴或阴道皮肤黏膜有破损,VVC评分标准≥7分者(表5-2)。复发性VVC指1年内有症状性VVC发作4次或4次以上。

表5-1 VVC的分类

单纯性外阴阴道假丝酵母菌病 (以下单种或多种情况时)	复杂性外阴阴道假丝酵母菌病 (以下单种或多种情况时)
偶发VVC	复杂性VVC
轻、中度VVC	重度VVC
白假丝酵母菌	非白假丝酵母菌
正常健康宿主	特殊宿主,如妊娠期、未控制的糖尿病、免疫抑制等

表5-2 VVC评分标准

项目	0分	1分	2分	3分
瘙痒	无	偶有发作,可被忽略	能引起重视	持续发作,坐立不安
疼痛	无	轻	中	重
阴道黏膜充血、水肿	无	轻	中	重
外阴抓痕、皲裂、糜烂	无	—	—	有
分泌物量	无	较正常稍多	量多,无溢出	量多,有溢出

五、诊断

典型病例诊断不困难,根据病史、诱发因素、症状、体征和实验室检查诊断较易。实验室取阴道分泌物涂片检查即可诊断。

(一)悬滴法

取阴道分泌物置于玻璃片上,加1滴生理盐水或10%氢氧化钾,显微镜下检查找到芽孢及真菌菌丝,阳性检出率30%~60%。如阴道分泌物pH>4.5,见多量白细胞,多为混合感染。

(二)染色法

取阴道分泌物用革兰染色,阳性检出率达80%。

(三)培养法

取分泌物接种于培养基上,查出真菌可确诊,阳性率更高,但不常规应用。部分患者有典型的临床表现,而显微镜检查阴性或反复复发,如阴道分泌物pH<4.5,未见大量白细胞、滴虫及线索细胞者,临床怀疑耐药菌株或非白假丝酵母菌感染时,采用培养法+药敏,可明显提高诊断准确性同时指导进一步敏感药物治疗。

六、治疗

(一)去除诱因

仔细询问病史了解存在的诱因并及时消除,如停用广谱抗生素、雌激素、口服避孕药等。

合并糖尿病者则同时积极予以治疗。停用紧身化纤内裤,使用棉质内裤,确诊患者的毛巾、内裤等衣物要隔离洗涤,使用开水热烫,以避免传播。真菌培养阳性但无症状者无须治疗。

(二)改变阴道酸碱度

真菌在 pH 5.5～6.5 环境下最适宜生长繁殖,因此改变阴道酸碱度形成不适宜其生长的环境。使用碱性溶液擦洗阴道或坐浴,不推荐阴道内冲洗。

(三)药物治疗

1.咪唑类药物

(1)克霉唑:又称三苯甲咪唑,抗菌作用对白念珠菌最敏感。普遍采用 500mg 克霉唑的乳酸配方单剂量阴道给药,使用方便、疗效好,且孕妇也可使用。单纯性 VVC 患者首选阴道用药,推荐使用单剂量 500mg 给药。另有克霉唑阴道栓 100mg/d,7 日为 1 个疗程;每日 200mg,3 日为 1 个疗程。

(2)咪康唑:又称双氯苯咪唑。阴道栓剂每日 200mg,7 日为 1 个疗程;或每日 400mg,3 日为 1 个疗程治疗单纯性 VVC。尚有 1.2g 阴道栓剂单次给药疗效与上述方案相近。也有霜剂可用于外阴、尿道口、男性生殖器涂抹,以减轻瘙痒症状及小便疼痛。

(3)布康唑:阴道霜剂每日 5g,3 日为 1 个疗程。体外抑菌试验表明对非白假丝酵母菌如光滑假丝酵母菌等,其抑菌作用比其他咪唑类强。

(4)益康唑:抗菌谱广,对深部、浅部真菌均有效。50mg 阴道栓每日应用连续 15 日;或每日 150mg,3 日为 1 个疗程。其治疗时患者阴道烧灼感较明显。

(5)酮康唑:口服的广谱抗真菌药,200mg 每日 1 次口服,5 日为 1 个疗程。疗效与克霉唑等阴道给药相近。

(6)噻康唑:2%阴道软膏单次给药,使用方便、不良反应小、疗效显著。

2.三唑类药物

(1)伊曲康唑:抗真菌谱广,餐后口服生物利用度最高,吸收快,口服后 3～4 小时候血药浓度达峰值。单纯性 VVC 患者可 200mg 每日 2 次治疗 1 日;或 200mg 每日 1 次口服治疗 3 日,药物治疗浓度可持续 3 日。对于复发性外阴阴道假丝酵母菌病患者,主张伊曲康唑胶囊口服治疗。

(2)氟康唑:是唯一获得 FDA 许可的治疗假丝酵母菌感染的口服药物。药物口服胶囊生物利用度高,在阴道组织、阴道分泌物中浓度可维持 3 日。对于单纯性 VVC,氟康唑 150mg 单剂量口服可获得满意治疗效果。无明显肝毒性,但需注意肾功能。

(3)特康唑:只限于局部应用治疗,0.4%霜剂,每日 5g 阴道内给药 7 日;0.8%霜剂,每日 5g 阴道内给药 3 日;栓剂每日 80mg 阴道内给药 3 日。

3.多烯类

制霉菌素每枚 10 万 U,每日阴道用药 1 枚,连续 14 日治疗单纯性 VVC。药物疗程长、使用频繁,患者往往顺应性差。

(四)美国疾病控制中心(CDC)推荐

1.单纯性 VVC

首选阴道用药,短期局部用药(单次用药和 1～3 日的治疗方案)可有效治疗单纯性 VVC。局部用药唑类药物比制霉菌素更有效,完成唑类药物治疗方案的患者中,80%～90%的患者症状缓解且阴道分泌物真菌培养结果阴性。不推荐性伴侣接受治疗。

2.重度 VVC

首选口服药物，症状严重者，局部应用低浓度糖皮质激素软膏或唑类霜剂。口服用药：伊曲康唑：200mg，每日 2 次，共 2 日；氟康唑胶囊：150mg，顿服，3 日后重复 1 次；阴道用药，在治疗单纯性 VVC 方案基础上，延长疗程（局部使用唑类药物 7～14 日）。

（贾海梅）

第六节 细菌性阴道病

一、病因

细菌性阴道病（BV）是阴道内正常菌群失调所致的一种混合感染。正常阴道内以产生过氧化氢的乳杆菌占优势，通过产生乳酸从而保持阴道内较低的酸碱度，维持正常菌群平衡。当细菌性阴道病时，乳杆菌减少，而阴道加德纳菌与厌氧菌及人型支原体大量繁殖。阴道加德纳菌生活最适 pH 6.0～6.5，温度 35～37℃。该菌单独也可引起 BV，但多与其他厌氧菌共同致病。临床及病理特征无炎症改变及白细胞浸润。其发病可能与妇科手术、多次妊娠、频繁性生活及阴道灌洗使阴道内 pH 升高有关。口服避孕药有支持乳酸杆菌占优势的阴道环境的作用，对 BV 有一定防护作用。

二、临床表现

多见于生育期妇女，15～44 岁，10％～40％患者无临床症状，有症状者主要表现为阴道分泌物增多，有鱼腥味，尤其性交后加重，少数患者伴有轻度外阴瘙痒。分泌物呈鱼腥臭味是由于厌氧菌大量繁殖的同时可产生胺类物质所致。检查见阴道黏膜无明显充血、红肿的炎症表现，分泌物特点为有恶臭味，灰白色，均匀一致，稀薄，易从阴道壁拭去。

BV 常与滴虫阴道炎、子宫颈炎、盆腔炎同时发生。BV 可引起宫颈上皮不典型增生、盆腔炎、异位妊娠和不孕。孕期合并 BV 可引起胎膜早破、早产、绒毛膜羊膜炎、产褥感染及新生儿感染。

三、诊断

（1）均质、稀薄、白色阴道分泌物，常黏附于阴道壁。

（2）线索细胞阳性：取少许阴道分泌物放在玻片上，加 1 滴 0.9％氯化钠溶液混合，高倍显微镜下寻找线索细胞，与滴虫阴道炎不同的是白细胞极少。线索细胞即阴道脱落的表层细胞与细胞边缘贴附颗粒状物，即各种厌氧菌，尤其是加德纳菌，细胞边缘不清。

（3）阴道分泌物 pH＞4.5。

（4）胺臭味试验阳性：取阴道分泌物少许放在玻片上，加入 10％氢氧化钾溶液 1～2 滴，产生烂鱼肉样腥臭气味，系因胺遇碱释放氨所致。

具备上述标准的 3 条就可诊断 BV，其中第 2 条是必备的。其中阴道的 pH 是最敏感的指标，胺臭味试验是最具有高度特异性的指标，但该方法在实际工作中却常受到多种因素的干扰而影响临床诊断的准确性。除临床诊断标准外，还可应用革兰染色，根据各种细菌的相对浓度进行诊断。细菌性阴道病为正常菌群失调，细菌定性培养在诊断中意义不大。

四、治疗

治疗原则为选用抗厌氧菌药物，主要有甲硝唑、克林霉素。甲硝唑抑制厌氧菌生长，不影响乳杆菌生长，是较理想的治疗药物，但对支原体效果差。

（一）口服药物

首选甲硝唑 400mg，每日 2 次，口服，共 7 日或克林霉素 300mg，每日 2 次，连服 7 日。甲硝唑 2g 顿服的治疗效果差，目前不再推荐应用。

（二）局部药物治疗

含甲硝唑的栓剂，每晚 1 次，连用 7 日或 2%克林霉素软膏阴道涂布，每次 5g，每晚 1 次，连用 7 日。口服药物与局部用药效果相似，治愈率 80%左右。

（三）微生物及免疫治疗

研究证实，传统抗生素的应用或多或少地影响了阴道菌群的恢复，而应用乳酸杆菌制剂治疗细菌性阴道病及预防其复发效果显著。因此，从微生态学的角度出发，通过生态制剂调整疗法，扶正和保护阴道内的正常菌群的组成和比例，恢复其自然的抵抗外来菌侵扰的能力，促进其本身的自净作用是治疗此类疾病的趋势。目前临床上常用的阴道用乳杆菌活菌胶囊（定君生）即为此类制剂，每日 1 粒，用 10 日，阴道置入。

（四）性伴侣的治疗

本病虽与多个性伴侣有关，但对性伴侣给予治疗并未改善治疗效果及降低其复发率，因此，性伴侣不需要常规治疗。

（五）妊娠期细菌性阴道病的治疗

由于本病与不良妊娠结局如绒毛膜羊膜炎、胎膜早破、早产有关，任何有症状的细菌性阴道病孕妇及无症状的高危孕妇（有胎膜早破、早产史）均需要治疗。由于本病在妊娠期有合并上生殖道感染的可能，多选择口服用药。甲硝唑 200mg，每日 3 次，连服 7 日；或克林霉素 300mg，每日 2 次，连服 7 日。

（六）随访

治疗后无症状者不需要常规随访。细菌性阴道病复发较常见，对症状持续或症状重复出现者，应告知患者复诊，接受治疗。可选择与初次治疗不同的药物。

（贾海梅）

第七节　萎缩性阴道炎

一、病因

萎缩性阴道炎常见于自然绝经及卵巢去势后妇女，也可见于产后闭经或药物假绝经治疗的妇女。因卵巢功能衰退，雌激素水平降低，阴道黏膜萎缩变薄，上皮细胞内糖原减少，阴道内

pH 增高，多为 5.0～7.0，嗜酸性的乳杆菌不再为优势菌，局部抵抗力降低，便于细菌的侵入繁殖而发生炎症。此外，不注意外阴的清洁卫生、性生活频繁、营养不良、B 族维生素缺乏等也易患此病。

二、临床表现

主要症状为阴道分泌物增多，稀薄、淡黄色，因感染病原菌不同可呈泡沫状或脓性，也可带有血性，可有外阴瘙痒、灼热和尿频、尿痛等症状。妇科检查见阴道黏膜萎缩，皱襞消失，上皮菲薄，变平滑，有充血红肿，也可见黏膜有小出血点或出血斑，严重者可形成溃疡，分泌物呈水样，脓性有臭味，如不及早治疗，溃疡部可有瘢痕收缩或与对侧黏连，致使阴道狭窄或部分阴道闭锁，导致分泌物引流不畅，形成阴道积脓或宫腔积脓。

三、诊断

根据绝经、卵巢手术、药物性闭经或盆腔反射治疗病史及临床表现诊断不难，应取阴道分泌物检查以排除滴虫、假丝酵母菌阴道炎。妇科检查见阴道黏膜红肿、溃疡形成或血性分泌物，但必须排除子宫恶性肿瘤、阴道癌等，常规进行宫颈细胞学检查，必要时行活检或分段诊刮术。

四、治疗

原则上为抑制细菌生长，应用雌激素，增强阴道抵抗力。

（一）保持外阴清洁、干燥

分泌物多时可 1%乳酸冲洗阴道。

（二）雌激素制剂全身给药

戊酸雌二醇片每日 0.5～1mg 口服，每 1～2 个月用地曲孕酮 10mg 持续 10 日；戊酸雌二醇片/雌二醇环丙孕酮片每日 1 片（含戊酸雌二醇 2mg，醋酸环丙孕酮 1mg）；雌二醇炔诺酮片（含雌二醇 2mg，醋酸炔诺酮 1mg）每日 1 片。如有乳腺癌及子宫内膜癌者慎用雌激素制剂。

（三）雌激素制剂阴道局部给药

0.5%乙烯雌酚软膏或倍美力阴道软膏局部涂抹，0.5g 每日 1～2 次，连用 7 日。

（四）抑制细菌生长

阴道局部给予抗生素如甲硝唑 200mg 或诺氟沙星 100mg，每日 1 次，连续 7～10 日。

（五）注意营养

给予高蛋白食物，增加 B 族维生素及维生素 A 摄入量，有助于阴道炎的消退。

（贾海梅）

第六章　子宫颈炎

第一节　急性子宫颈炎

急性子宫颈炎指子宫颈发生急性炎症，包括局部充血、水肿，上皮变性、坏死，黏膜、黏膜下组织、腺体周围见大量中性粒细胞浸润，腺腔中可有脓性分泌物。急性子宫颈炎可由多种病原体引起，也可由物理因素、化学因素刺激或机械性子宫颈损伤、子宫颈异物伴发感染所致。

一、病因及病原体

急性子宫颈炎的病原体如下。①性传播疾病病原体：淋病奈瑟菌及沙眼衣原体，主要见于性传播疾病的高危人群。②内源性病原体：部分子宫颈炎发病与细菌性阴道病病原体、生殖支原体感染有关。但也有部分患者的病原体不清楚。沙眼衣原体及淋病奈瑟菌均感染子宫颈管柱状上皮，沿黏膜面扩散引起浅层感染，病变以子宫颈管明显。除子宫颈管柱状上皮外，淋病奈瑟菌还常侵袭尿道移行上皮、尿道旁腺及前庭大腺。

二、临床表现

大部分患者无症状。有症状者主要表现为阴道分泌物增多，呈黏液脓性，阴道分泌物刺激可引起外阴瘙痒及灼热感。此外，可出现经间期出血、性交后出血等症状。若合并尿路感染，可出现尿急、尿频、尿痛。妇科检查见子宫颈充血、水肿、黏膜外翻，有黏液脓性分泌物附着甚至从子宫颈管流出，子宫颈管黏膜质脆，容易诱发出血。若为淋病奈瑟菌感染，因尿道旁腺、前庭大腺受累，可见尿道口、阴道口黏膜充血、水肿及大量脓性分泌物。

三、诊断

结合特征性体征及显微镜检查阴道分泌物白细胞增多，可作出急性子宫颈炎的初步诊断。子宫颈炎诊断后，需进一步做衣原体及淋病奈瑟菌的检测。

（一）特征性体征

（1）子宫颈管或子宫颈管棉拭子标本上，肉眼见到脓性或黏液脓性分泌物。

（2）用棉拭子擦拭子宫颈管时，容易诱发子宫颈管内出血。

（二）白细胞检测

可检测子宫颈管分泌物或阴道分泌物中的白细胞，后者需排除引起白细胞增多的阴道炎症。

(1)子宫颈管脓性分泌物涂片做革兰染色,中性粒细胞>30个/高倍视野。

(2)阴道分泌物湿片检查白细胞>10个/高倍视野。

(三)病原体检测

进行病原体检测时需要排除细菌性阴道病、滴虫阴道炎和生殖道疱疹(尤其是单纯疱疹病毒-2,HSV-2)。子宫颈炎的病原体以沙眼衣原体和淋病奈瑟菌最常见,故需要针对这两种病原体进行检测。

检测淋病奈瑟菌常用的方法如下。①淋病奈瑟菌培养:为诊断淋病的金标准方法。②分泌物涂片革兰染色:查找中性粒细胞内有无革兰阴性双球菌,由于子宫颈分泌物的敏感性、特异性差,不推荐用于女性淋病的诊断方法。③核酸检测:包括核酸杂交及核酸扩增,核酸扩增方法诊断淋病奈瑟菌感染的敏感性及特异性高。

检测沙眼衣原体常用的方法如下。①衣原体培养:方法复杂,故临床少用。②酶联免疫吸附试验:检测沙眼衣原体抗原,为临床常用的方法。③核酸检测:包括核酸杂交及核酸扩增,后者检测衣原体感染的敏感性和特异性均较好,但应做好质量控制,避免污染。

值得注意的是,大多数子宫颈炎患者分离不出任何病原体,尤其是性传播疾病的低危人群(如年龄>30岁的妇女)。由于子宫颈炎也可以是上生殖道感染的一个征象,因此,对子宫颈炎患者应注意有无上生殖道感染。

四、治疗

治疗方法包括经验性治疗或针对病原体治疗。主要用抗生素进行治疗。

(一)经验性抗生素治疗

适用于有性传播疾病高危因素的患者,如年龄<25岁、多性伴侣或新性伴侣,且为无保护性性交。可在未获得病原体检测结果前,采用针对衣原体的抗生素进行治疗,方案:阿奇霉素1g,单次顿服;或多西环素100mg,每日2次,连服7日。如果患者所在人群中淋病患病率高,需同时使用抗淋病奈瑟菌感染药物。

(二)针对病原体的抗生素治疗

1.淋病奈瑟菌感染导致的单纯性急性子宫颈炎

主张大剂量、单次给药,常用药物有:头孢菌素,如头孢曲松钠250mg,单次肌内注射;或头孢克肟400mg,单次口服;或头孢唑肟500mg,肌内注射;或头孢西丁2g,肌内注射,加用丙磺舒1g,口服;或头孢噻肟钠500mg,肌内注射;也可选择氨基糖苷类抗生素中的大观霉素4g,单次肌内注射。

2.沙眼衣原体感染所致子宫颈炎

可用药物有多西环素100mg,每日2次,连服7日;红霉素类,主要为阿奇霉素1g,单次顿服;或红霉素500mg,每日4次,连服7日;喹诺酮类,主要有氧氟沙星300mg,每日2次,连服7日;左氧氟沙星500mg,每日1次,连服7日。由于淋病奈瑟菌感染常伴有衣原体感染,若为淋菌性子宫颈炎,治疗时应同时应用抗衣原体药物。

3.合并细菌性阴道病的子宫颈炎

需要同时治疗细菌性阴道病，否则子宫颈炎将持续存在。

（三）性伴侣的治疗

需要对子宫颈炎患者的性伴侣进行检查。如患者诊断可疑衣原体淋病奈瑟菌或毛滴虫感染并得到相应治疗，其性伴侣也应接受相应检查和治疗，治疗方法同患者。为避免重复感染，患者及其性伴侣在治疗期间应禁止性生活。

（四）随访

子宫颈炎患者在治疗后 6 个月内衣原体或淋病奈瑟菌重复感染较多见，故建议随访和重新评估。如果症状持续存在，患者则需要重新接受治疗，无论性伴侣是否治疗，建议所有感染衣原体或淋病奈瑟菌的患者在治疗后 3～6 个月内接受重新筛查。

（贾海梅）

第二节　慢性子宫颈炎

慢性子宫颈炎指子宫颈间质内有大量淋巴细胞、浆细胞等慢性炎症细胞浸润，可伴有子宫颈腺上皮及间质的增生和鳞状上皮化生。慢性子宫颈炎症可由急性子宫颈炎症迁延而来，也可为病原体持续感染所致，病原体与急性子宫颈炎相似。

一、病理

（一）慢性子宫颈管黏膜炎

由于子宫颈管黏膜皱襞较多，感染后容易形成持续性子宫颈黏膜炎，表现为子宫颈管黏液增多及脓性分泌物，反复发作。

（二）子宫颈息肉

子宫颈息肉是子宫颈管腺体和间质的局限性增生，并向子宫颈外口突出形成息肉。检查见子宫颈息肉通常为单个，也可为多个，红色，质软而脆，呈舌型，可有蒂，蒂宽窄不一，根部可附在子宫颈外口，也可在子宫颈管内。光镜下见息肉表面被覆高柱状上皮，间质水肿、血管丰富及慢性炎症细胞浸润。子宫颈息肉极少恶变，但应与子宫的恶性肿瘤鉴别。

（三）子宫颈肥大

慢性炎症的长期刺激导致腺体及间质增生。此外，子宫颈深部的腺囊肿均可使子宫颈呈不同程度肥大，硬度增加。

二、临床表现

慢性子宫颈炎多无症状，少数患者可有持续或反复发作的阴道分泌物增多，淡黄色或脓性，性交后出血，月经间期出血，偶有分泌物刺激引起外阴瘙痒或不适。妇科检查可发现黄色分泌物覆盖子宫颈口或从子宫颈口流出或在糜烂样改变的基础上同时伴有子宫颈充血、水肿、脓性分泌物增多或接触性出血，也可表现为子宫颈息肉或子宫颈肥大。

三、诊断及鉴别诊断

根据临床表现可初步作出慢性子宫颈炎的诊断，但应注意将妇科检查发现的阳性体征与子宫颈的常见病理生理改变进行鉴别。

（一）子宫颈柱状上皮异位和子宫颈鳞状上皮内病变（SIL）

除慢性子宫颈炎外，子宫颈的生理性柱状上皮异位、子宫颈鳞状上皮内病变，甚至早期子宫颈癌也可表现为子宫颈糜烂样改变。生理性柱状上皮异位是阴道镜下描述子宫颈管内的柱状上皮生理性外移至子宫颈阴道部的术语，由于柱状上皮菲薄，其下间质透出而成肉眼所见的红色。曾将此种情况称为“宫颈糜烂”，并认为是慢性子宫颈炎最常见的病理类型之一。目前已明确“宫颈糜烂”并不是病理学上的上皮溃疡、缺失所致的真性糜烂，也与慢性子宫颈炎的定义即间质中出现慢性炎症细胞浸润并不一致。因此，“宫颈糜烂”作为慢性子宫颈炎的诊断术语已不再恰当。子宫颈糜烂样改变只是一个临床征象，可为生理性改变，也可为病理性改变。生理性柱状上皮异位多见于青春期、生育期妇女雌激素分泌旺盛者、口服避孕药或妊娠期，由于雌激素的作用，鳞—柱交界部外移，子宫颈局部呈糜烂样改变外观。此外，子宫颈 SIL 及早期子宫颈癌也可使子宫颈呈糜烂样改变，因此对于子宫颈糜烂样改变者需进行子宫颈细胞学检查和（或）HPV 检测，必要时行阴道镜及活组织检查以除外子宫颈 SIL 或子宫颈癌。

（二）子宫颈腺囊肿

子宫颈腺囊肿绝大多数情况下是子宫颈的生理性变化。子宫颈转化区内鳞状上皮取代柱状上皮过程中，新生的鳞状上皮覆盖子宫颈腺管口或伸入腺管，将腺管口阻塞，导致腺体分泌物引流受阻，潴留形成囊肿。子宫颈局部损伤或子宫颈慢性炎症使腺管口狭窄，也可导致子宫颈腺囊肿形成。镜下见囊壁被覆单层扁平上皮、立方上皮或柱状上皮。浅部的子宫颈腺囊肿检查见子宫颈表面突出单个或多个青白色小囊泡，容易诊断。子宫颈腺囊肿通常不需处理。但深部的子宫颈腺囊肿，子宫颈表面无异常，表现为子宫颈肥大，应与子宫颈腺癌鉴别。

（三）子宫恶性肿瘤

子宫颈息肉应与子宫颈的恶性肿瘤以及子宫体的恶性肿瘤相鉴别，因后两者也可呈息肉状，从子宫颈口突出，鉴别方法行子宫颈息肉切除，病理组织学检查确诊。除慢性炎症外，内生型子宫颈癌尤其腺癌也可引起子宫颈肥大，因此对子宫颈肥大者，需行子宫颈细胞学检查，必要时行子宫颈管搔刮术进行鉴别。

四、治疗

（一）慢性子宫颈炎

如表现为糜烂样改变，首先需排除子宫颈上皮内瘤变和子宫颈癌。若为无症状的生理性柱状上皮异位，则无须处理。如果伴有分泌物增多、乳头状增生或接触性出血，可予局部物理治疗，可使用激光、冷冻、微波等。

物理治疗注意事项：①治疗前，应常规行子宫颈癌筛查；②治疗时间选在月经干净后 3～7 日内进行；③排除急性生殖道炎症；④物理治疗后有阴道分泌物增多，甚至有大量水样排液，术后 1～2 周脱痂时可有少许出血；⑤在创面尚未完全愈合期间（4～8 周）禁盆浴、性交和阴道冲洗；⑥物理治疗有引起术后出血、子宫颈狭窄、不孕、感染的可能，治疗后应定期复查。观察创面愈合情况直到痊愈，同时注意有无子宫颈管狭窄。

（二）子宫颈息肉

摘除息肉并送病理检查。

（三）子宫颈肥大

进行子宫颈癌筛查，排除子宫颈上皮内瘤变和子宫颈癌后，一般无须治疗。

（四）慢性子宫颈管黏膜炎

了解有无沙眼衣原体以及淋病奈瑟菌感染、性伴侣是否接受治疗、阴道微生物失调是否持续存在，明确病因后针对病因进行治疗。对于无明显病原体和病因的患者，目前尚无有效治疗方法，可尝试物理治疗。

（贾海梅）

第七章　盆腔炎性疾病及生殖器结核

第一节　盆腔炎性疾病

盆腔炎性疾病(PID)指女性上生殖道的一组感染性疾病，主要包括子宫内膜炎、输卵管炎、输卵管卵巢脓肿(TOA)、盆腔腹膜炎。炎症可局限于一个部位，也可同时累及几个部位，以输卵管炎、输卵管卵巢炎最常见。盆腔炎性疾病多发生在性活跃的生育期妇女，初潮前、无性生活和绝经后妇女很少发生盆腔炎性疾病，即使发生也常是邻近器官炎症的扩散。盆腔炎性疾病若未能得到及时、彻底治疗，可导致不孕、输卵管妊娠、慢性盆腔痛，炎症反复发作，从而严重影响妇女的生殖健康，且增加家庭与社会经济负担。

一、女性生殖道的自然防御功能

女性生殖道的解剖、生理、生化及免疫学特点具有比较完善的自然防御功能，以抵御感染的发生；健康妇女阴道内虽有某些微生物存在，但通常保持生态平衡状态，并不引起炎症。

(一)解剖生理特点

(1)两侧大阴唇自然合拢，遮掩阴道口、尿道口。

(2)由于盆底肌的作用，阴道口闭合，阴道前后壁紧贴，可防止外界污染。阴道正常微生物群尤其是乳杆菌，可抑制其他细菌生长。

(3)子宫颈内口紧闭，子宫颈管黏膜为分泌黏液的单层高柱状上皮所覆盖，黏膜形成皱褶、嵴突或陷窝，从而增加黏膜表面积；子宫颈管分泌大量黏液形成胶冻状黏液栓，成为上生殖道感染的机械屏障。

(4)生育期妇女子宫内膜周期性剥脱，也是消除宫腔感染的有利条件。

(5)输卵管黏膜上皮细胞的纤毛向宫腔方向摆动以及输卵管的蠕动，均有利于阻止病原体侵入。

(二)生化特点

子宫颈黏液栓内含乳铁蛋白、溶菌酶，可抑制病原体侵入子宫内膜。子宫内膜与输卵管分泌液都含有乳铁蛋白、溶菌酶，清除偶尔进入宫腔及输卵管的病原体。

(三)生殖道黏膜免疫系统

生殖道黏膜如阴道黏膜、子宫颈和子宫聚集有不同数量的淋巴细胞，包括 T 细胞、B 细胞。此外，中性粒细胞、巨噬细胞、补体及一些细胞因子，均在局部有重要的免疫功能，发挥抗感染作用。

自然防御功能遭到破坏或机体免疫功能降低、内分泌发生变化或外源性病原体侵入，均可导致炎症发生。

二、高危因素

（一）年龄

年龄可以作为PID独立的高危因素，可能与育龄妇女性活动频繁、宫颈柱状上皮的外移以及宫颈黏液机械防御功能变化等因素有关。

（二）性行为

PID多发生在性活跃期妇女，尤其是初次性交年龄小、有多个性伴侣、性交过频以及性伴侣有性传播疾病者。经期性交、使用不洁月经垫等性卫生不良，均可使病原体侵入而引起炎症。此外，受教育程度低、失业、低收入群体不注意性卫生保健，阴道冲洗者盆腔炎性疾病的发生率高。

（三）下生殖道感染

下生殖道感染如淋病性、衣原体性以及细菌性子宫颈炎、阴道病与盆腔炎性疾病的发生密切相关。

（四）子宫腔内手术操作后感染

刮宫术、输卵管通液术或造影术、宫腔镜检查、放置宫内节育器等，由于手术所致生殖道黏膜损伤、出血、坏死，导致下生殖道内源性病原体上行感染。

（五）邻近器官炎症直接蔓延

如阑尾炎、腹膜炎等蔓延至盆腔，病原体以大肠埃希菌为主。

（六）既往史

PID所致的盆腔广泛黏连、输卵管损伤、输卵管防御能力下降，容易造成再次感染，导致急性发作。有过PID病史的女性再发病率是无病史患者的20倍。由于输卵管在上次感染时的损害，对细菌的侵犯敏感性增加，有25%的急性PID会发生重复感染。

（七）其他

吸烟妇女患病率是非吸烟妇女的2倍，而且具有更高的PID后遗症，如增加不孕症、异位妊娠的获得风险。可能是烟草中某些成分改变了宫颈黏液性状，导致致病微生物更容易上行感染。

三、病原体及致病特点

PID的病原体有外源性及内源性两个来源，两种病原体可单独存在，也可为混合感染，可能外源性的病原体感染造成输卵管损伤后，机体容易继发内源性的需氧菌及厌氧菌感染。

（一）外源性病原体

主要为性传播疾病的病原体，如沙眼衣原体、淋病奈瑟菌。其他有支原体，包括人型支原体、生殖支原体及解脲支原体。在西方国家，PID的主要病原体是沙眼衣原体及淋病奈瑟菌，如美国，40%～50%的PID由淋病奈瑟菌引起，10%～40%的PID可分离出沙眼衣原体，对下生殖道淋病奈瑟菌及沙眼衣原体的筛查及治疗，已使PID发病率下降。

（二）内源性病原体

来自寄居于阴道内的微生物群和邻近器官肠道的病原体，包括多种共存的需氧菌及厌氧菌，PID可以仅为需氧菌或厌氧菌的感染，但多数病例是需氧菌及厌氧菌的混合感染。主要的需氧菌及兼性厌氧菌有金黄色葡萄球菌、溶血性链球菌、大肠埃希菌，厌氧菌有脆弱类杆菌、消化球菌。厌氧菌感染的特点是容易形成盆腔脓肿、感染性血栓静脉炎，脓液有粪臭并有气泡。

四、感染途径

（一）沿生殖道黏膜上行蔓延

病原体侵入外阴、阴道后或阴道内的病原体沿宫颈黏膜、子宫内膜、输卵管黏膜，蔓延至卵巢及腹腔，是非妊娠期和非产褥期PID的主要感染途径。淋病奈瑟菌、沙眼衣原体及葡萄球菌等常沿此途径扩散。

（二）经淋巴系统蔓延

病原体经生殖系统创伤处的淋巴管侵入盆腔结缔组织及内生殖器其他部分，是产褥感染、流产后感染及放置宫内节育器后感染的主要感染途径。链球菌、大肠埃希菌、厌氧菌多沿此途径蔓延。

（三）经血液循环传播

病原体先侵入人体其他系统，再经血液循环感染生殖器，为结核菌感染的主要途径。

（四）直接蔓延

腹腔其他脏器感染后，直接蔓延到邻近的内生殖器，如阑尾炎可引起右侧输卵管炎。

五、病理及发病机制

（一）子宫内膜炎及子宫肌炎

急性期子宫内膜充血、水肿，有炎性渗出物，严重者内膜坏死、脱落形成溃疡，镜下见大量白细胞浸润，炎症继续发展可蔓延到深部，形成子宫肌炎。慢性患者以肌层内炎症细胞浸润、肌层增厚、弹性下降为主。

（二）输卵管炎、输卵管积脓、输卵管卵巢脓肿

急性输卵管炎症因病原体传播途径不同而有不同的病变特点。

1.炎症经子宫内膜向上蔓延

首先引起输卵管黏膜炎，输卵管黏膜肿胀、间质水肿及充血、大量中性粒细胞浸润，严重者输卵管上皮发生退行性变或成片脱落，引起输卵管黏膜黏连，导致输卵管管腔及伞端闭锁，若有脓液积聚于管腔内则形成输卵管积脓。淋病奈瑟菌及大肠埃希菌、类杆菌及普雷沃菌，除直接引起输卵管上皮损伤外，其细胞壁脂多糖等内毒素引起输卵管纤毛大量脱落，导致输卵管运输功能减退、丧失。炎症渗出、病灶组织结构及功能的破坏均可诱发炎性反应，导致盆腔局部或广泛黏连，导致输卵管积水、不孕及慢性PID。

2.病原菌通过宫颈的淋巴播散

通过宫旁结缔组织，首先侵及浆膜层，发生输卵管周围炎，然后累及肌层，而输卵管黏膜层可不受累或受累极轻。病变以输卵管间质炎为主，其管腔常可因肌壁增厚受压变窄，但仍能保持通畅。轻者输卵管仅有轻度充血、肿胀、略增粗；严重者输卵管明显增粗、弯曲，纤维素性脓性渗出物增多，造成与周围组织黏连，导致慢性盆腔痛。

卵巢很少单独发生炎症，白膜是良好的防御屏障，卵巢常与输卵管伞端黏连而发生卵巢周围炎，称为输卵管卵巢炎，又称附件炎。炎症可通过卵巢排卵的破孔侵入卵巢实质形成卵巢脓肿，脓肿壁与输卵管积脓黏连并穿通，形成输卵管卵巢脓肿。输卵管卵巢脓肿多位于子宫后方或子宫、子宫阔韧带后叶及肠管间黏连处，可破入直肠或阴道，若破入腹腔则引起弥散性腹膜炎。

（三）急性盆腔腹膜炎

盆腔内器官发生严重感染时，往往蔓延到盆腔腹膜，出现腹膜充血、水肿，并有少量含纤维素的渗出液，形成盆腔脏器黏连。当有大量脓性渗出液积聚于黏连的间隙内，可形成散在小脓肿；积聚于直肠子宫陷凹形成盆腔脓肿，较多见。脓肿前面为子宫，后面为直肠，顶部为黏连的肠管及大网膜，脓肿可破入直肠而使症状突然减轻，也可破入腹腔引起弥漫性腹膜炎。

（四）急性盆腔结缔组织炎

病原体经淋巴管进入盆腔结缔组织而引起结缔组织充血、水肿及中性粒细胞浸润。以宫旁结缔组织炎最常见，开始局部增厚，质地较软，边界不清，以后向两侧盆壁呈扇形浸润，若组织化脓形成盆腔腹膜外脓肿，可自发破入直肠或阴道。

（五）脓毒血症

当病原体毒性强、数量多、患者抵抗力降低时，常发生脓毒血症。发生盆腔炎性疾病后，若身体其他部位发现多处炎症病灶或脓肿者，应考虑有脓毒血症存在，其中盆腔炎性疾病可是脓毒血症的原发诱因，也可为脓毒血症在生殖系统的表现。

（六）肝周围炎

指肝包膜炎症而无肝实质损害的肝周围炎，又称菲科综合征（Fitz-Hugh-Curtis 综合征）。淋病奈瑟菌及衣原体感染均可引起。由于肝包膜水肿，吸气时右上腹疼痛。肝包膜上有脓性或纤维渗出物，早期在肝包膜与前腹壁腹膜之间形成松软黏连，晚期形成琴弦样黏连。5%～10%输卵管炎可出现肝周围炎，临床表现为盆腔疼痛后继发右上腹痛或下腹疼痛与右上腹疼痛同时出现。

（七）盆腔炎性疾病后遗症

若盆腔炎性疾病未得到及时治疗，可能会发生盆腔炎性疾病后遗症，又称慢性盆腔炎。主要病理改变为组织破坏、广泛黏连、增生及瘢痕形成，导致：①输卵管堵塞、输卵管增粗；②输卵管卵巢黏连形成输卵管卵巢肿块；③若输卵管伞端闭锁、浆液性渗出物聚集形成输卵管积水或输卵管积脓或输卵管卵巢脓肿的脓液吸收，被浆液性渗出物代替形成输卵管积水或输卵管卵巢囊肿；④盆腔结缔组织表现为主，骶韧带增生、变厚，若病变广泛，可使子宫固定。

六、临床表现

可因病原体种类、炎症程度及累及范围等临床表现差异比较大。轻者无症状或症状轻微，重者可诱发脓毒血症。

（一）局部症状和体征

下腹部可出现轻重不一的疼痛，可从轻微的坠胀，到下腹持续性剧痛。伴阴道分泌物异常或流血增多，流出物污浊，严重时呈脓性，有异味或臭味；局部压痛，以病患侧最明显，严重者可伴反跳痛及腹肌紧张；双合诊检查时可发现宫颈举痛或宫体压痛或附件区压痛，也可发现子宫及双附件区的压痛、增厚，以病灶处最明显；局部脓肿形成者扪及界限不清、压痛的囊性肿块或局部出现压迫或刺激症状。

（二）器官功能受累的症状和体征

慢性盆腔炎性疾病急性发作或急性炎症患者，尤其局部有脓肿形成的患者，可出现局部压迫刺激症状；包块位于子宫前方可出现膀胱刺激症状，如排尿困难、尿频，若引起膀胱肌炎还可有尿痛等；包块位于子宫后方可有直肠刺激症状；若在腹膜外可致腹泻、里急后重感和排便困难；如波及肝周围炎，可出现上腹部疼痛等表现。慢性盆腔炎性疾病可造成盆腔器官的黏连，出现器官功能的障碍，如肠梗阻、慢性腹痛、不孕、异位妊娠、输卵管积水、盆腔炎性包块、包裹性积液、慢性腹泻、月经失调等。

（三）全身症状和体征

慢性盆腔炎性疾病急性发作或急性炎症患者可出现体温骤然上升至38℃以上，多伴有畏寒、精神萎靡、食欲缺乏等中毒症状；慢性盆腔炎性疾病多无全身症状和体征，但反复发作、久治不愈的慢性盆腔疼痛患者可伴有心理、精神异常。

七、诊断和鉴别诊断

（一）诊断

根据病史、症状、体征及实验室检查可作出初步诊断。由于盆腔炎性疾病的临床表现差异较大，临床诊断准确性不高（与腹腔镜相比，阳性预测值为65%～90%）。理想的盆腔炎性疾病诊断标准，既要敏感性高，能发现轻微病例，又要特异性强，避免非炎症患者应用抗生素。但目前尚无单一的病史、体征或实验室检查，既敏感又特异。由于临床正确诊断盆腔炎性疾病比较困难，而延误诊断又导致盆腔炎性疾病后遗症的发生。美国疾病预防和控制中心（CDC）推荐的盆腔炎性疾病的诊断标准（表7-1），旨在对年轻女性出现腹痛或有异常阴道分泌物或不规则阴道流血者，提高对盆腔炎性疾病的认识，对可疑患者进行进一步评价，及时治疗，减少后遗症的发生。

最低诊断标准提示在性活跃的年轻女性或者具有性传播疾病的高危人群，若出现下腹痛，并可排除其他引起下腹痛的原因，妇科检查符合最低诊断标准，即可给予经验性抗生素治疗。

附加标准可增加最低诊断标准的特异性，多数盆腔炎性疾病患者有子宫颈黏液脓性分泌物或阴道分泌物0.9%氯化钠溶液湿片中见到大量白细胞，若子宫颈分泌物正常并且阴道分泌物镜下见不到白细胞，盆腔炎性疾病的诊断需慎重，应考虑其他引起腹痛的疾病。阴道分泌物检查还可同时发现是否合并阴道感染，如细菌性阴道病及滴虫阴道炎。

特异标准基本可诊断盆腔炎性疾病，但由于除超声检查及磁共振检查外，均为有创检查，特异标准仅适用于一些有选择的病例。腹腔镜诊断盆腔炎性疾病标准包括：①输卵管表面明显充血；②输卵管壁水肿；③输卵管伞端或浆膜面有脓性渗出物。腹腔镜诊断输卵管炎准确率高，并能直接采取感染部位的分泌物做细菌培养，但临床应用有一定局限性，如对轻度输卵管炎的诊断准确性较低、对单独存在的子宫内膜炎无诊断价值，因此，并非所有怀疑盆腔炎性疾病的患者均需腹腔镜检查。

表 7-1 盆腔炎性疾病的诊断标准（美国 CDC 诊断标准，2015 年）

最低标准
子宫颈举痛或子宫压痛或附件区压痛
附加标准
口腔温度超过 38.3℃
子宫颈异常黏液脓性分泌物或脆性增加
阴道分泌物湿片出现大量白细胞
红细胞沉降率升高
血 C 反应蛋白升高
实验室证实的子宫颈淋病奈瑟菌或衣原体阳性
特异标准
子宫内膜活检组织学证实子宫内膜炎
阴道超声或磁共振检查显示输卵管增粗，输卵管积液，伴或不伴有盆腔积液、输卵管卵巢肿块，腹腔镜检查发现盆腔炎性疾病征象

在作出盆腔炎性疾病的诊断后，需进一步明确病原体。子宫颈管分泌物及后穹隆穿刺液的涂片、培养及核酸扩增检测病原体，虽不如通过剖腹探查或腹腔镜直接采取感染部位的分泌物做培养及药敏试验准确，但临床较实用，对明确病原体有帮助。涂片可做革兰染色，可以根据细菌形态为及时选用抗生素提供线索；培养阳性率高，并可做药敏试验。除病原体检查外，还可根据病史（如是否为性传播疾病高危人群）、临床症状及体征特点初步判断病原体。

（二）鉴别诊断

盆腔炎性疾病应与急性阑尾炎、输卵管妊娠流产或破裂、卵巢囊肿蒂扭转或破裂等急症相鉴别。

八、治疗

盆腔炎性疾病的治疗原则：急性期或急性发作患者以抗生素治疗为主，辅以支持治疗，必要时手术治疗，抗生素的使用以早期、足量、广谱及个体化为治疗原则；后遗症期则以解除症状、促进功能恢复为主。根据病情可选择门诊治疗和住院治疗。

（一）门诊治疗

适用于一般状况好，症状轻，能耐受口服或肌内注射抗生素，并有随访条件的患者。常用方案如下。①头孢曲松钠250mg单次肌内注射或头孢西丁钠2g，单次肌内注射，然后改为多西环素100mg，每日2次，连用14日，可同时口服甲硝唑400mg，每日2～3次，连用14日；选用第三代头孢菌素与多西环素、甲硝唑合用。②氧氟沙星400mg口服，每日2次或左氧氟沙星500mg口服，每日1次，同时加服甲硝唑400mg，每日2～3次，连用14日；莫西沙星400mg，每日1次，连用14日。

（二）住院治疗

若患者一般情况差，病情严重，伴有发热、恶心、呕吐；有盆腔腹膜炎或输卵管卵巢脓肿；门诊治疗无效；不能耐受口服抗生素；诊断不清，均应住院给予抗生素药物治疗为主的综合治疗。

1.支持疗法

卧床休息，半卧位有利于脓液积聚于直肠子宫陷凹而使炎症局限。给予高热量、高蛋白、高纤维素流质或半流质饮食，补充液体，注意纠正电解质紊乱及酸碱失衡。高热时采用物理降温。尽量避免不必要的妇科检查以免引起炎症扩散，腹胀应行胃肠减压。

2.抗生素治疗

给药途径以静脉滴注收效快，常用的配伍方案如下。

(1)头霉素类或头孢菌素类药物：头霉素类，如头孢西丁钠2g，静脉滴注，每6小时1次或头孢替坦二钠2g，静脉滴注，每12小时1次。加多西环素100mg，每12小时1次，静脉或口服。头孢菌素类，如头孢呋辛钠、头孢唑肟钠、头孢曲松钠、头孢噻肟钠也可选用。临床症状改善至少24小时后转为口服药物替代，多西环素每次100mg，每日2次，连用14日。对不能耐受多西环素者，可用阿奇霉素替代，每次500mg，每日1次，连用3日。对输卵管卵巢脓肿的患者，可加用克林霉素或甲硝唑，从而更有效地对抗厌氧菌。由于淋病奈瑟菌对头孢克肟的耐药性，美国CDC不再建议头孢克肟作为淋病奈瑟菌感染的一线用药。

(2)克林霉素与氨基糖苷类药物联合方案：克林霉素900mg，每8小时1次，静脉滴注；庆大霉素先给予负荷量(2mg/kg)，然后给予维持量(1.5mg/kg)，每8小时1次，静脉滴注。临床症状、体征改善后继续静脉应用24～48小时，克林霉素改为口服，每次450mg，每日4次，连用14日；多西环素100mg，口服，每12小时1次，连服14日。

(3)青霉素类与四环素类药物联合方案：氨苄西林/舒巴坦3g，静脉滴注，每6小时1次，加多西环素100mg，每日2次，连服14日。

(4)喹诺酮类药物与甲硝唑联合方案：氧氟沙星400mg，静脉滴注，每12小时1次；左氧氟沙星500mg，静脉滴注，每日1次；莫西沙星400mg，静脉滴注，每24小时1次；联合甲硝唑500mg，静脉滴注，每12小时1次。

目前由于耐喹诺酮类药物淋病奈瑟菌株的出现，喹诺酮类不作为盆腔炎性疾病的首选药物。若存在淋病奈瑟菌地区流行和个人危险因素低、头孢菌素不能应用(对头孢菌素类药物过敏)等因素，可考虑应用喹诺酮类药物，但在开始治疗前，必须进行淋病奈瑟菌的检测。

3.手术治疗

主要用于治疗抗生素控制不满意的输卵管卵巢脓肿或盆腔脓肿或盆腔黏连等。

(1)手术指征：具体如下。①药物治疗无效：输卵管卵巢脓肿或盆腔脓肿经药物治疗48～72小时，体温持续不降，患者中毒症状加重或包块增大者，应及时手术，避免发生脓肿破裂。

②脓肿持续存在：经药物治疗病情好转，继续控制炎症数日（2～3周），包块仍未消失但已局限化，应手术切除，以免再次急性发作。③脓肿破裂：突然腹痛加剧，寒战、高热、恶心、呕吐、腹胀，体检腹部拒按或有中毒性休克表现，应怀疑脓肿破裂。若脓肿破裂未及时诊治，病死率高。因此，一旦怀疑脓肿破裂，需立即在抗生素治疗的同时行剖腹探查。④盆腔炎性疾病后遗症期：盆腔黏连影响器官功能或盆腔炎性疾病反复发作、已形成输卵管积水等需行手术治疗。

（2）手术方案及途径：根据患者情况选择经腹或经阴道穿刺引流、开腹或腹腔镜下手术，以选择创伤小、治疗效果好的手术方案和途径进行。

手术方案根据患者病变范围、年龄、有无生育要求、病程长短、一般状况等全面考虑。年轻妇女有生育要求，尽量保留卵巢功能，以采用保守性手术为主；对年龄大、反复发作、治疗效果不佳的患者可采用病灶切除术；对极度衰弱危重的患者以姑息性手术为主，必要时可考虑二次手术。

手术途径根据患者发病缓急、病程长短、脓肿位置、与周围组织关系等采用合适的手术途径。急性发病，脓液局限，可在超声引导下行经阴道或经腹部穿刺冲洗和引流，局部注入抗生素；如脓肿不规则、与周围器官黏连，且反复发作，需要切除感染灶或脓肿已破裂，也可选择开腹或腹腔镜下手术，但应注意避免器官损伤。

4.中药治疗

对于急性盆腔炎性疾病治疗后期或反复发作的慢性盆腔炎性疾病，可辅助中医中药治疗，巩固疗效，可选用活血化瘀、清热解毒药物，如银翘解毒汤、安宫牛黄丸或紫雪丹等。

（贾海梅）

第二节　生殖器结核

结核病是由结核分枝杆菌引起的慢性传染病，严重危害人民健康。全世界约1/3人口感染结核菌，每年约900万人口患结核，发展中国家更常见。我国属世界上22个结核病高流行国家之一，全国有3亿以上人口受到结核杆菌感染的威胁。据统计，我国目前约有500万活动性结核病患者，其中传染性肺结核病人数达200余万人，每年新增113万新结核病患者。由于流动人口的增加、HIV感染、耐药性结核增多，使结核病的治疗遇到了巨大的挑战。女性生殖器官结核是全身结核的一种表现，常继发于肺结核、肠结核、腹膜结核等，约10%的肺结核伴有生殖器结核。生殖器结核的发病率在过去10年成倍增加，占肺外结核的11.9%，占盆腔炎性疾病的37%，占所有结核病患者1.32%，占所有妇产科疾病的0.45%，占不孕症患者的4.2%～15%。80%～90%的患者为20～40岁生育年龄妇女。有报道显示，发病年龄有后延趋势。

一、发病机制

（一）病原菌

结核杆菌属放线菌目分枝杆菌科分枝杆菌属。因涂片染色具有抗酸性，故称抗酸杆菌。

对人类有致病力的结核杆菌有人型及牛型两种;其中以人型结核杆菌为主要致病菌。人型结核杆菌首先感染肺部,牛型结核杆菌首先感染消化道,然后传播至其他器官。由于对食用牛的严格检疫,目前人类的牛型结核杆菌感染已极少见。但近年来非典型分枝杆菌感染引起的结核样病变有增加趋势。

机体初次遭结核菌感染后,随即产生两种形式的免疫反应,即细胞介导免疫反应和迟发超敏反应。结核菌的致病性、病变范围及发病时间常取决于人体免疫状态,尤其是过敏性与免疫力两者间的平衡。免疫力强,结核菌可被吞噬清除,免于发病或病变趋于局限。

结核菌亦可长期潜伏于巨噬细胞内,待日后复苏时播散致病。若免疫力不足或入侵菌量大、毒力强,又因迟发超敏反应,则导致结核发病或病变扩散。目前多认为再次感染的结核菌几乎全部为初次感染灶内细胞经内源性播散所引起。

绝大多数生殖器结核属继发性;感染主要来源于肺或腹膜结核。据文献报道,生殖器结核合并肺部或胸膜结核者占 20%～50%。部分患者发病时虽未见肺部或其他器官的结核病灶,但不排除原发结核病灶已消失的可能。是否有原发性生殖器结核尚有争论。

(二)传播途径

生殖器结核的主要传播途径如下。

1.血行传播

血行传播是主要的传播途径。结核菌首先侵入呼吸道,在肺部、胸膜或淋巴结等处形成病灶,随后在短期内进入血液循环,传播至体内其他器官。青春期正值生殖器官发育,血供丰富,结核杆菌多经血行传播累及内生殖器。但各个器官受感染的机会不等,这与器官的组织构造是否有利于结核杆菌的潜伏有关。输卵管黏膜的构造有利于结核杆菌潜伏,结核杆菌可在局部隐伏 1～10 年,甚至更长,一旦机体免疫力低下,能重新激活而发病。输卵管结核多为双侧性,双侧输卵管可能同时或先后受到感染。

2.直接蔓延

结核性腹膜炎、肠道或肠系膜淋巴结结核的干酪样病灶破裂或与内生殖器官广泛黏连时,结核病变可直接蔓延至生殖器官面。输卵管结核与腹膜结核亦可通过直接蔓延而相互感染。生殖器结核患者中约 50%合并腹膜结核。

3.淋巴传播

肠结核可能通过淋巴管逆行传播而感染内生殖器官,但较少见。

4.性交传播

极罕见。男性患泌尿系结核,通过性交传播上行感染。

二、病理

女性生殖系统结核,根据临床病程,可分为活动期、稳定期、慢性迁延期。活动期是全身粟粒结核的一部分,病理变化以渗出为主,大体病理为子宫双附件表面、盆腹膜粟粒样结节、腹水。稳定期以增生为主,表现为盆腔黏连,输卵管扭曲变形,管腔堵塞,子宫内膜受损,代以瘢痕组织,黏连变形缩小。慢性迁延期以变性坏死为主。

（一）输卵管结核

占女性生殖器结核的90%～100%，即几乎所有的生殖器结核均累及输卵管，双侧性居多，但双侧的病变程度可能不同。随着输卵管结核病情发展，输卵管可有两种类型的改变。

1.增生黏连型

输卵管表面有多量黄白色结节，与周围器官有广泛黏连，管壁增粗变硬，伞端外翻如烟斗嘴状是输卵管结核的特有表现。输卵管、卵巢、盆腔腹膜大网膜、肠管可有广泛黏连，可见积液量多少不等的包裹性积液。

2.渗出型

输卵管管壁有干酪性坏死，输卵管黏膜有黏连，管腔内干酪样物质积留，不能外溢，形成输卵管积脓，输卵管增粗，可与其他细菌发生混合感染。急性期腹、盆腔广泛散在粟粒状结节，可有大量黄色浆液性腹水。

（二）子宫内膜结核

常由输卵管结核蔓延而来，占生殖器结核的50%～80%。输卵管结核患者约半数同时有子宫内膜结核。内膜结核结节的特点为在结核结节周围的腺体对卵巢激素的反应不良，表现为持续增生期状态或分泌期不足的状态。早期病变出现在宫腔两侧角，子宫大小、形态无明显变化，随着病情进展，子宫内膜受到不同程度结核病变破坏，形成瘢痕组织，可使宫腔黏连变形、缩小。

（三）卵巢结核

占生殖器结核的20%～30%，主要由输卵管结核蔓延而来，因有白膜包围，通常仅有卵巢周围炎，侵犯卵巢深层较少，病变多为双侧。少部分卵巢结核由血液循环传播而致，可在卵巢深部形成结节及干酪样坏死脓肿。

（四）宫颈结核

常由子宫内膜结核蔓延而来或经淋巴或血液循环传播，较少见，占生殖器结核的10%～20%。病变可表现为乳头状增生或为溃疡，这时易与子宫颈癌混淆。宫颈结核可有以下4种类型。

1.溃疡型

在宫颈结核中较多见，溃疡比较表浅，形状不规则，边缘较硬，基底部不平，组织脆弱易出血。

2.乳头型

较少见，呈乳头状或结节状，质脆，易出血，颇似菜花型子宫颈癌。

3.间质型

为粟粒型病变累及子宫颈纤维肌肉组织，致宫颈明显增大，此型较少见。

4.子宫颈黏膜型

病变局限于子宫颈管内，是由子宫内膜结核直接蔓延而来。

（五）外阴、阴道结核

外阴与阴道结核均甚少见，多自子宫及宫颈向下蔓延而来或血行传播，病灶表现在外阴及阴道局部形成单个或多个表浅溃疡，久治不愈，还可形成窦道。

（六）盆腔腹膜结核

盆腔腹膜结核多合并输卵管结核。根据病变特征不同分渗出型和黏连型。渗出型以渗出为主，特点为腹膜及盆腔脏器浆膜面布满无数大小不等的散在灰黄色结节，渗出物为浆液性草黄色澄清液体，积聚于盆腔，有时因黏连形成多个包裹性囊肿；黏连型以黏连为主，特征为腹膜增厚，与邻近脏器之间紧密黏连，黏连间的组织常发生干酪样坏死，易形成瘘管。

三、临床表现

根据病情轻重、病程长短及发生的部位而异，有的患者无任何症状，有的患者则症状较重。

（一）不孕

多数生殖器结核因不孕就诊。在原发性不孕患者中生殖器结核为常见原因之一。输卵管黏膜破坏与黏连，常使管腔阻塞或因输卵管周围黏连，有时管腔尚保存部分通畅，但黏膜纤毛被破坏，输卵管僵硬、蠕动受限，丧失运输功能；子宫内膜结核妨碍受精卵的着床与发育，也可致不孕。

（二）月经失调

早期因子宫内膜充血及溃疡，可有经量过多；晚期因子宫内膜遭不同程度破坏而表现为月经稀发或闭经。多数患者就诊时已经是晚期。对于绝经后妇女可能表现的主要症状为阴道流血。

（三）下腹坠痛

由于盆腔炎性疾病和黏连，可伴有不同程度的下腹坠痛，经期加重。

（四）全身症状

若为活动期，可有结核病的一般症状，如发热、盗汗、乏力、食欲缺乏、体重减轻等。轻者全身症状不明显，有时仅为经期发热，但重者可能有高热等全身中毒症状。

（五）全身及妇科检查

由于病变程度与范围不同而有较大的差异。较多患者因不孕行诊断性刮宫、子宫输卵管碘油造影及腹腔镜检查才发现患有盆腔结核，而无明显症状和体征。严重盆腔结核常合并腹腔结核，检查腹部时有柔韧感或腹腔积液征，形成包裹性积液时，可触及囊性肿块，边界不清，不活动，并伴有肠管黏连。子宫一般发育较差，往往因周围有黏连使得活动受限。若附件受累，在子宫两侧可触及条索状的输卵管或输卵管与卵巢等黏连形成的大小不等及形状不规则的肿块，质硬、表面不平，呈结节状突起或可触及钙化结节。宫颈、外阴等结核可出现乳头状增生、局部溃疡及病损。

四、诊断

多数患者缺乏典型症状和体征，故诊断常被忽略。对下列患者，应详细询问有关结核病史：原发不孕、月经稀少或闭经；未婚女青年有低热、盗汗、盆腔炎或腹水时；盆腔炎性疾病久治不愈时；患者既往有结核病接触史或本人曾有肺结核、胸膜炎、肠结核病史等。如有上述病史应考虑有生殖器结核的可能，需要进行辅助检查，协助结核的诊断。

（一）子宫内膜病理检查

此为诊断子宫内膜结核最可靠的依据。由于经前子宫内膜较厚，若有结核分枝杆菌，此时阳性率高，故应选择在经前1周或月经来潮6小时内行刮宫术。术前3日及术后4日应每日肌内注射链霉素0.75g及口服异烟肼0.3g，以预防刮宫引起结核病灶扩散。由于子宫内膜结核多由输卵管结核蔓延而来，故刮宫时应注意刮取子宫角部内膜，并将刮出物送病理检查，在病理切片上找到典型结核结节，诊断即可成立。但诊刮结果阴性并不能排除结核可能，必要时应重复诊刮2～3次。若有条件应将部分刮出物或分泌物做结核分枝杆菌检查。若宫腔小而坚硬，无组织物刮出，结合临床病史及症状，也应考虑为子宫内膜结核，并做进一步检查。若外阴、阴道及宫颈可疑结核，可做活组织检查确诊。

（二）X线检查

（1）胸部X线摄片，必要时行消化道或泌尿系统X线检查，以便发现原发病灶。

（2）盆腔X线摄片，发现孤立钙化点，提示曾有盆腔淋巴结结核病灶。

（3）子宫输卵管碘油造影可能见到下列征象：①宫腔呈不同形态和不同程度狭窄或变形，边缘呈锯齿状；②输卵管管腔有多个狭窄部分，呈典型串珠状或显示管腔细小而僵直；③在相当于盆腔淋巴结、输卵管、卵巢部位有钙化灶；④若碘油进入子宫一侧或两侧静脉丛，应考虑有子宫内膜结核的可能。子宫输卵管造影对生殖器结核的诊断帮助较大，但也有可能将输卵管管腔中的干酪样物质及结核分枝杆菌带到腹腔，故造影前后应肌内注射链霉素及口服异烟肼等抗结核药物。

（三）腹腔镜检查

腹腔镜检查可直观准确地诊断生殖器结核。腹腔镜下生殖器结核病变的特点：①输卵管肿胀、硬化、迂曲、僵直，表面呈粟粒状结节，可与卵巢及周围组织黏连；②以输卵管为中心形成盆腔广泛黏连；③干酪样坏死等结核特异性病理产物。腹腔镜能直接观察盆腔情况，同时可取腹腔液行结核分枝杆菌检查或在病变处做活组织检查。因为结核常致盆腔器官黏连，所以应用腹腔镜诊断结核时注意避免腹腔器官的损伤。

（四）宫腔镜

宫腔镜检查对子宫内膜结核的诊断有特殊意义。宫腔镜下典型的子宫内膜结核病特点为早期可见子宫角部表浅的黄色溃疡，后期子宫内膜可出现干酪样变、纤维化及钙化，输卵管子宫口可因病变引起炎症黏连、闭塞、消失。同时取组织做病理检查可提高阳性诊断率。

（五）超声检查

可探及盆腔包块，界限不清，包块内反射不均质，有时可见高密度钙化反射。有结核性渗液时，可见盆腔积液或界限不清、不规则的包裹性积液或腹水征象。

（六）结核分枝杆菌检查

取月经血或宫腔排出物或腹腔液做结核分枝杆菌检查，常用方法：①涂片抗酸染色查找结核分枝杆菌；②结核分枝杆菌培养，此法准确，但结核分枝杆菌生长缓慢，需要较长时间才能得到结果；③分子生物学方法，如PCR技术，方法快速、简便，但可能出现假阳性；④动物接种，方法复杂，需时较长，难以推广。

（七）结核菌素试验

结核分枝杆菌试验阳性说明体内曾有结核分枝杆菌感染；若为强阳性说明目前仍有活动性病灶，但不能说明病灶部位；若为阴性，一般情况下表示未有过结核分枝杆菌感染。

（八）其他

白细胞计数不高，分类中淋巴细胞增多，不同于化脓性盆腔炎性疾病；活动期血细胞沉降率增快，但正常不能除外结核病变，生殖器结核时血清 CA125 升高，但这些化验检查均非特异性，只能作为诊断参考。

五、鉴别诊断

（一）盆腔炎性疾病后遗症

既往多有急性 PID 病史，有宫腔手术史或流产史，月经量减少和闭经少见。诊断性刮宫、子宫输卵管碘油造影及腹腔镜检查有助于明确诊断。

（二）子宫内膜异位症

两者有很多相似之处。但子宫内膜异位症患者痛经更明显，妇科检查可在子宫后壁或骶韧带处扪及有触痛的小结节，输卵管大多通畅。

（三）卵巢肿瘤

结核性包裹性积液应与卵巢囊性肿瘤鉴别。卵巢囊性肿瘤大多表面光滑、活动，再结合病程、临床表现、B 超特征等予以鉴别。卵巢恶性肿瘤伴盆、腹腔转移时，患者可有发热、消瘦，检查可发现与子宫黏连的不规则肿块，可有乳头状或结节样突起，伴腹水。血清 CA125 值明显升高。此时与严重内生殖器结核或合并腹膜结核者常难以区分。诊断困难时，应及早剖腹探查，以免延误治疗。

（四）子宫颈癌

宫颈结核可有乳头状增生或溃疡，出血明显，肉眼观察与宫颈癌不易区分。通过宫颈活检即可明确诊断。

六、治疗

生殖器结核一经明确诊断，不论病情轻重均应积极治疗，由于分枝杆菌的特性，对结核病的治疗应遵循早期、联合、规律、适量、全程的原则。

（一）一般治疗

适当休息，加强营养，增强机体抵抗力，提高免疫功能有利于恢复。急性期有发热或重症患者需卧床休息住院治疗。

（二）预防性治疗

结核菌素试验阳性而无临床症状阶段应给予预防性治疗，可防止具有明显临床症状的活动性病例出现，又可阻止细菌的传播。可选择异烟肼每日 300mg 和维生素 B_6 每日 50mg 同服，持续服用 3～6 个月。已证实异烟肼预防活动性结核的有效率为 60%～90%，甚至高达 98%。

（三）活动性结核的治疗

抗结核药物对绝大多数生殖器结核有效，是最重要的首选治疗。抗结核药疗效好、不良反应少的药物有异烟肼、利福平、乙胺丁醇、吡嗪酰胺及链霉素等，多作为初治的首选药物，称为一线药。对氨基水杨酸钠、乙硫异烟胺、丙硫异烟胺和卡那霉素等为二线药物。异烟肼联合利福平可治愈85%的结核患者，但对耐多药结核病无效。研究表明，氟喹诺酮类药物具有抗分枝杆菌活性，疗效良好。某些品种（如环丙沙星、司帕沙星、氧氟沙星和左氧氟沙星）作为二线抗TB药物，在治疗耐多药结核病以及对耐受一线抗TB药物的患者使用中发挥着重要作用。

1.常用抗结核药

（1）异烟肼：对结核杆菌有选择性抗菌作用，对生长旺盛的结核菌有杀灭作用，能杀灭细胞内外的结核菌，但对静止期结核菌仅有抑制作用。其用量较小，疗效较好，毒性相对较低。口服吸收快而完全，生物利用度为90%，服药后1～2小时血药浓度达峰值。通常每日300mg顿服，需要时可肌内注射或静脉注射。不良反应可有周围神经炎、肝损害等，多在大量或长期应用时发生。每日加服维生素 B_6 30mg可预防神经炎。用药时注意监测肝功能。

（2）利福平：为利福霉素的半合成衍生物，是对结核菌有明显杀菌作用的全效杀菌药。对增殖期结核菌作用最强，浓度较高时对静止期结核菌也有杀菌作用。能渗入细胞内，对吞噬细胞内的结核菌也有杀灭作用。口服吸收迅速而完全，生物利用度90%～95%。每日0.45～0.60g空腹顿服。不良反应轻，可有胃肠道症状、药疹热、皮疹等，少数有肝损害、粒细胞和血小板减少等。

（3）乙胺丁醇：对增殖期结核菌有较强的抑制作用。口服吸收约80%，常用剂量每日15～25mg/kg，顿服。不良反应较少，大剂量长时间用药偶可见视神经炎，每日用15mg/kg则很少发生。

（4）吡嗪酰胺：对细胞内结核杆菌有杀灭作用，在酸性环境中杀菌作用更强。口服易吸收，每日剂量0.75～1.50g。不良反应少，可有高尿酸血症及肝毒性。

（5）链霉素：对细胞外结核菌的杀灭作用大于对细胞内菌群的作用。其抗结核菌作用弱于异烟肼和利福平，口服不吸收，剂量0.75g肌内注射，疗程以2～3个月为宜，主要不良反应为听觉器官及前庭功能损害，偶见肾损害。

2.氟喹诺酮类药物

氧氟沙星、左氟沙星、环丙沙星等为常用药物。该类药物主要通过抑制结核菌的DNA旋转酶（拓扑异构酶Ⅱ）A亚单位，从而抑制细菌DNA的复制和转录，达到抗菌目的。氟喹诺酮类药物对细胞内外的结核菌均有杀灭作用，且有在巨噬细胞内聚积的趋势。与其他抗结核药多呈协同或相加作用。氧氟沙星用量每日300～800mg，口服吸收迅速，生物利用度高，不良反应少。

3.其他新型抗结核药

如利福霉素类药物中的利福喷汀、克拉霉素、阿奇霉素、罗红霉素及5-硝基咪唑衍生物等均具有肯定的抗结核作用。

抗结核治疗应严格遵照“早期、联合、适量、规律、全程”的原则，制订合理的化疗方案。20世纪70年代以来，短疗程方案日益盛行，其用药时间短，剂量减少，患者经济负担减轻，疗效好。大多以异烟肼、利福平和吡嗪酰胺为基础，在开始 2 个月内可加用链霉素或乙胺丁醇，进行 6～9 个月的短程化疗。

活动性结核病常用治疗方案如下。

(1)2SHRZ/4HRE，WHO 提出的短程化疗方案即每日用链霉素(S)、异烟肼(H)、利福平(R)、吡嗪酰胺(Z)2 个月，以后用异烟肼(H)、利福平(R)、乙胺丁醇(E)4 个月。在此基础上改良的服药方法有多种。

(2)2HRSZ/6H3R3E3，即每日用 HRSZ 2 个月后再改为 HRE，每周 3 次，用 6 个月。

(3)2SHR/2S2H2R2/5S2H2，每日用药 SHR 2 个月，每周用 SHR 2 次 2 个月，每周用 SH 2 次 5 个月。

(4)2SHRZ/4～6TH，每日给 SHRZ 治疗 2 个月，以后 4～6 个月给硫胺脲(T)和异烟肼。

(5)2SHRE/4H3R3，每日链霉素、利福平、异烟肼乙胺丁醇口服，连续应用 2 个月，然后每周 3 次给予异烟肼、利福平，连续应用 4 个月。

（四）手术治疗

由于药物治疗可获得满意疗效，大多数生殖器结核患者不需要手术治疗。手术治疗主要适用以下情况。

(1)输卵管卵巢炎块经药物治疗无效或治疗后又反复发作者。

(2)多种药物耐药。

(3)瘘管形成，药物治疗未能愈合。

(4)怀疑有生殖道肿瘤并存。

手术范围依据患者的年龄及病灶范围而定。为求彻底治疗，一般以双附件及全子宫切除为宜，年轻患者应尽量保留卵巢功能。术前做好肠道准备，术时注意解剖关系，细心分离黏连，避免损伤邻近脏器。为了避免手术导致感染扩散，减少炎症反应所致手术操作困难，术前应给予抗结核药物 1～2 个月，术后视结核活动情况及手术是否彻底而决定是否继续抗结核治疗。若盆腔病灶已全部切除，又无其他器官结核并存者，术后再予抗结核药物治疗 1～2 个月即可。有生育要求的宫腔黏连患者可行宫腔镜下宫腔黏连松解术。

七、预防

生殖器结核多为继发性感染，原发病灶以肺结核为主，因此积极防治肺结核，对预防生殖器结核有重要意义。加强防结核宣传，新生儿接种卡介苗，3 个月以后的婴儿直至青春期少女结核菌素阴性者应行卡介苗接种。结核活动期应避免妊娠。此外，生殖器结核患者其阴道分泌物及月经血内可能有结核菌存在，应加强隔离，避免传染。

八、生殖器结核与妊娠

绝大多数生殖器结核患者均并发不孕。个别早期轻症输卵管结核或腹膜结核患者偶尔受孕，但妊娠可能使原已静止的结核病变再度活动甚至经血行播散，同时导致流产。

（贾海梅）

第八章　子宫内膜异位症与子宫腺肌病

第一节　子宫内膜异位症

具有活性的子宫内膜组织(腺体和间质)出现在子宫腔被覆内膜及宫体肌层以外的其他部位称为子宫内膜异位症,简称内异症。

一、病因

(一)子宫内膜种植学说

经期时子宫内膜腺上皮和间质细胞可随经血倒流,经输卵管进入盆腔,种植于卵巢及邻近的盆腔腹膜,并在该处继续生长、蔓延,形成盆腔内异症。

(二)淋巴及静脉播散学说

有学者发现盆腔淋巴管、淋巴结和盆腔静脉中有子宫内膜组织,提出子宫内膜可通过淋巴和静脉向远处播散。

(三)体腔上皮化生学说

卵巢表面上皮、盆腔腹膜均是由胚胎期具有高度化生潜能的体腔上皮分化而来,有学者提出体腔上皮分化而来的组织在受到持续卵巢激素或经血及慢性炎症的反复刺激后,能被激活转化为子宫内膜样组织。

(四)诱导学说

未分化的腹膜组织在内源性生物化学因素诱导下可发展为子宫内膜组织。

(五)遗传学说

本病具有家族聚集性,患者一级家属的发病风险是无家族史者的 7 倍。

(六)免疫调节学说

免疫调节异常在内异症的发生、发展各环节中起重要作用。

二、发病机制

有学者提出了经血逆流种植学说,成为主导理论。目前普遍认为,有遗传和免疫易感性的人群,经血逆流、体腔上皮化生或经淋巴管播散而在子宫腔以外形成子宫内膜异位组织病灶。但病因仍不清楚,应该是多因素作用的结果,包括某些表观遗传因素导致的遗传易感性,而某些环境因素的暴露可能促进或诱发其致病。

（一）内异症病灶形成的基本条件

在内异症病灶的形成过程中，经血逆流种植应达到4个“必须”：①经输卵管逆流入盆腔的经血中必须含有子宫内膜组织；②内膜碎片中的腺上皮和间质细胞必须是“活的”；③这些细胞必须有能力种植在盆腔组织器官上；④盆腔内异症病灶的解剖分布与经输卵管播散的方式必须一致。而且，逆流之内膜需突破“三道防线”：腹水中的炎症因子、腹腔中的免疫细胞和腹膜的细胞外基质。郎景和院士经相关组织病理和分子生物学研究，总结出了内异症形成“三部曲”：黏附（attachment）、侵袭（aggression）、血管形成（angiogenesis），可称为“3A”程序。黏附是异位内膜“入侵”盆腹腔腹膜或其他脏器表面的第1步，继而突破细胞外基质，血管形成是其种植后生长的必要条件，也称为“生根、生长、生病”的“三生”过程。“3A”程序还可明晰解释及描述内异症临床病理表现，即早期的红色病变、典型黑色病变及后期白色病变。

（二）在位子宫内膜在内异症发生发展中的作用

有学者发现，经血逆流基本上是一种生理现象。而不同人（罹患或不患内异症）逆流经血中的内膜碎片能否在“异地”黏附、侵袭、生长，在位内膜的差异可能是根本原因，是发生内异症的决定因素。已有越来越多的临床基础研究集中在内异症患者在位内膜的特性上，目前的发现主要集中在以下几方面。

1.在位内膜的雌激素自分泌和孕激素抵抗特性

内异症是一种激素依赖性疾病，除外周循环中雌激素的作用外，在位内膜本身存在激素代谢与合成异常。例如，芳香化酶P450将雄烯二酮和睾酮转化为雌酮和雌二醇，在正常内膜组织中不表达，研究发现，它在患者在位内膜中有表达，导致在位内膜局部雌激素水平升高。有学者利用芳香化酶鉴别是否存在腺肌症、内异症和子宫肌瘤，其敏感性和特异性分别为91%和100%。另有研究表明，患者在位内膜腺体中ER表达明显升高，而内膜血管内皮细胞、间质细胞和血管周围组织中减少。此外，对芳香化酶P450表达起调节作用的前列腺素E_2（PGE_2）升高，引起催产素（OT）/催产素受体（OTC）活性增加，与患者子宫过度蠕动及蠕动紊乱相关，持续异常的蠕动可能导致内膜基底层损伤，激活内膜的免疫因子释放；可能导致更多有活性（或基底层）的子宫内膜碎片剥落，并且其逆流进入盆腔并异地种植生长的概率增加。局部升高的雌激素水平还可能促进多种细胞因子分泌，使在位内膜腺上皮细胞和间质细胞增殖能力异常升高。

正常内膜组织中孕激素通过孕激素受体（PR）有对抗雌激素、促进间质蜕膜化的作用。但患者在位内膜中PR表达异常，如PRA mRNA下调，PRB/PRA mRNA比例上升以及PR蛋白总量升高等均表明在位内膜对孕激素的反应能力下降，即孕激素抵抗。此外，患者在位内膜中受HOX基因家族调节且与内膜容受相关的其他蛋白因子表达下调，如pinopodes和IGFBP。另有研究报道患者内膜分泌不足，分泌期较正常女性延迟2日以上；该趋势在Ⅲ～Ⅳ期或合并不孕的患者更为显著，是孕激素抵抗的组织学表现。

2.在位内膜的免疫原性及局部免疫微环境异常

内异症患者盆腔免疫系统对逆流的内膜碎片未能进行清除，除了局部微环境中免疫系统功能失调外，在位内膜的异常改变可能使其具有免疫耐受、免疫逃逸或主动改造微环境中免疫状态的能力，从而促进其本身在异地（如盆腔）存活、生根和生长。

研究发现，患者在位内膜的腺体上皮细胞中 HLA-DR 表达增加；HLA-A、B、C 异常表达，HLA-1 在腺体和间质细胞表达均升高，以分泌期间质细胞中为著。异常抗原表达促使特异性子宫内膜抗体产生，有学者报道患者内膜中 IgG 的水平升高，并尝试将其作为诊断指标，其敏感性为 88.8%，但特异性仅为 62.5%。

异常抗原表达还可能导致多种细胞因子合成与释放异常，这些细胞因子参与细胞增殖及炎症反应。研究表明，内异症患者 IL-1 水平在分泌期升高，IL-1 受体Ⅱ在腺上皮组织中下降。有学者报道 IL-6 在分泌期的 mRNA 及蛋白表达下降。在位内膜血管内皮细胞中 IL-8 表达下降；IL-8 受体（CXCR1、2）升高，其中 CXCR1 在增殖期升高，而 CXCR2 在整个月经周期中均升高。增殖期内膜 IL-13 和 IL-15mRNA 和蛋白水平升高，而 IL-18 表达降低。有学者报道 TNF-mRNA 水平在月经期升高，而 TNF-β 受体Ⅱ的水平降低。多个研究显示，内异症患者在位内膜单核细胞趋化因子（MCP-1）在腺上皮细胞中升高，在增殖期尤甚。还有研究发现，巨噬细胞刺激因子在分泌晚期在位内膜表达增强；巨噬细胞迁移抑制因子水平升高。T 淋巴细胞调节因子 RANTES 表达在患者分泌晚期内膜中表达也升高。此外，还有研究发现在位内膜中 $CD3^+$、$CD3^+CD16^-$ 和 $CD3^+CD56^-$ 细胞数目减少，而 $CD16^+$、$CD16b^+$、$CD3^-HLA^-DR^-$、$CD3^-CD45RA^-$ 和 $CD56^-CD16^+$ 细胞数目增多；该学者应用这些指标联合临床表现和血清 CA125 建立诊断模型，其敏感性为 61%，而准确性为 95%。

3.在位内膜细胞黏附及细胞外基质的异常特性

黏附是异位内膜入侵盆腹腔腹膜或其他脏器表面的第一步。该过程涉及在位内膜的细胞黏附分子、细胞外基质及两者间的相互作用，其改变影响内膜细胞脱落以及脱落细胞的黏附能力；同时，也可能是导致内异症不孕患者胚胎着床异常的原因之一。

许多研究关注整合素的表达，它是一种涉及细胞间相互作用的重要蛋白。有研究报道，整合素 β_3 的亚单位在患者在位内膜中表达缺陷。与健康妇女或其他因素导致的不孕女性相比，内异症患者植入窗在位内膜的 β 和 $\alpha v\beta_3$ 单位在亚单位表达降低。另有一组研究表明，患者月经期的 β 单和 $\alpha v\beta_3$ 单位表达升高，提示其表达在月经周期的不同时段有所差异。在不同类型的内膜细胞中表达也有差异，例如，上皮细胞中 $\alpha_3\beta_1$ 亚单位表达升高，但间质细胞中 β_1 亚单位表达降低，$\alpha v\beta_3$ 单位在血管内皮细胞中表达升高。最近有报道，$\alpha v\beta_5$ 血管内和 $\alpha v\beta_6$ 血管内亚单位在上皮及间质细胞中表达与对照组相近，但在血管内皮中表达升高。α_6 亚单位在正常内膜中位于腺体细胞的基底面，而内异症患者在位内膜中则表达于细胞的其他面，即出现表达膜的黏附能力。有学者报道内异症患者钙黏蛋白 E（cadherin E）在分泌中期表达升高，而分泌晚期表达下降。对细胞外基质的微阵列分析研究发现分泌期骨桥蛋白下调，波形蛋白（vimentin）表达下降。细胞内黏附分子（ICAM-1、CD54）在内膜细胞中密度下降，分泌中期 β-联蛋白（β-catenin）在内膜细胞中密度表达升高。局部黏附激酶（FAK）是一种与 integrin 相互作用的细胞受体，将细胞外基质的信号传递给细胞骨架，内异症患者内膜在分泌期 FAK mRNA 和蛋白的表达升高。

在形成异位病灶、内膜细胞黏附并侵入腹膜间皮组织的过程中，细胞还表达某些蛋白负责突破或修复细胞外基质，该类蛋白中最重要的一类为基质金属蛋白酶家族（MMP）。有学者研究表明在整个月经周期内异症患者的 MMP-2mRNA 明显升高，有学者报道 MMP-2 蛋白水平升高；MTI-MMP（MMP 细胞膜亚型Ⅰ，主要负责激活 MMP-2）也升高；间质细胞中 MMP-1 水平下降，但在上皮细胞中无明显改变。Kyama 等发现 MMP-3mRNA 和蛋白水平升高。有报道上皮细胞内 MMP-7 和 MMP-9 水平升高。金属蛋白酶组织抑制因子（TIMPs）蛋白在分泌期表达升高，但 mRNA 水平无明显差异；TIMP-2 和 TIMP-3 分别在整个月经周期与分泌期表达降低。另有多项研究表明，在位内膜中尿激酶升高，也有报道仅在分泌期升高。

4.在位内膜的增殖与凋亡调节异常

有报道，内异症患者在位内膜中多种参与调节细胞增殖生长因子表达异常。在分泌中期和晚期，转化因子-1（TGF-1）mRNA 的表达下降。另有研究发现，TGF 超家族中的激活素（activin）在内异症患者表达升高，该蛋白对内膜生长和间质蜕膜化均有重要作用；Cripto 作为激活素拮抗蛋白，在增殖期的表达下降。胰岛素样生长因子在多种组织中表达，IGF 结合蛋白参与 IGF 的转运调控，两者共同刺激/调控组织的生长与分化；IGF-BP3 表达在患者在位内膜腺体中表达增加。肝细胞生长因子（HGF）及其受体（c-Met）在在位内膜中表达也显著升高，HGF 在整个内膜组织中表达均升高，而 c-Met 主要在上皮细胞内表达升高。Annexin-1 的表达升高；在位内膜分泌期中期因子蛋白及多效生长因子 mRNA 表达升高。在位子宫内膜还被发现有诸多凋亡和细胞周期调节异常。内异症患者在位内膜细胞凋亡的易感性降低、凋亡细胞数目也减少。另有研究发现，Bcl-2 表达水平明显升高；凋亡前蛋白 Bcl-xs mRNA 水平显著升高；分泌期在位内膜腺体中 MCL-1 升高，Bak 表达水平降低；MCL-1∶Bax、Bcl-2∶Bax、Bcl-2∶Bak、Bcl-xl∶Bax、Bcl-xL∶Bcl-x5 比例均升高，表明内膜中抗凋亡微环境增强。Penna 等报道，在位内膜中凋亡调节因子钙蛋白酶 5（calpain 5）、活化的胱天蛋白酶（caspase 3 和 caspase 1）水平降低。

增殖标志物 Ki-67 在病变及正常子宫内膜均有表达，有多项研究发现在位内膜中 Ki67 表达增强。研究发现，在患者在位内膜中端粒酶反转录酶 mRNA 增加，端粒酶活性增加，且酶的长度也长于对照组。增殖细胞核抗原（PCNA）也被用于检测在位内膜的增殖状况，有学者发现在位内膜内皮细胞、间质细胞、腺体上皮细胞中增殖细胞的数目增加。研究发现，分泌期 PCNA 和核仁的数目增加，rH2AX（DNA 损伤的标志物）水平降低。P21 活化激酶-1（Pak-1）是细胞存活的重要蛋白，在许多重要信号途径中起作用，在位内膜中该蛋白表达升高。有研究表明，内异症患者在位内膜增殖期 c-myc（参与促进细胞生长和增殖）水平升高。研究表明，整个月经周期 c-fos 水平升高。存活蛋白（survivin）是调节凋亡及细胞增殖的重要蛋白，有研究表明在位内膜中存活蛋白表达升高。

5.在位内膜具有的血管生成能力异常

血管内皮生长因子（VEGF）是研究最多的在内膜表达的原始血管形成因子。VEGF 诱导血管生成、血管扩张和通透性增加，在内膜的生理性重建中起重要作用。Tan 等研究表明，患者分泌晚期在位内膜中 VEGF 在腺体中的表达明显升高，而在间质中无明显差异。有研究还发现，多巴胺受体-2 的 mRNA 表达水平降低，该受体参与 VEGF 信号调节。血管生成素（Ang-1 和 Ang-2）通过结合 Tie-2（内膜细胞激酶 2，tunica interna cell kinase-2）起作用，有研究发现在位内膜整个月经周期中 Ang-1、Ang-2 mRNA 和蛋白表达升高，分泌期 Ang-2 和 Tie-2 mRNA 水平明显升高。血小板来源的生长因子-A 在重度内异症患者在位内膜中表达下降；血小板反应蛋白-1 水平降低；激肽酶原-1 表达降低。还有学者对微血管密度（MVD）进行了研究。有学者发现，正常内膜整个周期中 MVD 保持相对恒定，而内异症患者在位内膜中分泌期 MVD 明显升高，有学者发现间质中 MVD 升高。内皮糖蛋白阳性细胞的血管数目也较正常对照升高。

6.在位内膜的组织学差异

有学者曾报道内异症相关不孕症患者的在位子宫内膜在光镜、扫描电镜和透射电镜下的超微结构改变。内膜表面呈现更多的异质性，如不规则腺体，有丝分裂的上皮和间质细胞数目减少。近年来，一些学者关注在位内膜中神经纤维的表达情况。有学者曾报道在内异症患者在位内膜中功能层中可以 100%检出小的神经纤维。该研究组在后续的小样本先期临床观察中，用神经标志物 PGP9.5 作为诊断工具，用 20 例内异症患者、17 例对照，报道诊断敏感性和特异性均为 100%。该研究小组进行了较大样本的双盲实验，报道诊断敏感性为 98%，特异性为 83%。有趣的是，内膜活检标本 6 例假阳性的患者中有 4 例，尽管未能得到手术病理学的证实，但患者均有或高度可疑有内异症病史（如痛经、性交痛和不孕），这些患者很可能为术中漏诊内异症。有学者也对在位内膜的神经纤维进行检测并基于 PGP9.5、血管活性肠肽、P 物质建立了一个预测诊断模型，所得敏感性为 95%，特异性为 100%。有学者利用突触素和神经特异性烯醇化酶染色发现在位内膜中神经内分泌细胞的密度高于正常对照。

7.蛋白质组与转录组学

蛋白质组学研究对蛋白表达和调节对疾病进展中所起作用的研究中起到越来越重要的作用。有学者用 2D 凝胶电泳和质谱分析研究发现内异症患者在位内膜与正常对照间有 11 个差异表达蛋白位点，这些蛋白参与细胞骨架、细胞周期、信号转导和免疫。有学者发现患者在位内膜 223 个差异表达蛋白质峰。有学者还对内异症患者的线粒体蛋白质进行了研究，建立了有 3 个差异蛋白峰的预测模型，对内异症鉴别的准确性为 87.5%，敏感性为 86.2%。另有研究发现多种差异表达蛋白，功能包括热休克蛋白、膜黏连蛋白 A2 等分子伴侣；参与氧化还原、蛋白和 DNA 降解（如二磷酸核苷还原酶、脯氨酰 4-羟化酶）；分泌蛋白（如载脂蛋白 A1）。目前大多蛋白质组学研究选用的样本量很小，但有学者尝试应用在位内膜差异蛋白表达建立内异症诊断模型，如报道利用 SELDI-TOF-MS 针对中、重度内异症筛选出 5 个下调质谱峰，诊断敏感性为 89.5%，特异性为 90%；而轻度内异症筛选出 4 个质谱峰（2 个上调 35.956kDa 和 90.675kDa，2 个下调 1.924kDa 和 2.504kDa），诊断敏感性和特异性均达 100%。

近来有学者开始关注内异症在位内膜转录组学 MicroRNA 的改变。MicroRNA 参与 mRNA 转录后调节，对 mRNA 转录起抑制调节作用。有研究发现，相对于轻度内异症，重度内异症在位内膜转录子 microRNA 21（MIR21）和 DICER1 上调，可能与基因沉默及表基因组学调控相关。

（三）干细胞在子宫内膜异位症发病中可能的作用

随着整个医学及生物学界对干细胞研究的深入，近来对子宫内膜干细胞的研究开始受到关注。有假说提出，在位子宫内膜基底层的干/祖细胞发生改变或异常脱落，进而逆流入盆腔，在局部微环境的刺激诱导下进入增殖、分化程序，最终发展成子宫内膜异位病灶。

子宫内膜是具有高度更新能力的组织，很早人们就认为子宫内膜存在干/祖细胞驱动它进行不可思议的快速增生和重建工作。近几年已有验证子宫内膜干细胞的实验报道。有学者将纯化的子宫内膜单个上皮或间质细胞进行体外培养能形成＞50 个细胞的克隆，其中少数细胞能形成含 4 000 个细胞以上的大克隆；有报道分别有 0.09%和 0.02%上皮和间质细胞能形成大克隆，这些细胞进行 30～32 次群体倍增后才静止或向成熟细胞分化；有学者随后又证明增生期、分泌期和非活动性（萎缩、发育不良或孕激素治疗后）子宫内膜细胞的克隆形成比率无显著性差异。以上实验结果向我们强烈提示，子宫内膜组织中确有极少数细胞拥有强大的增殖潜能。有学者从子宫内膜组织中分离 SP 细胞（一类具有 Heochst33342 染料泵出特征的组织干细胞亚群，经荧光活化细胞分选技术获得），体外培养形成克隆的 SP 细胞在特殊介质中被诱导分化，一类聚集形成腺体样结构，并出现成熟上皮细胞表型，如 $CD9^+$/$E\text{-}cadherin^+$；另一类则簇集呈梭形，出现成熟间质细胞表型，如 $CD13^+$/$vimentin^+$；表明子宫内膜中的原始细胞具有向成熟组织细胞分化的潜质。有学者在体外不同培养介质中，成功地将分选的 $CD146^+$/PDGF-R 子宫内膜间质细胞诱导成具有脂肪细胞、平滑肌细胞、软骨细胞或成骨细胞形态学特点并表达组织特异标志物的分化成熟细胞，表现出类似于骨髓干细胞的多能分化能力。以上结果表明，子宫内膜中确有表型原始、颇具增殖潜能的细胞，并能分化为多种成熟组织细胞，这些特征提示子宫内膜干细胞的存在以及它在子宫内膜重建中的作用。

基于子宫内膜的生理特点和诸多临床基础研究结果，基底层可能是内膜干细胞的主要处所。迄今为止，为数不多的子宫内膜干细胞研究中，学者们都强调取材应包括内膜—肌层交界及黏膜下 5～10mm 肌层组织，以保证获得内膜基底层组织细胞。尽管子宫内膜干细胞的定位还缺乏直接依据，但已有一些实验结果间接支持以上推论。有学者发现具有间充质干细胞特征的 $CD146^+$/$PDGF\text{-}R^+$ 细胞位于基底层小血管旁；有学者报道造血干细胞标志物 CD34 和 c-kit/CD117 在基底层腺体和（或）间质细胞表达，表达水平不受激素水平和内膜增殖状态影响。此外，与人类子宫内膜结构和生理功能类似的小鼠子宫内膜中也发现存在具有干细胞特征的 LRC，且位于小鼠子宫内膜—肌层交界处，该结构类似于人子宫内膜基底层。有学者对子宫内膜下浅肌层蠕动功能的研究发现，EM 患者子宫蠕动强度增加、节律紊乱、宫腔压力增大，其结果一方面可能促进脱落内膜逆行进入输卵管，另一方面更可能导致内膜—肌层交界处组织形成微损伤，促使基底层细胞异常脱落或侵入深肌层。

还有学者利用抑制性消减杂交和基因芯片技术的研究发现，gremlin-1 mRNA 和蛋白在内异症患者在位内膜血管内皮细胞中的表达特异性增强。已知 gremlin-1 蛋白功能相符，它参与多种组织中干/组细胞分化的调节，维持干/祖细胞的未分化状态。该结果提示异位症发病可能与在位内膜干/祖细胞或其调控因素异常有关。还有研究提出，形成内异症的干细胞除了来源于子宫内膜基底层外，还可能有其他来源。但目前仍缺乏特异性的鉴定标志物分离筛选这些干细胞，这成为该领域研究最大的限制点。

以上研究表明患者在位内膜在诸多方面与正常内膜存在差异，大多数研究着眼于内异症发病机制的探索，但带给临床基础研究者重要的提示，这些组织学、分子生物学、基因学、蛋白质组合转录组学研究结果或许可以被用于内异症在位内膜异常标志物的筛选，进而建立在位内膜诊断的标准。

内异症的病理类型多样，临床表现复杂多变，极具侵袭和复发性，具有恶变潜能，使临床诊疗时时陷入困顿，成为难治之症。尽管现已初步建立内异症的临床诊疗策略，但仍旧面临疼痛与不孕治疗效果不佳、内异症术后或停药后复发率高的问题，深部内异症的处理问题，内异症恶变的问题以及内异症早期诊断的问题。这些问题的解决最终有赖于对发病机制的洞悉，而内异症的临床基础研究热点始终是围绕亟待解决的临床问题展开的。尽管内异症的基础理论研究和临床诊治实践都有了令人欣喜的进展，但仍有诸多问题未能解决。是挑战，也是契机，更需要我们从临床到基础更加深入全面的思索与探究。

三、病理

子宫内膜异位症的基本病理变化是异位种植的子宫内膜受卵巢激素变化的影响而周期性出血，由此诱发局部的炎症反应，伴纤维细胞增生及纤维化，形成瘢痕性硬结或与邻近器官紧密黏连。病灶反复出血或出血较多时，血液在局部组织中积聚，形成大小不等的包块，称为子宫内膜样瘤。

（一）大体特征

绝大多数的子宫内膜异位症发生在盆腔。病灶的大体外观取决于种植的部位、病灶的活动程度以及种植时间的长短。位于卵巢和腹膜的病灶以周期性出血导致周围组织纤维增生形成囊肿为主要表现，而位于直肠阴道隔，宫骶韧带等处的深部浸润性病灶，还可以出现平滑肌和纤维组织增生。

1.卵巢内膜样囊肿

约80%患者病变位于一侧卵巢，20%患者双侧卵巢受累。病灶位于卵巢深部。由于病灶反复出血，初始的卵巢表面囊泡内积血增多，并向卵巢深部扩张，逐渐形成一个灰蓝色或灰白色的卵巢囊肿，囊肿直径大多在10cm以内，囊壁厚薄不均，常与盆底、子宫及阔韧带后叶及腹膜黏连，由于异位内膜在卵巢皮质内生长、周期性出血，陈旧性的血液可聚集在囊内形成暗咖啡色、黏稠状液体，似巧克力样，故又称为卵巢巧克力囊肿。值得注意的是，任何卵巢囊肿有陈旧性出血时，其内容物均可呈巧克力糖浆样，故在进行诊断卵巢内膜样囊肿时需根据组织学并结合临床全面考虑。

2.浅表子宫内膜异位症

病变可位于卵巢表浅或盆、腹膜和脏器浆膜面。由于腹腔镜的广泛应用，发现病灶呈多种形态，早期呈斑点状或小泡状突起，单个或数个呈簇，无色素沉着。病灶可因出血时间先后不等、残留脱落组织的量不同而呈不同颜色，包括红色、紫蓝色、褐黄及棕黑色等，新近有出血者，颜色较鲜红，出血较陈旧者，颜色较暗。卵巢表面可见红色或棕褐色斑点或小囊泡。出血逐渐吸收后，病灶呈淡黄色或白色，似腹膜瘢痕。手术中辨认病灶可进行热色实验，即将可疑病变部位加热，其内的含铁血黄素可呈现出棕褐色。还有的病灶表现为局部腹膜缺损。

3.深部浸润性子宫内膜异位症

浸润深度＞5mm的子宫内膜异位症，病灶多位于直肠阴道隔、宫骶韧带、肠道、膀胱、输尿管等部位。病变伴有明显的平滑肌和纤维组织增生，使之形成坚硬的结节。病灶反复出血及纤维化后，与周围组织或器官发生黏连，直肠子宫陷凹常因黏连而变浅，甚至完全消失，使子宫后屈固定。病变向阴道黏膜发展时，在阴道后穹隆形成多个息肉样赘生物或结节样瘢痕。月经期，有的病灶表面黏膜出现小的出血点。随病程进展，直肠阴道隔的病灶结节逐渐增大，形成包块，甚至压迫直肠。少数患者病变可累及直肠黏膜，出现月经期便血，侵入直肠或乙状结肠壁时可以诱发恶性病变或导致完全梗阻。

（二）镜下特征

早期和较小的病灶，镜下常可见典型的子宫内膜腺体与间质以及吞噬了大量含铁血黄素的巨噬细胞。卵巢内膜样囊肿的内壁为子宫内膜样上皮细胞覆盖。囊肿较大者，由于反复出血和囊内压力的影响，囊壁薄，内衬上皮可脱落或萎缩，因而有的仅在囊壁皱褶处发现少许残存的子宫内膜样上皮细胞和少量内膜间质细胞；有的囊肿上皮可全部脱落，囊壁仅见大量含铁血黄素细胞或含铁血黄素沉积。现通常认为，子宫内膜异位症的异位内膜组织有 4 种成分，即子宫内膜腺体、子宫内膜间质、纤维素和富含含铁血黄素的巨噬细胞，确诊需要有 2 种以上的成分。当组织学缺乏子宫内膜异位症的证据时，应结合临床进行诊断。

异位的子宫内膜组织与宫腔内膜一样，具有雌、孕激素受体（ER、PR），但 ER、PR 含量均较宫腔内膜低，且 ER 在月经周期中无明显变化。因此，在月经周期中，异位的子宫内膜组织虽也可随卵巢激素的变化而出现增生或分泌反应，但其反应程度一般不及宫腔内膜敏感，尤其对孕激素的反应更差；故异位的子宫内膜与宫腔内膜的组织学变化往往不同步，且异位子宫内膜多呈增生期改变。

（三）恶变

子宫内膜异位症是一种良性疾病，其中少数可发生恶变，文献报告的恶变率多小于 1%。恶变部位多见于卵巢，发展为卵巢内膜样腺癌、卵巢透亮细胞癌、卵巢浆液性腺癌或卵巢黏液性腺癌等。流行病学研究显示，子宫内膜异位症和卵巢癌之间存在某种关联，子宫内膜异位症妇女发生卵巢癌的相对危险度为普通人群的 1.3～1.9 倍。分子生物学研究也发现，子宫内膜异位症具有与恶性肿瘤相似的一些共性，如病灶细胞的单克隆生长、抑癌基因 p53 的突变等。卵巢癌，尤其是卵巢透亮细胞癌和卵巢内膜样腺癌，合并子宫内膜异位症者并非少见，文献报告分别高达 17.4%～53.0%与 11%～33%，并认为合并子宫内膜异位症的卵巢癌细胞分化较好，5 年生存率较高。但要证明卵巢癌系由异位的子宫内膜组织恶变而来，一般认为应符合 Sampson 提出的诊断标准，即癌组织与异位的子宫内膜组织位于同一卵巢上；两者共存的卵巢为原发病灶，而不是由其他部位转移而来；癌组织中有特征性的子宫内膜间质包围的子宫内膜样腺体。

临床上出现以下情况时需警惕是否发生子宫内膜异位症的恶变：①肿块增大迅速；②绝经后肿块不缩小或新出现肿块；③疼痛节律改变；④影像学检查提示囊壁内乳头，囊壁局部不规则增厚，病灶血流丰富；⑤血清 CA125 水平明显升高或进行性升高。

四、临床表现

（一）症状

子宫内膜异位症的临床表现多种多样，其表现取决于生长的部位和严重程度。典型的三联症是痛经、性交痛和排便困难。约25%的患者无症状。

1.痛经

60%～70%的患者有痛经，常为继发性痛经、进行性加剧。患者多于月经前1～2日开始出现下腹和(或)腰骶部胀痛，经期第1～2日症状加重，月经净后疼痛逐渐缓解。病灶位于宫骶韧带及直肠阴道隔者，疼痛可向臀部、会阴及大腿内侧放射。病变较广泛及严重者，还可出现经常性的盆腔痛。一般痛经程度较重，常需服止痛药治疗，甚至必须卧床休息。通常疼痛的程度与病灶深度有关，宫骶韧带和直肠阴道隔等深部浸润性病灶，即使病灶较小，也可出现明显的痛经；卵巢内膜样囊肿，尤其是囊肿较大者，疼痛也可较轻，甚至毫无痛感。这种痛经与经前水肿以及血液和内膜碎片外渗，引起周围组织强烈的炎症反应有关，而炎症反应主要与病灶局部前列腺素(PG)增高有关。月经期异位的子宫内膜组织释放大量PG，局部诱发炎症反应，使病灶高度充血水肿和出血，产生大量激肽类致痛物质，刺激周围的神经末梢感受器而引起疼痛。有学者报道痛经越严重者，病灶中的PG浓度也越高。研究显示，子宫内膜异位症妇女异位病灶局部存在感觉神经纤维末梢的分布，并且神经纤维的分布密度高于正常对照组妇女，这也提示在痛觉传导过程中，子宫内膜异位症妇女的痛经感觉可能更为严重。

2.性交痛

病灶位于宫骶韧带，直肠子宫陷凹及直肠阴道隔的患者，因性交时触碰这些部位，可出现盆腔深部疼痛，国外报告性交痛的发生率为30%～40%。月经前，病灶充血水肿，性交痛更明显。子宫内膜异位症所致的严重盆腔黏连，也常引发性交痛。

3.排便困难

当病变累及宫骶韧带、直肠子宫陷凹及直肠阴道隔时，由于月经前或月经期异位内膜的肿胀，粪便通过宫骶韧带之间时，可能出现典型的排便困难和便秘。

4.不孕

不孕是子宫内膜异位症的主要症状之一。据统计，子宫内膜异位症中40%～60%有不孕，不孕症中25%～40%为子宫内膜异位症。

子宫内膜异位症引起不孕的原因，除输卵管和卵巢周围黏连、输卵管扭曲及管腔阻塞等机械因素外，一般认为主要与下列因素有关。

(1)盆腔微环境改变：子宫内膜异位症患者的腹腔液量增多，腹腔液中的巨噬细胞数量增多且活力增强，不仅可吞噬更多的精子，还可释放IL-1、IL-6、IFN等多种细胞因子，这些生物活性物质进入生殖道内，可通过不同方式影响精子的功能及卵子的质量，进而不利于受精过程及胚胎着床发生。

(2)卵巢内分泌功能异常：子宫内膜异位症患者中，约25%黄体功能不健全，17%～27%有未破裂卵泡黄素化综合征(LUFS)。有学者发现，在腹腔镜下，中度和重度子宫内膜异位症患者中分别只有28%和49%的患者有排卵滤泡小斑。这一数值显著低于正常对照组和轻微病变组的91%和85%的排卵滤泡小斑形成率。

(3)子宫内膜局部免疫功能异常：患者的体液免疫功能增强，子宫内膜上有IgG、IgA及补体C3、C4沉着，还产生抗子宫内膜抗体。后者通过补体作用可对子宫内膜造成免疫病理损伤，进而干扰受精卵的着床和发育，可能导致不孕或早期流产。

5.月经失调

部分患者可因黄体功能不健全或无排卵而出现月经期前后阴道少量出血、经期延长或周期紊乱。有的患者因合并子宫肌瘤或子宫腺肌病，也可出现经量增多。

6.急性腹痛

较大的卵巢内膜样囊肿，可因囊内压力骤增而破裂，囊内容物流入腹腔刺激腹膜，产生剧烈腹痛；常伴有恶心、呕吐及肠胀气，疼痛严重者甚至可出现休克。临床上需与输卵管妊娠破裂、卵巢囊肿蒂扭转等急腹症鉴别。通常，卵巢内膜样囊肿破裂多发生在月经期或月经前后。阴道后穹隆穿刺若抽出咖啡色或巧克力色液体可诊断本病。

7.直肠、膀胱刺激症状

病灶位于直肠阴道隔、直肠或乙状结肠者，可出现与月经有关的周期性排便痛，肛门及(或)会阴部坠胀及排便次数增多。若病灶压迫肠腔，可致排便困难。少数病变累及直肠黏膜时，可出现月经期便血。

病灶位于膀胱和输尿管者，可出现尿频、尿急和周期性血尿。若病灶压迫输尿管，则可并发肾盂积水和反复发作的肾盂肾炎。

(二)体征

子宫内膜异位症的典型体征为妇科检查发现宫骶韧带及(或)子宫颈后上方、直肠子宫陷凹等处有 1 个或数个质地较硬的小结节，多为绿豆至黄豆大小，常有压痛。子宫大小正常，多数因与直肠前壁黏连而呈后位，活动受限。有的因合并子宫肌瘤或子宫腺肌病，其子宫也可增大。于一侧或双侧附件区可扪及囊性包块，囊壁较厚，常与子宫、子宫阔韧带后叶及盆底黏连而固定，也可有轻压痛。

深部浸润性子宫内膜异位病灶多位于后穹隆。检查时见后穹隆黏膜呈息肉样或乳头突起，扪时呈瘢痕样硬性结节，单个或数个，有的结节融合并向骶韧带或直肠阴道隔内发展，形成包块，常有压痛。月经期，病灶表面可见暗红色的出血点。

腹壁及会阴手术瘢痕的子宫内膜异位症，可于局部扪及硬结节或包块，边界欠清楚，常有压痛。病变较表浅或病程较长者，表面皮肤可呈紫铜色或褐黄色。月经期，患者除感局部疼痛外，包块常增大，压痛更明显。

五、诊断

(一)血液检查

(1)血 CA125 可能增高，重症高于轻症患者，但其变化范围较大，临床上多用于重度内异症和疑有深部异位病灶者。在诊断早期内异症时，盆腔液 CA125 较血清值更有意义。

(2)抗子宫内膜抗体是内异症的标志性抗体，患者血中检验出该抗体，表明体内有异位内膜刺激及免疫内环境改变。

(二)影像学检查(盆腔 B 超、CT、MRI)

影像学检查可确定异位囊肿位置、大小和形状。典型的卵巢内异症囊肿 B 超影像为附件区无回声包块，内有强光点。MRI 对卵巢内异症囊肿、盆腔外内异症及深部浸润病灶的诊断和评估有意义。

（三）其他检查

静脉肾盂造影、膀胱镜、结肠镜等。

六、临床分期

目前使用美国生育学会修订的内异症分期法：主要根据腹膜或卵巢病变的大小及深浅、卵巢与输卵管黏连的范围及黏连的程度、直肠子宫陷凹的封闭程度进行评分。

Ⅰ期：微型 1～5 分。

Ⅱ期：轻度 6～15 分。

Ⅲ期：中度 16～40 分。

Ⅳ期：重度＞40 分。

七、鉴别诊断

（一）卵巢恶性肿瘤

早期无症状，有症状时多呈持续性腹痛、腹胀，病情发展快，一般情况差，除有盆腔包块外，多伴有腹水。B 超显示包块为混合性或实性，血清 CA125 值多显著升高，腹腔镜检查或剖腹探查可鉴别。

（二）盆腔炎性包块

多有急性或反复发作的盆腔感染史，疼痛无周期性，平时也有下腹部隐痛，可伴发热和白细胞增多等，抗生素治疗有效。

八、治疗

治疗目的是缩减和去除病灶，减轻和控制疼痛，治疗和促进生育，预防和减少复发。治疗时主要应考虑的因素为年龄、生育要求、症状的严重性、病变范围、既往治疗史及患者的意愿。治疗措施要规范化与个体化。

（一）非手术治疗

1.期待治疗

适用于轻度内异症且无严重症状的患者。期待治疗期间，病情可能会进一步发展，对年轻有生育要求者一般在无特殊情况下应用。

2.药物治疗

多采用非甾体抗炎药缓解慢性盆腔疼痛及痛经。

（1）口服避孕药：连续或周期用药，一般用法是每日 1 片，连续用 6～12 个月；不良反应有恶心、血栓形成、痤疮、脱发、肌肉增多、乳房缩小和声音变粗等。

（2）孕激素：醋酸甲羟孕酮 20～30mg/d、甲地孕酮 40mg/d 或炔诺酮 5mg/d，一般连用 6 个月。

（3）促性腺激素释放激素激动药（GnRH-a）：根据不同剂型分为皮下注射和肌内注射，每月1次,共用3～6个月。应用GnRH-a 3个月可给予反向添加治疗,如戊酸雌二醇片1mg加甲羟孕酮2mg,每日1次或利维爱1.25mg,每日1次。

(4)达那唑:每次200mg,每日2～3次,月经第1日服用,持续用药6个月。如痛经不缓解或未出现闭经,可每日服药4次。长期应用有引起动脉粥样硬化性心脏病的危险。

(5)孕三烯酮:2.5mg,每周服药2次,月经第1日起服,连续用药6个月。不良反应包括雄激素和抗雌激素作用。

(6)米非司酮片:25～100mg/d,不良反应包括烘热、疲倦、恶心和一过性肝酶升高。

(二)手术治疗

1.治疗的原则

子宫内膜异位症多发生于育龄期妇女。既往的治疗采取子宫双附件切除的根治性手术较多,近年来随着对发病机制的不断认识,尤其是郎景和院士提出“在位内膜决定论”和“源头治疗学说”之后,子宫内膜异位症治疗的模式不断的演变和进步,越来越重视患者人性的关怀和保留生育功能。目前子宫内膜异位症的治疗遵循缓解症状、保留生育、手术微创和提高生活质量的原则。中华妇产科杂志刊出的《子宫内膜异位症诊治规范》是在长期临床研究的基础上结合我国国情提出的诊治规范,将上述原则贯穿于临床诊治中,也是在将来一段时期内应该秉承坚持的规范。

2.腹腔镜在子宫内膜异位症诊断中的价值

腹腔镜诊断内异症的标准如下。

(1)腹膜型内异症:①红色病变,隆起的丘疹、息肉状病变、红色或透明的囊泡,周围腹膜上有明显的血管形成;②蓝色病变,呈蓝色或黑色皱缩斑块状;③白色病变,纤维化挛缩斑块或者结节;④混合病灶,指有两种以上颜色的病灶。

(2)卵巢子宫内膜异位囊肿:灰白色,表面可有紫蓝色结节或者灰色斑块,多与子宫后壁、宫骶韧带以及卵巢窝黏连,其内容为巧克力样液体。

腹腔镜是目前诊断子宫内膜异位症(简称内异症)的最佳手段或称为金标准,但文献报道,腹腔镜诊断与组织病理学诊断有一定的不符合性,腹腔镜诊断为内异症而组织学得以证实的仅为18%～60%。尽管如此,多数妇科医师在烧灼或破坏内异症病灶之前并不常规进行病灶的活检。某医院的研究提示内异症腹膜病变范围广,形态多样,具有非对称性分布的特点,80.8%的内异症腹膜病灶位于盆腔后半部分,且左侧病灶(58%)多于右侧病灶(42%)。左侧卵巢巧克力囊肿(简称“巧囊”)也明显多于右侧巧囊。左侧盆腔由于乙状结肠的存在,使得倒流的经血不易到达盆腔液中被稀释和被免疫细胞所清除,易于积聚在局部增加异位内膜种植的机会。研究还发现,腹腔镜诊断腹膜型内异症总的PPV为67.6%,Sen为93.7%,NPV为81.4%,Spe为38.3%,提示腹腔镜诊断某一特定内异症病灶,并不一定均能被病理证实。但对内异症患者而言,腹腔镜诊断与病理诊断的符合率达到100%,即一例患者存在多个病灶,且至少有一个病灶病理有阳性发现。对这一现象的合理解释是内异症患者病灶多比较分散,取一处病灶病理检查不一定有病理阳性发现,但如果多处活检,获得阳性病理发现的机会增加,特别是蓝色病灶以及位于宫骶韧带的病灶。故如果以患者为研究主体而非单个病灶,腹腔镜对肉眼可见的内异症诊断是非常准确的。在腹腔镜手术时,进行内异症病灶多处活检切除,既可提高病理诊断的阳性率，又增加了切除病灶的彻底性。另外，腹腔镜下观察正常的腹膜，病理检查依然有18.5%的阳性率，提示内异症存在镜下病变，腹腔镜手术有可能遗漏这些病灶。这一发现提示手术不可能切除所有内异症病灶，从形态学角度阐述了术后药物治疗的必要性，也为手术联合药物治疗效果优于单纯手术提供了病理学依据。我们的研究显示蓝色病灶的病理阳性率(简称阳性率)最高(94.2%)，其次为白色病灶(71.0%)，而红色病灶(32.8%)及混合病灶(30.8%)阳性率较低。不同部位的内异症病灶阳性率不同，其中以宫骶韧带的阳性率最高，其次为膀胱腹膜反折及阔韧带，这些发现反映了内异症病变的多样性和异质性，提示手术治疗的困难性和多样性。

3.子宫内膜异位症手术的合理性

研究提示，痛经、CPP、性交痛以及大便痛与盆腔内异症的部位和浸润深度有关，位于盆腔后部的深部浸润病灶与疼痛关系密切。对这一结果的解释是，宫骶韧带结节，特别是深部浸润的宫骶韧带结节、直肠阴道隔结节，在月经期充血水肿而体积增大，压迫位于该部位的感觉神经而导致痛经及大便痛。宫骶韧带结节侵犯的范围广，如双侧结节以及直肠阴道隔结节的存在，性生活时可以由于外部压力的作用而导致神经的受刺激而疼痛。直肠子宫陷凹封闭提示盆腔后方的病变较为严重，容易出现疼痛症状，故切除盆腔病灶特别是盆腔后半部的结节，可以解除对神经的压迫，减少病变负荷以及相关炎症因子的产生，从而明显缓解痛经，这已经在临床实践中得到证实，故手术是内异症疼痛的基本治疗。

不孕是内异症基本表现之一，子宫内膜异位症不孕的原因不是单一性，而是多种因素同时存在的。这些因素包括：①盆腔黏连导致的解剖改变，输卵管黏连、扭曲、伞部活动受限、梗阻，影响对卵子的捕捉以及卵子或受精卵的运送；②黄素化卵泡未破裂综合征(LUFS)；③卵巢功能不正常；④子宫的容受性改变；⑤免疫内分泌因素等。手术可以分离盆腔的黏连、切除病灶、恢复盆腔解剖，而且术中反复冲洗盆腔，可以有效去除盆腔液中有害细胞因子，促进内异症患者妊娠。如有研究比较早期内异症腹腔镜治疗组及腹腔镜诊断组术后妊娠率，结果发现妊娠超过20周者腹腔镜治疗组为30.7%，而腹腔镜诊断组仅为17.7%，提示手术对不孕有利。因此，手术是内异症不孕的基本治疗。

卵巢是子宫内膜异位症最常见的部位，占17%～44%。卵巢子宫内膜异位囊肿约占盆腔良性肿瘤的1/3。对于任何的卵巢肿物，最重要的是要鉴别其良恶性，但目前的临床手段包括病史、查体、影像学检查以及血清肿瘤标志物检查等，并不能完全判断肿瘤的性质。卵巢巧囊对药物治疗不敏感，特别重要的是目前认为卵巢巧囊与卵巢癌如卵巢子宫内膜样或者透明细胞癌关系密切，卵巢巧囊的恶变率约为1%，故卵巢巧囊首选手术治疗。

4.不同类型内异症的腹腔镜治疗

(1)腹膜型内异症：浅表腹膜型内异症的发生最可能的机制是经过输卵管逆流至盆腔的经血中内膜在腹膜上种植而形成的。支持点包括腹膜病灶的非对称性分布即子宫后半部分和左侧多见，常伴有盆腔黏连，阻塞性生殖道畸形的患者易发生内异症等。浅表腹膜型内异症主要的临床表现为痛经，也可有慢性盆腔疼痛或者性交痛。盆腔检查体征较好，可有双侧宫骶韧带增粗结节及触痛，单纯的浅表腹膜型内异症超声检查常常无阳性发现。很多情况下，这种类型的内异症在不明原因不孕检查中发现。手术治疗比较简单，可以采取冷刀切除、电凝、激光或超声刀烧灼等方法处理。对浅表的腹膜型内异症而言，是手术治疗、药物治疗还是期待治疗还有不同的看法，但大部分学者认为手术可有效缓解疼痛症状。有循证医学证据表明，腹膜内异症激光治疗后1年的疼痛复发率仅为10%，而期待治疗疼痛复发率为89%。对没有盆腔包块或不孕的患者，有学者主张药物治疗以缓解症状，药物效果不好再考虑手术。

(2)卵巢内膜异位囊肿：卵巢巧囊的发生机制比较复杂。目前主要有3种理论：第一种是种植理论，认为卵巢巧囊是倒流经血中的内膜碎片在卵巢上种植生长并向卵巢皮质内浸润生长的结果；第二种理论是卵巢巧囊继发于卵巢功能性肿瘤如滤泡囊肿或者黄体囊肿；第三种是化生理论，认为卵巢表面间皮内陷而化生成内异症的腺体及间质而形成囊肿疾病。卵巢巧囊虽然病理形态是良性改变。但分子学研究表明，巧囊与卵巢恶性肿瘤有某些共同特点，近年对内异症恶变的代谢、酶、受体及分子机制等进行了深入的研究，发现内异症与癌的诸多关系，主要有以下几个方面。

1)乳糖代谢的异常：乳糖-1-磷酸尿苷酰转移酶(GALT)是乳糖代谢的重要酶。内异症患者GALT基因突变率高。在动物试验中发现，GALT基因突变与卵巢癌的发生有关。

2)纤维酶原激活系统异常：内异症及肌腺症的种植与浸润的发生机制与恶性肿瘤类似，可能受细胞黏附分子及降解细胞外基质的酶调节。尿激酶型纤溶蛋白激活因子(uPA)可能为局部调节肿瘤浸润的分子，异位内膜上皮细胞过度表达uPAR与间质细胞过度分泌uPA与异位内膜的浸润特性有关。

3)雌孕激素及其受体调节异位及在位内膜细胞的增生。异位内膜病灶没有正常子宫内膜分泌期雌孕激素受体的生理性的降调节作用。异位内膜失去了在位内膜的周期性改变，显示增生变化。

4)内异症的分子生物学改变，如单克隆起源，杂合性的丢失(LOH)；基因的改变，如抑癌基因PTEN/MMAC1及TP53基因的丢失等。

卵巢巧囊应首选手术治疗。由于腹腔镜手术微创，术后黏连减少而成为治疗卵巢巧克力囊肿首选的手段。卵巢巧囊的手术方式主要有两类，一类为囊肿剔除术，另一类为囊肿穿刺或开窗＋囊内壁烧灼术。前者的理论根据认为巧囊为卵巢良性肿瘤，其发生是卵巢间皮的化生，是真正的肿瘤；后者的理论根据认为巧囊是逆流至盆腔的子宫内膜种植在卵巢表面，继而向卵巢皮质内陷而形成的假囊壁，即巧囊壁是卵巢皮质的一部分，并非真正的肿瘤，故没有必要剥除囊肿壁。巧囊穿刺＋囊内壁烧灼术操作较简单，但常不易完全破坏囊肿壁，有研究表明，子宫内膜腺体侵及囊壁的深度可达1～3mm，而激光烧灼的深度仅为0.3mm，故不能达到有效破坏病灶的目的，术后复发率高。如果使用电凝方法破坏囊内壁，烧灼的深度亦难以控制，烧灼不足造成病灶残留，烧灼过度则造成卵巢组织的热损伤。巧囊穿刺＋囊内壁烧灼术另一个缺点是手术标本少或无标本，故可能遗漏早期卵巢恶性肿瘤的诊断。囊肿剔除术可以完全剥除巧囊壁减少了复发的机会，而且，由于有病理的最后诊断，不会遗漏恶性肿瘤的诊断。回顾性研究表明，比较腹腔镜巧囊剔除术与巧囊穿刺＋囊壁烧灼术后复发率，随诊42个月，巧囊剔除组复发率明显低于囊壁烧灼组，分别为23.6%及57.8%。巧囊剔除术后48个月经超声诊断的累计复发率为11.7%，而再次手术率为8.2%。目前仅有两项前瞻性随机对照研究(RCT)，比较两种手术方法术后复发及妊娠的差异。一项RCT是学者报道的比较两种治疗卵巢巧囊腹腔镜手术方式的效果，64 例卵巢巧囊的患者随机分为囊肿剔除组及囊壁电凝组。主要观察指标为疼痛缓解率及术后妊娠率。随诊 24 个月，结果显示巧囊剔除组疼痛复发率明显低于巧囊壁烧灼组（痛经的复发率：15.8%比 52.9%；性交痛复发率：20%比 75%；慢性盆腔疼痛复发率：10%比 52.9%）。巧囊剔除组手术至同疼痛症状的间隔时间比巧囊壁烧灼组明显延长（19 个月比 9.5 个月）。巧囊剔除组累计妊娠率为 66.7%，明显高于巧囊壁烧灼组。结果提示，巧囊剔除术比巧囊壁烧灼术手术效果更好，并发症相当。另一项 RCT 是伊朗学者报道的上述两种手术方式的效果比较。研究包括 100 例卵巢巧囊患者。主要观察指标为术后 2 年症状体征的复发率以及再手术率以及术后 1 年的累计妊娠率。结果显示，巧囊剔除组术后 2 年疼痛的复发率、卵巢囊肿的复发率以及再手术率均低于巧囊壁烧灼组（疼痛复发率：15.8%比 56.7%，$P=0.001$；囊肿复发率：17.3%比 31.3%，$P=0.16$；再手术率：5.8%比 22.9%，$P=0.03$）。巧囊剔除组术后 1 年的累计妊娠率为 59.4%，明显高于巧囊壁烧灼组的 23.3%。该研究结果提示，与腹腔镜下巧囊壁烧灼术比较，巧囊剔除术术后疼痛和囊肿复发的机会减少，再手术率降低，而妊娠率更高。故巧囊剔除术的手术效果更好。一项数据分析显示，巧囊穿刺＋囊壁烧灼术后复发率比巧囊剔除术升高 3 倍，分别为 18.4%及 6.4%（OR：3.09，95%可信限：1.78～5.36），而术后妊娠率也较低，故目前以巧囊剔除术为卵巢巧囊首选的手术方式。卵巢巧囊剔除术的最大缺点是有可能造成卵巢组织的丢失。日本学者对 73 例手术剥离的卵巢巧囊壁进行病理检查，按手术剥离的难易程度分成两组，A 组为手术容易剥离的囊壁（61 例），B 组为手术剥离困难的囊壁（12 例）。结果显示，A 组 68.9%的囊壁上均有始基卵泡，卵泡数目 1～25 个，平均 6.6 个。49.1%的囊壁与卵巢白体相连。而 B 组囊壁上均未发现卵泡。研究结果提示，容易剥除的卵巢巧囊壁可能会造成卵泡的丢失和卵巢组织的破坏。同一年，意大利学者对 26 例剥离的卵巢巧囊标本进行组织学检查，结果 54%的标本有卵巢组织，但这些卵巢组织均无正常卵泡，故认为巧囊剔除术并不减少卵巢的储备。由于在该研究中学者研究的囊肿壁是位于巧囊黏连部位与卵巢门之间的小块组织，所以学者又报道了对不同部位卵巢巧囊壁病理检查结果。标本 1 取自囊肿与卵巢窝的黏连处，标本 2 取自囊肿黏连处和卵巢门之间部位，标本 3 取自卵巢门部位。结果：标本 1 中，64%的囊壁上均有卵巢组织，平均厚度为（0.3±0.2）mm，94%的卵巢组织内无卵泡或者仅有始基卵泡，仅有个别病例囊肿壁存在初级或者次级卵泡；标本 2 中，54%的囊壁上有卵巢组织，平均厚度为（0.3±0.1）mm，88%的卵巢组织内无卵泡或者仅有始基卵泡，12%的囊肿壁存在次级卵泡；标本 3 中，71%的囊壁上有卵巢组织，平均厚度为（0.8±0.4）mm，85%的卵巢组织内存在初级或者次级卵泡。研究结果显示，卵巢巧囊剔除术不可避免会造成部分卵巢组织的丢失，但有功能的卵巢组织丢失仅仅出现在卵巢门部位。提示手术技术很重要，清楚的解剖界面的剥离以及邻近卵巢门手术时趋向保守，可减少卵巢组织的丢失。

卵巢巧囊手术后对辅助生育的影响目前结论不一。研究表明，卵巢巧囊术后卵巢体积缩小，促排卵效果，卵子回收率低。但一项包括了 870 个周期体外授精（IVF）回顾性研究表明，卵巢巧囊术后 IVF 的妊娠率与输卵管因素相当。特别重要的是手术侧卵巢对促排卵的反应与非手术侧卵巢相似。卵巢巧囊术后对辅助生育的影响值得进一步研究。

5.子宫内膜异位症的神经阻断术

子宫同时受交感神经及副交感神经的双重支配，而这些神经纤维通过宫骶韧带进入宫旁，在宫颈的后侧方形成 Frabkenhauser 神经丛，故在理论上切除宫骶韧带有助于缓解内异症引起的疼痛。子宫切除术后可明显缓解痛经症状已经在临床实践中得到证实。推测痛经的缓解与宫骶韧带切断有关。为了进一步明确保守手术以及 LUNA 对疼痛的效果，有学者对 180 例内异症的患者进行随机双盲对照研究，比较内异症保守性腹腔镜手术同时进行 LUNA 与否对盆腔疼痛以及患者生活质量的影响。LUNA 组腹腔镜下切除内异灶病灶，同时将双侧宫骶韧带近宫颈侧切除长度及深度各 1cm；而非 LUNA 则仅切除内异灶，而不行 LUNA。结果显示，LUNA 组与非 LUNA 组术后 1 年疼痛的复发率分别为 29％及 27％。两组 3 年的随诊率分别为 36％及 32％。疼痛复发时间，对生活质量的影响以及性生活满意度两组均无差异。这提示内异症保守手术同时行 LUNA 对内异症疼痛无进一步的改善作用，其原因可能是子宫神经切除的不完全。还有一种子宫神经去除术为骶前神经切除术(PSN)。来自盆腔神经丛的近心端的纤维在骶胛上方形成腹壁下神经丛及腹壁中神经丛，然后形成腹壁上神经丛，即“骶前神经”。这束神经在腹膜后第 4～5 腰椎椎骨前疏松的网眼状组织中发散开。在椎骨和骶前神经之间，有骶中动静脉走行，手术时易受到损伤。骶前神经位于髂血管三角区，其解剖标志为：右侧为输尿管，还有右髂总动静脉；左侧为乙状结肠、肠系膜下血管以及左侧输尿管。由于乙状结肠的存在，很少能够看到左侧输尿管。PSN 和 LUNA 一样，只和中线部位的疼痛有关，与附件区的疼痛无明显关系。来自卵巢和输卵管远端的痛觉传入神经纤维，自卵巢丛，经过漏斗骨盆韧带，进入主动脉和肾丛。资料表明，与腹腔镜下单纯异位内膜病灶切除比较，同时施行 PSN 不能提高疼痛的缓解率。但这些资料的主要问题是样本量太小。有一项随机对照研究发现开腹 PSN 中线部位的痛经完全缓解，由于伦理委员会认为剥夺中线部位痛经患者 PSN 的疗效不符合伦理学要求而被终止。有学者报道一项内异症痛经治疗的随机双盲研究，比较内异症腹腔镜保守手术＋PSN(治疗组)与单纯保守手术的效果(对照组)。结果表明治疗组的痛经治愈(即完全无痛或轻疼痛不需要治疗者)率明显高于对照组。两组术后 6 个月及 12 个月的治愈率分别为 87.3％和 60.3％以及 85.7％和 57.1％。两组术后的痛经、性交痛以及慢性盆腔痛的程度以及频率均低于术前。而治疗组差异更为明显。而且治疗组对阴道直肠内异症的治疗效果较好。因此，PSN 可进一步提高保守性腹腔镜对内异症痛经的效果。

(梁玉芳)

第二节　子宫腺肌病

子宫腺肌病是由子宫内膜的腺体与间质侵入子宫肌层生长引起的一种良性疾病。曾称为内在性子宫内膜异位症。子宫腺肌病也是一种较常见的妇科病，据报道在手术切除的子宫标本中，6％～40％有子宫腺肌病。患者多为 35～45 岁的中年妇女。

一、发病机制

通过对子宫腺肌病的子宫标本做连续组织切片，发现子宫内膜的基底层常与肌层内的病灶相连，使人们相信子宫腺肌病是由基底层子宫内膜直接长入肌层所致。子宫内膜并无黏膜下层，但与身体其他器官的黏膜一样，通常都是向空腔面生长，提示可能子宫肌层有抵抗内膜入侵的能力。多次分娩、人工流产刮宫术及宫腔感染等，可破坏局部肌层的防御能力，使基底层宫内膜得以入侵肌层并生长。由于子宫腺肌病常合并子宫肌瘤和子宫内膜增生过长，提示本病的发生还可能与较长时间的高雌激素刺激有关。此外，人绒毛膜促性腺激素(hCG)、生乳素(PRL)也与本病的发生有关。

二、病理

子宫腺肌病可分为弥漫型与局限型两种类型。弥漫型者子宫呈均匀增大，质较硬。通常子宫增大不超过3个月妊娠大小，过大者常合并子宫肌瘤。剖面见肌层肥厚，常以后壁为甚。增生的平滑肌束呈小梁状或编织样结构，边界不清，无包膜。增厚的肌壁中可见小的腔隙，直径多在5mm以内。腔隙内常有暗红色陈旧积血。偶见肌壁内形成较大的积血囊腔，可向子宫表面突出，甚至发生破裂。局限型者，子宫内膜在肌层内呈灶性浸润生长，形成结节，但无包膜，故难以将结节从肌壁中剥出。结节内也可见含陈旧出血的小腔隙。有的结节向宫腔突出，颇似黏膜下子宫肌瘤。

镜下见子宫肌层内有呈岛状分布的子宫内膜腺体与间质。其周围平滑肌纤维呈不同程度增生。子宫内膜侵入肌层的深度不一，严重者可达肌层全层，甚至穿透子宫浆膜，引起子宫表面黏连和盆腔子宫内膜种植。病灶中的子宫内膜多呈增生反应或简单型(腺囊型)增生过长，偶为分泌反应。一般认为是由于病灶中的内膜系来自宫内膜的基底层，故而对孕激素不敏感或缺乏反应所致。

三、临床表现

(一)痛经

约70%的患者有痛经。痛经程度不一，但常呈进行性加重趋势。一般认为痛经系月经期病灶出血，刺激子宫平滑肌产生痉挛性收缩引起的。病变越广泛，痛经也越严重。

(二)经量增多

由于子宫增大，供血增多以及肌层中的病变干扰了子宫肌壁正常的收缩止血功能，引起经量增多；有的患者合并子宫肌瘤和子宫内膜增生过长，也可出现经量增多，经期延长或月经周期紊乱。

(三)不孕

病变弥漫及痛经较明显者，多有不孕。

(四)子宫增大

患者子宫常呈均匀性增大，质较硬，可出现压痛。有的子宫大小尚属正常，但后壁有结节突起。子宫活动度欠佳，月经期因病灶出血，局部压痛也更明显。

四、诊断

（一）辅助检查

1.B超检查

超声扫描显示子宫增大，肌层增厚，后壁更明显，内膜线前移。病变部位为等回声或回声增强，其间可见点状低回声，病灶与周围无明显界限。

2.MRI检查

MRI示子宫内存在界线不清、信号强度低的病灶，T_2加权像可有信号强度高的病灶，内膜与肌层结合区变宽，＞12mm。

3.其他

血清CA125水平多数可升高。

（二）诊断

根据症状、盆腔检查及以上辅助检查可作出初步诊断，最后根据病理结果诊断。

五、鉴别诊断

（一）子宫肌瘤

不规则阴道出血或月经增多，子宫均匀增大，质硬，与黏膜下肌瘤相似或局限型子宫腺肌病类似与子宫肌壁间肌瘤，但子宫肌瘤，多无进行性痛经，子宫多活动正常，月经前后子宫变化不大，可通过B超检查鉴别，有时两者可并存，最终通过病理结果确诊。

（二）子宫内膜息肉

不规则阴道出血或月经增多、经期延长，临床表现与子宫腺肌病相似，但无进行性痛经，B超检查发现宫腔内异常回声，最终通过病理检查确诊。

（三）子宫内膜癌

不规则阴道出血或月经增多、经期延长，临床表现与子宫腺肌病相似，但无进行性痛经，有阴道排液，B超检查发现宫腔内异常回声，最终通过病理检查确诊。

六、治疗

（一）期待治疗

对无症状、无生育要求者，可定期观察。

（二）手术治疗

手术治疗是主要的治疗方法，其中子宫切除是根治性手术。对年轻需要保留生育功能者，可以进行病灶切除或子宫楔形切除，也可辅助行子宫神经去除术、骶前神经切除术或子宫动脉阻断术。无生育要求伴月经量增多者，可进行子宫内膜去除术。

（三）药物治疗

药物治疗目的是抑制卵巢功能，阻止内异症进展，减少内异症病灶的活性及减少黏连的形成。

（1）药物治疗宜用于基本确诊的病例，不主张长期“试验性治疗”。

(2)药物治疗尚无标准化方案。

(3)各种方案疗效基本相同,但不良反应不同。

(4)应考虑患者的意愿及经济能力。

治疗内异症可供选择的药物主要有口服避孕药、高效孕激素、雄激素衍生物及 GnRH-a 四大类。

(四)辅助生育治疗

对不孕患者可先用 GnRH-a 治疗 3～6 个月,再行助孕治疗,对病变局限或子宫腺肌病者,可先行手术+GnRH-a 治疗,再行助孕治疗。

(梁玉芳)

第九章　女性生殖器发育异常

第一节　外生殖器发育异常

一、阴蒂肥大

阴蒂肥大是临床较常见的外生殖器官畸形，它可以单独存在，也可合并阴唇融合，称为“雌雄兼体”。

（一）临床表现

阴蒂呈圆柱状，位于两侧小阴唇之间的顶端，被阴蒂包皮包绕，由能勃起的海绵体组织构成，分为头、体、脚3部分。阴蒂有丰富的静脉丛及神经末梢，感觉敏锐，对维持满意的性欲、性高潮有重要意义。正常成人女性阴蒂总长度平均1.76cm，可视部分1.0cm，阴蒂头宽为0.5cm。倘若阴蒂的大小超过上述的长度，即可考虑阴蒂肥大。

（二）治疗

保留血管神经的阴蒂整形术是较为理想的治疗方法。它既能保持器官的感觉功能，又可达到一个较满意的外观效果。目前主张，在胎儿出生后或出生1年左右施术。手术要点是需要切除大部分海绵体和远端的上皮部分，使剩余的阴蒂头形成“阴蒂”。可使用阴蒂包皮进行小阴唇成形。具体施术要点：对欲施小阴唇成形术的患者，将预部分切除的阴蒂海绵体背部包皮沿正中由包皮边缘至根部画一直线为标志，切开游离皮下组织，暴露并分离海绵体，并将其背部的血管神经丛游离，避免损伤；在耻骨弓联合处切断海绵体脚部；游离海绵体头部，部分切除、缝扎，将海绵体残端“蹲”在耻骨联合的筋膜上，与海绵体的另一断端对应吻合；用4-0可吸收线间断缝合阴蒂周围皮肤，用阴蒂包皮施小阴唇成形术。酌情可置皮条引流。

二、阴蒂发育不全

阴蒂发育不全与阴蒂肥大相反，阴蒂发育小于正常。其可以单独存在或与外阴、阴道发育异常合并存在。

（一）临床表现

体格检查时发现发育不全的阴蒂头及阴蒂体明显小于正常阴蒂头和阴蒂体，常因小阴唇覆盖而被忽略或遗漏。

（二）治疗

一般无须特殊处理。阴蒂成形术只适用于需要恢复阴蒂解剖结构的罕见病例。

三、大小阴唇肥大

小阴唇肥大是一种常见的发育异常。一般而言，在临床上该病意义不大。

大阴唇肥大临床上可以见到，而大阴唇单侧肥大却不多见。

(一)临床表现

小阴唇肥大，无论单侧或双侧都比正常小阴唇大得多，而大阴唇肥大单侧畸形并不多见。患者就诊时，主诉外阴不对称。体格检查时一侧大阴唇明显大于另一侧，但临床实际意义不大。医师首先排除导致大阴唇不对称的外阴肿瘤或小肠疝。

(二)治疗

单纯的手术切除和外阴整形是矫治的最好方法。

四、阴唇融合

阴唇融合即阴唇褶皱的融合。先天性阴唇融合可能是由于外生殖器官完成发育之前受雄激素的影响。

(一)临床表现

倘若雄激素的作用发生在外生殖器发育的关键时期，则临床表现为尿道海绵体部已发育成形，但阴唇融合，会阴皮肤的表现可能与阴囊样外观相似，阴阜也会隆起。阴唇融合伴阴蒂肥大合并肾上腺皮质增生的病例并非罕见。也可遇到家族遗传性的后阴唇融合，这种遗传模式被认为是常染色体显性遗传伴不完全外显。

(二)治疗

对有阴道而会阴体高，经血流出不畅，性生活困难或小阴唇融合的患者施行会阴切开整形术。手术要点：选择会阴体正中切口，下界达阴道口下缘，纵行切开，暴露阴道口；用 4-0 可吸收线间断缝合；为防止术后黏连，在近阴道口下缘施“∧”切开，横行缝合。术中预防尿道损伤。

五、尿道黏膜脱垂

尿道黏膜脱垂常被描述为黏膜经尿道外口滑出，其发生常与尿道肉阜有关。

(一)临床表现

尿道黏膜脱垂一般不会引起疼痛或不适，有时会排尿困难。检查时可见尿道口前方有明显的黏膜滑出，呈红色花瓣样水肿的组织环。其表面可能有溃疡、坏死及浆液渗出。实施正确的尿道口探查可作出诊断。

(二)治疗

1.非手术治疗

坐浴可以减少充血，控制感染。对轻、中度黏膜脱垂，局部可涂雌激素乳膏；也可在麻醉下将脱垂黏膜复位。

2.手术治疗

切除多余的黏膜，用 4-0 可吸收线将尿道黏膜边缘与前庭黏膜缝合，效果较好。但应防止术后尿道狭窄、尿失禁、尿潴留及复发。有学者倡导用高频电刀电灼疗法或冷冻疗法，但需时间长，有一定风险。有学者创造出一种“非出血性结扎环切术加复位成形”，即将14～18号金属探条插入尿道后，在尿道外口处，将多余脱垂的黏膜用粗丝线系紧，将结扎远端多余的黏膜切除；切除残端用4-0缝线沿结扎线下方预置性环形间断缝合结扎线和金属探条之间的组织，随即将结扎线剪断，取出金属探条，再将预置的缝合线系牢。该方法疗效满意。

六、处女膜闭锁

处女膜闭锁又称无孔处女膜，是发育过程中阴道末端的泌尿生殖窦组织未腔化所致。由于无孔处女膜使阴道和外界隔绝，阴道分泌物或月经初潮的经血排出受阻，积聚在阴道内。有时经血可经输卵管倒流至腹腔。若不及时切开，反复多次的月经来潮使积血增多，发展为子宫腔积血，输卵管可因积血黏连而伞端闭锁。

（一）临床表现

绝大多数患者至青春期发生周期性下腹坠痛，呈进行性加剧。严重者可引起肛门或阴道部胀痛和尿频等症状。检查可见处女膜膨出，表面呈蓝紫色；直肠指诊可扪及阴道膨隆，凸向直肠；并可扪及盆腔肿块，用手指按压肿块可见处女膜向外膨隆更明显。偶有幼女因大量黏液潴留在阴道内，导致处女膜向外凸出而确诊。盆腔B超检查可见子宫和阴道内有积液。

（二）治疗

先用粗针穿刺处女膜膨隆部，抽出积血可以送检进行细菌培养及抗生素敏感试验，而后进行“X”形切开，排出积血，常规检查宫颈是否正常，切除多余的处女膜瓣，修剪处女膜，再用可吸收缝线缝合切口边缘，使开口成圆形，必要时术后给予抗感染药物。

七、两性畸形

性发育异常是一组较为复杂的问题，直到现在为止，国际上尚缺少统一的分类标准。按照Leon Speroff提出的分类标准，可分为女性假两性畸形、男性假两性畸形、真两性畸形和性腺发育不全。男女性别可根据性染色体、生殖腺结构、外生殖器形态以及第二性征加以区分。外生殖器出现两性畸形，均是胚胎或胎儿在宫腔内接受过高或不足量雄激素刺激所致。

（一）分类

根据其发病原因，两性畸形分为女性假两性畸形、男性假两性畸形和生殖腺发育异常。生殖腺发育异常包括真两性畸形、混合型生殖腺发育不全和单纯型生殖腺发育不全3种类型。

1.女性假两性畸形

患者染色体核型为46,XX，生殖腺为卵巢，内生殖器包括子宫、卵巢和阴道均存在，外生殖器出现部分男性化。男性化程度取决于胚胎暴露于高雄激素时期早晚和雄激素数量，患者可表现为阴蒂中度粗大，严重时可出现阴唇后部融合和出现阴茎。雄激素过高的原因包括先天性肾上腺皮质增生或是非肾上腺来源。

(1)先天性肾上腺皮质增生(CAH)又称为肾上腺生殖综合征，为常染色体隐性遗传病，是最常见类型。基本病变为胎儿肾上腺合成皮质醇的酶缺乏，其中以21-羟化酶缺乏最常见，比例约占95%，最终导致17α-羟孕酮无法转化为皮质醇。皮质醇合成量减少对下丘脑和垂体负反馈作用消失，导致垂体促肾上腺皮质激素（ACTH）分泌增加，刺激肾上腺增生，促使其分泌皮质醇量趋于正常，但同时也刺激肾上腺网状带产生异常大量雄激素，致使女性胎儿外生殖器不同程度男性化；此外，由于酶缺乏，可导致皮质激素生物合成中的中间代谢产物聚集，部分产物具有生物活性，如皮质酮，可导致高血压和低血钾。患者出生时即有阴蒂肥大，阴唇融合遮盖阴道口和尿道口，仅在阴蒂下方见一小孔，尿液由此排出。严重者两侧大阴唇肥厚，形成皱褶，并有程度不等的融合，状似阴囊，但其中无睾丸；子宫、卵巢、阴道均存在，但阴道下段狭窄，难以发现阴道口。随着婴儿长大，男性化日益明显，阴毛和腋毛出现较早，至青春期乳房不发育，内生殖器发育受抑制，无月经来潮。虽幼女期身高增长快，但因骨骺愈合早，至成年时反较正常妇女矮小。实验室检查可发现血雄激素含量增高，血皮质醇偏低，尿17酮呈高值，血雌激素、FSH皆呈低值，血清ACTH及17α-羟孕酮均显著升高。

（2）孕妇于妊娠早期服用具有雄激素作用的药物，人工合成孕激素、达那唑或甲睾酮等都有不同程度的雄激素作用。若用于妊娠早期保胎或服药过程中同时受孕，均可导致女胎外生殖器男性化，类似先天性肾上腺皮质增生所致畸形，但程度轻，且在出生后男性化不再加剧，至青春期月经来潮，还可有正常生育。实验室检查时，血雄激素和尿17-酮值均在正常范围。

2.男性假两性畸形

患者染色体核型为46，XY，生殖腺为睾丸，无子宫，阴茎极小、生精功能异常，无生育能力。男性假两性畸形系因男性胚胎或胎儿在母体缺少雄激素刺激发育。发病机制：①促进生物合成睾酮的酶缺失或异常；②外周组织5α-还原酶缺乏；③外周组织和靶器官缺少雄激素受体或受体功能异常。男性假两性畸形多为外周组织雄激素受体缺乏，临床将此病称为雄激素不敏感综合征，属X连锁隐性遗传，常在同一家族中发生。根据外阴组织对雄激素不敏感程度，又分为完全型和不完全型两种。

（1）完全型外生殖器为女性，又称为睾丸女性化综合征。患者体内睾酮经芳香化酶转化为雌激素，至青春期乳房发育丰满，但乳头小，乳晕较苍白，阴毛、腋毛多缺如，阴道为盲端，较短浅，无子宫。两侧睾丸正常大，位于腹腔内、腹股沟或偶在大阴唇内。血睾酮、FSH、尿17-酮均为正常男性水平，血LH较正常男性增高，雌激素略高于正常男性。

（2）不完全型较完全型少见，外阴多呈两性畸形，表现为阴蒂肥大或短小阴茎，阴唇部分融合，阴道极短或仅有浅凹陷。至青春期可出现阴毛、腋毛增多和阴蒂继续增大等男性改变。

对于这类患者要注意性腺恶变问题，恶变的发生率约为5%，但随年龄增加，发生率增多，30岁后性腺恶变的发生率可达到25%。

3.生殖腺发育异常

（1）真两性畸形：患者体内睾丸和卵巢两种生殖腺同时存在，称为真两性畸形，是两性畸形最罕见的一种。可能一侧生殖腺为卵巢，另侧为睾丸或每侧生殖腺内同时含卵巢及睾丸两种组织，称为卵睾；也可能一侧为卵睾，另一侧为卵巢或睾丸。染色体核型多为46，XX，这些患者占80%～90%，2/3被当作男性抚养。其次为46，XX/46，XY嵌合型，46，XY较少见。临床表现与其他两性畸形相同，外生殖器多为混合型或以男性为主或以女性为主，但多有能勃起的阴茎，而乳房几乎均为女性型。体内同时有略高雌激素和雄激素水平。核型为46，XX者，体内雌激素水平达正常男性两倍。多数患婴出生时阴茎较大，往往按男婴抚育。但若能及早确诊，绝大多数患者仍以按女婴抚育为宜。个别有子宫患者在切除睾丸组织后，不但月经来潮，还具有正常生育能力。

(2)混合型生殖腺发育不全：染色体核型为45，X与另含有一个Y的嵌合型，以45，X/46，XY多见。其他如45，X/47，XYY；45，X/46，XY/47，XXY也有报道。混合型系指一侧为异常睾丸，另侧为未分化生殖腺、生殖腺呈索状痕迹或生殖腺缺如。患者外阴部分男性化，表现为阴蒂增大，外阴不同程度融合、尿道下裂。睾丸侧有输精管，未分化生殖腺侧有输卵管、发育不良子宫和阴道，不少患者有特纳综合征的躯体特征。出生时多以女婴抚养，但至青春期往往出现男性化，女性化者极少。若出现女性化时，应考虑为生殖腺分泌雌激素肿瘤所致。

(3)单纯型生殖腺发育不全：染色体核型为46，XY，但生殖腺未能分化为睾丸而呈索状，故无雄激素分泌，副中肾管也不退化，患者表型为女性，但身体较高大，有发育不良子宫、输卵管，青春期乳房及毛发发育差，无月经来潮。

（二）诊断

1.病史和体检

应首先询问患者母亲在孕早期有无服用高效孕酮或达那唑类药物史，家族中有无类似畸形史，并详细体检。注意喉结、行为举止、乳腺发育情况、阴茎大小、尿道口位置，是否有阴道和子宫，直肠—腹部诊扪及子宫，说明多系女性假两性畸形，但应除外真两性畸形。若在腹股沟部、大阴唇或阴囊内扪及生殖腺，则为睾丸组织仍不能排除真两性畸形。

2.实验室检查

染色体核型为46，XX，血雌激素低值，血雄激素高值，尿17-酮及17α-羟孕酮均高值者，为先天性肾上腺皮质增生。染色体核型为46，XY，血FSH值正常，LH值升高，血睾酮在正常男性值范围，雌激素高于正常男性但低于正常女性值者，为雄激素不敏感综合征。

3.生殖腺活检

真两性畸形常需通过腹腔镜检或剖腹探查取生殖腺活检，方能确诊。

（三）治疗

确诊后应根据患者原社会性别、本人愿望及畸形程度予以矫治。原则上除阴茎发育良好者外，均宜按女性抚养。

(1)先天性肾上腺皮质增生：确诊后立即开始并终身给予可的松类药物，抑制促肾上腺皮质激素过量分泌和防止外阴进一步男性化及骨骺提前闭合，还可促进女性生殖器官发育和月经来潮，甚至有受孕和分娩可能。肥大阴蒂应部分切除，仅保留阴蒂头，接近正常女性阴蒂大小。外阴部有融合畸形者，应予以手术矫治，使尿道外口和阴道口分别显露在外。

(2)雄激素不敏感综合征：完全型及不完全型，均按女性抚育为宜。完全型患者待青春期发育成熟后，切除双侧睾丸防止恶变，术后长期给雌激素维持女性第二性征。不完全型患者有外生殖器男性化畸形，应提前做整形术并切除双侧睾丸。阴道过短影响性生活者，应行阴道成形术。

(3)混合型生殖腺发育不全或单纯型生殖腺发育不全染色体核型含有XY者，其生殖腺发生恶变频率较高，且发生年龄可能很小，应在确诊后尽早切除未分化生殖腺。

(4)真两性畸形:性别的确定主要取决于外生殖器功能状态,应将不需要的生殖腺切除,保留与其性别相适应的生殖腺。除阴茎粗大、能勃起且具有能推纳入阴囊内的睾丸可按男性抚育外,仍以按女性养育为宜。

(梁玉芳)

第二节　阴道发育异常

阴道由副中肾管(又称米勒管)和泌尿生殖窦发育而来。在胚胎第 6 周,在中肾管(又称午非管)外侧,体腔上皮向外壁中胚叶凹陷成沟,形成副中肾管。双侧副中肾管融合形成子宫和部分阴道。胚胎 6～7 周,原始泄殖腔被尿直肠隔分隔为泌尿生殖窦。在胚胎第 9 周,双侧副中肾管下段融合,其间的纵行间隔消失,形成子宫阴道管。泌尿生殖窦上端细胞增生,形成实质性的窦-阴道球,并进一步增殖形成阴道板。自胚胎 11 周起,阴道板开始腔化,形成阴道。目前大多数研究认为,阴道是副中肾管在雌激素的影响下发育而成的,从胚胎第 5 周体腔上皮卷折到胚胎第 8 周与泌尿生殖窦融合,其间任何时间副中肾管发育停止,泌尿生殖窦发育成阴道的过程都会停止。因此副中肾管的形成和融合过程异常以及其他致畸因素均可引起阴道的发育异常。

阴道发育异常可分为 3 类,即先天性无阴道、副中肾管尾端融合异常和阴道腔化障碍。临床上可见以下异常。

一、先天性无阴道

先天性无阴道系双侧副中肾管发育不全或双侧副中肾管尾端发育不良所致。先天性无阴道既非单基因异常的结果,也非致癌物质所致。发生率为 1/5 000～1/4 000,先天性无阴道几乎均合并无子宫或仅有始基子宫,卵巢功能多为正常。

(一)临床表现

原发性闭经及性生活困难。极少数具有内膜组织的始基子宫患者因经血无正常流出通道,可表现为周期性腹痛。检查可见患者体格、第二性征及外阴发育正常,但无阴道口或仅在前庭后部见一浅凹。偶见短浅阴道盲端。常伴子宫发育不良(无子宫或始基子宫)。45%～50%患者伴有泌尿道异常,10%伴有脊椎异常。此病须与处女膜闭锁和雄激素不敏感综合征相鉴别。直肠指诊时,处女膜闭锁可扪及阴道内肿块,向直肠膨隆,子宫正常或增大,B 型超声检查有助于鉴别诊断。雄激素不敏感综合征为 X 连锁隐性遗传病,染色体核型为 46,XY 血清睾酮为男性水平。而先天性无阴道为 46,XX,血清睾酮为女性水平。

(二)治疗

1.模具顶压法

用木质或塑料阴道模具压迫阴道凹陷,使其扩张并延伸到接近正常阴道的长度。适用于无子宫且阴道凹陷组织松弛者。

2.阴道成形术

方法多种,各有利弊。常见术式有羊膜阴道成形术、盆腔腹膜阴道成形术、乙状结肠代阴道术、皮瓣阴道成形术和外阴阴道成形术等。若有正常子宫，应设法使阴道与宫颈连通。

二、阴道闭锁

阴道闭锁为泌尿生殖窦未参与形成阴道下段所致。闭锁位于阴道下段，长度 2～3cm，其上多为正常阴道。

（一）临床表现

绝大多数患者至青春期发生周期性下腹坠痛，呈进行性加剧。严重者可引起肛门或阴道部胀痛和尿频等症状。症状与处女膜闭锁相似，无阴道开口。但闭锁处黏膜表面色泽正常，也不向外隆起。直肠指诊可扪及凸向直肠包块，位置较处女膜闭锁高。

（二）治疗

应尽早手术切除。先用粗针穿刺阴道黏膜，抽出积血后切开闭锁段阴道，排出积血，常规检查宫颈是否正常，切除多余闭锁的纤维结缔组织，利用已游离的阴道黏膜覆盖创面，术后定期扩张阴道以防挛缩。若闭锁段阴道距外阴较远，应在术前充分考虑以何种材料进行部分阴道黏膜组织的替代，如患者大腿外侧皮肤、生物网片等。

三、阴道纵隔

阴道纵隔系因双侧副中肾管会合后，其中隔未消失或未完全消失。阴道纵隔有两类，完全纵隔形成双阴道，常合并双宫颈、双子宫；如果纵隔偏向一侧形成阴道斜隔，导致该侧阴道完全闭锁，出现因经血潴留形成阴道侧方包块。阴道斜隔常伴有同侧泌尿系发育异常，这类患者多为双宫体、双宫颈，也称为阴道斜隔综合征。

（一）临床表现及诊断

绝大多数阴道纵隔无症状，有些是性交困难才诊断。若斜隔导致该侧阴道完全闭锁，可出现痛经。斜隔盲端的积血也可继发感染。另一些可能至分娩时产程进展缓慢才确诊。

（二）治疗

斜隔妨碍经血排出或纵隔影响性交时，应将其切除，创面缝合以防黏连。若临产后发现纵隔阻碍胎先露部下降，可沿隔的中部切断，分娩后缝合切缘止血。因阴道纵隔不孕患者，切除纵隔可能提高受孕机会。

四、阴道斜隔

阴道斜隔综合征是指双子宫、双宫颈、双阴道和一侧阴道完全或不完全闭锁的先天性畸形，多伴闭锁阴道侧泌尿系统畸形，以肾脏缺如多见。其存在的阴道斜隔表现为两面均覆盖阴道上皮的膜状组织，起源于两侧宫颈之间，斜行附着于一侧阴道壁，遮蔽该侧宫颈，隔的后方与宫颈之间形成“隔后腔”。有学者曾提出，此后国内外陆续有相关报道。目前国际上尚无统一命名，国内称为阴道斜隔综合征。病因尚不明确。可能是副中肾管向下延伸未到泌尿生殖窦形成一盲端所致。阴道斜隔常伴有同侧泌尿系发育异常，多为双宫体、双宫颈及斜隔侧的肾缺如。

阴道斜隔分为3个类型:①Ⅰ型为无孔斜隔,隔后的子宫与外界及另侧子宫完全隔离,宫腔积血聚积在隔后腔;②Ⅱ型为有孔斜隔,隔上有一数毫米的小孔,隔后子宫与另侧子宫隔绝,经血通过小孔滴出,引流不畅;③Ⅲ型为无孔斜隔合并宫颈瘘管,在两侧宫颈间或隔后腔与对侧宫颈之间有小瘘管,有隔一侧子宫经血可通过另一侧宫颈排出,引流也不通畅。

(一)临床表现

发病年龄较轻,月经周期正常,3个类型均有痛经,Ⅰ型较重,平时一侧下腹痛。Ⅱ型月经间期阴道少量褐色分泌物或陈旧血淋漓不净,脓性分泌物有臭味。Ⅲ型经期延长有少量血,也可有脓性分泌物。妇科检查一侧穹隆或阴道壁可触及囊性肿物。Ⅰ型肿物较硬,宫腔积血时触及增大子宫。Ⅱ、Ⅲ型囊性肿物张力较小,压迫时有陈旧血流出。

(二)诊断

月经周期正常,有痛经及一侧下腹痛;月经周期中有流血、流脓或经期延长。妇科检查一侧穹隆或阴道壁有囊肿,增大子宫及附件肿物。局部消毒后在囊肿下部穿刺,抽出陈旧血,即可诊断。B超检查可见一侧宫腔积血,阴道旁囊肿,同侧肾缺如。子宫碘油造影检查可显示Ⅲ型者宫颈间的瘘管。有孔斜隔注入碘油,可了解隔后腔情况。必要时应做泌尿系造影检查。此外,腹腔镜检查可以协助内生殖器畸形的诊断,可发现上生殖道并发症。

(三)治疗

由囊壁小孔或穿刺定位,上下剪开斜隔,暴露宫颈。沿斜隔附着处,做菱形切除,边缘电凝止血并以微乔线连续扣锁缝合,一般无须放置阴道模型。阴道斜隔综合征患者一旦畸形得以纠正,在生育能力方面与正常妇女相同,两侧子宫均可正常妊娠及分娩,但少部分也可有流产、胚胎停育、异位妊娠的结局。

五、阴道横隔

阴道横隔系因两侧副中肾管会合后的尾端与尿生殖窦相接处未贯通或部分贯通。横隔可位于阴道内任何部位,以上中段交界处居多,其厚度约为1cm,两侧均覆盖鳞状上皮。多数横隔为不完全型。

(一)临床表现及诊断

完全性横隔较少见,多数是隔中央或侧方有一小孔,月经血自小孔排出。横隔位于上段者,不影响性生活,常系偶行妇科检查时发现。位置较低者少见,多因性生活不满意面就医。

(二)治疗

可采用手术治疗,将横隔切开并切除其多余部分,最后缝合切缘以防黏连形成。术后短期放置模具防止瘢痕挛缩。若系分娩时发现横隔阻碍胎先露部下降,横隔薄者,当胎先露部下降至横隔处并将横隔撑得极薄时,将其切开后胎儿即能经阴道娩出;横隔厚者应行剖宫产。

六、中肾管残留

(一)临床表现

中肾管系统走行于输卵管系膜中,并穿过子宫内侧壁、宫颈侧壁,再到阴道前侧壁,止于阴道口,因此上述部位均可发生中肾管囊肿。但中肾管囊肿一般多见于输卵管、子宫阔韧带、阴道壁、大阴唇等部位，少数情况可能发生于腹膜后等部位。发生于阴道段的囊肿常位于阴道前外侧壁向阴道腔膨出，发生于外阴部的中肾管囊肿相对少见。中肾管结构来源的囊肿大小不一，一般大小为 2～3cn，也可多发，呈长条形结节状，直径很少超过 10cm，囊肿多为单发，囊壁较薄，囊内液体清亮透明但可以因出血而呈浅褐色。一般无特殊症状，患者往往无明显不适，多是体格检查或影像学检查无意中发现，部分患者囊肿生长的部位特殊，可能会产生相应的症状或者因为囊肿体积增大时导致局部压迫症状。

位于外阴阴道的中肾管囊肿又称为加特纳（Gartner）囊肿，Gartner 囊肿有时与泌尿生殖系统畸形并存。位于阴道壁的较大囊肿可引起患者阴道分泌物增多、阴道灼热感、出血或性交疼痛等症状，从而影响性生活。妊娠后囊肿可能会阻碍阴道分娩，也有因囊肿延伸至膀胱阴道间隙或膀胱宫颈间而产生膀胱刺激症状，甚至排尿困难。

盆腔内巨大中肾管囊肿可能会发生扭转导致急腹症症状。极少数位于后腹膜巨大囊肿导致患者出现腹痛症状及相应的压迫症状。当巨大囊肿压迫下肢神经干或神经根时可引起患者臀腿痛。囊肿增大引起毗邻器官的压迫和移位时，随部位不同，也可产生相应的症状。如囊肿出现内出血、坏死等情况，包块体积会突然迅速增大，并出现剧烈疼痛，伴有低热。

综上所述，鉴于米勒管囊肿、中肾管囊肿和黏液性囊肿的大体形态与临床都表现相似且难以区别，真正起源并不具有真正的临床意义。通常，中肾管囊肿位于卵巢冠纵管走行的沿线，中肾旁管囊肿发生在阴道壁的任何部位，泌尿生殖窦上皮来源的囊肿则发生在前庭区域。大多数胚胎型阴道囊肿，尤其是中肾管起源的阴道囊肿，通常都出现在阴道的前侧壁，应重视。

（二）治疗

一般囊肿小，无症状，无须治疗。如生长较大、合并感染及出现症状者，应手术剥除。操作多无困难，但应注意避免损伤尿道或膀胱。切除位于阴道穹隆侧部的囊肿，要防止损伤输尿管。如囊肿大、位于阴道穹隆深部，剥除有困难时，可行囊肿切开后剥除囊壁或切除部分囊壁后，将囊壁边缘与阴道黏膜切缘用可吸收线缝合造口，开放囊腔。也有学者主张以刮匙搔刮残留的囊壁后，用纱布条填塞阴道，压迫残留囊腔，使之黏连闭合。

妊娠期发现阴道囊肿者，暂不给予处理。必要时临产后在严格消毒下刺破囊肿，以利胎儿娩出。产后适当时间，再行手术切除。

（梁玉芳）

第三节　宫颈及子宫发育异常

一、先天性宫颈闭锁

先天性宫颈闭锁较罕见。

（一）临床表现及诊断

若患者子宫内膜有功能，青春期后可因宫腔积血而出现周期性腹痛，经血还能经输卵管逆流入腹腔，引起盆腔子宫内膜异位症和子宫腺肌病。

（二）治疗

可手术穿通宫颈，使子宫与阴道相通。但手术后人工形成的宫颈管极易黏连再次闭合，导致宫腔再次积血而须切除子宫。宫颈未发育者，宜行子宫切除术。

二、子宫未发育或发育不全

（一）先天性无子宫

此为两侧副中肾管中段及尾段未发育和汇合所致，常合并无阴道，卵巢发育正常，第二性征不受影响。直肠—腹部诊扪不到子宫。

（二）始基子宫

又称为痕迹子宫，系因两侧副中肾管会合后不久即停止发育，常合并无阴道。子宫极小，仅长 1～3cm，无宫腔。

（三）子宫发育不良

又称为幼稚子宫，系因副中肾管会合后短时期内即停止发育。子宫较正常小，有时极度前屈或后屈。宫颈呈圆锥形，相对较长，宫体与宫颈之比为 1∶1 或 2∶3。患者月经量较少，不育。直肠—腹部诊可扪及小而活动的子宫。治疗方法可用小剂量雌激素加孕激素序贯用药，用药期间子宫可能会稍变大。一般可自月经第 5 日开始每晚口服妊马雌酮 0.625mg 或戊酸雌二醇 1mg，连服 20 日，服药后 11 日加服甲羟孕酮 8mg，每日 1 次，连用 10 日，共服 6～12 个周期，定期测子宫径线。

三、子宫体发育异常

子宫发育异常是女性生殖器官发育异常中最常见的一种，是因副中肾管在胚胎时期发育、融合、吸收的某一过程停滞所致。

（一）子宫未发育或发育不良

①先天性无子宫：因双侧副中肾管形成子宫段未融合，退化所致。常合并无阴道。卵巢发育正常。②始基子宫：系双侧副中肾管融合后不久即停止发育，子宫极小，仅长 1～3cm。多数无宫腔或为一实体肌性子宫。偶见始基子宫有宫腔和内膜。卵巢发育可正常。③幼稚子宫：双侧副中肾管融合后不久即停止发育，子宫极小，卵巢发育正常。

1.临床表现

先天性无子宫或实体性的始基子宫无症状。常因青春期后无月经就诊，检查才发现。具有宫腔和内膜的始基子宫若宫腔闭锁或无阴道者可因月经血潴留或经血倒流出现周期性腹痛。幼稚子宫月经稀少或初潮延迟，常伴痛经。检查可见子宫体小，宫颈相对较长，宫体与宫颈之比为 1∶1 或 2∶3。子宫可呈极度前屈或后屈。

2.治疗

先天性无子宫、实体性始基子宫可不予处理。始基子宫或幼稚子宫有周期性腹痛提示存在宫腔积血者需手术切除。

（二）单角子宫与残角子宫

①单角子宫：仅一侧副中肾管正常发育形成单角子宫，同侧卵巢功能正常。另侧副中肾管

完全未发育或未形成管道，未发育侧卵巢、输卵管和肾脏也往往同时缺如。②残角子宫：一侧副中肾管发育，另一侧副中肾管中下段发育缺陷，形成残角子宫。有正常输卵管和卵巢，但常伴有同侧泌尿器官发育畸形。约 65% 单角子宫合并残角子宫。根据残角子宫与单角子宫解剖上的关系，分为 3 种类型：Ⅰ型残角子宫有宫腔，并与单角子宫腔相通；Ⅱ型残角子宫有宫腔，但与单角子宫腔不相通；Ⅲ型为实体残角子宫，仅以纤维带相连单角子宫。

1.临床表现

单角子宫无症状。残角子宫若内膜有功能，但其宫腔与单角宫腔不相通者，往往因月经血倒流或宫腔积血出现痛经，也可发生子宫内膜异位症。检查可见单角子宫偏小、梭形、偏离中线。伴有残角子宫者可在子宫一侧扪及较子宫小的硬块，易误诊卵巢肿瘤。若残角子宫腔积血时可扪及肿块，有触痛，残角子宫甚至较单角子宫增大。子宫输卵管碘油造影、B 超检查磁共振显像有助于正确诊断。

2.治疗

单角子宫不予处理。妊娠期加强监护，及时发现并发症予以处理。非妊娠期Ⅱ型残角子宫确诊后应切除。早、中期妊娠诊断明确，及时切除妊娠的残角子宫，避免子宫破裂。晚期妊娠行剖宫产后，需警惕胎盘黏连或胎盘植入，造成产后大出血。切除残角子宫时将同侧输卵管间质部、卵巢固有韧带及圆韧带固定于发育对侧宫角部位。

（三）双子宫

双子宫为两侧副中肾管未融合，各自发育形成两个子宫和两个宫颈。两个宫颈可分开或相连；宫颈之间也可有交通管。也可为一侧子宫颈发育不良、缺如，常有一小通道与对侧阴道相通。双子宫可伴有阴道纵隔或斜隔。

1.临床表现

患者多无自觉症状。伴有阴道纵隔可有性生活不适。伴阴道无孔斜隔时可出现痛经；伴有孔斜隔者于月经来潮后有阴道少量流血，呈陈旧性且淋漓不尽或少量褐色分泌物。检查可扪及子宫呈分叉状。宫腔探查或子宫输卵管碘油造影可见两个宫腔。伴阴道纵隔或斜隔时，检查可见相应的异常。

2.治疗

一般不予处理。当有反复流产，应除外染色体、黄体功能及免疫等因素。伴阴道斜隔应做隔切除术。

（四）双角子宫

双角子宫是双侧中肾管融合不良所致，可分为两类：①完全双角子宫（从宫颈内口处分开）；②不全双角子宫（宫颈内口以上处分开）。

1.临床表现

一般无症状。有时双角子宫月经量较多并伴有程度不等的痛经。检查可扪及宫底部有凹陷。B 超检查、磁共振显像和子宫输卵管碘油造影有助于诊断。

2.治疗

双角子宫一般不予处理。若双角子宫出现反复流产，应行子宫整形术。

（五）纵隔子宫

纵隔子宫为双侧副中肾管融合后，纵隔吸收受阻所致，分为两类：①完全纵隔子宫（纵隔由宫底至宫颈内口之下）；②不全纵隔（纵隔终止于宫颈内口之上）。

1.临床表现

一般无症状。纵隔子宫可致不孕。纵隔子宫流产率26%～94%，妊娠结局最差。检查可见完全纵隔者宫颈外口有一隔膜。B超检查、磁共振显像和子宫输卵管碘油造影可以辅助诊断，宫腔镜和腹腔镜联合检查可以明确诊断。

2.治疗

纵隔子宫影响生育时，宫底楔形切除纵隔是传统治疗方法。20世纪80年代后采用在腹腔镜监视下，通过宫腔镜切除纵隔是主要治疗纵隔子宫的手术方法。手术简单、安全、微创，妊娠结局良好。

（六）弓形子宫

弓形子宫为宫底部发育不良，中间凹陷，宫壁略向宫腔突出。

1.临床表现

一般无症状。检查可扪及宫底部有凹陷；凹陷浅者可能为弓形子宫。B超、磁共振显像和子宫输卵管碘油造影有助于诊断。

2.治疗

弓形子宫一般不予处理。若出现反复流产，应行子宫整形术。

（七）己烯雌酚所致的子宫发育异常

妊娠2个月内服用己烯雌酚（DES）可导致副中肾管的发育缺陷，女性胎儿可发生子宫发育不良，如狭小T型宫腔、子宫狭窄带、子宫下段增宽及宫壁不规则。其中T型宫腔常见（42%～62%）。T型宫腔也可见于母亲未服用者DES，称为DES样子宫。

1.临床表现

一般无症状，常在子宫输卵管碘油造影检查时发现。DES可致宫颈功能不全，故早产率增加。妇科检查无异常。诊断依靠子宫输卵管碘油造影。

2.治疗

一般不予处理。宫颈功能不全者可在妊娠14～16周行宫颈环扎术。

（梁玉芳）

第四节　输卵管发育异常

一、输卵管未发育

双侧输卵管未发育多数合并先天性无子宫，与双侧副中肾管不发育或发育受阻有密切关系，罕见有双侧输卵管缺如而子宫与卵巢发育正常的报道。

单侧输卵管未发育，为一侧副中肾管未发育所引起，常伴有同侧子宫缺如，该侧的卵巢、输尿管、肾脏往往同时缺如,即单角子宫。

二、输卵管发育不全

发育不全的输卵管外形往往细长且弯曲,并伴有不同程度的肌肉发育不全,是最常见的输卵管发育异常,部分输卵管无管腔或部分管腔不通畅,造成不孕。部分输卵管有憩室或副口导致异位妊娠。

三、副输卵管

在正常的输卵管附近有一小型输卵管,可有伞端,近端可与正常的输卵管相通或阻塞,可以造成不孕或引发输卵管妊娠,术中发现应给予切除。

四、重复输卵管

单侧或双侧有两条发育正常或发育异常的输卵管,发生机制不明,两条输卵管均有管腔,外形相似,结构相同,两条多与子宫腔相通,此类患者一般无临床症状,多在行输卵管结扎术或腹腔手术时发现。

五、双腔输卵管

两条输卵管共同起始于子宫间质部或自输卵管峡部向下分出一岔管,中间分开,至壶腹部汇合而成一个伞端。此类畸形的输卵管可能成为不孕的因素或诱发输卵管妊娠,应给予切除。

六、输卵管副口

输卵管副口多见于输卵管壶腹部,单侧或双侧,口大小不一,副口边缘多被发育不良的伞端包围,形成花冠状漏斗,可通到主管,输卵管副口可一个或多个,也可发生在输卵管的其他部位,是异位妊娠的原因之一。

有学者报道,19 例输卵管副开口中合并子宫内膜异位症者占 89.5%(17/19),其中 88.2%(15/17)为早期子宫内膜异位症,提出输卵管副口可能与子宫内膜异位症、不孕症有关。

七、输卵管中部节段状缺失

类似输卵管结扎绝育手术的状态,缺失的输卵管组织镜下观察呈纤维肌性。某医院不孕手术探查术中发现一例双侧输卵管近端与同侧圆韧带融合,其中约 3cm 缺失,远端呈盲端与壁腹膜黏连的病例,这类畸形少见,多在术中检查发现。在临床还有罕见的输卵管畸形,如输卵管缩短、蜷缩或呈囊袋状,多见于其母亲妊娠期有服用己烯雌酚病史者。如果同时出现有两种或两种以上的类型的输卵管畸形,称为输卵管复合畸形。

(梁玉芳)

第五节　卵巢发育异常

一、卵巢发育不全

双侧卵巢发育不全多见于先天性卵巢发育不全综合征，又称特纳综合征患者，多见核型为45,X，卵巢外观细长而薄，色白质硬甚至仅为条索状痕迹，无卵泡。

单侧卵巢发育不全见于单角子宫，常伴有同侧输尿管甚至肾缺如。

二、卵巢异位

卵巢在发育过程中受阻，仍停留在胚胎期的位置而未下降至盆腔，位置高于正常卵巢位置，如位于肾下极附近或位于后腹膜组织间隙内，常伴有卵巢发育不良。如下降过度，可位于腹股沟疝囊内。所有异位的卵巢都有发生肿瘤的倾向，应给予切除。

三、副卵巢

在正常卵巢附近或远离正常卵巢部位出现多余的卵巢组织，称为副卵巢。可与正常卵巢相连，但更多的是位于靠近子宫或子宫角附近的阔韧带内，一般较小，直径<1cm，偶有2～3个副卵巢一起出现，常呈结节状，易误认为是淋巴结，需要通过组织学病理检查获得正确的诊断，副卵巢罕见，无症状，多在因其他疾病手术时发现，发现后应予切除。

（梁玉芳）

第十章　盆底功能障碍性及生殖器损伤性疾病

第一节　阴道前后壁膨出

子宫的正常位置有赖于盆底肌肉和筋膜以及附着于子宫的韧带的作用。其中尤以子宫主韧带及肛提肌更重要。子宫纵轴与阴道纵轴呈垂直交叉，所以当腹压增加时子宫不会沿阴道方向下垂。骨盆两侧扇形的肛提肌是盆膈的主要组成部分，在尾骨与直肠间形成坚实的肛提肌板为厚横纹肌及筋膜组织。通过肌肉收缩使其紧张力增加及抵抗腹腔内压力，从而支持骨盆内器官，如果肛提肌及骨盆内筋膜损伤或减弱，腹内压力增加时，则可发生子宫脱垂，伴阴道前壁、后壁膨出。

一、阴道前壁膨出

阴道前壁膨出往往形成膀胱膨出及尿道膨出。阴道内 2/3 膀胱区域脱出称为膀胱膨出。若支持尿道的膀胱宫颈筋膜受损严重，尿道紧连的阴道前壁下 1/3 以尿道口为支点向下膨出称为尿道膨出。

(一)病因

阴道前壁的支持组织主要是耻骨膀胱宫颈筋膜，它起自耻骨联合后面及耻骨弓，当分娩、胎头通过阴道时，子宫颈前方的耻骨宫颈筋膜及肛提肌的耻骨肌部过度伸张，甚至撕裂，在产褥期又未能恢复，使膀胱底部失去支持力量，膀胱逐渐由扩大的膀胱宫颈间隙向阴道前壁膨出。如果耻骨宫颈筋膜前部支持尿道的部分也受损害，则发生尿道膨出。

阴道前壁膨出绝大多数发生于产后，尤与多产次有关，少数发生于更年期或绝经期后，此乃由于雌激素水平下降，组织松弛之故。偶可发生于青年及老年未婚妇女，可能因盆底组织结构先天发育较差的缘故，因此其发生的原因是多方面的，主要是分娩损伤，其次是腹内压力增加、体质因素的影响。

(二)临床表现

常有尿频、尿急症状，此为阴道前壁膨出，膀胱及尿道变位所致，尿频最初只在日间发生，原因是膀胱三角区受到激惹，但当合并有膀胱炎时则兼有夜间尿频及灼热感，膀胱膨出严重者常有排尿困难，越用力则排尿越困难，不用力时立即又复有尿意。此时患者须用手把脱垂的膀胱推回阴道内，并加以托持，方能排尿。如果同时伴有子宫脱垂，则膀胱位置低于尿道水平，膀胱与尿道呈锐角屈曲而发生尿潴留，此时极易引起尿路感染，患者有尿频、尿急现象。若输尿管变成屈曲状而妨碍尿液流通，则会发生输尿管积液及肾盂积液或继发感染，严重者可使肾受到损害。

膀胱膨出另一常见症状为压力性尿失禁，咳嗽、大笑或用力时，有少量尿液溢出。如合并尿道膨出，则尿失禁症状更明显。其原因是膀胱膨出与尿道间的角度消失，尿道因肌紧张力松弛而失去正常括约功能。严重尿失禁时经常有少量尿液刺激外阴而瘙痒，影响日常生活和劳动。

患者常有腹部下坠感、腰酸、久立后加重，感觉有肿物自阴道脱出，劳动时肿物增大，休息后肿物缩小。

（三）诊断

患者有尿频、尿失禁症状。检查外阴时，阴道前壁呈不同程度球形膨出，平卧时缩小，用力时增大或下移。注意有无尿道膨出。阴道前壁膨出应与阴道前壁囊肿鉴别，用金属导尿管插入膀胱，在膨出部位触到导尿管顶端即为膀胱膨出，如果在阴道内的指诊触不到导尿管顶端即为阴道前壁囊肿。此外还应与尿道或膀胱憩室鉴别。

（四）治疗

轻症者一般无须特殊治疗。有症状者或Ⅱ度、Ⅲ度膨出者可行阴道前壁修补术，将耻骨筋膜缩紧或行前盆底网片悬吊术；如果并发尿道膨出应同时修补。

二、阴道后壁膨出

阴道后壁膨出常伴直肠膨出，常见于经产妇，是因阴道后壁、直肠阴道间隔和直肠前壁薄弱，向前突入阴道穹隆，在阴道口能见到膨出的阴道后壁黏膜。

（一）病因

阴道后壁膨出病因与阴道前壁膨出病因类似，阴道分娩时的损伤是其主要原因，先天性或老年退行性盆底组织支托作用减缩也是原因之一。分娩后，若受损的耻骨尾骨肌、直肠、阴道筋膜或会阴隔膜等盆底支持组织未能修复，直肠向阴道后壁中段逐渐膨出，在阴道口能见到膨出的阴道后壁黏膜。老年女性盆底肌肉及肛门内括约肌力弱、便秘患者排便时用力可导致加重直肠膨出。阴道穹隆处支持组织薄弱可形成直肠子宫陷凹疝，阴道后穹隆向阴道内脱出，甚至脱出至阴道口外，内有小肠，称为肠膨出。

（二）临床表现

患者多有密产、产程延长、产后过早参加重体力劳动或慢性咳嗽病史，常伴有子宫脱垂。

1.症状

轻者可无自觉症状，仅在阴道口看到阴道后壁黏膜患者，多无自觉症状，当阴道后壁明显凸出阴道口时，有外阴摩擦感，随着病程的进展，可逐渐出现下腹下坠感、腰酸、腰痛，并有久立或行走时加剧，平卧休息后减轻，严重者平卧位无法缓解。多数患者有大便不畅，排便困难，有的甚至要用手指向后推压膨出直肠方能排便。甚至长期便秘，排便时增加腹压可加剧膨出程度，造成恶性循环，直肠膨出内有粪便潴留，从而又使直肠膨出加剧。重者多伴有子宫脱垂和膀胱膨出，并有相关临床症状。部分患者可伴有痔疮。少数患者有大便失禁。

2.体征

常见会阴陈旧性裂伤，阴道口及会阴松弛，阴道后壁呈半球形块状突向阴道口，用力屏气增加腹压时突出更加明显，抬高臀部时肿块可缩小；直肠指诊时手指向前可进入凸向阴道的直肠盲袋内，并可感到有潴留的粪便，直肠前壁松弛；如直肠括约肌功能受损，嘱患者做缩肛动作时，则无括约感或括约感减弱；如损伤发生在位置较高处的耻骨尾骨肌纤维，阴道窥器检查可发现阴道后穹隆呈球状膨出，增加腹压时球状物增大，伴直肠膨出时可见两个突出的球状物，此为肠膨出。触诊时可查明疝囊袋。如合并膀胱膨出可有相应体征。

（三）诊断

对于中、老年妇女主诉有经常性的肛门坠胀感、慢性排便困难应怀疑直肠膨出，尤其伴有子宫脱垂病史时，应想到伴发直肠膨出的可能性，并给予仔细检查以确诊。妇检时可探及突向阴道内的直肠盲袋，手指向后压迫盲袋消失，合并肠膨出时可在直肠子宫陷凹探及含有肠管回声的疝囊，嘱患者用力屏气时疝囊增大，抬高臀部时疝囊缩小，甚至消失。根据病史及体征，阴道后壁膨出不难诊断。

阴道后壁膨出分度（以最大脱垂状态时的膨出程度来判断）。

Ⅰ度膨出：阴道后壁膨出的球状物达处女膜缘，但仍在阴道口内。

Ⅱ度膨出：阴道后壁膨出的球状物部分脱出于阴道口外。

Ⅲ度膨出：阴道后壁完全膨出于阴道口外，直肠膨出形成球状盲袋。

（四）鉴别诊断

1.子宫脱垂

轻者多无临床症状，重者可出现不同程度的腰骶部疼痛及下坠感，在久立、负重、走路、久蹲后症状加剧。患者自觉有肿块自阴道脱出，且脱出程度逐渐加重，甚至完全脱出于阴道口外，休息时也不能自动回缩，非经手还纳不能复位。妇科检查脱出物下端中央可见到宫颈外口，探针能经此孔进入宫腔，而直肠膨出在脱出物上方可触及位置正常的子宫，直肠指诊时指尖可进入膨出的盲袋内。

2.直肠脱垂

患者常感肛门坠胀，在咳嗽等增加腹压时即有肿物自肛门脱出，直肠指诊时觉肛门括约肌松弛，而直肠膨出部位位于阴道口，阴道后壁有球形膨出。

3.直肠狭窄

患者也常有便秘和肛门坠胀感，还有粪便排不净感觉，因而常有里急后重感。检查时肛门及阴道口无肿块脱出，但直肠指诊时感肛门括约肌松弛，直肠管腔狭窄，管壁僵硬。患者多有肛门及直肠手术、损伤史。

4.直肠癌

早期可无明显症状和体征，随着肿瘤的不断增大刺激直肠感觉直肠内有轻度不适，肿瘤继续增大，可使直肠管腔狭窄，产生大便变细、便秘等症状。此外，患者还有腹泻、便血、腹胀以及消瘦、恶病质等表现。直肠指诊时可触及肿块。

（五）治疗

仅有阴道后壁膨出而无症状者，一般无须治疗。有症状的阴道后壁膨出伴会阴陈旧性裂伤者，应行阴道后壁及会阴修补术。修补阴道后壁，应将肛提肌裂隙及直肠筋膜缝合于直肠前，以缩紧肛提肌裂隙。阴道后壁裂伤严重者，应多游离阴道后壁，将两宫骶韧带缝合，缩窄阴道。加用医用合成网片或生物补片可加强局部修复，对重度膨出修复有减少复发的作用。

（梁玉芳）

第二节　子宫脱垂

子宫脱垂指由于分娩损伤，长期腹压增加，如慢性咳嗽、经常便秘、超负荷运动及盆底组织发育不良或退行性改变等原因，造成子宫从正常位置沿阴道下降，宫颈外口达坐骨棘水平以下，甚至全部脱出于阴道口外。子宫脱垂常伴发阴道前壁膨出（膀胱膨出）和阴道后壁膨出（直肠膨出）。

一、病因

（1）妊娠、分娩，特别是产钳或胎吸下困难的阴遭分娩，盆腔筋膜、韧带和肌肉可能因过度牵拉而被削弱其支撑力量。若产后过早参加体力劳动，特别是重体力劳动，将影响盆底组织的恢复，导致未复旧的子宫有不同程度下移。

（2）慢性咳嗽、腹水、频繁地举重或者便秘而造成腹腔内压力增加，可导致子宫脱垂。肥胖，尤其是腹型肥胖，也可致腹压增加导致子宫脱垂。随着年龄的增长，特别是绝经后出现的支持结构的萎缩，在盆底松弛的发生或发展中也具有重要作用。

（3）医源性原因包括没有充分纠正手术时所造成的盆腔支持结构的缺损。

二、临床表现

（一）症状

多有密产、难产、阴道助产、慢性咳嗽、长期便秘和超负荷劳动等病史。轻者多无临床症状，重者可出现不同程度的腰骶部疼痛及下坠感，在久立、负重、走路、久蹲后症状加剧。自觉有肿块自阴道脱出，且脱出程度逐渐加重，甚至完全脱出于阴道口外，休息时也不能自动回缩，非经手还纳不能复位。当肿物嵌顿于阴道口外无法还纳时，脱出物组织可出现淤血、水肿，由于长期暴露于阴道口外，可因摩擦而发生子宫颈或阴道壁糜烂、溃疡，甚至继发感染，可有大量脓性分泌物。常伴压力性尿失禁，排尿困难，常有尿潴留，需手还纳脱出的肿物时，才能排尿通畅。由于经常性排尿困难并有尿潴留，故尿路感染症状常见。便秘现象常见，大便困难，有时需用手向内、向后推扶阴道后壁方能排便。

（二）体征

阴道口松弛，常见陈旧性会阴裂伤；嘱患者用力向下屏气，咳嗽增加腹压时，可见子宫颈阴道段连同其后部由阴道壁包裹着的一实性肿块（子宫颈及子宫体）位置沿阴道向下移动，严重时通过手指触摸能感觉到子宫全部脱出于阴道口外，并可见不自主性溢尿，再用示、中两指压迫尿道两侧，重复试验时，无尿液溢出。肿块表面，尤其是宫颈可有水肿、糜烂、溃疡，继发感染时表面有多量脓性分泌物，触之易出血；重度脱垂时常伴有膀胱、直肠膨出并有相应体征。

三、诊断

根据症状及体征，一般不难诊断。阴道检查时令患者向下屏气，如果子宫颈达坐骨棘水平以下或露于阴道口外，诊断即可确立。检查时须注意下列各项。

(1)子宫是否脱垂，脱垂程度如何。

(2)子宫脱垂是否并发子宫颈延长，抑或仅有子宫颈延长而无脱垂。

(3)有无膀胱膨出或尿道膨出。

(4)有无直肠膨出或直肠子宫陷凹疝。

(5)会阴裂伤情况，肛提肌解剖情况，肌肉收缩张力。

(6)有无膀胱炎、局部溃烂及输尿管积水。

(7)患者体质情况，有无长期引起腹压增加的因素存在。

四、鉴别诊断

(一)阴道前后壁膨出

患者常将阴道前后壁脱垂误认为子宫脱垂，通过检查不难鉴别，鉴别点见膀胱膨出和直肠膨出节。

(二)阴道壁囊肿

子宫位置正常，囊壁薄，囊性，边界清楚，位置固定，用力屏气也不移动位置，肿块也无明显增大，导尿后肿块不会缩小。

(三)宫颈肌瘤

宫颈肌瘤为生长于宫颈部位的平滑肌瘤，多数为唇肌瘤，检查可发现颈管粗大，颈管在穹隆部的位置明显不对称，宫颈外口偏向一侧，另一唇则被压迫变薄，正常大小的子宫被顶入腹腔。

(四)子宫黏膜下肌瘤

为鲜红色球状肿块，质地硬，表面找不到宫颈口，但在其周围或一侧可扪及被扩张变薄的宫颈边缘，沿此边缘可触及脱出物的蒂向宫腔延伸。

(五)慢性子宫内翻

内翻于阴道内的子宫黏膜呈深红色，触之易出血，脱出物表面看不到宫颈开口。但在左、右两侧各可见到一小凹陷，此为双输卵管开口位置。直肠指诊及超声检查盆腔内无子宫。

(六)前庭大腺囊肿

前庭大腺开口堵塞，分泌物潴留而形成前庭大腺囊肿。囊肿常位于一侧大阴唇后下方，向大阴唇外侧突出，囊肿较大时，阴道口常被挤向另一侧，妇科检查子宫位置正常。患者常感分泌物增多，有时觉外阴部疼痛。

五、治疗

轻度患者多采用子宫托、药物等方法，中、重症者则采用手术治疗。

(一)子宫托

子宫托是一种支持子宫、子宫颈及盆底组织的用具,能支持阴道壁,使组织不致因松弛而下垂,同时利用肛提肌的耻骨尾骨肌将子宫托支撑于阴道穹隆部,维持子宫颈在坐骨棘水平,使子宫及阴道壁不致下垂,可以减轻或消除症状。随着手术技术的改进,使用子宫托者显著减少。

(二)药物治疗

常用药物为补中益气汤加减,对轻症者起一定作用。有学者认为,服用雌激素替代疗法有助于改善盆底支持力和增加阴道上皮组织的抵抗力,对这方面的实际效果,尚有待观察总结。

(三)盆底肌肉收缩运动

主要是锻炼提肛肌肉,加强此肌的收缩力。方法:患者平卧屈膝,两足靠近臀部,用足与肩胛做支点,将臀部自床上抬起,同时吸气,将肛门收紧,然后放下臀部,呼气将肛门放松,一吸一呼反复锻炼,每日 2~3 次,每次 5~15 分钟或患者坐、卧、立均可用力紧缩肛门,继而放松,反复动作。

(四)手术治疗

根据患者不同年龄、生育要求及全身健康状况,治疗应个体化。手术的目的是矫正并恢复骨盆底组织的支持功能,有满意的性功能并能够维持效果。

1.手术治疗应达到的要求

(1)缩短已延长及松弛的子宫主韧带。

(2)改进肛提肌功能:修补阴道后壁时,将已松弛的肛提肌内缘及其筋膜缝合于直肠前方,以缩小肛提肌裂隙。修补阴道前壁时,将耻骨直肠肌部分的内缘及其内侧的筋膜缝合于尿道与阴道之间,以缩小泌尿生殖裂隙。

(3)加强筋膜的支持功能:手术时缩短耻骨膀胱筋膜,加强阴道前壁及膀胱的支持力。缝合耻骨尾骨肌裂隙及直肠筋膜,重新建立功能完好的会阴体,矫正直肠膨出。

(4)将两侧子宫骶骨韧带向正中相对缝合,以矫正阴道子宫窝疝。

(5)子宫颈肥大或延长时,应切除部分宫颈。

子宫Ⅰ度脱垂需保存生育功能者,一般采用非手术治疗,不需保存生育功能者,可采用曼彻斯特式手术及经阴道结扎输卵管。子宫Ⅱ度脱垂尚需保存生育功能者,无子宫颈延长时,可行阴道前后壁及会阴修补术;有子宫颈延长时,可行曼氏手术及经阴道结扎输卵管。子宫重Ⅱ度及Ⅲ度脱垂时可经阴道切除子宫并行阴道前后壁修补术。其他手术如腹壁筋膜子宫悬吊术,阴道闭合术等,效果不佳,现已不采用。

2.近年来常用的盆底重建手术

近年来,鉴于国内外学者提出以最大限度地恢复解剖、恢复功能、并要微创为原则,开展了围绕解剖的维持(保留子宫)或缺损修复、结构重建以及替代物应用的各种手术。

(1)经阴道骶棘韧带固定术(SSLF):有学者提出,经多次改良后,现已成为较常用的术式,成功率 85%~90%,略低于经腹骶骨阴道固定术,但安全性高。可行单侧或双侧固定,多行右侧固定法,但术后膀胱膨出的复发率较高(11%)。使用辅助缝合器可以避免分离组织造成的损伤和定位准确,但其价格昂贵,无法推广。对于阴道短缩的患者,难以进行骶棘韧带固定术,约4%的患者难以完成手术，据文献报道，骶棘韧带固定术后，由于阴道狭窄引起性交困难的患者可达10%。

(2)骶骨阴道固定术：对阴道穹隆膨出的治愈率为90%～100%，是一种治愈率很高的手术，但57%的患者术后有排便困难等问题。有学者报道了经腹途径，随着腔镜外科的发展，开创了经腹腔镜途径。目前认为，经开腹优于经腹腔镜途径，但开腹手术的创伤大，住院时间长及补片侵蚀等并发症。而腹腔镜具有创伤小、伤口美容、住院时间短、并发症少、患者满意率高的优点，主要并发症有骶前静脉出血，发生率为1.12%～2.16%。

(3)经腹或经腹腔镜子宫骶韧带阴道顶悬吊术：手术时首先寻找阴道顶和子宫骶韧带的近端，然后切开阴道顶上的腹膜，以暴露前方的耻骨宫颈筋膜和后方的直肠阴道筋膜，将这两个筋膜互相靠拢缝合后，形成新的阴道顶，并将其悬吊于宫骶韧带上。近期效果尚可，但远期复发率较高。

(4)经阴道后路悬吊带术(P-IVS)：有学者报道，并取得令人满意的效果。操作用IVS导杆经直肠旁隙进入，由阴道顶穿出，在会阴体和阴道穹隆间送入一8mm宽的聚丙烯吊带，形成新"韧带"以加强萎缩的宫骶韧带力量。该术式创伤少、安全、有效，总体治愈率为91%，术后24小时就能出院，术中无须输血。并发症主要有直肠损伤、血肿、感染、悬吊带排异反应等，发生率很低。

(5)改良的经后路阴道壁悬吊(PVWH)：优点是利用聚丙烯吊带形成上下两个"U"形，上"U"形使子宫拉长的主骶韧带部分或全部得到恢复，后穹隆变深变宽；下"U"形在官骶韧带水平形成新的肛提肌筋膜和子宫骶骨韧带。但由于未对阴道前壁进行修复，使阴道前壁相对薄弱，部分患者可再发阴道前壁脱垂或宫颈延长。

(6)PROLIFT盆底修复装置：法国的盆底外科医生开始开发一种单一置入合成网片以同时支撑前壁、后壁和顶部膨出器官的方法，即Prolift网片，该项改进的技术采用一种特殊尺寸和形状的聚丙烯网片，通过网片的延长臂无张力地固定以达到解剖学修补的目的，包括穿过盆腔筋膜腱弓经闭孔在前部固定和穿过骶棘韧带经臀肌在后部固定。一项多中心的、687例患者应用Prolift网片的回顾性研究表明，盆底器官膨出经阴道Prolift网片技术治疗(TVM)的安全性高，短期并发症发生率低。器官膨出复发(OPR)及压力性尿失禁(SUI)复发的发生率分别为5.3%和5.4%。但令人担忧的是OPR复发以后的临床难处理及SUI复发仍需后续的尿道下吊带悬吊术，需要手术治疗的肉芽肿形成和阴道侵蚀(GF&VE)的发生率为6.7%，并且该盆底修复装置价格昂贵，推广受到很大的限制。

(7)聚丙烯网片全盆底悬吊术：又称为改良的全盆底悬吊术。利用一张10cm×15cm聚丙烯网片耗材即可完成保留子宫的全盆底重建术。该术式强调盆底作为一个整体，保持其完整性及解剖复位的重要性，采用聚丙烯网片悬吊双侧子宫主韧带、骶韧带，并将网片的体部放置在盆底前腔室(阴道膀胱间隙)和盆底后腔室(直肠阴道间隙)内，将自行裁剪的蝶形聚丙烯网片并用牵引线将网片的翼部通过专用穿刺锥经闭孔和坐骨直肠窝在适当的位置对这些腔室进行支撑，同时进行肛提肌及会阴体的修复从而完成盆底三个平面的重建，如伴SUI的患者则同时行压力性尿失禁的治疗。它使损伤的盆底组织连成整体，使承受压力的面积增大，而单位面积承受的压力减小。不仅加强了宫骶韧带及阴道后壁，子宫拉长的主、骶韧带部分或全部得以恢复，后穹隆变深、变宽，避免传统手术造成的生殖器官扭曲、解剖移位造成的一系列临床症状。对子宫主韧带、膀胱宫颈韧带也给予加固，避免了因后路悬吊造成子宫相对前倾前屈，间接增加阴道前壁的压力，而导致的子宫颈在较短时间内快速延长和明显的阴道前壁膨出。

3.手术治疗的适应证与禁忌证

(1)适应证：①严重生殖道脱垂而有显著症状者；②子宫脱垂伴有重度会阴裂伤；③曾经非手术治疗无效者；④子宫脱垂并有明显子宫颈延长、肥大。

(2)禁忌证：①有外阴炎、阴道炎、盆腔炎者，须先治炎症，然后手术；②子宫颈及阴道有溃疡者，治愈后再手术；③有严重心脏病、高血压、肾炎、糖尿病、肝功能损害、活动性肺结核、慢性支气管炎、恶性肿瘤及出血性疾病等，暂不宜手术，待病情好转后再考虑；④子宫颈或子宫体有恶性病变者；⑤月经期、妊娠期不宜手术。

4.手术时可能发生的损伤及出血

(1)膀胱损伤：多发生在修补阴道前壁分离阴道壁与膀胱时，特别是当阴道壁曾有慢性溃疡，愈合后局部形成瘢痕，手术分离困难，易损伤膀胱。损伤后，可见尿液溢出，此时可用“00”号肠线缝合漏孔，切勿穿过膀胱黏膜，再在膀胱肌层用细丝线缝合一层或二层，术后留置导尿管5～7日。

(2)输尿管损伤：手术时未将膀胱向上及向侧旁(包括输尿管)充分推开或钳夹宫旁组织过宽、过多时，有可能损伤输尿管。一般输尿管损伤多在手术后数日内发现，患者诉一侧腰胀痛，尿量少，患者腰部有叩击痛，确诊后应立即进行外科处理。

(3)直肠损伤：手术分离阴道后壁与直肠间组织时，如果层次不清，阴道后壁过厚或黏连，易发生直肠损伤。发现损伤应立即修补，用“00”号肠线缝合直肠壁，不要穿透直肠黏膜，然后用1号丝线间断缝合阴道黏膜下组织。术后服流质饮食5日。

(4)出血：手术时对血管或残端结扎不牢或牵拉残端，致使残端线结滑脱而出血或分离阴道前壁黏膜两侧过宽或分离阴道后壁两侧肛提肌过宽时均可引起大量出血。术者应熟悉主要血管部位，牢固结扎，熟悉局部解剖，按层次分离，可减少出血。

(5)休克手术时失血过多、手术时间过长、过度牵拉盆腔脏器等，均可能发生休克。术者在手术操作时，动作应轻柔、准确，尽量缩短手术时间，贫血及体质虚弱者更应加以注意选择手术方式。

5.手术后并发症

(1)出血或血肿形成：手术时血管残端结扎不牢固，术后1～2日内阴道内可发生渗血或血肿形成，如为少量阴道渗血，可用纱布卷填塞阴道加压止血。止血无效或出血严重时，应拆开阴道壁缝线，寻找出血部位，再次缝扎出血点。

(2)伤口感染、裂开：由于手术时消毒不严密或术后外阴清洁注意不够，可以发生感染。轻症者伤口感染化脓，重症者可发热，局部伤口愈合不良或坏死。此时应给予引流，并使用抗生素治疗。

(3)排尿困难：手术后拔除导尿管后，有些患者不能自然排尿。这是由于术时分离膀胱过广泛使骨盆底的交感神经受到损伤或由于尿道括约肌痉挛，致术后不能自然排尿。此时应协助患者坐起排尿，如仍不能排尿，可放留置导尿管，每4小时放尿1次，避免膀胱过度膨胀。

(4)尿失禁:手术后尿失禁可能由于尿道括约肌或其周围瘢痕形成或由于分离膀胱膨出时神经受损害所致。主要应在手术时适当修复膀胱颈,避免尿失禁发生。

(5)膀胱炎:常由术时及术后多次导尿引起膀胱感染,应给予抗生素治疗。

(6)性交困难及性交疼痛:阴道修补术时切除过多阴道黏膜或会阴修补过高使阴道口狭窄或肛提肌缝合过紧过深,导致阴道过短或狭窄。手术时应避免以上过度修补,以适中为宜。

(7)网片的外露或侵蚀:与个人反应、网片包埋的深浅及排异作用有关,多发生于术后半年。

6.手术失败或复发的处理

手术后大部分患者疗效好,有少数患者失败或复发脱垂,大致有以下几种原因:①重度子宫脱垂及阴道前后壁膨出患者,其盆底组织损伤严重,肛提肌萎缩;②手术方式选择不当或手术时未按解剖层次分离缝合或手术修补做得不彻底;③手术后未充分休息而过早行重体力劳动;④手术后慢性咳嗽、便秘等增加了腹压;⑤手术后再度妊娠分娩者,复发率高。

术后复发的处理方法如下。①手术后膀胱及直肠膨出程度轻,无明显症状者,可不必再手术。应避免重体力劳动,增强体力。②术后子宫发生重度脱垂者,尤其伴有压力性尿失禁、直肠子宫陷凹疝时,可以考虑再次手术,手术方式有阴道前、后壁修补术、子宫颈切除术、阴道直肠陷窝疝修补、部分阴道闭合术、外阴修补术等。可经腹行子宫固定术(将子宫底固定在骶骨前方)或经腹行阴道顶端悬吊术(将阴道顶部悬吊在腹直肌前筋膜)或行全盆底网片悬吊术。

(梁玉芳)

第三节　压力性尿失禁

压力性尿失禁(SUI)指腹压突然增加导致的尿液不自主流出,但不是由逼尿肌收缩压或膀胱壁对尿液的张力压引起。其特点是正常状态下无遗尿,而腹压突然增高时尿液自动流出。又称真性压力性尿失禁、张力性尿失禁、应力性尿失禁。

一、病因

压力性尿失禁分为两型。90%以上为解剖型压力性尿失禁,为盆底组织松弛引起。盆底组织松弛的原因主要有妊娠与阴道分娩损伤、绝经后雌激素水平降低等。最为广泛接受的压力传导理论认为,压力性尿失禁的病因是,盆底支持结构缺损而使膀胱颈/近端尿道脱出于盆底外。因此,咳嗽时腹腔内压力不能被平均地传递到膀胱和近端的尿道,导致增加的膀胱内压力大于尿道内压力而出现漏尿。不足10%的患者为尿道内括约肌障碍型,为先天发育异常所致。

二、临床表现

几乎所有的下尿路症状及许多阴道症状都可见于压力性尿失禁。腹压增加下不自主溢尿是最典型的症状,而尿急、尿频、急迫性尿失禁和排尿后膀胱区胀满感亦是常见的症状。约

80％的压力性尿失禁患者伴有阴道膨出。

三、分度

有主观分度和客观分度。客观分度主要基于尿垫试验。临床常用简单的主观分度如下。

Ⅰ级尿失禁：只在剧烈压力下发生，如咳嗽、打喷嚏或慢跑。

Ⅱ级尿失禁：发生在中度压力下，如快速运动或上下楼梯。

Ⅲ级尿失禁：发生在轻度压力下，如站立时。但患者在仰卧位时可控制尿液。

四、诊断

无单一的压力性尿失禁的诊断性试验。以患者的症状为主要依据，压力性尿失禁除常规体格检查、妇科检查及相关的神经系统检查外，还需进行相关压力试验、指压试验、棉签试验和尿动力学检查等辅助检查，排除急迫性尿失禁、充盈性尿失禁及感染等情况。

压力试验：患者膀胱充盈时，取截石位检查。嘱患者咳嗽的同时，观察尿道口。如果每次咳嗽时均伴随着尿液的不自主溢出，则可提示 SUI。延迟溢尿或有大量的尿液溢出，提示非抑制性的膀胱收缩。如果截石位状态下没有尿液溢出，应让患者站立位时重复压力试验。

指压试验：检查者把中、示指放入阴道前壁的尿道两侧，指尖位于膀胱与尿道交接处，向前上抬高膀胱颈，再行诱发压力试验，如压力性尿失禁现象消失，则为阳性。

棉签试验：患者仰卧位，将涂有利多卡因凝胶的棉签置入尿道，使棉签头处于尿道膀胱交界处，分别测量患者在静息时及 Valsalva 动作（紧闭声门）时棉签棒与地面之间形成的角度。在静息及做 Valsalva 动作时该角度差小于 15°为良好结果，说明有良好的解剖学支持；如角度差大于 30°，说明解剖学支持薄弱；角度差为 15°～30°，说明结果不能确定。

尿动力学检查：包括膀胱内压测定和尿流率测定。膀胱内压测定主要观察逼尿肌的反射以及患者控制或抑制这种反射的能力，膀胱内压力的测定可以区别患者是因为非抑制性逼尿肌收缩还是 SUI 而引起的尿失禁。尿流率测定可以了解膀胱排尿速度和排空能力。

尿道膀胱镜检查和超声检查可辅助诊断。

五、鉴别诊断

（一）先天性尿路畸形

膀胱外翻，输尿管口异位（开口于阴道内）。检查时可明确诊断。

（二）急迫性尿失禁

感觉性急迫性尿失禁、膀胱肿瘤、泌尿系结石、泌尿系异物、膀胱炎和尿道炎等在尿路黏膜受刺激发生尿意急迫，询问病史及辅助检查可诊断。

（三）溢出性尿失禁

在子宫颈肿瘤、子宫阔韧带肿瘤、妊娠子宫后屈牵引或压迫膀胱颈时可出现。询问病史及辅助检查可诊断。

六、治疗

（一）非手术治疗

轻、中度压力性尿失禁患者可考虑非手术治疗，非手术治疗也可用于手术治疗前后的辅助治疗。

（1）盆底肌训练。①Kegel 运动：方法为做缩紧肌提肌的动作，每次收缩不少于 3 秒，然后放松，连续做 15～30 分钟，每日 2～3 次，6 周为 1 个疗程。②生物反馈治疗：使用特殊仪器设备完成。每次 20 分钟，一周 2 次，6 周为 1 个疗程。疗效相当于或优于单纯盆底肌训练。

（2）减肥。

（3）阴道重锤训练。

（4）电刺激治疗。

（5）抗尿失禁型子宫托。

（6）改变饮食习惯。

（7）戒烟。

（二）药物治疗

提高尿道闭合压，提高尿道关闭功能。

1.α_1-肾上腺受体激动药

激活尿道平滑肌 α_1 受体及躯体运动神经原，增加尿道阻力。不良反应有高血压、心悸、头痛、肢端发冷，严重者可发作脑卒中。常用药物有米多君、甲氧明。合并使用雌激素或盆底肌训练疗效较好。

2.有雌激素

可促进尿道黏膜、黏膜下血管及结缔组织增生，增加 α_1 肾上腺受能受体的数量和敏感性。通过作用于上皮、血管、结缔组织和肌肉 4 层结构中的雌激素受体维持尿道主动张力。口服或经阴道给药。可缓解尿频、尿急症状，但不能减少尿失禁，且有加重尿失禁的风险。不良反应是增加子宫内膜癌、乳腺癌及心血管病的风险。

（三）手术治疗

1.手术适应证

（1）非手术治疗无效或不能坚持或耐受者。

（2）中、重度压力性尿失禁，严重影响生活质量者。

（3）生活质量要求较高者。

（4）伴盆腔器官脱垂需行盆底重建者，应同时行抗压力性尿失禁手术。

2.手术禁忌证

（1）严重心肺功能不全，不能耐受手术的患者。

（2）未控制的糖尿病、高血压、凝血功能异常的患者。

（3）膀胱过动症（OAB），急迫性尿失禁者。

（4）合并神经源膀胱。

(5)合并膀胱出口梗阻(BOO)。

3.手术前注意事项

(1)充分知情沟通。

(2)评估膀胱功能,必要时应行尿动力学检查。

(3)根据患者具体情况选择术式。

(4)考虑尿失禁的分类及分型。

4.手术方式

(1)无张力尿道中段吊带术,目前常用的为TVT和TVT-O术,可根据腹压漏尿点压选择术式。①TVT:耻骨后无张力尿道中段吊带术,腹压漏尿点压<60cmH_2O。②TVT-O:经闭孔无张力尿道中段吊带术腹压漏尿点压≥60cmH_2O。

(2)Bruch阴道壁悬吊术:耻骨后将膀胱底、膀胱颈及近端尿道两侧的阴道壁缝合悬吊于Cooper韧带,以上提膀胱颈及近端尿道,从而减少膀胱颈活动度。分为开放式及腹腔镜手术两种方式。疗效与TVT相当,但较TVT术创伤大,住院时间长,恢复慢。

(3)膀胱颈吊带术:自膀胱颈及近端尿道下方将膀胱颈向耻骨上方悬吊及锚定,固定于腹直肌前鞘,以改变膀胱尿道角度,固定膀胱颈和近端尿道,并对尿道产生轻微压迫作用。疗效较肯定,适用于各型尿失禁,尤其是Ⅱ型和Ⅲ型压力性尿失禁者。

(梁玉芳)

第四节　生殖道瘘

各种原因导致生殖器与其毗邻器官之间形成异常通道称为生殖道瘘。临床上以尿瘘(又称泌尿生殖瘘)最常见,其次为粪瘘。两者可同时存在,称为混合性瘘。

一、尿瘘

尿瘘指生殖道与泌尿道之间形成异常通道,尿液自阴道排出,不能控制。尿瘘可发生在生殖道与泌尿道之间的任何部位,根据解剖位置分为膀胱阴道瘘、尿道阴道瘘、膀胱尿道阴道瘘、膀胱宫颈瘘、膀胱宫颈阴道瘘、输尿管阴道瘘及膀胱子宫瘘。

(一)病因

常见尿瘘为产伤和盆腔手术损伤所致的膀胱阴道瘘和输尿管阴道瘘。尿道阴道瘘通常是尿道憩室、阴道前壁膨出或压力性尿失禁的手术并发症。

1.产伤

产伤曾经作为引起尿瘘的主要原因,如今在发达国家已不存在,现仅发生在医疗条件落后的地区。根据发病机制分为以下两型。

(1)坏死型尿瘘:由于骨盆狭窄、胎儿过大或胎位异常所致头盆不称,产程延长,特别是第二产程延长者,阴道前壁、膀胱、尿道被挤压在胎头和耻骨联合之间,导致局部组织缺血坏死形成尿瘘。

(2)创伤型尿瘘:产科助产手术,尤其产钳助娩直接损伤。创伤型尿瘘远多于坏死型尿瘘。

2.妇科手术损伤

经腹手术和经阴道手术损伤均有可能导致尿瘘。通常是由于手术时分离组织黏连,伤及膀胱、输尿管或输尿管末端游离过度,造成膀胱阴道瘘和输尿管阴道瘘。主要原因是术后输尿管血供减少引发迟发性缺血性坏死。

3.其他

外伤、放射治疗后、膀胱结核、晚期生殖泌尿道肿瘤、子宫托安放不当、局部药物注射治疗等均能导致尿瘘。

(二)临床表现

1.漏尿

产后或盆腔手术后出现阴道无痛性持续性流液是最常见、最典型的临床症状。根据瘘孔的位置,可表现为持续漏尿、体位性漏尿、压力性尿失禁或膀胱充盈性漏尿等,如较高位的膀胱瘘孔患者在站立时无漏尿,而平卧时则漏尿不止;瘘孔极小者在膀胱充盈时方漏尿;一侧输尿管阴道瘘由于健侧输尿管的尿液进入膀胱,因此在漏尿同时仍有自主排尿。漏尿发生的时间也因病因不同而有区别,坏死型尿瘘多在产后及手术后3～7日开始漏尿;手术直接损伤者术后即开始漏尿;腹腔镜下子宫切除中使用能量器械所致的尿瘘常在术后1～2周发生;根治性子宫切除的患者常在术后10～21日发生尿瘘,多为输尿管阴道瘘;放射损伤所致漏尿发生时间晚且常合并粪瘘。

2.外阴瘙痒和疼痛

局部刺激、组织炎症增生及感染和尿液刺激、浸渍,可引起外阴部瘙痒和烧灼痛,外阴部呈炎性改变。若一侧输尿管下段断裂而致阴道漏尿,由于尿液刺激阴道一侧顶端,周围组织引起增生,妇科检查可触及局部增厚。

3.尿路感染

合并尿路感染者有尿频、尿急、尿痛及下腹部不适等症状。

(三)诊断

应仔细询问病史、手术史、漏尿发生时间和漏尿表现。首先需要明确的是漏出的液体为尿液,可通过生化检查来比较漏出液与尿液、血液中的电解质和肌酐来明确。尿液中的电解质和肌酐水平应为血液中的数倍,若漏出液中的电解质和肌酐水平接近尿液则高度怀疑有尿瘘可能。

瘘孔大时阴道检查即可发现,小瘘孔则通过触摸瘘孔边缘的瘢痕组织也可初步诊断。如患者系盆腔手术后,检查未发现瘘孔,仅见尿液自阴道穹隆一侧流出,多为输尿管阴道瘘。检查暴露不满意时,患者可取胸膝卧位,用单叶拉钩将阴道后壁向上拉开,可查见位于阴道上段或近穹隆处的瘘孔。下列辅助检查可协助明确诊断。

1.亚甲蓝试验

将三个棉球逐一放在阴道顶端、中1/3处和远端。用稀释的亚甲蓝溶液300mL充盈膀胱,然后逐一取出棉球,根据蓝染海绵是在阴道上、中、下段估计瘘孔的位置。若染色液体经阴道壁小孔流出为膀胱阴道瘘,自宫颈口流出为膀胱宫颈瘘或膀胱子宫瘘,海绵无色或黄染提示可能输尿管阴道瘘。未见蓝染又临床怀疑瘘的存在，可重置三个棉球后嘱患者走动30分钟再取出棉球查看。

2.靛胭脂试验

静脉推注靛胭脂5mL，5～10分钟见蓝色液体自阴道顶端流出者为输尿管阴道瘘。

3.膀胱镜、输尿管镜检查

了解膀胱容积、黏膜情况，有无炎症、结石、憩室，明确瘘孔的位置、大小、数目及瘘孔和膀胱三角的关系等。从膀胱向输尿管插入输尿管导管或行输尿管镜检查，可以明确输尿管受阻的部位。

4.影像学检查

静脉肾盂造影为静脉注入造影剂，于注射后动态观察和泌尿系统摄片，根据肾盂、输尿管及膀胱显影情况，了解肾功能、输尿管通畅情况，有助于输尿管阴道瘘及膀胱阴道瘘的诊断。逆行输尿管肾盂造影对于静脉肾盂造影没有发现的输尿管阴道瘘有辅助诊断作用。螺旋CT尿路造影通过1次屏气6～10秒，即可清楚地显示肾盂、输尿管及膀胱的全貌，已成为一种新的、非侵入性检查尿瘘的方法。

5.肾图

能了解肾功能和输尿管功能情况。

（四）治疗

手术修补为主要治疗方法。非手术治疗仅限于分娩或手术后1周内发生的膀胱阴道瘘和输尿管小瘘孔，留置导尿管于膀胱内或在膀胱镜下插入输尿管导管，4周至3个月有愈合可能。由于长期放置导尿管会刺激尿道黏膜引起疼痛，并且干扰患者的日常活动，影响患者的生活质量，因此，膀胱阴道瘘如采用非手术治疗则建议行耻骨上膀胱造瘘，进行膀胱引流。长期放置引流管拔除前，应重复诊断检查（如亚甲蓝试验）明确瘘孔是否愈合。引流期间，要经常对病情进行评价。引流的同时应保证患者营养和液体的摄入，促进瘘孔愈合。治疗中要注意治疗外阴皮炎和泌尿系统感染，改善患者生活质量。绝经后妇女可以给予雌激素，促进阴道黏膜上皮增生，有利于伤口愈合。对于术后早期出现的直径仅数毫米的微小尿瘘瘘孔，15%～20%的患者可以非手术治疗自行愈合。对于瘘管已经形成并且上皮化者，非手术治疗通常失败。

手术治疗要注意时间的选择。直接损伤的尿瘘应尽早手术修补；其他原因所致尿瘘应等待3个月，待组织水肿消退、局部血液供应恢复正常再行手术；瘘修补失败后至少应等待3个月后再次手术。由于放疗所致的尿瘘可能需要更长的时间形成结痂，因此有学者推荐12个月后再修补。手术后的瘘孔，需要等待数周，病灶周围炎症反应消退，瘢痕软化并有良好的血供后方可修补。该段时间内需要进行抗泌尿系统感染治疗，对绝经后患者可补充雌激素治疗。

膀胱阴道瘘和尿道阴道瘘手术修补首选经阴道手术，不能经阴道手术或复杂尿瘘者，应选择经腹或经腹—阴道联合手术。

输尿管阴道瘘的治疗取决于位置和大小。小的瘘孔通常在放置输尿管支架后能自然愈合，但不适用于放疗后瘘孔。如果瘘孔接近输尿管膀胱入口处，可行输尿管膀胱植入术。如果输尿管瘘孔距离膀胱有一定距离，切除含瘘孔的一段输尿管，断端行输尿管端端吻合术。放置输尿管导管者，术后一般留置3个月。

二、粪瘘

粪瘘指肠道与生殖道之间存在异常通道，导致粪便由阴道排出。临床上以直肠阴道瘘最为常见。

（一）病因

造成粪瘘的原因与尿瘘相同，即分娩产伤（分娩时胎头长时间压迫导致局部缺血坏死，会阴Ⅲ度裂伤修补未愈合，会阴切开缝合时缝线穿透直肠黏膜感染）、妇科手术导致的损伤（包括脱垂成形术、腹式或阴式子宫切除术和宫颈癌手术等）以及其他各种类型的创伤、脓肿、肿瘤浸润和不适当的放射治疗等。

（二）临床表现

1.病史

常有产程延长、难产、会阴裂伤修补、妇科手术、外伤、盆腔放射治疗等病史。

2.症状

可有气体和粪便不自主地自阴道排出；阴道内常有粪便聚积，导致感染；外阴及臀部由于长期受粪便刺激可有皮肤炎症。

3.体征

阴道窥器扩张阴道，可见阴道内有粪便残留，瘘孔多位于阴道后壁，也有在阴道穹隆部者（高位直肠阴道瘘）。瘘孔大时有时可见粪便自阴道后壁排出，触诊时可明确瘘孔的位置、大小及周围的肉芽组织。瘘孔较大时，阴道内手指可通过瘘孔进入直肠，与直肠内手指会合。

（三）诊断

根据病史、症状和体征，粪瘘的诊断不难得出。阴道内有不自主排便，检查发现肠道与生殖道之间有异常通道即可诊断粪瘘。以下检查有帮助诊断。

1.探针检查

瘘孔小者，从阴道后壁肉芽组织处插入一探针，另一手指伸入肛门，手指与探针相遇即可确诊。

2.亚甲蓝试验

阴道内放置一块无菌干纱布，用导尿管自肛门内注入稀释的亚甲蓝溶液，如见纱布及阴道后壁肉芽组织蓝染也可确诊。

3.直肠镜检查

可在镜下观察瘘孔位置、大小及其与周围组织器官的关系。

4.钡剂灌肠

可诊断小肠及结肠粪瘘。

（四）鉴别诊断

1.新生儿粪瘘

多为先天性直肠阴道瘘，表现为出生后不久出现无明显诱因阴道内排便，常合并肛门闭锁，不难鉴别。

2.小肠或结肠粪瘘

多由于手术创伤,晚期癌肿浸润,严重感染伴脓肿形成、破溃等原因导致。可依据阴道内排便的性状判断瘘孔位于的肠段范围,有时须经过钡剂灌肠方能确诊。

3.肛门失禁

表现为患者不能随意排便或排气,排便次数完全取决于肠蠕动次数,有时咳嗽时也可有粪便排出。因此,患者排便无法计数,会阴部常感潮湿,并因长期粪便浸渍刺激而呈现湿疹样改变。直肠指诊时感觉肛门括约肌松弛,检查无瘘孔存在。

4.会阴Ⅲ度裂伤

症状有时与粪瘘相似,直肠指诊时嘱患者做缩肛动作时,检查手指无括约感,也无瘘孔存在。

(五)治疗

手术修补为主要治疗方式。手术损伤术中应立即修补,手术方式可经阴道、经直肠或经腹途径完成瘘的修补。手术方式的选择主要根据形成瘘管的原因、位置和大小,是否存在多个瘘管以及医生的手术经验和技巧。瘘修补术主要是切除瘘管,游离周围组织后进行多层缝合。

先天性瘘管应在患者 15 岁左右月经来潮后再行手术,过早手术容易造成阴道狭窄。压迫坏死性瘘管,应等待 3～6 个月后再行手术修补。高位巨大直肠阴道瘘合并尿瘘者、前次手术失败阴道瘢痕严重者,应先行暂时性乙状结肠造瘘,之后再行修补手术。术前 3 日严格肠道准备,同时口服肠道抗生素 3 日以抑制肠道细菌。术后 5 日内控制饮食及不排便,同时给予静脉高营养,禁食后改少渣饮食,同时口服肠蠕动抑制药物。保持会阴清洁,逐渐使患者恢复正常排便。

(梁玉芳)

第五节　输尿管损伤

输尿管损伤多由妇科手术引起,其中绝大多数均能在损伤后立即发现和修补预后良好;但若术时未能察觉或修补失败,则将在术后形成输尿管阴道瘘。

一、病因

80％～90％输尿管是由于妇科手术,特别是经腹全子宫切除或广泛性全子宫切除术所引起。损伤的部位多见于子宫动脉、子宫主韧带、阴道侧穹隆或骨盆漏斗韧带等部位。损伤的方式包括钳夹伤结扎、切开、切断、扭曲成角、缺血坏死。近年更有腹腔镜手术导致的烧灼伤,输尿管广泛游离引起输尿管瘘等报告。输尿管从沿途经过的每一个血管获得血供,营养输尿管的小血管在输尿管外膜内相互间组成血供丰富的血管吻合网络,就是这种有力的多器官来源的血供帮助输尿管抵抗血供阻断。在广泛子宫切除术中输尿管不可广泛游离,以尽量保留输尿管的血供,防止缺血坏死引起输尿管瘘。

二、临床表现及诊断

任何盆腔手术过程中,如发现术野有“水液”阵发性渗出或发现有管腔的索状物被切断而无血液流出,则提示为输尿管损伤。术时出血多而盲目大块钳夹和缝扎出血点也可能伤及输尿管。此时应用拇指和示指由上向下扪触输尿管进入膀胱的行径。如扪触到钳夹或缝扎部位紧靠输尿管,应将该段输尿管游离,以便确认有否钳夹,缝扎或其他损伤可能。如输尿管损伤未能在术时发现,术后可因损伤方式和程度不同而有不同表现。双侧输尿管结扎术后即无尿;一侧输尿管结扎多表现为术后3日该侧腰痛,肾区叩痛伴畏寒、发热;输尿管切断或钳夹伤多在术后1～3日内出现阴道漏尿。由于输尿管被结扎或剥离缺血引起的尿瘘可晚至术后1～3周出现漏尿。排泄性尿路造影和膀胱镜检查有助于诊断患侧肾盂积水程度和输尿管损伤的部位,从而选择适当的治疗方案。

三、治疗

术中发现输尿管损伤当即治疗,效果良好。输尿管完全断裂应做端端吻合术或输尿管膀胱吻合术。部分断裂者可将创缘修整后进行缝合,此时应注意保护好尚未断裂的管壁,防止撕裂为完全断裂。单纯钳夹或缝扎可在去除钳夹或松解缝扎线结后,打开膀胱,逆行插入输尿管导管,留置72小时以促进愈合。如损伤严重,输尿管结扎处活力差,处理方法同输尿管断裂。

术后发现输尿管损伤应尽早手术修复,现多认为只要患者全身情况良好,虽然技术操作较难,早期修复效果良好。由于B超和CT技术的进步,也有学者主张先做经皮肾穿刺造瘘术以避免肾功能进一步损害,等待3个月后再进行延期修复。

目前妇产科采用的修复方法,主要有下列几种。

(一)输尿管端端吻合术

适用于位置较高、距输尿管远端5cm以上而缺损较少的输尿管损伤。操作要点如下。

(1)适当游离输尿管邻近的损伤部位上下段,以期吻合后吻合口无张力。

(2)切除输尿管损伤段后,将两断端分别剪开2～3mm,从而修整成铲形但方向相反的斜面。

(3)将双“T”管插入输尿管作为支架和引流上端进入肾盂,下端进入膀胱,2～3周后拔出。

(4)用5-0人工合成可吸收缝线缝合输尿管一端斜面尖端与另一端斜面底部缺口,分别打结;再分别用两端的缝线以2mm间距连续缝合缺口两侧,关闭缺口,缝合时缝及的外面鞘膜层和肌层要多于黏膜,缝完一侧缺口后和另一端尾线打结。

(5)取脂肪或大网膜覆盖吻合口。

(6)在吻合口处置腹膜外烟卷引流,由侧腹壁引出腹壁外。3日后无渗液即拔除。

(二)输尿管膀胱吻合术

适用于输尿管远端5cm以内的损伤。妇产科手术导致该处损伤最为多见,且采用此吻合法治疗的效果最好,操作要点如下。

(1)游离输尿管,切除受损段后。切除的远端用7号丝线结扎,近端剪开2～3mm,并修整成铲形斜面。暂用两根细丝线缝于近端斜面以备牵引。

(2)适当游离膀胱外疏松结缔组织,使膀胱能稍上移以减少吻合后输尿管张力。

(3)切开膀胱,在原输尿管膀胱内开口处稍上方打洞贯通膀胱壁,利用输尿管牵引丝线将输尿管近端引入膀胱内,拆去牵引线。

(4)用 5-0 人工合成不吸收缝线间断缝合输尿管全层与膀胱黏膜层,一般缝 6 针。注意防止输尿管扭曲。

(5)在膀胱外用细丝线间断缝合,将输尿管鞘膜和浅肌层固定于膀胱肌壁,前后左右共缝 4 针,以缓解输尿管吻合口张力和促进其愈合。

(6)安置耻骨上膀胱内导尿管引流,开放引流 14 日。

(7)缝合膀胱切口,黏膜层用 2-0 可吸收缝线连续或间断缝合,肌层和其外筋膜层可用细丝线间断缝合。

(8)耻骨后膀胱外置烟卷引流,3 日后无渗出物拔除。

(三)输尿管膀胱瓣吻合术

如输尿管损伤位置较高,可采用部分膀胱壁替代部分输尿管,但目前已极少采用此手术。方法:在膀胱前壁做宽 3cm、长 4～5cm 的梯形切口,底部保持与膀胱联系。将已游离的膀胱瓣用人工合成 5-0 可吸收缝线分两层缝合形成膀胱瓣管。在输尿管导管插入膀胱瓣管和输尿管后,将输尿管断端与膀胱瓣管上端吻合。

(四)输尿管回肠、回肠膀胱吻合术

如输尿管下段坏死,黏连不易分离,可采用此吻合法,即游离一段回肠替代输尿管下段,再将回肠与膀胱吻合。但妇产科目前很少有采用此法的必要。

(梁玉芳)

第十一章　外阴及阴道肿瘤

第一节　外阴良性肿瘤

外阴良性肿瘤较少见。根据肿瘤的组织来源将其划分为上皮源性肿瘤、上皮附件源性肿瘤、中胚叶源性肿瘤、神经源性肿瘤、瘤样病变5类。

一、外阴乳头状瘤

（一）病因

局部炎症慢性刺激外阴皮肤或黏膜，逐渐形成表面向外生长的乳头状突起，可能与乳头瘤病毒（HPV）感染有关。

（二）病理

病理分为3类，即乳头状瘤、疣状乳头状瘤和纤维上皮乳头状瘤，是上皮增生为主的病变，镜下见复层鳞状上皮中的棘细胞层增生肥厚，上皮向表面突出形成乳头状结构，上皮细胞排列整齐，无组织和细胞的异型性。

（三）临床表现

好发于40～70岁中老年妇女，病变生长缓慢，病变多发生于大阴唇、阴阜、阴蒂或肛周，单发或多发，可无症状，也可出现外阴瘙痒等不适。

（四）诊断

外阴乳头状瘤的诊断一般不困难，确诊需依据病理检查。

（五）鉴别诊断

1.尖锐湿疣

典型的乳头状瘤与尖锐湿疣，临床上有时难以区分。尖锐湿疣组织病理可见到典型的挖空细胞，病变呈毛刺状，质地软，可触血，病变发展快，有性接触传播史，HPV检测阳性。

2.寻常疣、扁平疣及传染性软疣

外阴皮肤出现相应的疣状病灶。

3.外阴癌

早期外阴癌在疣状样病灶基础上破溃、出血需活检定性。

（六）治疗

以局部手术治疗为主，切除范围应在病灶外0.5～1cm，术中应做冷冻切片检查，如证实有恶变，应做局部广泛切除。

二、软型疣

软型疣又称纤维上皮性息肉。

（一）病理

可见以纤维血管为核心，角化的鳞状上皮覆盖的息肉状病变。

（二）临床表现

可见于各个年龄段女性，病变呈舌状或球形，好发于大阴唇，单发或多发，常无症状，外阴改变可类似尖锐湿疣，可多年无进展。

（三）诊断

确诊依据病理检查。

（四）鉴别诊断

需与纤维瘤、尖锐湿疣、血管黏液瘤、细胞性血管纤维瘤、平滑肌瘤等相鉴别。

（五）治疗

以局部切除的手术治疗为主，手术后复发与恶变较少，如切除不彻底局部复发，可再次手术。

三、痣

痣是发生于皮肤的有色素的突起病变。

（一）病因

病因不明。痣具有一定遗传性，高强度的紫外线照射皮肤和摩擦等不良刺激是外阴皮肤痣恶变的重要诱因。

（二）病理

按痣生长部位分为3型。

1.皮内痣

痣细胞脱离上皮基底层进入真皮层。

2.交界痣

痣细胞位于表皮基底层和真皮乳头交界处。

3.混合痣

两种成分均有。

（三）临床表现

可见于各种年龄女性，一般无症状，多在专科检查时发现。痣一般直径几毫米，可见淡褐色或黑色结节平坦或隆起皮肤，有时表面见毛发。皮内痣界限清楚，病变略隆起，交界痣和混合痣一般表面平坦，但边界不清或颜色不均匀，长期刺激或摩擦后，局部出现瘙痒或出血，存在恶变潜能。

（四）诊断

确诊依据病理检查。

（五）鉴别诊断

需与外阴黑色素瘤相鉴别。

（六）治疗

外阴痣具有恶变的潜能。痣恶变常是隐匿的，当出现溃疡、出血等症状时，即使痣没有色素沉着也要及早病检明确诊断。对“高危痣”即亲属有黑色素瘤病史者，着色性干皮病者，青少年有暴晒史，痣边界不清，色素不均匀，直径≥7mm 或增长迅速，痣周围出现卫星灶，痣表面毛发脱落等必须及时处理。治疗以手术切除为主，范围应在病灶外 1～2cm 处，深部应达正常组织。注意妊娠期激素的改变有增加痣恶变的可能，建议妊娠前进行预防性痣切除。

四、纤维瘤

由成纤维细胞增生而成。常单发，多位于大阴唇，初起为皮下硬结，继而可增大，形成光滑、质硬的带蒂肿块，大小不一，表面可有溃疡和坏死。切面为致密、灰白色纤维结构。肿瘤恶变少见。治疗原则为沿肿瘤局部切除。

五、汗腺瘤

汗腺瘤是一种表皮内的汗腺肿瘤，由汗腺上皮增生而成。较少见，常发生于青春期，与激素有关，可伴有下眼睑及颧骨部位病灶。呈多发的淡黄色丘疹样隆起，边界清楚，生长缓慢，直径在 1～2cm。确诊需活检。小病灶可行激光治疗，较大的病灶可行手术切除。

六、脂肪瘤

来自大阴唇或阴阜脂肪组织，生长缓慢。位于皮下组织内，质软，呈分叶状，大小不等，也可形成带蒂肿物。小脂肪瘤无须处理；肿瘤较大，有不适症状、影响活动或性生活者，需手术切除。

七、平滑肌瘤

来源于外阴平滑肌、毛囊立毛肌或血管平滑肌。多见于生育期妇女。常位于大阴唇、阴蒂及小阴唇，突出于皮肤表面，表面光滑，质硬，可活动。治疗原则为手术切除。

（贾海梅）

第二节　外阴鳞状上皮内瘤变

外阴鳞状上皮内瘤变（VIN）指局限外阴皮肤黏膜上皮内的肿瘤性病变，多见于35～45岁女性，约 50％的 VIN 患者伴有其他部位的上皮内瘤变，约 38％的 VIN 可自然消退，2％～4％或进展为浸润癌。国际外阴疾病研究协会（ISSVD）将鲍恩病、增殖性红斑、单纯性原位癌等统一命名为 VIN，并根据上皮内细胞异型程度，把 VIN 分为 3 级，ISSVD 对 VIN 进行修正，认为

VINⅠ级主要是 HPV 感染的反应性改变，VIN 主要指高级别的 VINⅡ～Ⅲ级病变。

一、病因

病因不完全清楚，目前认为多数 VIN 为 HPV 感染相关，p53 基因异常可促进分化型 VIN 向鳞癌发展，其他危险因素包括性传播疾病、肛门—生殖道病变、免疫抑制及吸烟等。

二、病理

VIN 主要病理学改变为表面角化上皮层增厚，基底层至棘细胞层出现异型细胞，细胞形态大小不等，胞核大，染色质增多，深染，核分裂象增多。VIN 分为二级，低级别上皮内瘤变病变细胞占据上皮层下 1/3 的为 VINⅠ级，高级别上皮内瘤变占据上皮层下 1/3～2/3 的为 VINⅡ级，占据 2/3 及以上的为 VINⅢ级（包括原位癌）。

依据病理形态与生物学特点将 VIN 分为两类。

（一）普通型（uVIN）

与高危型 HPV 感染相关，病灶中多能检测出 HPV16、HPV18，多发生于生育年龄女性；超过 30%病例合并生殖道其他部位病变（以 CIN 最常见），与外阴浸润性疣状癌及基底细胞癌有关。

（二）分化型（dVIN）

与 HPV 感染无关，病变在硬化苔藓基础上发生，多发生于绝经后妇女；病理形态主要为溃疡，疣状丘疹或过度角化斑片，与外阴角化性鳞癌有关。

三、临床表现

VIN 的临床症状无特异性。一般表现为外阴部隆起的斑片状、丘疹状等病变，比正常皮肤黏膜的皮色深或同色，也可表现为白色、浅红色；瘤变多出现在两侧大小阴唇处或在尿道口和阴道口黏膜旁，可伴有外阴瘙痒，烧灼不适，甚至发生溃疡，排尿困难。

四、诊断

依据外阴长期瘙痒及妇科检查发现皮肤黏膜的病变可作出初步诊断，确诊需病理检查，对可疑病灶应做多点活检或在术中行快速病理检查，以确定是否有浸润及切缘有无残留病灶。

五、鉴别诊断

需与外阴上皮内非瘤样病变、外阴棘皮病、早期外阴浸润癌相鉴别。

六、治疗

治疗目的是消除病灶，缓解临床症状，预防 VIN 恶变，包括局部药物和物理治疗、手术治疗。

（一）局部治疗

1.药物治疗

抗病毒药物1%西多福韦，干扰素凝胶，免疫抑制剂5%咪喹莫特，抗肿瘤药物5-氟尿嘧啶(5-FU)软膏。

2.物理治疗

治疗前应做组织活检，浸润癌高危者与溃疡者禁用，主要为激光、冷冻、电灼及光动力学治疗，也可作为病灶广泛年轻患者的辅助治疗。

（二）手术治疗

手术对病灶完全切除并对病灶进行彻底的组织病理学评定，术式如下。

1.局部扩大切除

适用于病灶局限者。外阴两侧的病灶切除范围应在病灶外0.5～1.0cm处。手术时切除组织边缘需行冷冻切片以确定无残留病灶。若无病灶累及，可保留阴蒂及其正常功能。

2.外阴皮肤切除

适用于年轻患者。切除部分或全部外阴和会阴的皮肤，保留皮下组织，维持外阴形态，缺损区需大腿或臀部皮肤移植，该方法可较满意地维持外阴的结构和功能。

3.单纯外阴切除

适用于治疗老年、广泛性VIN病变患者，切除范围包括外阴皮肤及部分皮下组织，与根治性手术的区别在于其不需切除会阴筋膜。

（贾海梅）

第三节　外阴恶性肿瘤

外阴恶性肿瘤主要发生于老年妇女，尤其60岁以上者。外阴恶性肿瘤占女性生殖系统恶性肿瘤的3%～5%。外阴恶性肿瘤包括来自表皮的癌，如外阴鳞状细胞癌、基底细胞癌、佩吉特(Paget)病、汗腺癌和恶性黑色素瘤；来自特殊腺体的腺癌，例如前庭大腺癌和尿道旁腺癌；来自表皮下软组织的肉瘤，如平滑肌肉瘤、横纹肌肉瘤、纤维肉瘤和淋巴肉瘤。

一、外阴鳞状细胞癌

外阴鳞状细胞癌是外阴最常见的恶性肿瘤，占外阴恶性肿瘤的90%，好发于大阴唇、小阴唇和阴蒂。

（一）发病因素

确切的病因不清，可能与下列因素有一定的关系。

1.人乳头瘤病毒感染

人乳头瘤病毒感染与宫颈癌的发生有密切的关系。目前研究发现，人乳头瘤病毒与外阴癌前病变及外阴癌也有相关性。

2.外阴上皮内非瘤变

外阴上皮内非瘤变中的外阴鳞状上皮细胞增生及硬化性苔藓合并鳞状上皮细胞增生有一

定的恶变率，其恶变率为2%～5%。有时，对可疑病变需行活检以明确诊断。

3.吸烟

吸烟抑制了人体的免疫力，导致人体的抵抗力下降，不能抵抗病毒等感染，可导致肿瘤的发生。

4.与VIN关系密切

如VIN未及时发现和治疗，可缓慢发展至浸润癌，尤其是VIN Ⅲ的患者。

5.其他

性传播性疾病和性卫生不良也与此病的发生有一定的关系。

（二）病理

大体检查：肿瘤可大可小，一般直径为1～8cm，常为质地较硬的结节，常有破溃而成溃疡，周围组织僵硬。显微镜下可分为：①角化鳞形细胞癌，细胞大而呈多边形，核大而染色深，底部钉脚长短大小和方向不一，多而紊乱，侵入间质，癌细胞巢内有角化细胞和角化珠形成；②非角化鳞形细胞癌，癌细胞常为多边形大细胞，细胞排列紊乱，核质比例大，核分裂多，无角化珠，角化细胞偶见；③基底样细胞癌，由类似鳞形上皮基底层组成，癌细胞体积小，不成熟，核质比例很大，角化细胞偶见或见不到。

（三）临床表现

1.症状

最常见的症状是外阴瘙痒、外阴疼痛或排尿时灼痛，自行扪及外阴肿块，肿瘤破溃出血和渗液；若肿瘤累及尿道，可影响排尿；偶尔患者扪及腹股沟肿大的淋巴结而就诊。

2.体征

病灶可发生于外阴的任何部位，常见于大、小阴唇。肿瘤呈结节状质硬的肿块，与周围分界欠清。可见破溃和出血。检查时，需注意有无腹股沟淋巴结的肿大，还需注意阴道和宫颈有无病变。

（四）转移途径

以直接浸润和淋巴转移为主，晚期可血行转移。

1.直接浸润

肿瘤在局部不断增殖和生长，体积逐渐增大，并向周围组织延伸和侵犯：向前方扩散可波及尿道和阴蒂，向后方扩散可波及肛门和会阴，向深部可波及脂肪组织和泌尿生殖膈，向内扩散至阴道。进一步还可累及膀胱和直肠。

2.淋巴转移

外阴淋巴回流丰富，早期单侧肿瘤的淋巴回流多沿同侧淋巴管转移，而位于中线部位的肿瘤，如近阴蒂和会阴处的淋巴回流多沿双侧淋巴管转移，一般先到达腹股沟浅淋巴结，再回流至腹股沟深淋巴结，然后进入盆腔淋巴结。若癌灶累及直肠和膀胱，可直接回流至盆腔淋巴结。

3.血行转移

肿瘤细胞进入静脉，常播散至肺和脊柱，也可播散至肝。

（五）临床分期

目前，国内多采用FIGO的临床分期（表11-1）。

表11-1　FIGO外阴癌的临床分期

FIGO	定义
Ⅰ	局限在外阴或会阴，淋巴结阴性
Ⅰa	肿块≤2cm，间质浸润≤1.0mm
Ⅰb	肿块＞2cm或间质浸润＞1.0mm
Ⅱ	无论肿瘤大小，累及会阴邻近器官（下1/3尿道，1/3阴道，肛门），淋巴结阴性
Ⅲ	无论肿瘤大小，伴或不伴会阴邻近器官累及（下1/3尿道，1/3阴道，肛门），淋巴结阳性
Ⅲa(i)	1个淋巴结转移（≥5mm）
(ii)	1～2个淋巴结转移（＜5mm）
Ⅲb(i)	2个以上淋巴结转移（≥5mm）
(ii)	3个以上淋巴结转移（＜5mm）
Ⅲc	阳性淋巴结伴囊外转移
Ⅳ	肿瘤侵犯其他区域（上2/3尿道、阴道或远处转移）
Ⅳa	肿瘤侵犯以下部位
(i)	上尿道和（或）阴道黏膜膀胱直肠黏膜或累及盆骨
(ii)	固定或溃疡型腹股沟淋巴结
Ⅳb	任何远处转移包括盆腔淋巴结转移

（六）诊断

（1）根据患者病史、症状和检查结果，初步得出结果。

（2）活组织检查：在病灶处取活检，送病理学检查。

（3）其他辅助检查：宫颈细胞学检查，CT或MRI了解腹股沟和盆腔淋巴结的情况。必要时可行膀胱镜检查或直肠镜检查，了解有无膀胱黏膜或直肠黏膜的侵犯情况。

（七）鉴别诊断

需与外阴鳞状上皮细胞增生、外阴尖锐湿疣和外阴良性肿瘤相鉴别，确诊需根据活检病理学检查结果。

（八）治疗

外阴癌的治疗强调个体化和综合治疗。对早期患者，在不影响预后的基础上，尽量缩小手术范围，以减少手术创伤和手术的并发症。对晚期的患者则采用手术＋化学治疗＋放射治疗，以改善预后，提高患者的生活质量。

Ⅰa期：可行外阴的局部广泛切除，不必行腹股沟淋巴结的切除。

Ⅰb期：可行外阴广泛切除术及单侧或双侧腹股沟淋巴结的切除。

Ⅱ期以上：若可行手术，尽量行手术治疗；如手术难以切除，则可考虑综合治疗，如放疗或化疗。

治疗注意点如下。

1.手术治疗

(1)手术切口:目前一般采用3个切开的手术方式,即双侧腹股沟各一个切口,广泛女阴切除则为一个切口。

(2)若尿道口累及,则可以切除1cm的尿道,一般不影响排尿。

(3)腹股沟淋巴结的切除:其处理原则如下。①同侧腹股沟、股淋巴结切除适用于:侧位型肿瘤,包括间质浸润深度>1mm的T_1期和所有T_2期。②双侧腹股沟、股淋巴结切除适用于:中线型肿瘤;累及小阴唇前部的肿瘤;一侧病灶较大的侧位型肿瘤,尤其是同侧淋巴结阳性者。③术中发现可疑肿大淋巴结并经冷冻病理检查证实淋巴结阳性者,建议仅切除增大的淋巴结,而避免系统的淋巴结切除术,术后给予腹股沟和盆腔放疗。④推荐同时切除腹股沟淋巴结和股淋巴结。股淋巴结位于卵圆窝内股静脉的内侧,切除股淋巴结时不必去除阔筋膜。有研究表明,腹股沟淋巴结阳性者采用腹股沟和盆腔放射治疗的预后优于盆腔淋巴结清扫术(A级证据)。

2.放射治疗

外阴鳞状细胞癌对放射治疗敏感,但外阴皮肤不易耐受放疗。因此,放射治疗仅在下列情况下应用:肿块大,肿块位于特殊部位如近尿道口或肛门,腹股沟淋巴结有转移。放射治疗一般作为术前缩小病灶或术后辅助治疗。

3.化学治疗

晚期患者可采用静脉或介入化学治疗,常用的药物有顺铂、博莱霉素及表阿霉素等。

二、外阴恶性黑色素瘤

外阴恶性黑色素瘤发生率仅次于外阴鳞状细胞癌,最常发生的部位是小阴唇或阴蒂部。

(一)临床表现

1.症状

外阴瘙痒,以往的色素痣增大,破溃出血,周围出现小的色素痣。

2.体征

病灶稍隆起,结节状或表面有溃破,黑色或褐色。仔细检查可见肿块周围有小的色素痣。

(二)临床分期

FIGO分期并不适合外阴恶性黑色素瘤,因为与恶性黑色素瘤预后相关的主要是肿瘤浸润的深度。目前常用的分期方法为Clark分期法或Breslow分期法(表11-2)。

(三)诊断

根据临床表现及病理检查可明确诊断。

(四)治疗

外阴恶性黑色素瘤的治疗一般采用综合治疗。由于肿瘤病灶一般较小,故可行局部广泛切除,切除的边缘要求距离病灶边缘至少1cm。是否行腹股沟淋巴结清扫术目前仍有争议。有研究认为,如肿瘤侵犯深度超过2mm,则建议行腹股沟淋巴结清扫术。晚期肿瘤考虑给予化疗和免疫治疗。

表 11-2　Clark 分期法或 Breslow 分期法

级别	Clark	Breslow(浸润深度)
Ⅰ级	局限在上皮层内(原位癌)	<0.76mm
Ⅱ级	侵入乳头状的真皮层	0.76～1.50mm
Ⅲ级	乳头状及网状真皮层交界处	1.51～2.25mm
Ⅳ级	侵犯网状真皮层	2.26～3.0mm
Ⅴ级	侵犯皮下脂肪层	>3.0mm

三、外阴佩吉特病

外阴佩吉特病指发生于外阴和会阴及肛周的佩吉特病变。

(一)病因

肿瘤细胞来源于皮肤胚胎生发层的多能基底细胞,为一种具有低病死率的常见的老年慢性病。

(二)病理

1.大体

病变外观为暗红色湿疹样,边界较为清楚,表面可有抓痕。病灶多位于大阴唇,可蔓延至阴阜、小阴唇和会阴等处。

2.镜下

上皮的棘层肥厚,表层细胞中出现佩吉特细胞,细胞大而圆。多在钉脚处出现,核大深染,可见核分裂象;细胞质淡染而丰富,PAS 染色阳性。

(三)临床表现

最常见的症状是外阴瘙痒、烧灼感及疼痛。绝经后的女性约占 93%。在外阴部查见境界清楚的红色斑块或红白相间斑块,表面可有抓痕及渗出、结痂和角化形成。有 20% 为多处病灶,46% 为双侧性病变。大阴唇为好发部位(68%),其他病变部位有小阴唇(57%)、阴蒂(20%)、会阴(18%)和肛周皮肤(18%)。部分患者可合并有乳腺癌、子宫颈癌、皮肤癌等其他恶性肿瘤。

(四)诊断

外阴佩吉特病的诊断主要依据外阴病灶的活检。应注意与外阴湿疹、Bowen 病相鉴别。

(五)治疗

外阴佩吉特病的治疗以手术切除为主,辅以氟尿嘧啶软膏局部应用治疗。

切除局部病灶,切缘一般在肉眼可见病灶边缘 1～2cm,切除皮肤及部分皮下脂肪层。对于外阴单发病灶可行病灶扩大切除,外阴多发病灶则应行外阴单纯切除术。

外阴佩吉特病外科手术后的复发率为 32%,复发时间为 13 个月至 11 年。复发病灶可以再次手术切除。

四、外阴基底细胞癌

外阴基底细胞癌罕见。外阴基底细胞癌仅占到全身全部基底细胞癌的1%。

(一)病因

病因不明。相关的致病因素有白卡砷剂等化学刺激、放射线的照射等。

(二)病理

1.大体

肿瘤多表现为外阴部的结节或肿块,中心可有溃疡形成。

2.镜下

瘤细胞巢边缘细胞的排列呈栅栏状,呈现鳞状分化时称为鳞状细胞癌,出现腺样结构称为腺样基底细胞癌,若含有大量色素称为色素样基底细胞。

(三)诊断

外阴瘙痒为外阴基底细胞癌的主要症状,其他可有外阴不适、疼痛和出血等。平均发病年龄为68岁。外阴局部早期表现为阴部的结节,以后发展为肿块,表面破溃则可以形成溃疡,合并感染则出现红肿压痛。依据对肿瘤的活组织检查以确诊。肿瘤以局部蔓延为主,很少发生转移。

(四)鉴别诊断

需注意与外阴部的其他病变和肿瘤如鲍恩(Bowen)病、佩吉特病和黑色素瘤等相鉴别。

(五)治疗

1.手术治疗

手术为外阴基底细胞癌的主要治疗方法。切缘应在肿瘤边缘外1～2cm,术中送检快速病理检查,以了解手术切缘和基底是否切净。手术切除的治愈率较高,复发率为20%。

2.放射治疗

基底细胞癌对放射线治疗较敏感,治疗多不能够达到根治量,目前仅用于部分早期患者。

3.药物治疗

局部可用氟尿嘧啶。对于复发或有远处转移的患者则可以给全身化疗。

五、前庭大腺癌

外阴腺癌较鳞状细胞癌少见,主要来自外阴的腺体组织,包括前庭大腺、尿道旁腺和汗腺。前庭大腺癌少见,约占外阴恶性肿瘤的5%,50%以上为腺癌,50～60岁为发病高峰年龄。

(一)病因

病因不明。前庭大腺癌患者常有该腺体炎症病史。

(二)病理

1.大体

前庭大腺癌通常呈局限性的分叶状。晚期出现溃疡,常合并感染。

2.镜下

腺管或腺腔呈筛状扩张及周围神经浸润是巴氏腺癌主要的病理特征。

（三）临床表现

最常见的症状为阴道疼痛和肿胀。中期患者，前庭大腺肿物溃破，出现溃疡，合并感染可出现渗液或流血。癌灶周围浸润累及直肠阴道隔或会阴。前庭大腺癌比外阴鳞癌更易出现腹股沟淋巴结转移。当瘤灶增大时，可阻塞外阴前庭，可能出现腹股沟、盆腔淋巴结的转移。

（四）诊断

肿瘤位于阴唇深部的前庭大腺位置，覆盖肿瘤的皮肤可完整，也可有溃疡，周围组织有浸润。前庭大腺癌可发生淋巴结转移，除腹股沟淋巴结转移外，也可直接到达盆腔淋巴结，出现闭孔淋巴结转移。

（五）鉴别诊断

1.子宫内膜癌的阴道转移灶

通常出现于阴道口。且病灶较浅，子宫内膜活检阳性。

2.前庭大腺囊肿

此为常见的良性囊性病变。可多年不变。

（六）治疗

1.手术治疗

术式应做根治性外阴切除和腹股沟淋巴结清扫术。根治性外阴切除包括外阴广泛切除和部分肛提肌、坐骨直肠窝脂肪和受累部分的阴道壁广泛切除。

2.化疗

有效药物为顺铂（DDP）、卡铂（CBP）和环磷酰胺（CTX）。

3.放射治疗

对于具有高危因素如切缘阳性或局部浸润深以及侵犯周围神经的患者术后可辅助放疗；复发病例无法手术切除时也可选择放疗。

（贾海梅）

第十二章　子宫颈肿瘤

第一节　子宫颈鳞状上皮内病变

子宫颈鳞状上皮内病变(SIL),是与子宫颈浸润癌密切相关的一组子宫颈病变,常发生于25～35岁妇女。大部分低级别鳞状上皮内病变(LSIL)可自然消退,但高级别鳞状上皮内病变(HSIL)具有癌变潜能。SIL反映了子宫颈癌发生发展中的连续过程,通过筛查发现SIL,及时治疗高级别病变,是预防子宫颈浸润癌行之有效的措施。

一、发病相关因素

SIL和子宫颈癌与人乳头瘤病毒(HPV)感染、多个性伴侣、吸烟、性生活过早(<16岁)、性传播疾病、经济状况低下、口服避孕药和免疫抑制等因素相关。

(一)HPV感染

目前已知HPV共有160多个型别,40余种与生殖道感染有关,其中13～15种与SIL和子宫颈癌发病密切相关。已在接近90%的SIL和99%的子宫颈癌组织发现有高危型HPV感染,其中约70%与HPV 16型和18型相关。高危型HPV产生病毒癌蛋白,其中E6和E7分别作用于宿主细胞的抑癌基因p53和Rb使之失活或降解,继而通过一系列分子事件导致癌变。接种HPV预防性疫苗可以实现子宫颈癌的一级预防。

(二)性行为及分娩次数

多个性伴侣、初次性生活<16岁、早年分娩、多产与子宫颈癌发生有关。与有阴茎癌、前列腺癌或其性伴侣曾患子宫颈癌的高危男子性接触的妇女,也易患子宫颈癌。

(三)其他

吸烟可增加感染HPV效应,屏障避孕法有一定的保护作用。

二、子宫颈组织学特点

子宫颈上皮由子宫颈阴道部鳞状上皮和子宫颈管柱状上皮组成。

(一)子宫颈阴道部鳞状上皮

由深至浅可分为基底带、中间带及浅表带3个带。基底带由基底细胞和旁基底细胞组成。基底细胞为储备细胞,无明显细胞增生表现,在某些因素刺激下可以增生,也可以增生成为不典型鳞状细胞或分化为成熟鳞状细胞。旁基底细胞为增生活跃的细胞,偶见核分裂象。中间带与浅表带为完全不增生的分化细胞，细胞渐趋死亡、脱落。

（二）子宫颈管柱状上皮

柱状上皮为分化良好细胞，而柱状上皮下细胞为储备细胞，具有分化或增生能力。

（三）转化区

转化区也称为移行带，因其位于子宫颈鳞状上皮与柱状上皮交接部，又称为鳞—柱状交接部或鳞—柱交接。鳞—柱状交接部又分为原始鳞—柱状交接部和生理鳞—柱状交接部。

在胎儿期，来源于泌尿生殖窦的鳞状上皮向头侧生长，至子宫颈外口与子宫颈管柱状上皮相邻，形成原始鳞—柱状交接部。青春期后，在雌激素作用下，子宫颈发育增大，子宫颈管黏膜组织向尾侧移动，即子宫颈管柱状上皮及其下的间质成分到达子宫颈阴道部，使原始鳞—柱状交接部外移。原始鳞—柱状交接的内侧，由于覆盖的子宫颈管单层柱状上皮菲薄，其下间质透出呈红色，外观呈细颗粒状的红色区，称为柱状上皮异位。由于肉眼观似糜烂，过去称为“宫颈糜烂”，实际上并非真性糜烂；此后，在阴道酸性环境或致病菌作用下，外移的柱状上皮由原始鳞—柱状交接部的内侧向子宫颈口方向逐渐被鳞状上皮替代，形成新的鳞—柱状交接部，即生理鳞—柱状交接部。原始鳞—柱状交接部和生理鳞—柱状交接部之间的区域，称为转化区。在转化区形成过程中，新生的鳞状上皮覆盖子宫颈腺管口或伸入腺管，将腺管口堵塞，腺管周围的结缔组织增生或形成瘢痕压迫腺管，使腺管变窄或堵塞，腺体分泌物潴留于腺管内形成囊肿，称为子宫颈腺囊肿。子宫颈腺囊肿可作为辨认转化区的一个标志。绝经后雌激素水平下降，子宫颈萎缩，原始鳞—柱状交接部退回至子宫颈管内。转化区表面被覆的柱状上皮被鳞状上皮替代的机制如下。①鳞状上皮化生：暴露于子宫颈阴道部的柱状上皮受阴道酸性影响，柱状上皮下未分化储备细胞开始增生，并逐渐转化为鳞状上皮，继之柱状上皮脱落，被复层鳞状细胞替代。②鳞状上皮化：子宫颈阴道部鳞状上皮直接长入柱状上皮与其基底膜之间，直至柱状上皮完全脱落而被鳞状上皮替代。

转化区成熟的化生鳞状上皮对致癌物的刺激相对不敏感，但未成熟的化生鳞状上皮却代谢活跃，在人乳头瘤病毒等的作用下，发生细胞异常增生、分化不良、排列紊乱、细胞核异常、有丝分裂增加，最后形成 SIL。

三、病理学诊断和分级

SIL 既往称为“子宫颈上皮内瘤变”（CIN），分为 3 级。WHO 女性生殖器肿瘤分类建议采用与细胞学分类相同的二级分类法（即 LSIL 和 HSIL），LSIL 相当于 CIN1，HSIL 包括 CIN3 和大部分 CIN2。CIN2 可用 p16 免疫组化染色进行分流，p16 染色阴性者按 LSIL 处理，阳性者按 HSIL 处理。二级分类法简便实用，提高了病理诊断的可重复性，较好地反映了 HPV 相关病变的生物学过程，能更好地指导临床处理及判断预后。

LSIL：鳞状上皮基底及副基底样细胞增生，细胞核极性轻度紊乱，有轻度异型性，核分裂象少，局限于上皮下 1/3 层，p16 染色阴性或在上皮内散在点状阳性。

HSIL：细胞核极性紊乱，核浆比例增加，核分裂象增多，异型细胞扩展到上皮下 2/3 层甚至全层，p16 在上皮＞2/3 层面内呈弥漫连续阳性。

四、临床表现

无特殊症状。偶有阴道排液增多，伴或不伴臭味。也可在性生活或妇科检查后发生接触性出血。检查子宫颈可光滑或仅见局部红斑、白色上皮或子宫颈糜烂样表现，未见明显病灶。

五、诊断

CIN 的诊断遵循细胞学联合 HPV、阴道镜和组织病理学检查“三阶梯式诊断”模式。

（一）子宫颈细胞学检查

CIN 及早期子宫颈癌筛查的基本方法，也是诊断的必需步骤。相对于高危 HPV 检测，细胞学检查特异性高，但敏感性较低。可选用巴氏涂片法或液基细胞涂片法。筛查应在 21 岁以后开始，对于＜21 岁的女性，无论何时开始性生活都不建议筛查。年龄 21～29 岁的女性，仅使用子宫颈细胞学检查进行筛查，筛查频率为每 3 年 1 次。年龄≥30 岁的女性，首选子宫颈细胞学检查联合高危型 HPV-DNA 检测进行筛查，筛查频率为每 5 年 1 次；如果单独使用子宫颈细胞学检查进行筛查，筛查频率则为每 3 年 1 次。子宫颈细胞学检查的报告形式主要有巴氏 5 级分类法和 TBS 分类系统。巴氏分类法简单，但其各级之间的区别无严格客观标准，也不能很好地反映组织学病变程度。推荐使用 TBS 分类系统，该系统较好地结合了细胞学、组织学与临床处理方案。

（二）高危型 HPV-DNA 检测

相对于细胞学检查，其敏感性较高，特异性较低。可与细胞学检查联合应用于子宫颈癌筛查。也可用于细胞学检查异常的分流，当细胞学为意义未明的不典型鳞状细胞（ASCUS）时进行高危型 HPV-DNA 检测，阳性者行阴道镜检查，阴性者 12 个月后行细胞学检查。也可作为子宫颈癌初筛的方法。但由于年轻妇女的 HPV 感染率较高，且大多为一过性感染，推荐用于 30 岁以后的女性。

（三）阴道镜检查

若细胞学检查为 ASCUS 且高危 HPV-DNA 检测阳性或低度鳞状上皮内病变（LSIL）及以上，应做阴道镜检查。阴道镜检查时，如果无法完整评估转化区的状态，则需要行子宫颈管搔刮术（ECC），以防遗漏子宫颈管内病变。

（四）子宫颈活组织检查

为确诊子宫颈鳞状上皮内瘤变的最可靠方法。任何肉眼可见病灶，均应做单点或多点活检。若无明显病变，可选择在子宫颈转化区 3 点、6 点、9 点、12 点处活检或在碘试验（又称为 Schiller 试验）不染色区或涂抹醋酸后的醋酸白上皮区取材或在阴道镜下取材以提高确诊率。

六、治疗

（一）CIN Ⅰ

约 60％ CIN Ⅰ 会自然消退。若细胞学检查为低度鳞状上皮内病变（LSIL）或意义未明的不典型鳞状细胞（ASCUS），可在 1 年后复查细胞学和高危型 HPV-DNA 检测。若细胞学检查为高度鳞状上皮内病变（HSIL）或不排除高度病变的不典型鳞状细胞（ASC-H），阴道镜检查满意者可在1年和2年后复查细胞学和高危型HPV-DNA检测，阴道镜检查不满意或ECC阳性者，推荐行子宫颈锥切术。

（二）CINⅡ和CINⅢ

约20%CINⅡ会发展为CINⅢ，5%发展为浸润癌。故所有的CINⅡ和CINⅢ均需要治疗。阴道镜检查满意者可用物理治疗或子宫颈锥切术；阴道镜检查不满意、复发性、ECC发现的CINⅡ和CINⅢ通常采用子宫颈锥切术，包括子宫颈环形电切除术（LEEP）和冷刀锥切术。经子宫颈锥切确诊、年龄较大、无生育要求、强烈要求切除子宫的CINⅢ患者也可考虑行全子宫切除术。

（聂利芳）

第二节　子宫颈癌

子宫颈癌又称宫颈癌。在全世界范围内，子宫颈癌发病率位居女性恶性肿瘤（包括乳腺癌）第四位，但其致死率位居女性恶性肿瘤之首。85%子宫颈癌患者为发展中国家女性，我国每年新增子宫颈癌患者约13万。子宫颈癌高发年龄为50～55岁。自20世纪50年代以来，由于子宫颈细胞学筛查的普遍应用，使子宫颈癌和癌前病变得以早期发现和治疗，子宫颈癌的发病率和病死率已有明显下降，但与此同时子宫颈癌的年轻化趋势也日益明显。

一、病因

子宫颈癌的发生发展与人乳头瘤病毒（HPV）感染密切相关。世界卫生组织（WHO）和国际癌症研究中心（IARC）的最新研究结果显示，HPV的检出率与子宫颈癌发病率相一致，99.7%的子宫颈癌中都可以检测到HPV DNA，其中约80%为HPV16、HPV18，而且各国间无显著差异。这是迄今所报道人类肿瘤致病因素中的最高检出百分数，同时表明HPV感染与子宫颈癌的相关性具有普遍意义，提示HPV可能是子宫颈癌发生的必需病因。WHO和IARC已将HPV确定为子宫颈癌的主要病因。

HPV基因组是双链环状DNA，以共价闭合的超螺旋结构、开放的环状结构、线性分子3种形式存在。基因组的一个共同特点为所有的开放读码框架（ORF）均位于同一条DNA链上，即只有1条DNA链可作为模板。HPV基因组编码为9个开放读码框架，分为3个功能区即早期蛋白编码区（ER）、晚期蛋白编码区（LR）和长控制区（LCR）或上游调控区（URR）。早期转录区又称为E区，由4 500个碱基对组成，分别编码为E1、E_2、E_3、E_4、E_5、E_6、E_7、E_8等8个早期蛋白，具有参与病毒DNA的复制、转录、翻译调控和诱导宿主细胞发生转化等功能。E_1涉及病毒DNA复制，主要存在于非感染期或病毒诱导的转化细胞中，在病毒开始复制中起关键作用。E_2是一种特异性的DNA束缚蛋白，可以调节病毒mRNA的转录和DNA的复制，并有减量调节E_6、E_7表达的作用，还可以通过结合病毒启动子附近的基因序列而抑制转录起始。E_3功能不清。E_4与病毒成熟胞质蛋白有关，仅在病毒感染期表达，而且在病毒的复制和突变中起重要作用。E_5 蛋白是一种最小的转化蛋白，与细胞转化有关；也是一种细胞膜或内膜整合蛋白，由 2 个功能域组成：一个是氨基端疏水域，与 E_5 蛋白在转化细胞膜或内膜上的插入位置有关；另一个是羧基端的亲水域，若将羧基端部分注射休止细胞中，能够诱导细胞 DNA 合成；此外，E_5 蛋白可能是对人细胞永生化和转化的潜在介质，但其本身不能使人细胞永生化。E_5 蛋白还能诱导多种癌基因的表达。E_6 和 E_7 主要与病毒细胞转化功能及致癌性有关。E_6 蛋白是一种多功能蛋白，在 HPV 感染的细胞中，E_6 蛋白定位于核基质及非核膜片段上；体外表达的 E_6 蛋白，含有 151 个氨基酸；E_6 蛋白的主要结构特征是 2 个锌指结构，每个锌指结构的基础是两个 cys-x-x-cys，这种结构是所有 HPV E_6 所共有，其结构根据功能不同可分为 5 个区，分别是：①C 端，1～29 个氨基酸；②锌指 1 区，30～66 个氨基酸；③中央区（连接区），67～102 个氨基酸；④锌指 2 区，103～139 个氨基酸；⑤C 端，140～151 个氨基酸。E_7 蛋白是 HPV 的主要转化蛋白质，是一种仅有 98 个氨基酸小的酸性蛋白，定位于核内或附着于核基质上。E_7 蛋白分为：1 区，1～15 个氨基酸；2 区，16～37 个氨基酸；3 区，38～98 个氨基酸；锌指及 C 端区。E_6 和 E_7 蛋白可影响细胞周期的调控等，被认为在细胞转化及在肿瘤形成中起着关键作用。E_6 还能激活端粒酶，使细胞不能正常凋亡。E_6 和 E_7 蛋白不仅具有转化和致癌作用，而且具有对病毒基因和细胞基因转录的反式激活活性。晚期转录区又称为L 区，由 2 500 个碱基对组成，编码 2 个衣壳蛋白即主要衣壳蛋白 L_1 和次要衣壳蛋白 L_2，组成病毒的衣壳，存在于病毒复制引起后即增殖性感染的细胞中，其主要功能组装和稳定病毒颗粒，且与病毒的增殖有关。非转录区又称为上游调节区、非编码区或长调控区，由 1 000 个碱基对组成，位于 E_8 和 L_1 之间，为最不稳定区，与病毒基因起始表达和复制有关，也与潜伏感染有关。该区含有 HPV 基因组 DNA 的复制起点和 HPV 基因表达所必需的调控元件，以调控病毒的转录与复制。

HPV 阳性妇女能否进展到宫颈上皮内高度病变和癌症，与 HPV 的型别有很大联系，已鉴定 80 种以上的 HPV 型别，大约 35 种型别可感染妇女生殖道，仅约 13 种亚型与肿瘤相关，称高危型(hrHPV)。

虽然 hrHPV 是子宫颈癌发生的主要因子，但多数 hrHPV 感染是一过性的，80%的初次感染者可通过机体自身免疫力清除病毒，只有持续感染才会造成宫颈病变。年轻妇女中 HPV 阳性平均持续时间为 8 个月，1 年后 30%、2 年后 9%持续感染，仅约 3%感染 HPV 的妇女在她们的一生中会发展为宫颈癌，平均潜伏期为 20～50 年。此外，近年的病因学研究表明，HPV-DNA 整合到宿主基因组中也是致癌的一个主要步骤。因此，若仅仅因为 hrHPV 检测阳性即给予干预，易造成过度治疗。

子宫颈 HPV 急性感染后可有 3 种临床过程。①隐匿感染：病毒基因组呈稳定状态，不整合入上皮但仍寄宿于宿主细胞，子宫颈鳞状上皮无临床和形态学可见的改变。无临床和形态学的感染证据，但 DNA 技术显示有 HPV 的感染。②活性感染：表现为 HPV 的持续复制使鳞状上皮增生成为良性肿瘤。③致癌基因病毒 HPV：HPV 基因整合入宿主基因组，干扰控制增生的癌基因和抑癌基因的表达，临床上表现为高分级病变，即 CINⅡ以上病变。

已有的研究显示，hrHPV 通过与宿主染色体的整合不仅可以使致癌基因得以长期存在，而且病毒编码蛋白还可与宿主蛋白的相互作用引发细胞转化。从 HPV16 阳性的人肿瘤细胞分离出来的DNA片段，含有HPV16 E_6 启动子、E_6、E_7、E_1 基因以及部分宿主细胞DNA序列，该序列可以完全转化 NIH_3T_3 细胞，而且在转化细胞内检测到大量 E_6、E_7 转录产物。但是从人肿瘤细胞基因组中分离出来的HPV E_6、E_7 只有当连接到宿主细胞DNA序列中才具有转化细胞的潜力。来源于整合型病毒癌基因转录产物的编码 E_6、E_7 蛋白的cDNA可以表达比来源于游离型者更强的转化原始细胞的能力，其原因可能是整合型HPV-DNA转录产物3′端序列融合导致转录产物半衰期延长。

HPV-DNA整合到宿主基因组中是致癌的一个主要步骤。研究发现，HPV DNA这种整合是随机克隆性整合，常以单拷贝、多拷贝形式被整合到宿主的染色体脆弱区中，并且这种整合具有相同的位点，也相当固定。HPV的DNA链通常在 E_1 或 E_2 的开放读码框内断裂，造成 E_1 和(或)E_2 基因删除或断裂。E_2 基因产物在正常转录中起抑制 E_6/E_7 表达的作用，E_2 的正常调控作用缺损，导致 E_6 和 E_7 过度表达。高危型HPV E_6/E_7 已被证实为转化基因，其编码的 E_6、E_7 蛋白与细胞转化和病毒复制的调控有关，在子宫颈癌细胞系和组织内持续表达，在维持转化组织恶性表型的过程中起至关重要的作用。E_6 蛋白能与细胞内 E_6 相关蛋白(E_6-AP)形成复合物，特异性地结合抑癌基因p53的产物，使p53降解失活，野生型p53是一种核蛋白，负向调节细胞的生长和分化，p53的降解失活阻碍细胞对DNA损伤的反应，由此导致遗传性状改变的累积，进而产生恶变的基因型，导致细胞周期失控；作为一种多功能蛋白，它还可通过激活端粒酶使正常细胞永生化；新近研究发现 E_6 的功能与其他蛋白(如靶蛋白1、干扰素调控因子3、p21等)的相互作用和凋亡有关。E_7 蛋白是HPV的主要转化蛋白，与肿瘤抑制蛋白视网膜母细胞瘤蛋白(Rb1)亲和力极高，Rb是重要的抑癌基因，直接参与细胞周期的调控。高危型HPV(如HPV16)的 E_7 蛋白与pRB结合后导致Rb蛋白功能失活降解，改变了细胞生长周期的调控机制，使细胞周期失控而发生永生化对恶性变的防御进一步受到影响。E_6 和 E_7 还具有促进和维持整合状态的功能。因此，E_6、E_7 基因片段的表达活性与肿瘤细胞的恶性增殖能力密切相关，将 E_6、E_7 蛋白视作肿瘤特异性标志物，是目前研究开发高特异性新筛查方法的热点之一。

多项研究显示，感染HPV高病毒载量(VL)的患者患子宫颈癌的风险增加。有观点认为位于一个细胞内或一个解剖学位置的致癌HPV类型的拷贝数与HPV相关的疾病形成之间可能有直接的关系，不过对于病毒载量的研究目前尚缺乏临床研究验证。对hrHPV感染状态、病毒载量和基因整合状态进行连续的综合检测，有望揭示hrHPV对宫颈上皮细胞恶性转化的进程，寻找高特异性的筛查指标，预测向高度病变或宫颈癌的转变趋势，提高可发展为癌的高危人群的检出率。HPV的检测不仅有利于指导细胞学检查的进一步处理，还可能对子宫颈癌的预后有预测作用。有研究指出，HPV-DNA检测阴性的宫颈癌，其累计无瘤生存率为100%；HPV-DNA阳性者仅56%。HPV是否阳性及其HPV类型还与宫颈癌盆腔淋巴结转移相关，HPV阳性及HPV18型者更多见盆腔淋巴结转移。

二、流行病学特点

世界范围内，子宫颈癌是仅次于乳腺癌导致女性发病和死亡最常见的恶性肿瘤。超过

80%新诊断病例发生在经济情况比较差的妇女。子宫颈癌的平均发病年龄是47岁,病例呈双峰分布,分别在35～39岁和60～64岁两个年龄段。

子宫颈癌的发生有很多危险因素,包括初次性交年龄小(<16岁)、多个性伴侣、吸烟、多产以及社会经济条件低下等。有学者认为使用口服避孕药有可能会增加宫颈腺癌发生的风险,但是该假说还没有得到公认。上述危险因素中,大多数都和性行为以及性传播疾病的暴露相关联。曾经认为疱疹病毒感染是导致子宫颈癌发病的初始事件,但现在普遍认为人乳头瘤病毒(HPV)感染才是子宫颈癌发病的致病源,疱疹病毒和沙眼衣原体很可能起协同作用。目前认为人类免疫缺陷病毒(HIV)在子宫颈癌发病过程中通过免疫抑制起作用。美国疾病预防和控制中心把子宫颈癌定义为一种获得性免疫缺陷综合征(AIDS),后者是HIV感染患者所发生的疾病。

三、宫颈癌筛查

由于仅在高危型HPV持续感染,且HPV-DNA整合到宿主基因组内的人群才发展为子宫颈癌,目前对高危型HPV感染和基因整合状态的综合检测已成为最受瞩目的研究热点。HPV的分型检测有利于指导细胞学检查的进一步处理,可以利用HPV检测筛查ASCUS或CINⅠ的妇女中的高危患者,如果HPV检测为高危型,则应进行进一步的检查治疗,如阴道镜检查和活检,必要时行阴道镜下电环切等。

HPV迄今尚不能在组织细胞中培养,不能通过分离病毒来确定HPV的型别,目前HPV分型主要是依靠克隆基因的DNA杂交试验即核酸杂交及酶谱分析等方法来确定。原位杂交(ISH)、聚合酶链反应(PCR)和杂交捕获系统(HCS)是3种目前临床和基础研究中最常使用的核酸水平的HPV及其亚型的检测方法。但这些方法分别存在着特异性低(入选范围过大须进一步筛选)、工作强度大、成本高、操作复杂不易大规模推广应用等问题。

现代分子生物学技术的进步为建立特异性高、经济、简便、易操作的宫颈癌高危人群的新筛查方法提供了可能。高危型HPV E_6、E_7已被证实为转化基因,其编码的E_6、E_7蛋白与细胞转化和病毒复制的调控有关,在宫颈癌细胞系和组织内持续表达,在维持转化组织恶性表型的过程中起至关重要的作用。因此,将E_6、E_7蛋白视作肿瘤特异性标志物是研究开发高特异性新筛查方法的新方向。

(一)筛查注意事项

1.筛查原则

(1)宫颈细胞学筛查计划的目的是降低宫颈癌的发病率和病死率。

(2)子宫颈癌筛查应该覆盖大部分的人群(目的是至少覆盖80%以上的人群)。

(3)宫颈涂片细胞学检查是最常用的筛查手段。

2.筛查起止年龄及间隔

根据子宫颈癌病因学及子宫颈癌发病规律,一般建议年轻女性开始性生活后3年开始筛查,1～2年筛查1次,70岁后可以终止筛查。

3.掌握筛查流程

子宫颈癌筛查涉及众多诊断方法,包括细胞学涂片检查、HPV测定、阴道镜检查、宫颈活检甚至宫颈锥切等，应科学地分级实施，原则上由无创到有创，由简单到复杂。

（二）细胞病理学分类系统比较

半个多世纪以来，传统的巴氏涂片和分级系统对子宫颈癌的筛查、早期诊断及治疗后随访作出了重要贡献。为进一步提高细胞病理学筛查的敏感性和特异性，近年来细胞病理学家不断改进宫颈细胞学涂片技术及宫颈细胞病理学分级诊断系统。目前，液基涂片逐步替代传统的巴氏涂片，巴氏分级法已由 Bethesda 系统取代。Bethesda 系统、巴氏分级及相应病理学诊断对比如下（表 12-1）。

表 12-1　两种细胞学分级系统及相应的病理学诊断比较

Bethesda 系统	非典型增生/CIN 系统	巴氏分级
正常范围	正常	Ⅰ
感染（具体微生物应说明）	炎性不典型（微生物）	Ⅱ
反应性和修复性改变		
鳞状细胞异常		
非典型鳞状细胞	鳞状细胞不典型	
（1）不明确意义（ASCUS）	HPV 不典型，除外 LSIL	ⅡR
（2）不能除外高度病变（ASCH）	除外 HSIL	
	HPV 不典型	
低度鳞状上皮内病变（LSIL）	轻度不典型增生 CINⅠ	
高度鳞状上皮内病变（HSIL）	中度不典型增生 CINⅡ	Ⅲ
	重度不典型增生 CINⅢ	
	原位癌	Ⅳ
鳞状细胞癌	鳞状细胞癌	Ⅴ

（三）Bethesda 系统

美国国立癌症研究所（NCI）在 Bethesda 制定了全新的阴道细胞学描述性诊断系统，称为 Bethesda 系统或 TBS。

（四）宫颈细胞学涂片检查后处理方案

细胞学涂片检查正常的人群，按常规时间进行下次筛查。涂片细胞不够者，3 个月后复查涂片。轻度核异常或交界性核改变，6 个月后复查涂片或 HPV 检查。3 次涂片轻度核异常或交界性核改变，推荐阴道镜检查。

四、病理

（一）鳞状细胞浸润癌

占子宫颈癌的 75％～80％。

1.巨检

微小浸润癌肉眼观察无明显异常或类似子宫颈柱状上皮异位。随病变发展，可形成 4 种类型。

(1)外生型：最常见，癌灶向外生长呈乳头状或菜花样，组织脆，触之易出血。常累及阴道。

(2)内生型：癌灶向子宫颈深部组织浸润，子宫颈表面光滑或仅有柱状上皮异位，子宫颈肥大变硬，呈桶状，常累及宫旁组织。

(3)溃疡型：上述两型癌组织继续发展合并感染坏死，脱落后形成溃疡或空洞，似火山口状。

(4)颈管型：癌灶发生于子宫颈管内，常侵入子宫颈管及子宫峡部供血层或转移至盆腔淋巴结。

2.显微镜检

(1)微小浸润癌：在原位癌基础上镜检发现小滴状、锯齿状癌细胞团突破基底膜，浸润间质。

(2)浸润癌：癌灶浸润间质范围超出微小浸润癌，多呈网状或团块状浸润间质。根据癌细胞分化程度可分为：Ⅰ级为高分化鳞癌(角化性大细胞型)，大细胞，有明显角化珠形成，可见细胞间桥，细胞异型性较轻，无核分裂象或核分裂象＜2个/高倍视野；Ⅱ级为中分化鳞癌(非角化性大细胞型)，大细胞，少或无角化珠，细胞间桥不明显，细胞异型性明显，核分裂象2～4个/高倍视野；Ⅲ级为低分化鳞癌即小细胞型，多为未分化小细胞，无角化珠及细胞间桥，细胞异型性明显，核分裂象＞4个/高倍视野。大细胞角化性和非角化性癌有4种变型，即淋巴上皮样癌、梭形细胞鳞状细胞癌、子宫颈疣状乳头状肿瘤和基底细胞样鳞状细胞癌。

(二)腺癌

近年来子宫颈腺癌的发生率有上升趋势，占子宫颈癌的15%～20%。

1.巨检

来自子宫颈管内，浸润管壁或自子宫颈管内向子宫颈外口突出生长；常可侵犯宫旁组织；病灶向子宫颈管内生长时，子宫颈外观可正常，但因子宫颈管膨大，形如桶状。

2.显微镜检

主要组织学类型有两种。

(1)普通型宫颈腺癌：最常见，来源于子宫颈管柱状黏液细胞，镜下见腺体结构，腺上皮细胞增生呈多层，异型性明显，见核分裂象，癌细胞呈乳突状突入腺腔。可分为高、中、低分化腺癌。

(2)黏液性腺瘤：又称微偏腺癌(MDC)，属高分化子宫颈管黏膜腺癌。癌性腺体多，大小不一，形态多变，呈点状突起伸入子宫颈间质深层，腺上皮细胞无异型性，常有淋巴结转移。

(三)腺鳞癌

占子宫颈癌3%～5%，由储备细胞同时向腺细胞和鳞状细胞分化发展而形成。癌组织中含有腺癌和鳞癌两种成分。

(四)其他

少见病理类型如神经内分泌癌、未分化癌、混合性上皮/间叶肿瘤、间叶肿瘤、黑色素瘤、淋巴瘤等。

五、分期

国际妇科年会及第四届美国妇产科学年会上对子宫颈癌的分类和分期进行了修正，并推荐命名为“子宫颈癌分期的国际分类法”。自此之后，子宫颈癌分期经过8次修正，最近一次修正由FIGO妇科肿瘤命名委员会提出并通过，随后经过国际抗癌联合会(UICC)、美国癌症分期联合委员会(AJCC)及FIGO的认可。此次修改主要有内容如下。

子宫颈癌的临床分期(FIGO)见表12-2。

表12-2　子宫颈癌的临床分期(FIGO)

分期	肿瘤范围
Ⅰ期	病变局限于宫颈(扩展至宫体应被忽略)
ⅠA期	仅在显微镜下可见浸润癌，浸润深度≤5mm
ⅠA1期	间质浸润深度≤3mm
ⅠA2期	间质浸润深度＞3mm，且≤5mm
ⅠB期	临床可见癌灶局限于宫颈或显微镜下可见病灶大于ⅠA期*
ⅠB1期	肉眼可见癌灶最大直径≤2mm，癌灶浸润深度＞5mm
ⅠB2期	肉眼可见癌灶最大直径＞2mm，且≤4cm
ⅠB3期	癌灶最大径线＞4cm
Ⅱ期	癌灶浸润超出子宫，但是未达盆壁或浸润未达阴道下1/3
ⅡA期	侵犯上2/3阴道，无宫旁浸润
ⅡA1期	临床可见癌灶最大直径≤4cm
ⅡA2期	临床可见癌灶最大直径＞4cm
ⅡB期	有明显的宫旁浸润，未达骨盆壁
Ⅲ期	肿瘤扩散至盆壁和(或)累及阴道下1/3，和(或)引起肾盂积水或无功能肾**
ⅢA期	癌累及阴道下1/3，但未达盆壁
ⅢB期	癌已达盆壁或有肾盂积水或无功能肾
ⅢC期	不论肿瘤大小和扩散程度，累及盆腔和(或)主动脉旁淋巴结
Ⅳ期	肿瘤扩散超过真骨盆或浸润(活检证实)膀胱黏膜或直肠黏膜，状水肿的存在不应归于Ⅳ期
ⅣA期	邻近器官转移
ⅣB期	远处器官转移

注　*所有大体可见病灶，即使为浅表浸润，都归于ⅠB期。浸润是指测量间质浸润，最深不超过5mm。浸润深度不超过5mm的测量是从原始组织的上皮基底层—表皮或腺体开始。即使在早期(微小)间质浸润的病例中(－1mm)，浸润深度的报告也应该始终用mm表示。**在直肠检查中，肿瘤和盆壁之间没有无瘤区。除去已知的其他原因，所有肾盂积水或无功能肾的病例都包括在内。

(一)去除0期

国际妇产科联合会认为0期是原位癌，决定在所有肿瘤分期中去除此期。

（二）ⅡA期

FIGO年报所示文献及资料一贯提示，在ⅡA期患者中，以病灶最大直径为准则提示癌灶大小对于预后有较大影响，同样结论也见于ⅠB期。因此，ⅡA期的再细分定义包括如下。ⅡA1期：癌灶大小≤4cm，包括阴道上2/3浸润；ⅡA2期：癌灶大小>4cm，包括阴道上2/3浸润。

FIGO妇科肿瘤命名委员会也考虑到临床调查研究，进一步推荐。

（1）子宫颈癌保留临床分期，但鼓励关于手术分期的研究。

（2）虽然分期中并未包括，但所有手术，病理发现的阳性结果（如脉管浸润）需报告给FIGO年报编辑部办公室或其他科学出版物。

（3）推荐采用诊断性影像学技术帮助判断原发肿瘤病灶的大小，但非强制性的。对于有MRI/CT设备的机构，影像学评估肿瘤体积及宫旁浸润情况应记录，并送FIGO年报编辑部办公室作数据录入。

（4）其他检查如麻醉术前检查、膀胱镜检查、乙状结肠镜检查及静脉压检查等可选择进行，但不是强制性的。

子宫颈癌采用临床还是手术分期是多年来一大重要争论要点。一方面，尽管随着近年来影像学技术的长足发展，判断肿瘤大小有更佳的评估方法，但临床分期仍没有手术分期精确。另一方面，手术分期法不能广泛应用于全世界范围，特别在某些资源欠缺不能及早发现肿瘤的国家地区，不能手术的晚期患者比较普遍，而手术设施稀有，难以推广手术分期法。因此，子宫颈癌的分期仍建议采用FIGO的临床分期标准，临床分期在治疗前进行，治疗后不再更改，但FIGO妇科肿瘤命名委员会也仍鼓励关于手术分期的研究。

六、转移途径

宫颈上皮内因缺乏淋巴管和血管，而且基底膜又是组织学屏障，可以阻止癌细胞的浸润，因此宫颈原位癌一般不易发生转移。一旦癌细胞突破基底膜侵入间质，病程即是不可逆，癌细胞可到处转移。子宫颈癌的转移途径主要是直接蔓延和淋巴转移，少数经血液循环转移。

（一）直接蔓延

直接蔓延是最常见的转移途径，通过局部浸润或循淋巴管浸润而侵犯邻近的组织和器官。向下可侵犯阴道穹隆及阴道壁，因前穹隆较浅，所以前穹隆常常较后穹隆受侵早。癌细胞也可通过阴道壁黏膜下淋巴组织播散，而在离宫颈较远处出现孤立的病灶。向上可由颈管侵犯宫腔。癌灶向两侧可蔓延至宫旁和盆壁组织，由于宫旁组织疏松、淋巴管丰富，癌细胞一旦穿破宫颈，即可沿宫旁迅速蔓延，累及子宫主韧带、骶韧带，甚至盆壁组织。输尿管受到侵犯或压迫可造成梗阻，并引起肾盂、输尿管积水。晚期患者癌细胞可向前、后蔓延分别侵犯膀胱或直肠，形成癌性膀胱阴道瘘或直肠阴道瘘。

（二）淋巴转移

淋巴转移是子宫颈癌最重要的转移途径。一般沿宫颈旁淋巴管先转移至闭孔、髂内及髂外等区域淋巴结，再转移至髂总、骶前和腹主动脉旁淋巴结。晚期患者可远处转移至锁骨上及深、浅腹股沟淋巴结。

子宫颈癌淋巴结转移率与其临床期别有关，研究表明，Ⅰ期患者淋巴结转移率为15%～20%、Ⅱ期为25%～40%、Ⅲ期50%以上。20世纪40年代末，Henriksen对子宫颈癌淋巴结转移进行详细的研究，其将子宫颈癌的淋巴结转移根据转移时间的先后分为一级组和二级组。

1.一级组淋巴结

(1)宫旁淋巴结：横跨宫旁组织的一组小淋巴结。

(2)宫颈旁或输尿管旁淋巴结：位于输尿管周围横跨子宫动脉段附近淋巴结。

(3)闭孔或髂内淋巴结：围绕闭孔血管及神经的淋巴结。

(4)髂内淋巴结：沿髂内静脉近髂外静脉处淋巴结。

(5)髂外淋巴结：位于髂外动、静脉周围的6～8个淋巴结。

(6)骶前淋巴结。

2.二级组淋巴结

(1)髂总淋巴结。

(2)腹股沟淋巴结：包括腹股沟深、浅淋巴结。

(3)腹主动脉旁淋巴结。

(三)血行转移

子宫颈癌血行转移比较少见，大多发生在晚期患者，可转移至肺、肝、心、脑和皮肤。

七、临床表现

早期子宫颈癌常无明显症状和体征。颈管型患者因子宫颈外观正常易漏诊或误诊。随病变发展，可出现以下表现。

(一)症状

1.阴道流血

常表现为接触性出血，即性生活或妇科检查后阴道流血。也可表现为不规则阴道流血或经期延长、经量增多。老年患者常为绝经后不规则阴道流血。出血量根据病灶大小、侵及间质内血管情况而不同，若侵蚀大血管可引起大出血。一般外生型癌出血较早，量多；内生型癌出血较晚。

2.阴道排液

多数患者有白色或血性、稀薄如水样或米泔状、有腥臭味的阴道排液。晚期患者因癌组织坏死伴感染，可有大量米泔样或脓性恶臭白带。

3.晚期症状

根据癌灶累及范围出现不同的继发性症状，如尿频、尿急、便秘、下肢肿痛等；癌肿压迫或累及输尿管时，可引起输尿管梗阻、肾盂积水及尿毒症；晚期可有贫血、恶病质等全身衰竭症状。

(二)体征

微小浸润癌可无明显病灶，子宫颈光滑或糜烂样改变。随病情发展，可出现不同体征。外生型子宫颈癌可见息肉状、菜花状赘生物，常伴感染，质脆易出血；内生型表现为子宫颈肥大、质硬，子宫颈管膨大；晚期癌组织坏死脱落，形成溃疡或空洞伴恶臭。阴道壁受累时，可见赘生物生长或阴道壁变硬；宫旁组织受累时，双合诊、三合诊检查可扪及子宫颈旁组织增厚、结节状、质硬或形成冰冻状骨盆。

八、影像学表现

（一）X 线检查

X 线检查价值不大。

（二）CT 检查

早期肿瘤较小时，CT 显示不清。肿瘤较大时表现为宫颈增大、形态不规则及密度不均，增强后肿瘤呈不规则强化。当发生宫旁软组织侵犯时，宫旁间隙模糊，可累及下段输尿管，造成肾积水。累及膀胱或直肠时，膀胱或直肠旁脂肪间隙消失，膀胱或直肠壁不规则增厚。CT 可显示盆腔、腹膜后淋巴结转移，对肝、肺等远处转移检出也有重要意义。

（三）MRI 检查

由于 MRI 检查可明确显示正常宫颈解剖及宫颈与阴道的全貌，因此对肿瘤范围的显示要优于 CT 检查，是子宫颈癌分期首选影像检查方法。此外，还有助于鉴别治疗后肿瘤复发与纤维化。

Ⅰ期肿瘤：MRI 难以识别原位癌和微小肿瘤。当肿瘤明显侵犯宫颈基质时，于 T_2WI 上表现为中等信号肿块，宫颈管扩大，宫颈基质低信号中断。

Ⅱ期肿瘤：显示肿瘤突入和侵犯阴道上 2/3 或显示宫颈增大，外缘不规则或不对称，宫旁出现肿块或宫旁脂肪组织内出现异常信号的粗线状影。

Ⅲ期肿瘤：除上述异常表现外，还显示肿块向下侵犯阴道下 1/3，向外延伸至盆壁或出现肾积水表现。

Ⅳ期肿瘤：表现为膀胱或直肠周围脂肪界限消失，正常膀胱壁或直肠壁的低信号中断，晚期可出现膀胱壁或直肠壁的增厚或腔内肿块。

绝大多数子宫颈癌病灶在 DWI 上表现为局限性高信号，ADC 图信号减低，易与正常子宫颈以及邻近结构区别，可用于评价宫颈基质受侵情况。DWI 上的高信号是由于肿瘤细胞密度增加、细胞间隙减少和组织间液压力升高等因素，造成水分子运动受限所致，其 ADC 值要显著低于正常宫颈。

子宫颈癌治疗后可复发，常见复发部位为阴道上端，在 T_2WI 及 DWI 上呈显著高信号，而放疗后纤维化则呈较低信号。

九、超声表现

（一）B 超检查

1.外生型宫颈癌

宫颈增大，宫颈形态不规则，宫颈外口见实性不均质低回声。

2.内生型宫颈癌

宫颈增大，宫颈管结构消失，宫颈实质内见实性不均质低回声。

3.浸润宫体

子宫下段内膜、肌层与宫颈界限不清，宫体回声不均质。

4.宫旁侵犯

膀胱侵犯时，宫颈实性低回声肿块凸向膀胱，膀胱后壁连续性中断，肿块向后或向宫旁生长时，盆腔内见低回声或不均质回声，淋巴结肿大等。

（二）多普勒超声

宫颈肿块内部血流信号增多，呈散在条状、分支状，可见低阻型动脉频谱（RI＜0.40）。

十、诊断

早期病例的诊断应采用子宫颈细胞学检查和（或）高危型 HPV-DNA 检测、阴道镜检查、子宫颈活组织检查的“三阶梯”程序，确诊依据为组织学诊断。

子宫颈有明显病灶者，可直接在癌灶取材。子宫颈锥切术适用于子宫颈细胞学检查多次阳性而子宫颈活检阴性者或子宫颈活检为 CINⅡ和 CINⅢ需确诊者或可疑微小浸润癌需了解病灶的浸润深度和宽度等情况。可采用冷刀切除、环形电切除（LEEP），切除组织应做连续病理切片（24～36 张）检查。

确诊后根据具体情况选择胸部 X 线摄片、静脉肾盂造影、膀胱镜检查、直肠镜检查、B 超检查及 CT、MRI、PET-CT 等影像学检查。

十一、鉴别诊断

主要依据子宫颈活组织病理检查，与有临床类似症状或体征的各种子宫颈病变鉴别，包括：①子宫颈良性病变，如子宫颈柱状上皮异位、子宫颈息肉、子宫颈子宫内膜异位症和子宫颈结核性溃疡等；②子宫颈良性肿瘤，如子宫颈黏膜下肌瘤、子宫颈管肌瘤、子宫颈乳头瘤等；③子宫颈恶性肿瘤，如原发性恶性黑色素瘤、肉瘤及淋巴瘤、转移性癌等。

十二、治疗

（一）微小浸润癌

只有在宫颈锥切活检边缘阴性或子宫颈切除或全宫切除后才能作出宫颈癌ⅠA1 或ⅠA2 期的诊断。如果 CINⅢ或浸润癌的宫颈锥切边缘阳性，需要再做一次锥切活检或者按ⅠB1 下期处理。在确定治疗前应该做阴道镜检查排除相关的阴道上皮内瘤样病变（VAIN）。

1.不同分期术式选择

（1）ⅠA1 期：推荐进行经腹或经阴道全子宫切除术。如果同时存在阴道上皮内瘤样病变（VAIN），应该切除相应的阴道段。如果患者有生育要求，可行宫颈锥切，术后 4 个月、10 个月随访追踪宫颈细胞学涂片。如果 2 次宫颈细胞学涂片均阴性，以后每年进行 1 次宫颈涂片检查。

（2）Ⅰ A2 期：Ⅰ A2 期宫颈癌有潜在的淋巴结转移概率，治疗方案应该包括盆腔淋巴结清扫术。推荐的治疗是改良根治性子宫切除术（Ⅱ型子宫切除术）加盆腔淋巴结清扫术。如果没有淋巴血管区域浸润，可以考虑行筋膜外子宫切除术和盆腔淋巴结清扫术。

子宫颈癌发病年龄有年轻化趋势，未生育的年轻患者日渐增多，如何保留年轻子宫颈癌患者的生育功能是一个重要的课题。目前要求保留生育功能者，较常采用的治疗方案如下。①大范围的宫颈锥切活检，加腹膜外或腹腔镜下淋巴结清扫术。②根治性宫颈切除术，加腹膜外或腹腔镜下淋巴结清扫术。

2.根治性子宫颈切除术

根治性子宫颈切除术又称广泛性子宫颈切除术、辅以盆腔淋巴清扫术，是一种新的保留生育功能的手术方法，适用于有选择的早期子宫颈癌患者。此手术的优点是保留了子宫体，也即保留了患者的生育希望。分为开腹和经阴道两种术式，通常包括盆腔淋巴结切除术和宫颈环扎术。经阴道途径创伤小，不进入腹腔，对生育影响较小，但手术难度大，需要极熟练的阴道手术及腔镜手术技巧。有学者报道了经阴广泛性子宫颈切除术。目前该手术已用于临床 15 年，文献报道，治疗后的子宫颈癌患者的妊娠次数达 150 多次，而出生的健康婴儿近 100 人。大部分患者分娩时均采用剖宫产，足月产的比例约 2/3。主要的产科风险是流产和早产。肿瘤随访的结果令人满意，复发率＜5％。

适应证：目前尚没有统一标准，有学者曾提出的适应证是较常采用的方案。

希望保留生育能力，且无生育能力受损的临床证据。

（1）病变＜2.5cm。

（2）FIGO 分期Ⅰ A1～Ⅰ B1。

（3）鳞状细胞癌或腺癌。

（4）阴道镜和（或）磁共振（MRI）检查宫颈管上段未受累。

（5）无淋巴转移。

3.随访

主要应用细胞学涂片检查随访，术后 4 个月、10 个月两次涂片均正常后，每年 1 次涂片检查。

（二）浸润癌

肉眼可见的病灶应活检确诊。初始评估包括临床检查（必要时在麻醉下进行），阴道镜检查排除阴道上皮内瘤样病变。了解相关的临床症状。出现与膀胱和直肠有关的症状，可行膀胱镜或结肠镜评估膀胱或直肠情况。胸部 X 线检查和肾脏评估（包括肾 B 超、IVP、CT 或 MRI）是必须的。CT 和（或）MRI 检查可以了解淋巴结的状态。

1.前哨淋巴结及淋巴定位

淋巴系统定位和前哨淋巴结识别是现代实体肿瘤外科治疗的新进展之一。将淋巴检查、分期、处理综合起来，可以更好地提供疾病特征以便减少放疗的干预和减少潜在的毒性，大大提高了肿瘤治疗的准确性。目前已在恶性黑色素瘤和乳腺癌等肿瘤中取得显著成就，从根本上改变了经典的外科治疗，但对于妇科恶性肿瘤还是一个新的领域。

尽管目前对肿瘤转移途径有较清楚的认识，但早期研究对区域淋巴系统的作用及其与主要解剖结构之间的联系不很清楚。淋巴定位就是记录相关器官的区域淋巴引流情况，目的是识别靶器官的主要引流淋巴结或淋巴结组。从理论上讲，这些淋巴结最有希望判断疾病的预后，因为淋巴结转移的第一站也是肿瘤转移的必经之路。早在20世纪初，法国学者就通过给妊娠宫颈注射Gerotti染料研究宫颈的淋巴结解剖情况，并命名了闭孔和髂血管淋巴结。有学者提出了前哨淋巴结的概念，认为若前哨淋巴结为阴性（不含肿瘤细胞），那么其他区域淋巴将不太可能有转移，也就不需要做更大范围的淋巴清扫。进一步将区域淋巴引流和选择性识别区域淋巴结的概念结合起来并应用于现代淋巴定位技术，通过淋巴造影发现阴茎癌的前哨淋巴结位于腹股沟浅淋巴结中，他建议只有前哨淋巴结阳性的患者才有必要行淋巴清扫。该发现已在黑色素瘤、乳腺癌等实体瘤中得到证实。

子宫颈癌是研究淋巴定位的理想对象。首先，绝大多数手术治疗的患者没有发生转移；其次，子宫颈是一个中位器官，具有许多潜在的淋巴引流区，常见的引流部位是闭孔和髂外区；再次，宫颈易于暴露，可在术前和术中进行宫颈注射；最后，随着要求保留生育功能的年轻患者日渐增多，亟须发展一种高效微创的识别方法来筛选出低风险患者。

淋巴结被染色，且至少发现1条染色的淋巴管进入该淋巴结是判断1个淋巴结是否为前哨淋巴结的金标准。淋巴闪烁造影术可增加淋巴定位的准确性，特别适用于术野外或染色浅的淋巴结。腹腔镜手术为早期子宫颈癌患者的前哨淋巴结定位提供了一个极为有利的方法。术中应用Y探头的报道有限，但已有的研究支持其可行性及对前哨淋巴结定位的重要性。

目前对子宫颈癌进行淋巴定位还面临很多特殊的挑战，这与肿瘤注射、子宫的复杂血供、具有许多潜在的盆腔及主动脉旁淋巴引流区有关。

淋巴定位技术的外科合理性需要在很多方面进行前瞻性的研究，如多样性的对比研究、多中心研究和评估淋巴结的特异性分子病理技术。另外，尚需要前瞻性随机研究以评估前哨淋巴结识别作为治疗选择依据的可行性。就此而言，适用于腹腔镜手术的患者似乎是这项技术的理想候选人，因为它可以提供局部切除和潜在的保留生育功能手术（如根治性宫颈切除术）。另外，保留识别抗原的淋巴群细胞对疫苗治疗的成功有关键性作用。HPV-L1病毒样颗粒疫苗治疗现已处于Ⅰ期临床试验。

2.ⅠB1、ⅡA＜4cm期的子宫颈癌的治疗

早期子宫颈癌（ⅠB1，ⅡA＜4cm）的初始治疗可以选择手术或根治性放疗。治疗方案的选择应综合患者的年龄及身体状况、医疗资源情况（包括手术熟练程度）。应向患者解释所有的治疗选择，包括近期及远期并发症和预期结果。

（1）手术治疗：ⅠB1/ⅡA（直径＜4cm）子宫颈癌的标准手术治疗方案是改良根治性全子宫切除术或根治性全子宫切除术和腹膜后淋巴清扫术。年轻患者可以保留卵巢，如果术后有需要放疗的可能，卵巢应悬吊于盆腔之外。部分病例可以行经阴道根治性全子宫切除术和腹腔镜下淋巴清扫术。

1）经阴道根治性全子宫切除术：经阴道根治性全子宫切除术与经腹根治性全子宫切除术同样始于19世纪末的欧洲中部，代表人物是Schauta，后因不能同时行经阴道盆腔淋巴切除术以及放疗的崛起而逐渐被人遗忘。印度学者提出了一种新的联合术式，即先经腹行双侧腹膜外系统盆腔淋巴结切除术，再行经阴道根治性子宫切除术。尽管是两个独立的手术，但手术风

险仍小于经腹根治性子宫切除术。因为不需要大的手术切口和长时间显露手术野，术后并发症较 Meigs 术式少了 3 倍，也因此被应用于高风险的患者。有学者提出用腹腔镜代替腹部切口行盆腔淋巴结切除术，由此产生了 Celio-Schauta 术式，也称腹腔镜辅助阴式根治性子宫切除术(LAVRH)。LAVRH 术式中，腹腔镜可以仅用于探查评估盆腹腔情况和腹膜后的淋巴结清扫术，根治性子宫切除术经阴道完成。经阴道根治性子宫切除术采用 Celio-Schauta 术式，后经过德国改良(程度相当于 2 类 Piver 经腹根治性子宫切除术，用于直径＜2cm 的子宫颈癌)或经过奥地利改良(程度相当于 3 类 Piver 经腹根治性子宫切除术，用于直径≥2cm 的子宫颈癌)。LAVRH 术式中，除盆腔淋巴结切除外，更多的操作也可以在腹腔镜下完成，如分离子宫韧带和动脉等。

这类手术总的特点是借助腹腔镜对手术广泛性的追求。实际上，阴式手术的一个技术难点是钳夹靠近盆侧壁的宫旁组织，因为相对于阴道常规操作的平面来说，钳夹宫旁组织斜角刚好是相反的。而用腹腔镜在同侧髂部放入器械可以平行到达盆侧壁，而且一个人就可分离侧面的宫旁组织(不管使用内镜、双极导管、氩射线还是其他装置)。

需要强调的是，输尿管、子宫动脉与子宫主韧带之间的位置关系与腹式手术存在较大差异。在阴式手术中，下拉子宫至阴道，膀胱则向上回缩，使子宫血管向下、向内移行，输尿管受到牵拉也向下走行，然后转向上方进入膀胱。

经阴道手术时应仔细触摸辨认避免损伤。然而，在行腹腔镜下淋巴结清扫术时，若将子宫动脉从其髂内动脉前支起始部离断时，则输尿管上所受的拉力明显减少，而输尿管“膝”的形成就不像在子宫动脉完整存在时那么明显。

2)腹腔镜下盆腔淋巴结清扫术：经腹腔镜行盆腔淋巴结和腹主动脉旁淋巴结清扫始于 20 世纪 80 年代末 90 年代初。与传统的开腹淋巴结切除术相比，具有手术野被放大、并发症少、血管和淋巴结的解剖更清楚等优点。由有经验的腹腔镜操作者进行手术与开腹手术达到的效果一样，甚至更好。已有大量的病例证明这项技术的可行性和安全性。

(2)放射治疗：子宫颈癌的放射治疗分为根治性放疗、术前放疗和术后放疗。根治性放疗以体外照射和腔内照射相结合。术前放疗主要为腔内放疗，放疗剂量一般为全量腔内放疗的 1/3～1/2，也有少数学者给予全量腔内放疗和(或)体外放疗剂量的 1/2，手术与放疗的间隔时间则依术前放疗的方式和剂量而定，一般为 2～8 周。术后放疗多以体外照射为主，阴道残端有肿瘤者可给予腔内放疗，一般在术后 1 个月内进行，外照射剂量一般为 40～50Gy，阴道腔内放疗表面剂量通常为 30～50Gy。剂量参考点为 A 点和 B 点。A 点在宫颈口水平上方 2cm、子宫中轴旁开 2cm，相当于输尿管与子宫动静脉交叉处，一般根治性放疗 A 点剂量来自腔内 2/3、体外 1/3。B 点为 A 点旁开 3cm，相当于闭孔淋巴结的位置，剂量来自腔内 1/3、体外 2/3。

1)腔内放疗：对肿瘤原发区域形成以宫颈为中心的放射区，一般在外照射 20～25Gy 后开始，A 点单次剂量 5～7Gy，每周 1 次，总剂量取决于肿瘤大小、临床分期和外照射剂量。若肿瘤体积较大，应增加宫颈局部剂量；若宫旁浸润或阴道狭窄者，可增加全盆照射剂量、减少腔内剂量。

传统的腔内放疗指腔内镭疗及其沿袭下来的方法和原则，但在操作过程中医护人员的放射受量较高，20世纪60年代后出现了远距离控制后装治疗。腔内后装放疗分为低剂量率、高剂量率及中剂量率后装治疗。A点剂量率为0.4～2Gy/h，称为低剂量率；超过12Gy/h，为高剂量率；介于两者之间的，称为中剂量率。

高剂量率后装治疗是目前受到重视的治疗方法。其主要原因有：①治疗能力大，一台机器基本可满足一个治疗数量大的肿瘤中心；②治疗时间短，无须特殊护理；③治疗时间短，减少治疗过程中容器变位的可能，从而减少膀胱、直肠并发症；④疗效已达到或超过传统腔内放疗或低剂量率后装治疗。

腔内放疗施源器一般使用三通道施源器，也可使用单管治疗。吕银等研究了A点相同剂量单通道及三通道施源器治疗时B点、膀胱、直肠剂量理论上的不同，旨在找到最适宜临床治疗宫颈癌的后装方法。他们设定A点剂量为750cGy，应用宫颈癌后装治疗计划对单通道和三通道治疗子宫颈癌B点、膀胱、直肠的剂量进行计算。结果发现，单通道和三通道施源器治疗计划中B点为A点的剂量分别为26.25%(196.850±3.328)，27.15%(203.612±5.074)($P=0.01$)；R1分别为A点的32.30%(242.245±18.874)，29.96%(224.670±13.763)($P=0.023$)；R2分别为A点的27.11%(203.328±11.695)，25.87%(194.055±9.704)($P=0.023$)；R3分别为A点的22.09%(165.663±7.989)，21.36%(160.233±7.123)($P=0.034$)；R4分别为A点的18.61%(139.610±5.245)，17.23%(129.188±5.196)($P=0.001$)；BL分别为A点的36.45%(247.898±22.715)，28.37%(212.773±24.352)($P=0.001$)。故认为宫颈癌三通道治疗较单通道治疗对B点贡献大，直肠、膀胱剂量较小。因此，三通道治疗宫颈癌较单通道更适宜。

目前临床使用的腔内放射源有钴-60、铯-137、铱-192、锎-252(中子射线)。

腔内放疗最主要的并发症为膀胱、直肠反应，如何降低宫颈周围正常组织的照射剂量是临床上备受关注的地方。有学者对11例接受铱-192近距离照射的患者放射前进行膀胱生理盐水灌注，评估灌注前后盆腔小肠的照射剂，结果显示小肠的平均最大照射剂量在灌注前后分别为3123cGy和1998cGy，平均减少54.17%($P=0.002$)，因而认为膀胱灌注可以有效减少腔内放疗的小肠照射剂量。

乙状结肠在放射治疗中是一个无法避免的器官，其受照剂量几乎为A点的70%，降低其剂量的唯一办法是降低A点剂量。

2)体外照射：照射范围包括宫旁组织、盆壁组织及盆腔淋巴结。设计照射野的原则是增加肿瘤组织剂量、减少体积量、提高疗效、降低并发症。照射野上界一般在第4～5腰椎以下，下界相当于耻骨联合上缘下4～5cm，外缘不超过股骨头。此照射范围包括宫旁组织、大部分髂总及髂内、髂外、闭孔、腹股沟深、骶前各组淋巴结群。

外照射剂量一般为每次1.8～2.2Gy，每周5次，达到20～30Gy后，分四野照射(前后大野挡中线4cm)20～25Gy。

目前常用的体外照射源为钴-60或加速器产生高能X线。

膀胱充盈程度的变化可以导致靶器官外照射覆盖面不充分。传统的定位方法为X线或CT扫描。有学者对24例患者在放疗过程中每周2次进行CT扫描，同时用三维超声(US)对膀胱体积进行联机测量，结果发现US和CT对膀胱体积的测量有很强的相关性($R=0.97$，倾斜度 1.1±0.1)。在 6 周中,膀胱平均体积由(378+209)mL(1SD)降至(109±88)mL(1SD),降低了 71%(每周平均降低 46mL),呈现出大的时间趋势。LR 轴的旋转角度与膀胱体积变化呈明显相关性。因而认为可移动的超声扫描提供了一个快速的可靠的测量膀胱体积的方法,可以帮助制订个体化治疗方案。

3)体外照射与腔内放疗的配合方式:按治疗顺序分为先体外后腔内、先腔内后体外或同期进行或先部分体外再腔内与体外同期进行;按所给予 A 点剂量分为腔内为主(2/3)体外为辅、体外为主腔内为辅或体外腔内作用相似。

Zhao 等使用中子射线进行了腔内放疗+外照射治疗ⅡA~ⅢB 期子宫颈癌 128 例,具体方案为:锎-252 腔内放疗,每次 8~10Gy-eq,每周 1 次,A 点剂量 36~40Gy-eq/4~5 次。腔内放疗第 2 日开始全盆腔外照射,6MV X 线,每次 2Gy,每周 4 次;全盆外照射 20~24Gy 后,中线 4cm 挡铅,总剂量 44~50Gy。治疗结果为:短期完全缓解率 95.3%,部分缓解率 4.7%。3 年和 5 年局部控制率分别为 93.5%和 87.9%,生存率分别为 87.5%和 70%。放疗并发症有放射性膀胱炎(4.7%)、放射性直肠炎(7.8%)、阴道挛缩和黏连(6.3%)及迟发型放射性直肠炎(5.5%)。单变量和多变量分析提示,肿瘤分化程度和淋巴转移是主要的临床预后因素。张伟等也认为,中子后装配合外照射同步化疗治疗中、晚期子宫颈癌优于单纯放疗,并未增加放射性损伤。因而认为锎-252 腔内放疗合并外照射治疗子宫颈癌,患者有很好的依从性,肿瘤局部控制率高,放疗并发症少。

4)适形放疗与调强放疗:局部晚期子宫颈癌通常首先给予外照射,而后给予近距离照射(BT)。但如果肿瘤灵敏性或局部解剖不满意,到达充足的 BT 剂量就变得非常困难。适形及调强放疗越来越多的应用于宫颈癌的治疗。有学者探索了一种使用电极引导的趋实体的调强放疗(IMTR)结合近距离放疗,用以改善剂量体积参数。患者均分别使用 4 种不同的增强方法作计划进行评价:腔内 BT、腔内/间隙内 BT、腔内 BT+IMRT 和 IMRT。剂量计划以最大肿瘤剂量(D90)和覆盖范围(V85Gy)最佳化及 D2cc 乙状结肠和直肠<75Gy、膀胱<90Gy(EQD2)。联合使用间隙内 BT 或 IMRT 可以显著提高腔内剂量。单独使用 IMRT 不值得推荐。

某学者对不做腔内后装治疗的中、晚期子宫颈癌采用后程三维适形放疗结合化疗,并进行疗效评价。67 例子宫颈癌随机分为三维适形放疗加化疗组 31 例(适形组)与常规放疗加化疗组 36 例(常规组),适形组患者均不作腔内后装治疗,先采用 6MV-X 线全盆腔放疗 DT 40Gy 后采用三维适形放疗针对盆腔淋巴区及宫颈原发灶继续照射 19Gy,最后再缩野针对宫颈原发灶推量,使宫颈原发灶总量达 70~75Gy。常规组则采用全盆腔放疗 40Gy 后改为盆腔四野照射 20Gy,腔内后装治疗 A 点剂量 30Gy/5 次,使宫颈原发灶 A 点达 70Gy。两组均进行同期化疗,方案为顺铂 30mg 第 1~3 日,5-FU 500mg/m^2,第 1~5 日,静脉滴注,第 1 周、第 5 周各 1 次。结果:适形组和常规组 1 年、2 年生存率分别为 93.5%、90.3%和 83.3%、72.2%(P=0.198 和 P=0.062),无显著统计学意义。3 年生存率分别为 87.1%和 61.1%(P=0.017),两组有显著的统计学意义。两组毒性反应比较,适形组Ⅰ~Ⅱ级放射性直肠炎及盆腔纤维化发生率低于常规组(P=0.000 和 P=0.015),其他的毒性反应相似。后程三维适形放疗合并化疗治疗中、晚期子宫颈癌是一种有效、肯定的治疗方法,能提高患者近期生存率,晚期并发症较常规放疗低。

有临床医师观察三维适形放射治疗与常规体外放射治疗复发性子宫颈癌的疗效及近、远期并发症，45 例复发性子宫颈癌分为常规放疗组(对照组)与三维适形放疗组(观察组)。治疗后疗效，1 年生存率，近、远期并发症比较，两组差异均有统计学意义($P<0.01$)。认为三维适形放疗治疗复发性子宫颈癌能提高近期疗效及 1 年生存率，降低近、远期并发症的发生。

有些学者利用三维适形放射治疗计划系统，对 60 例子宫颈癌根治术后需行放疗的患者，建立剂量体积直方图和计量参数，比较两种不同放疗技术的放疗并发症及计算存活率。结果发现，应用适形技术，正常组织平均并发症概率从 0.11 减至 0.03。肾的受照量、直肠反应发生率、膀胱反应、远期并发症两组比较差异有显著性。认为三维适形治疗技术能显著减少小肠受照体积，对直肠、膀胱受照量的降低也具有优势，可提高肿瘤区域的剂量，提高肿瘤控制率而不会增加正常组织的毒性反应。

一些学者观察子宫颈癌根治术后三维适形放疗临床应用的价值，以探讨子宫颈癌根治术后理想的放疗技术。155 例Ⅰ～ⅢA 期子宫颈癌根治术后患者，随机分为两组，其中三维适形放疗组 81 例，常规放疗组 74 例。按 FIGO 分期，Ⅰ期 45 例、ⅡA 期 77 例、ⅡB 期 31 例、ⅢA 期 2 例，均经病理证实，其中鳞癌 148 例、腺癌 7 例。靶区范围包括阴道上部、宫颈残端、宫旁组织、髂总、髂内外、闭孔、骶前区及盆腔淋巴引流区。照射方式：三维适形放疗设计 4 个野轮照或两个野轮照(即前后野与左右野轮照)；常规放疗为前后两野对穿照射。剂量 48～50Gy，ⅡB 期术后残端“Boost”剂量 8～10Gy。三维适形放疗组与常规放疗组的 0.5 年、1 年、1.5 年、2 年的肿瘤局部控制率相比，差异无统计学意义，而三维适形放疗组的并发症少于常规放疗组，两组的早晚期胃肠道反应及泌尿系统反应差异有统计学意义($P<0.05$)。在子宫颈癌根治术后放射治疗模式中，采用三维适形放疗优于常规放疗两野前后对穿照射。子宫颈癌根治术后三维适形放疗是优于常规放疗的放疗技术，三维适形放疗 4 个野轮照不但具有剂量集中、均匀、不良反应小及并发症少的优点，而且明显体现了侧野及残端“Boost”优势。

某些临床医生探讨盆腔外照射结合三维适形放射治疗不能手术的宫颈癌的疗效及不良反应。90 例不能手术的宫颈癌患者随机分成观察组和对照组，各 45 例，两组均先用 6MV-X 线常规盆腔外照射，盆腔中心总剂量 40～52Gy。然后观察组行三维适形放射治疗，每次 2～2.5Gy，每周 5 次，DT 20～30Gy。对照组行高剂量率铱-192 腔内照射，每次 6Gy，每周 1 次，DT 18～30Gy。两组近期总有效率(CR+PR)分别为 91.1%和 88.9%($P>0.05$)，1 年、2 年、3 年的生存率分别为 90%、72.5%、65.5%和 90.8%、73.3%、64.6%($P>0.05$)，两组比较差异无统计学意义。消化道反应Ⅱ级分别为 4.4%和 20%($P<0.05$)，阴道黏连狭窄分别为 6.7%和 33.3%($P<0.05$)。两组比较差异有统计学意义。观察组放射性直肠炎的发生率为 6.7%，较对照组的 17.8%低($P>0.05$)。盆腔外照射结合三维适形放射治疗不能手术子宫颈癌近期疗效与常规放疗相似，但减少近期放射反应和远期并发症。

曾有临床医师对调强适形放射治疗(IMRT)在妇科恶性肿瘤患者术后治疗中的效果及价值进行了探讨。32 例子宫颈癌、子宫内膜癌术后患者(KPS≥70)在放疗前均行 1～3 个周期的化疗，而后给予全程 IMRT。其中 17 例为术后、化疗后预防性照射，15 例为术后、放疗和(或)化疗后腹膜后淋巴结转移和(或)盆腔壁复发的放疗。32 例患者均完成全程放射治疗，预防性照射的计划靶区（PTV）中位剂量为56.8Gy；腹膜后淋巴结转移、盆壁复发的PTV中位剂量为60.6Gy，90%的等剂量曲线可以覆盖99%以上的肉眼肿瘤靶区（GTV）体积。小肠、膀胱、直肠、肾和脊髓的中位剂量分别为21.3Gy、37.8Gy、35.3Gy、8.5Gy和22.1Gy。14例患者出现Ⅰ～Ⅱ级消化道反应，其中Ⅱ级反应者3例，Ⅰ级反应者11例；5例出现Ⅰ～Ⅱ度骨髓抑制；12例出现Ⅰ级皮肤反应。1年生存率为100%。预防性照射的2年、3年生存率均为100%；腹膜后淋巴结转移和（或）盆腔壁复发患者的2年、3年生存分别为5/7和3/6。因而认为IMRT对妇科恶性肿瘤术后患者的预防性照射和复发患者的放疗均可获得理想的剂量分布，邻近危险器官得到保护，临床近期疗效满意。而后其又探讨了IMRT用于宫颈癌放疗后主动脉旁淋巴结转移患者的治疗效果、减少并发症的价值等。28例子宫颈癌放疗后主动脉旁淋巴结转移患者（KPS≥70）放疗前均行1～3个周期化疗，然后给予全程IMRT，每次1.8～2.3Gy，每日1次，每周5次，总处方剂量58～68Gy，中位剂量63.5Gy，同时设计28例患者的普通主动脉旁2个野照射计划，拟给予相同的处方剂量，比较危险器官（OAR）受照射剂量。随机选择32例接受普通放疗的病例，比较IMRT和普通放疗的急慢性毒性反应及近期疗效。结果显示，28例患者均完成全程IMRT，照射靶区内计划靶区体积（PTV）的平均剂量为67.5Gy，90%的等剂量曲线（中位剂量63.5Gy）可以覆盖99%以上的肉眼肿瘤靶区体积（GTV）。IMRT与普通主动脉旁两野比较，肾、脊髓、小肠的受照射剂量明显减小（$P<0.05$），急、慢性毒性反应明显减少。两组完全缓解率和有效率比较均有统计学意义（$P<0.05$）。1年、2年生存率IMRT组较普通放疗组明显提高（$P<0.05$），但3年生存率比较无统计学意义（$P>0.05$）。IMRT技术用于治疗宫颈癌放疗后主动脉旁淋巴结转移，可获得理想的剂量分布，靶区可以获得根治性剂量，邻近危险器官得到很好的保护，临床近期疗效满意，毒性反应可以耐受。

为了提高放疗疗效，另有越来越多的研究关注放疗增敏剂，其中使用最多的是铂类，但也有一些其他种类的药物，如AK-2123、甘氨双唑钠等。AK-2123是一种硝基三唑类乏氧细胞增敏药，国际原子能组织（IAEA）对其在宫颈癌ⅢA和ⅢB患者放疗中的作用进行了前瞻性研究。他们随机分为两组，单纯放疗组（RT）和研究组（RT＋AK-2123），AK-2123隔日放疗前静脉注射0.6g/m^2。经过平均57个月（30～73个月）的随访，研究组的局部肿瘤控制率和自然存活率显著优于单纯放疗组（61% vs 46%，$P=0.005$；57% vs 41%，$P=0.007$）。AK-2123没有增加胃肠道和血液毒性，但有完全可逆的中度外周神经毒性（1级11%，2级3%）。因而认为AK-2123对晚期宫颈鳞癌根治性放疗患者来说，可以明显提高放疗反应性和局部肿瘤控制率，而没有明显的毒性反应。

乏氧细胞对放疗不敏感，高压氧治疗也许可以提高放疗对肿瘤的杀伤力，同时给予放疗和高压氧治疗可能可以降低病死率和复发率。为此，有学者对涉及2 286例实体肿瘤患者的19个随机对照试验进行了系统性研究，并对预定的临床结果进行综合分析。结果显示，高压氧治疗可以改善头颈部肿瘤的局部控制率和病死率，以及子宫颈癌的局部复发率。但是高压氧也有显著的不良反应，如氧毒性癫痫、组织严重辐射损伤等。

除放疗增敏药外，尚有一些其他研究用以提高放疗疗效。如庞青松等前瞻性非随机对照比较腔内加温合并放疗与单纯放疗的远期疗效及并发症。对中、晚期子宫颈癌310例进行分析，腔内加温合并放疗 181 例（热放疗组）；体外照射合并传统腔内放疗 129 例（放疗组）。体外放疗采用钴-60 γ 线或 6～8MV-X 线常规分割放疗。加温组给盆腔前后对穿野中平面 40Gy 后，缩野从体两侧水平加量至 60～65Gy；腔内加温采用 915MHz 微波热疗机，附有阴道施源器，肿瘤表面温度 46～47℃，每周 2 次，每次 40 分钟，共加温 10～12 次。放疗组给予盆腔前后对穿照射，中平面 40Gy。1989 年之前腔内放疗用后装上镭（宫腔 50mg，阴道 30mg，每次 24 小时，每周 1 次，共 3 次，总量每小时 7 200mg）与外照射交替进行，1989 年之后腔内照射采用铱-192 源，每次 5～6Gy，每周 2 次，给予 A 点总量 30～36Gy。结果：Ⅱ期病例热放疗组、放疗组 5 年生存率分别为 67.4%、52.1%（$P=0.006$），10 年生存率分别为 46.5%、42.6%（$P=0.058$）；Ⅲ期病例 5 年生存率分别为 60.0%、32.3%（$P=0.007$），10 年生存率分别为 43.7%、20.6%（$P=0.000$）。Cox 回归分析显示肿瘤分期（$P=0.023$）、是否接受热疗（$P=0.019$）是影响生存的因素。晚期轻、中度放射性直肠炎和膀胱炎热放疗组、放疗组分别为 32 例（17.7%）、42 例（33.1%）（$P=0.002$），直肠阴道瘘分别为 1 例（0.6%）、5 例（3.9%）（$P=0.036$）。因而认为，腔内加温合并外照射治疗中、晚期子宫颈癌远期疗效明显优于单纯放疗，晚期不良反应也明显低，且无严重不良反应发生，值得进一步随机临床研究。

（3）化疗：近年来由于抗癌药物迅速发展，过去认为无效的化疗现已成为子宫颈癌辅助治疗的常用方法，越来越多的研究关注同时或顺序使用放化疗的疗效及患者的依从性，化疗方案目前无统一标准，相关研究报道较多。白萍等研究了同步放化疗治疗子宫颈癌的疗效及不良反应。158 例ⅠB2～Ⅳ期子宫颈癌患者接受同步放化疗。盆腔体外放射治疗 DT 45Gy/25f，腔内后装放疗 7～9 次，宫颈黏膜下 0.5cm，大块肿瘤消除量为 10～30Gy，A 点（42±7）Gy。同步化疗用药为氟尿嘧啶（5-FU）2 400mg/m^2，96 小时持续泵入，第 1 日和第 29 日；顺铂（DDP）60mg/m^2，分 1～4 日静脉滴注，第 1～4 日和第 29～32 日。结果：全组总 5 年生存率为 66.3%。宫颈局部未控率为 4.4%（7/158），盆腔复发率为 3.2%（5/158），远处转移率为 17.1%（27/158）。毒性反应中，Ⅲ、Ⅳ级白细胞减少为 12.7%（20/158）；血小板下降为 1.3%（3/158）；中、重度贫血为 3.2%（5/158）；胃肠道反应腹泻为 17.8%（28/158）；心脏毒性为 10.1%（16/158）；放射性直肠炎为 13.3%（21/158）；放射性膀胱炎为 0.6%（1/158）。因而认为，采用含5-FU 和 DDP 的药物同步放化疗治疗子宫颈癌，总治疗时间没有延长，5 年生存率也未见提高。治疗中，相关毒性反应增加，但可以接受。

国外专家比较了术前辅助化疗的作用，所有患者均接受了根治性手术及术后放疗（RT 组），一组在术前接受 3 个疗程顺铂为基础的化疗（NCT 组），两组 2 年无复发生存率分别为 47.3%和 76.7%，盆腔复发率为 28%和 11.1%。

国内学者将 50 例中、晚期子宫颈癌患者分成放化疗组 25 例及单纯放疗组 25 例，放化疗组采用顺铂 30mg，每周 1 次，共 4～5 次，同时进行根治性放射治疗，放疗方法用 6MV-X 线全盆外照 DT 46～50Gy，铱-192 腔内照射 7～8 次，每周 1 次，每次 6～8Gy，A 点剂量 70Gy 左右，B 点剂量 55Gy 左右。单纯放疗组剂量方法同放化疗组。放射治疗结束时两组有效率分别为 84%及 72%，差别不显著（$P>0.05$），放疗后 3 个月时两组有效率分别为 92%及 64%，差异显著（$P<0.05$）。

而为了比较单纯放疗和放化疗同时进行的疗效，有学者将ⅡB～ⅣA 期子宫颈癌患者随机分为两组，一组接受单纯放疗，另一组同时接受顺铂 30mg/m²，每周 1 次，共 5 次的治疗。两组的总反应率分别为 73%和 83%（$P>0.05$），放化疗组的毒性反应显著升高（Ⅲ度粒细胞减少 12% vs 0%）。在随访的 54 个月内，放化疗组的总体生存率（56% vs 47%，$P>0.05$）和无病生存率有所增加（51% vs 37%，$P>0.05$）。范波等探讨了氟尿嘧啶联合顺铂同步放化疗治疗子宫颈癌的临床疗效，结果发现，同步放化疗组有效治疗率为 78.95%，单纯放疗组为 50%，两组比较有显著差异（$P<0.05$）；同步放化疗组不良反应高于单纯放疗组，但两组之间差异无统计学意义。因而认为，氟尿嘧啶联合顺铂的同步放化疗治疗子宫颈癌疗效肯定。

一些临床医师对比观察紫杉醇联合卡铂同步放射治疗与单纯放射治疗的疗效及不良反应。某医院 82 例晚期子宫颈癌患者，随机分为同步放化疗组 52 例和单纯放疗组 30 例。两组在同样放疗基础上，同步放化疗组给予 TP 方案（卡铂＋紫杉醇）化疗，3～4 周期。同步放化疗组近期有效率 90.4%，单纯放疗组有效率 63.3%，两组比较差异有统计学意义。同步放疗组平均生存期 32.33 个月，单纯放疗组平均生存期 31.21 个月，两组差异有统计学意义（$P<0.05$），两组近期不良反应发生率差异无统计学意义（$P>0.05$），不良反应经积极处理后能够耐受。

国内一些临床专家探讨了动脉栓塞化疗对晚期子宫颈癌的放射治疗效果，选择 124 例子宫颈癌患者，并随机分为放疗配合动脉栓塞化疗（综合组）62 例和单纯放射治疗（单放组）62 例。综合组先进行常规的放射治疗，在第 5 日开始配合动脉栓塞化疗，采取经子宫动脉灌注，每次双侧子宫动脉共灌注化疗药顺铂 40mg，表柔比星 40mg，丝裂霉素 12mg，注入约 30 粒 1mm×1mm 明胶海绵颗粒栓塞双侧子宫动脉，共 2 次。放疗外照采用 6MV-X 射线照射。全盆腔照射 DT 30Gy。内照采用^{192}Ir 后装机照射 7 次，A 点 DT 42Gy，A 点总量 72Gy。盆腔四野照射 DT 16Gy。单放组：只进行常规的放射治疗。结果显示，综合组局部完全缓解率为 80.7%，单放组局部完全缓解率为 54.8%，两组比较差异有统计学意义（$P<0.01$）。放疗辅以动脉栓塞化疗治疗效果较好，为晚期子宫颈癌的有效治疗方法。

有学者回顾性分析了在巴西国立癌症研究所进行治疗的子宫颈癌病例，绘制 Kaplan-Meier 生存曲线和时序检验，评价总体生存率。结果发现，即使在多变量分析后，放疗结合化疗仍可以改善生存率。

对于年老患者和（或）合并有其他疾病，如糖尿病、高血压的局部晚期子宫颈癌患者来说，能否耐受以铂类为基础的放化疗值得关注。有学者将每周使用顺铂作为放疗增敏药，对 59 例患者进行观察。这些患者平均年龄 62 岁（36～83 岁），FIGO 分期为：ⅠB2 8.4%，ⅡA1 3.5%，ⅡB 52.5%，ⅢA 3.3%和ⅢB 18.6%，100%接受了外照射，91%接受了腔内放疗，79%接受了 5～6 周期的顺铂治疗。49 例（83.05%）患者有完全反应，10 例出现肿瘤持续或进展。最主要的不良反应为 1 级和 2 级血液及胃肠道反应。在中位随访期 20 个月内（2～48 个月），16 例患者（32.65%）肿瘤完全消失，30 个月的完全缓解率为 63%。因而认为即使年老和（或）有高血压、糖尿病等合并症，每周使用顺铂患者仍能很好耐受，但轻度降低的生存率不支持这一常规使用方法。

医院专家对比分析了单纯放疗及应用以顺铂为主的同步放化疗治疗宫颈癌初治患者的疗效和并发症。初治子宫颈癌患者共 197 例，临床分期为ⅠB～ⅣA 期，按治疗方法不同分为单纯放疗组（共 100 例，给予钴-60 盆腔外照射及铱-192 腔内后装照射）和同步放化疗组（共 97

例，给予以顺铂为主的化疗，同步给予放疗，放疗方案与单纯放疗组相同），对两组患者的疗效及并发症发生情况进行对比分析。结果单纯放疗组与同步放化疗组有效率分别为 92%和 89%，两组比较差异无统计学意义（$P=0.500$）；其 5 年生存率分别为 82%和 79%，两组比较差异无统计学意义（$P=0.177$）。单纯放疗组和同步放化疗组中Ⅲ期以上、病理分级 G_3、鳞癌患者的 5 年生存率分别为 56%和 84%，两组比较差异有统计学意义（$P<0.01$）；同步放化疗组和单纯组的近期并发症均以骨髓抑制为主，其中Ⅲ度以上骨髓抑制的发生率分别为 14%和 3%，两组比较差异有统计学意义（$P<0.01$）；其远期并发症的发生率分别为 11%和 8%，两组比较差异无统计学意义（$P=0.496$）。因而认为，以顺铂为主的同步放化疗治疗Ⅲ期以上、病理分级 G_3、鳞癌患者可明显提高其 5 年生存率。

英国医学研究委员会临床试验单位 Meta 分析小组认为，自国家癌症研究所（NCI）临床预警发表后，放化疗广泛应用于子宫颈癌患者。两份随后的系统回顾发现，对于治疗优势的阐述令人难以理解，一些重要的临床问题没有得以解决。他们使用 Meta 分析方法，利用所有随机试验小组的最新个体患者数据对放化疗联合治疗的临床治疗效果进行分析。在比较放化疗和单纯放疗的 13 个实验小组中，放化疗组的 5 年生存率提高 6%（危害比为 0.81，$P<0.001$）。放化疗后继续化疗的两个小组可见更大的生存优势。铂类为基础的（危害比为 0.83，$P=0.017$）和非铂类为基础的（危害比为 0.77，$P=0.009$）放化疗均可见显著的生存优势，没有证据表明放疗或化疗剂量或疗程对优势程度有影响。放化疗可以降低局部和远处复发及肿瘤进展，改善无病生存率。肿瘤分期对生存优势的大小有影响，但与其他患者亚群没有交叉。放化疗组的人急性血液或 G_1 级毒性增加，晚期毒性因数据稀疏无法分析。此分析赞同 NCI 临床预警推荐的方法，但也证明此方案适于所有患者及非铂类为基础的放化疗的益处。

除多数学者认为化疗可以增加疗效外，也有一些学者提出了相反的观点。有学者认为，单纯放疗已经可以得到很好的疗效，放化疗的益处值得怀疑。另外，如果为淋巴结阳性、鳞状细胞相关抗原（SCC-ag）>10 或Ⅲ/ⅣA 期肿瘤，因为有相当高的远处转移风险，每周 1 次的单纯顺铂化疗对于减少系统复发是无效的。因而，应该根据患者局部和远处复发的风险来决定是否采用放化疗或单纯放疗。

（聂利芳）

第十三章　子宫肿瘤

第一节　子宫肌瘤

子宫肌瘤是女性生殖器中最常见的一种良性肿瘤，由平滑肌及结缔组织组成，多见于30～50岁妇女，20岁以下少见。根据尸检资料，35岁以上的女性，约20％有大小不等的子宫肌瘤。因肌瘤多无或很少有症状，临床发病率远低于肌瘤真实发病率。

一、发病相关因素

确切病因尚未明了，可能涉及正常肌层的体细胞突变、性激素及局部生长因子间的相互作用。因肌瘤好发于生育年龄，青春期前少见；在妊娠、外源性高雌激素作用下，肌瘤生长较快；抑制或降低雌激素水平的治疗可使肌瘤缩小；绝经后停止生长，萎缩或消退，提示其发生可能与女性激素相关。生物化学检测证实肌瘤中雌二醇的雌酮转化率明显低于正常肌组织；肌瘤中雌激素受体(ER)浓度明显高于周边肌组织，故认为肌瘤组织局部对雌激素的高敏感性是肌瘤发生的重要因素之一。研究证实，孕激素有促进肌瘤有丝分裂活动、刺激肌瘤生长的作用，肌瘤组织较周边肌组织中孕激素受体浓度升高，分泌期的子宫肌瘤标本中分裂象明显高于增殖期的子宫肌瘤。细胞遗传学研究显示25％～50％子宫肌瘤存在细胞遗传学的异常，包括从点突变到染色体丢失和增多的多种染色体畸变，首先是单克隆起源的体细胞突变，并对突变肌细胞提供一种选择性生长优势；其次是多种与肌瘤有关的染色体重排。常见的有12号和14号染色体长臂片段易位、12号染色体长臂重排、7号染色体长臂部分缺失等。分子生物学研究提示子宫肌瘤由单克隆平滑肌细胞增殖而成，多发性子宫肌瘤由不同克隆细胞形成。还有研究认为，一些生长因子在子宫肌瘤的生长过程中可能起着重要作用，如胰岛素样生长因子(ICF)Ⅰ和Ⅱ、表皮生长因子(ECF)、血小板衍生生长因子(PDCF)A和B等。

二、分类

(1)按肌瘤生长部位，分为宫体肌瘤(90％)和宫颈肌瘤(10％)。

(2)按肌瘤与子宫肌壁的关系，分为3类。

1)肌壁间肌瘤：占60％～70％，肌瘤位于子宫肌壁间，周围均被肌层包围。

2)浆膜下肌瘤：约占20％，肌瘤向子宫浆膜面生长，并突出于子宫表面，肌瘤表面仅由子宫浆膜覆盖。若瘤体继续向浆膜面生长，仅有一蒂与子宫相连，称为带蒂浆膜下肌瘤，营养由蒂部血管供应。若血供不足，肌瘤可变性坏死。如蒂扭转断裂，肌瘤脱落形成游离性肌瘤。如肌瘤位于宫体侧壁向宫旁生长突出于阔韧带两叶之间称为阔韧带肌瘤。

3）黏膜下肌瘤：占 10%～15%。肌瘤向宫腔方向生长，突出于宫腔，仅为黏膜层覆盖。黏膜下肌瘤易形成蒂，在宫腔内生长犹如异物，常引起子宫收缩，肌瘤可被挤出宫颈外口而突入阴道。

（3）子宫肌瘤常为多个，以上各类肌瘤可单独发生，也可同时发生。2 个或 2 个部位以上肌瘤发生在同一子宫者，称为多发性子宫肌瘤。

此外，还偶见生长于子宫圆韧带、子宫阔韧带、宫骶韧带。

三、病理

（一）巨检

肌瘤为实质性球形包块，表面光滑，质地较子宫肌层硬，压迫周围肌壁纤维形成假包膜，肌瘤与假包膜间有一层疏松网状间隙故易剥出。血管由外穿入假包膜供给肌瘤营养，肌瘤越大，血管越粗，假包膜中的血管呈放射状排列，壁缺乏外膜，受压后易引起循环障碍而使肌瘤发生各种退行性变。肌瘤长大或多个相融合时呈不规则形状。肌瘤切面呈灰白色，可见旋涡状或编织状结构。肌瘤颜色和硬度与纤维组织多少有关。

（二）镜检

肌瘤主要由梭形平滑肌细胞和不等量纤维结缔组织构成。肌细胞大小均匀，排列成旋涡状或环状，核为杆状。

（三）特殊类型的子宫肌瘤

1.富于细胞平滑肌瘤

肿瘤中有丰富的平滑肌细胞，排列紧密，细胞大小及形态尚一致，仅个别细胞有异形，偶见分裂象，1～4 个/10 个高倍视野。

2.奇怪型平滑肌瘤

肿瘤以圆形或多边形细胞为主，胞质嗜酸，核周呈透亮空隙。其特征为细胞多形性，核异型甚至出现巨核细胞。无分裂象可见。临床呈良性表现。

3.血管平滑肌瘤

平滑肌瘤中血管丰富，瘤细胞围绕血管排列，与血管平滑肌紧密相连：肿瘤切面色泽较红。

4.上皮样平滑肌瘤

平滑肌瘤以圆形或多变形细胞组成，常排列成上皮样索或巢。肌瘤呈黄或灰色。应注意其边缘部分是否有肌层浸润，若有浸润应视为恶性。

5.神经纤维样平滑肌瘤

肿瘤细胞核呈栅栏状排列，像神经纤维瘤。

四、肌瘤变性

肌瘤变性是肌瘤失去了原有的典型结构。常见的变性如下。

(一)玻璃样变性

又称透明变性,最常见。肌瘤剖面旋涡状结构消失为均匀透明样物质取代。镜下见病变区肌细胞消失,为均匀透明无结构区。

(二)囊性变

继发于玻璃样变性,肌细胞坏死液化即可发生囊性变,此时子宫肌瘤变软,很难与妊娠子宫或卵巢囊肿区别。肌瘤内出现大小不等的囊腔,其间有结缔组织相隔,数个囊腔也可融合成大囊腔,腔内含清亮无色液体,也可凝固成胶冻状。镜下见囊腔为玻璃样变的肌瘤组织构成,内壁无上皮覆盖。

(三)红色变性

多见于妊娠或产褥期,为肌瘤的一种特殊类型坏死,发生机制不清,可能与肌瘤内小血管退行性变引起血栓及溶血,血红蛋白渗入肌瘤内有关。患者可有剧烈腹痛伴恶心、呕吐、发热,白细胞计数升高,检查发现肌瘤迅速增大、压痛。肌瘤剖面为暗红色,如半熟的牛肉,有腥臭味,质软旋涡状结构消失。镜检见组织高度水肿,假包膜内大静脉及瘤体内小静脉血栓形成,广泛出血伴溶血,肌细胞减少,细胞核常溶解失,并有较多脂肪小球沉积。

(四)肉瘤样变

肌瘤恶变即为肉瘤样变,少见,仅为0.4%~0.8%,多见于年龄较大妇女。肌瘤在短期内迅速长大或伴有不规则出血者应考虑恶变。若绝经后妇女肌瘤增大更应警惕恶性变可能。肌瘤恶变后,组织变软而且脆,切面灰黄色,似生鱼肉状,与周围组织界限不清。镜下见平滑肌细胞增生,排列紊乱,旋涡状结构消失,细胞有异型性。

(五)钙化

多见于蒂部细小血供不足的浆膜下肌瘤以及绝经后妇女的肌瘤。常在脂肪变性后进一步分解成三酰甘油,再与钙盐结合,沉积在肌瘤内。X线摄片可清楚看到钙化阴影。镜下可见钙化区为层状沉积,呈圆形,有深蓝色微细颗粒。

五、临床表现

(一)症状

多无明显症状,仅在体检时偶然发现。症状与肌瘤部位,有无变性相关,而与肌瘤大小、数目关系不大。常见症状如下。

1.经量增多及经期延长

多见于大的肌壁间肌瘤及黏膜下肌瘤者,肌瘤使宫腔增大子宫内膜面积增加,并影响子宫收缩可有经量增多、经期延长等症状。此外,肌瘤可能使肿瘤附近的静脉受挤压,导致子宫内膜静脉丛充血与扩张,从而引起月经过多。黏膜下肌瘤伴坏死感染时,可有不规则阴道流血或血样脓性排液。长期经量增多可导致继发贫血、乏力、心悸等症状。

2.下腹包块

肌瘤初起时腹部摸不到肿块,当肌瘤逐渐增大使子宫超过了3个月妊娠大小时,较易从腹部触及。肿块居下腹正中部位,实性、可活动、无压痛、生长缓慢。巨大的黏膜下肌瘤脱出阴道外，患者可因外阴脱出肿物来就医。

3.白带增多

肌壁间肌瘤使宫腔面积增大，内膜腺体分泌增多，并伴有盆腔充血致使白带增多；子宫黏膜下肌瘤一旦感染可有大量脓样白带，如有溃烂、坏死、出血时可有血性或脓血性有恶臭的阴道流液。

4.压迫症状

子宫前壁下段肌瘤可压迫膀胱引起尿频、尿急；子宫颈肌瘤可引起尿困难、尿潴留；子宫后壁肌瘤（峡部或后壁）可引起下腹坠胀不适、便秘等症状。阔韧带肌瘤或宫颈巨型肌瘤向侧向发展嵌入盆腔内压迫输尿管使上泌尿路受阻，形成输尿管扩张甚至发生肾盂积水。

5.其他

常见下腹坠胀、腰酸背痛，经期加重。患者可引起不孕或流产。肌瘤红色变性时有急性下腹痛，伴呕吐、发热及肿瘤局部压痛；浆膜下肌瘤蒂扭转可有急性腹痛；子宫黏膜下肌瘤由宫腔向外排出时也可引起腹痛。

（二）体征

与肌瘤大小、位置、数目及有无变性相关。大肌瘤可在下腹部扪及实质性不规则肿块。妇科检查子宫增大，表面不规则单个或多个结节状突起。浆膜下肌瘤可扪及单个实质性球状肿块与子宫有蒂相连。黏膜下肌瘤位于宫腔内者子宫均匀增大；黏膜下肌瘤脱出子宫颈外口，检查即可看到子宫颈口处有肿物，粉红色，表面光滑，宫颈四周边缘清楚。如伴感染时可有坏死、出血及脓性分泌物。

六、影像学表现

（一）X 线检查

X 线平片偶尔能发现子宫肌瘤的堆积的颗粒状钙化或较大肌瘤产生的盆腔肿块影。子宫输卵管造影时黏膜下肌瘤可产生圆形充盈缺损。

（二）CT 检查

子宫增大可呈分叶状表现，主要见于较大的肌层内肌瘤和浆膜下肌瘤。多数肌瘤平扫呈等密度，继发玻璃样变、囊变、坏死等变性时可呈低密度，约 10％的肌瘤合并钙化。增强强化方式多样，部分肌瘤可显著强化，变性肌瘤不均匀强化，病灶内可见无强化区，含纤维结缔组织较多的肌瘤供血相对较少、增强后呈相对弱强化。

（三）MRI 检查

MRI 是发现和诊断子宫肌瘤最敏感的检查方法，能检出小至 3mm 的子宫肌瘤，也易于区分黏膜下、肌层内和浆膜下的肌瘤。在 T_1WI 上，子宫肌瘤的信号强度类似子宫肌；然而在 T_2WI 上，典型肌瘤呈明显低信号，边界清楚，与周围子宫肌信号形成鲜明对比。子宫肌瘤有继发变性者表现不一，肌瘤出现黏液变性、囊变、透明样变时，T_2WI 呈高信号或高低混杂信号；有钙化者在 T_1WI 和 T_2WI 均呈低信号；红色变性者在 T_1WI 信号略增高、T_1WI 脂肪抑制序列也呈高信号。在 T_2WI 上，肌瘤的周边有时可见高信号环状影，代表扩张的淋巴管、静脉或水肿;肌瘤呈膨胀性生长,结合带完整。

七、超声表现

(一)B超检查

1.子宫增大、形态异常

发生肌壁间肌瘤或黏膜下肌瘤时子宫体常均匀增大;发生浆膜下肌瘤或数目较多的肌壁间肌瘤子宫形态常不规则。

2.子宫肌层回声改变

(1)肌壁间肌瘤,子宫肌层内见低回声、等回声或强回声病灶;瘤内回声均匀或不均匀,可伴有声衰减;病灶与正常组织分界较清晰;可见假包膜,呈增强回声。

(2)浆膜下肌瘤,浆膜处回声异常,完全凸出浆膜外者为浆膜下肌瘤,与宫体仅以一蒂相连者为带蒂浆膜下肌瘤,也可见浆膜外凸的部分性浆膜下肌瘤。

(3)黏膜下肌瘤,肌层内低回声结节凸向宫腔,挤压内膜,子宫内膜变形或移位。带蒂的黏膜下肌瘤可以脱垂入宫颈管内,表现为宫颈管内带蒂的实性占位。

3.肌瘤变性声像图表现

(1)囊性变,瘤内出现大小不等、形状不规则的无回声暗区。

(2)红色变性,瘤体增大,内部回声减低,不均质。

(3)钙化,瘤体内环状或斑点状强回声,伴后方声衰减。

(4)脂肪样变,肌瘤呈均质团状高回声。

(5)肉瘤样变,瘤体增大,边界不清,内部回声减低、杂乱。

(6)玻璃样变性,声像图无特异性,可表现为瘤内回声减低,不均匀或呈囊实性改变。

(二)多普勒超声检查

1.CDFI

肌壁间子宫肌瘤周边见环状或半环状血流信号,并呈分支状进入瘤体内部;浆膜下肌瘤可显示来自子宫的供血信号;带蒂的黏膜下肌瘤蒂部可显示来自附着处肌层的血流信号。瘤体内部可见少量血流信号或无血流信号。

2.频谱多普勒超声

瘤体周边和内部均可见动脉及静脉频谱,RI在0.50～0.60。发生肉瘤变时,瘤内血流异常丰富,流速增加,阻力下降,RI可低于0.40。

八、诊断及鉴别诊断

根据病史及体征诊断多无困难。个别患者诊断困难可采用B超检查、宫腔镜、子宫输卵管造影等协助诊断。应与下列疾病鉴别。

(一)妊娠子宫

应注意肌瘤囊性变与妊娠子宫先兆流产鉴别。妊娠时有停经史,早孕反应,子宫随停经月份增大变软,借助尿或血hCG测定、B超检查可确诊。

（二）卵巢肿瘤

多无月经改变，呈囊性位于子宫一侧。在某些特定的情况下，两者可能难以鉴别。浆膜下肌瘤可能误诊为卵巢实体或部分实体肿瘤，囊性变的浆膜下肌瘤与卵巢囊肿可能在一般临床检查不易区别。B超检查有时可以鉴别浆膜下肌瘤、阔韧带肌瘤与卵巢肿瘤，扫描时，应特别注意寻找卵巢与肿块、子宫与肿块的关系。最可靠的方法是采用腹腔镜检查，腹腔镜兼有诊断与治疗的作用。注意实质性卵巢肿瘤与带蒂浆膜下肌瘤鉴别，肌瘤囊性变与卵巢囊肿鉴别。

（三）子宫腺肌病

局限型子宫腺肌病类似子宫肌壁间肌瘤，质硬，也可有经量增多等症状。可使子宫增大，月经增多。但子宫腺肌病有继发性渐进性痛经史，子宫多呈均匀增大，很少超过3个月妊娠大小，有时经前与经后子宫大小可有变化。有时子宫肌腺病可和子宫肌瘤并存。B超检查是鉴别子宫肌腺病与子宫肌瘤常用的辅助检查，阴道B超、彩色多普勒，特别是经阴道进行彩色多普勒超声检查等的应用可以提高两者鉴别的准确性。两者鉴别有时较困难。

（四）子宫内膜息肉

主要表现为月经量多、经期延长及不规则阴道流血等症状，这些症状与子宫黏膜下肌瘤有相似之处，特别是B超检查均显示出有宫腔内占位。一般可通过经阴道彩色多普勒超声检查或经阴道宫腔声学造影来进行区别。最为可靠鉴别子宫内膜息肉及子宫黏膜下肌瘤的方法是进行宫腔镜检查。不论诊断还是治疗，宫腔镜均是该病的最好选择。

（五）功能失调性子宫出血

主要表现为不规则阴道出血，临床症状与子宫肌瘤有相似之处。较大的肌瘤、子宫明显增大、多发性肌瘤、子宫增大不规则以及浆膜下肌瘤、子宫表面有结节性突出等情况，一般不会与功能失调性子宫出血（功血）相混淆。鉴别较困难者为子宫肌瘤小，而出血症状又比较明显的病例。一方面，症状相似，均可出现月经过多或不规则出血。另一方面，功血患者有时子宫略大于正常。通过B超、诊断性刮宫或宫腔镜检查可以对两者进行鉴别诊断。

（六）子宫恶性肿瘤

1.子宫肉瘤

好发于老年妇女，生长迅速，侵犯周围组织时出现腰腿痛等压迫症状。有时从宫口有息肉样赘生物脱出，触之易出血，肿瘤的活组织检查有助于鉴别。

2.宫颈癌

有不规则阴道流血及白带增多或不正常排液等症状，外生型较易鉴别，内生型子宫颈癌则应与宫颈管黏膜下肌瘤鉴别。宫颈黏膜下肌瘤突出宫颈口、并伴有坏死感染时，外观有时很难与子宫颈癌区别，但阴道检查可发现前者肿瘤仍较规则，有时尚可扪及根蒂。可借助于B超检查、宫颈细胞学刮片检查、宫颈活组织检查、宫颈管搔刮及分段诊刮等鉴别。

3.子宫内膜癌

以绝经后阴道流血为主要症状，好发于老年妇女，子宫呈均匀增大或正常，质软。应该强调的是，子宫肌瘤合并子宫内膜癌，远较肌瘤合并子宫颈癌为多，也比子宫肌瘤本身癌变为多。因此，子宫肌瘤患者，应警惕合并子宫内膜癌，特别是年龄偏大的患者。不少研究指出，对临床诊断为子宫肌瘤的患者，术前应常规进行诊断性刮宫，因为即使宫颈细胞学阴性者，也可能发现意料之外的子宫内膜癌。

(七)其他

卵巢巧克力囊肿、盆腔炎性包块、子宫畸形等可根据病史、体征及B超检查鉴别。

九、治疗

(一)非手术方法治疗子宫肌瘤

子宫肌瘤发病率虽然很高,但若肌瘤体积不大,且无任何临床症状,可不用治疗,定期监测,一般在绝经后肌瘤可萎缩。对有症状的子宫肌瘤,如出血或出现盆腔邻近器官的压迫症状时,传统的治疗方法以手术为主。但考虑到手术所致的创伤及相关的并发症,近年来,子宫肌瘤的非手术治疗越来越受到关注。目前,子宫肌瘤的非手术治疗主要包括药物、介入及物理疗法。后者又包括射频、微波、高强度聚焦超声等治疗。

1.药物治疗

子宫肌瘤被认为是一种与性激素相关的良性妇科肿瘤,好发于性激素分泌活跃的性成熟期,尤其在妊娠期增长迅速,绝经后多发生萎缩。这说明子宫肌瘤的发生与发展与体内性激素水平有关,可能与雌激素关系更为密切。因而各种抗雌激素的药物有可能用来治疗子宫肌瘤。但应强调,药物虽可缓解症状、缩小肌瘤体积,但一般不能使肌瘤消除或根治,往往停药后,随体内性激素水平的恢复而有肌瘤复发或再长大的可能。因此,药物治疗主要适应于以下情况:①子宫肌瘤患者虽有症状但由于其他原因暂不宜手术或不愿手术者;②有生育要求者;③肌瘤不大但出血严重,已接近绝经者;④手术前为减少出血,提高血红蛋白水平;⑤术前使肌瘤体积缩小,以减少术中出血并缩短手术时间。

目前常用的治疗药物有促性腺激素释放激素激动药(GnRH-a)、米非司酮(RU486)、三烯高诺酮(R2323)、达那唑、雄激素、孕激素、三苯氧胺及中药等。

2.介入治疗

随着医学科学的飞速发展,一种治疗子宫肌瘤的微创保守疗法——经导管子宫动脉栓塞(TUAE)介入治疗引起了国内外学者的关注。目前已有大量的临床研究报道,认为该方法安全、创伤小、并发症少,能在短期内控制子宫肌瘤导致的月经量过多、过频、经期延长等临床症状,使子宫肌瘤体积缩小,缓解盆腔压迫和贫血症状,还能保留子宫和卵巢的正常生理功能,临床治疗效果良好。

适应证:①自愿接受动脉栓塞介入治疗的各年龄段、各种类型的症状性子宫肌瘤患者,包括多发性子宫肌瘤、黏膜下肌瘤和巨大的子宫肌瘤;②月经过多甚至引起贫血;③因各种原因需要保留子宫;④肌瘤剔除术后复发。

禁忌证:①严重的心、肺、肝、肾功能异常,凝血功能障碍;②各种感染的急性期;③造影剂等过敏;④合并有妊娠、附件包块、子宫脱垂者也不适于动脉栓塞治疗。

此外,对子宫内膜炎、带蒂浆膜下子宫肌瘤、造影显示子宫动脉吻合支丰富,解剖结构异常的患者在应用栓塞治疗时应持慎重态度。对有生育要求的患者应慎用。

3.射频治疗

射频治疗(RF)又称射频热凝术,是一种新的热疗方法,最初用于外科肿瘤如肝癌等的治疗，现已有学者用于子宫肌瘤的消融治疗。子宫肌瘤消融术又称子宫肌瘤电凝固术是一种既不切除子宫也不切除肌瘤的保守性手术。其原理是肌瘤遇高温组织蛋白凝固，血管封闭，使组织缺血肌瘤不再生长或肌瘤由于缺血而产生无菌性坏死，瘤体缩小而达到治疗目的。肌瘤消融术首次在欧洲进行，由于此术操作简单，需要器械少，也不失为治疗子宫肌瘤的另一条途径。

4.高强度聚焦超声治疗

高强度聚焦超声（HIFU）治疗是通过 HIFU 治疗仪将高强度的超声能量聚焦于治疗区域，使局部组织迅速升温至蛋白变性坏死，达到治疗病灶的目的。

5.其他方法

随着对子宫肌瘤分子生物学和遗传学研究的不断深入，还将会引出一些新的治疗方法，如创新的回加疗法即 GnRH-a 加 Tibolone、生长因子治疗、干扰素治疗、基因治疗等，特别是对靶组织和器官的定位治疗，将为这一妇科最常见的肿瘤开辟新的治疗途径。

（二）手术治疗子宫肌瘤

手术仍是治疗子宫肌瘤的主要手段。手术类型包括肌瘤剔除或子宫切除，而手术方式可通过经腹、经阴道、经腹腔镜或经宫腔镜等途径进行。目前认为经宫腔镜、腹腔镜或阴道子宫肌瘤剔除术、阴式子宫切除术、腹腔镜下子宫切除术等是子宫肌瘤手术治疗的发展方向。

一般而言，子宫肌瘤手术指征概括为：①单个子宫肌瘤直径≥5～6cm；②肌瘤较大或数量较多，整个子宫增大如孕 10～12 周或以上；③临床症状明显；④特殊部位子宫肌瘤，如宫颈肌瘤、黏膜下肌瘤、阔韧带肌瘤等；⑤影响受孕，导致不孕或流产；⑥随访观察肌瘤增大明显或直径增长每年大于 1～2cm；⑦怀疑恶变者。

1.子宫肌瘤剔除术

子宫肌瘤剔除术是只切除肌瘤而保留子宫的手术。法国的 Amussat 医生创造了子宫肌瘤剔除术，至今已有百余年的历史。但遗憾的是，在相当长的时间里子宫肌瘤剔除术未受到应有的重视，在治疗子宫肌瘤的传统方法中所占比率较低。英国医师曾在《邦尼妇科手术学》中提出，为纯属良性的肿瘤而切除年轻妇女的子宫，不啻一次外科手术的彻底失败。

单纯剔除肌瘤，保留子宫具有如下意义。①研究发现，子宫除具有孕育胚胎和周期性月经的功能外，还参与着免疫和内分泌调节。②子宫动脉担负着卵巢血液供应的 50%～70%。离断子宫动脉，意味着卵巢的血供将减少一半，卵巢的功能及寿命将受到很大影响。卵巢的内分泌功能对女性至关重要，除维持女性功能外，在预防冠心病和骨质疏松症等方面也起着非常重要的作用。③局部解剖形态未变，有益于维持正常的性生活。

由此可见，与全子宫切除相比，子宫肌瘤剔除术具有创伤小、恢复快、不改变局部解剖生理结构、可保留生育功能等优点，特别是对那些不愿切除子宫的患者具有良好的心理效应。目前，切除子宫肌瘤可经宫腔镜、腹腔镜、阴道及开腹多种途径进行。下面将重点介绍经宫腔镜、腹腔镜及经阴道剔除术 3 种微创手术方法。

（1）经宫腔镜子宫黏膜下肌瘤切除：传统的治疗方法一般根据黏膜下肌瘤向子宫腔内突出的情况而定。若为带蒂肌瘤可经宫颈钳夹取出；若为广蒂肌瘤则保留子宫的可能性大大减小，临床一般多采取经腹或经阴道切除子宫。宫腔镜的应用使对黏膜下子宫肌瘤的治疗产生了质的飞跃，几乎所有的黏膜下肌瘤均可经宫腔镜切除，这大大降低了此类患者的子宫切除率。

美国 Neuwirth 报道腹腔镜监视下，用泌尿科电切镜切除子宫黏膜下肌瘤。日本林保良在B超监视下用妇科持续灌流式切割镜施术，为切除黏膜下肌瘤建立了一种新的手术方法。

宫腔镜下子宫肌瘤切除术的优点：①手术创伤小，因宫腔镜下子宫肌瘤切除术是经阴道切除瘤体，不开腹、无切口、腹壁无瘢痕，避免了不少开腹手术的弊端，如腹腔黏连、腹壁瘢痕等，减轻了受术者的痛苦；②不改变解剖结构；③术后恢复快，因创伤小，患者术后当日即可下地行走，大大缩短了住院周期和治疗费用。

宫腔镜下子宫黏膜下肌瘤分型：为了便于区分黏膜下子宫肌瘤向宫腔内凸出的程度，判别宫腔镜切除手术的难易度，现将黏膜下子宫肌瘤分型如下。

0 型：带蒂黏膜下子宫肌瘤。瘤体与宫壁有瘤蒂相连，瘤蒂可长可短，过长可致肌瘤分娩，甚至脱出阴道口外。

Ⅰ型：50%以上的瘤体凸向宫腔，在宫腔镜下呈椭圆形或半球形。

Ⅱ型：50%以下的瘤体凸向宫腔，绝大部分位于肌壁间，在宫腔镜下呈山丘样凸出。

宫腔镜子宫肌瘤切除术的适应证：①黏膜下子宫肌瘤单个或多个，瘤体直径应<5cm，子宫小于妊娠 9 周(根据术者经验可酌情掌握)；②年轻未婚或强烈要求保留子宫的患者；③已婚未育又渴望生育者，估计子宫肌瘤可能是不孕症的病因之一；④全身性或局部性疾病不宜进行经腹切除子宫者。

根据部分肌瘤切除术后患者的肌瘤残留物状况，有些学者不赞成对子宫行肌瘤部分切除术。但据临床观察，宽蒂黏膜下肌瘤及壁间肌瘤只要切除超过其体积的 50%或单纯内膜切除后虽残留小的壁间肌瘤及浆膜下肌瘤亦可获得满意疗效，且所剩肌瘤经长期随访多数不再生长。这种现象可能与电切手术中电热作用对残余肌瘤组织的破坏、抑制其生长有关，但还需进一步研究证实。位于子宫肌壁间肌瘤，切除必要性的指征相对少，故宫腔镜手术切除肌壁间子宫肌瘤一般适应于单个的、孤立的、有症状的肌瘤。切除部位痊愈约需 1 个月，大的肌瘤恢复期可延至 2 个月，而宫腔镜检查对促进痊愈必不可少，术后有 24%病例 1 个月内发生黏连，为此及时检查、及时剥离对促进术后痊愈很有帮助。临床效果满意率每年有轻微下降，这是由于肌瘤病理学演变所致。据统计，宫腔镜下子宫肌瘤切除术后，因肌瘤复发再次施行手术者，占总数的 6.6%。而回顾经腹外科手术切除肌瘤的文献报道，再次手术的比率为 6.8%。表明该术式与经腹手术相比，术后复发率无显著差异。

(2)经腹腔镜子宫肌瘤剔除术：一般来讲，腹腔镜更适合切除浆膜下及肌壁间向浆膜面突出的子宫肌瘤。手术适应证与开腹子宫肌瘤剔除术基本相同，即肌瘤大或肌瘤引起症状，但需保留生育功能或不希望失去子宫并除外恶性者。

禁忌证：腹腔镜子宫肌瘤切除术的技术受到术者经验、肌瘤数目、瘤体大小及生长部位等限制。有专家提出若子宫含有 4 个以上直径>3cm 的肌瘤或瘤体平均直径>10cm 或多发性子宫肌瘤数量超过 10 个，行腹腔镜肌瘤切除术应慎重考虑。因应用腹腔镜器械对肌壁间小肌瘤的发现率低于人手的触摸。此外，深部壁间肌瘤切除后在腹腔镜下的肌层缝合是一项高难度的技术，需要术者操作的熟练和灵巧。若手术耗时过长出血多或创缘对合不良导致术后黏连，则不如采取其他更简捷微创的手段。

(3)经阴道子宫肌瘤及宫颈肌瘤剔除术：经阴道子宫浆膜下及肌壁间肌瘤剔除术，不开腹，对腹腔干扰小,创伤少,患者术后疼痛轻,恢复快,住院时间及费用均明显短于同类经腹手术,符合微创技术的要求。而且手术适应证比腹腔镜下子宫肌瘤剔除术更广,可剔除多发肌瘤或瘤体直径达10cm的大肌瘤。但需强调,因阴道手术范围狭小,视野暴露困难,操作有一定的难度,对术者的技术要求较高。

适应证:①已婚患者,要求保留子宫,阴道较松弛利于手术操作;②子宫活动,子宫体积小于妊娠14周;③B超及妇科检查提示为浆膜下或肌壁间子宫肌瘤;④宫颈肌瘤经阴道可触及,但瘤体较大占满阴道者慎重。

禁忌证:①子宫活动差,有盆腔黏连征象;②子宫体积大于妊娠14周或B超提示最大肌瘤直径超过10cm。

(4)子宫肌瘤剔除术后复发问题:无论是经腹、经阴道、经腹腔镜还是经宫腔镜进行子宫肌瘤剔除,术后均存在高复发率的问题。文献报道,复发时间多在术后2～3年,复发率为15%～35%。复发时间发生在术后>3年者约占复发肌瘤的80%。单发肌瘤复发率约为27%,多发肌瘤高达59%。须接受第二次手术者占15%～26%。因此,外科手术虽然在短期内有效,长期效果常不能令人满意。

2.子宫切除术

事实上,无论采取何种方法切除子宫,对患者机体而言都是巨大的创伤。但限于目前的医学水平和医疗器械,对某些子宫疾病如子宫恶性肿瘤、多发性子宫肌瘤等,除子宫切除外尚无更好的治疗方法。因此,在不得已需切除子宫来治疗疾病的前提下,通过何种方式切除子宫以减少手术对患者的创伤,是目前妇科临床医生需进行探讨的问题。传统的经腹子宫切除术腹壁伤口大,对盆腔脏器的干扰多,手术恢复慢,患者术后疼痛及腹腔黏连的发生率高。因此,寻找创伤更小、恢复更快、更为患者所接受的手术方法,是目前面临的问题。阴式子宫切除、腹腔镜辅助阴式子宫切除、腹腔镜筋膜内子宫次全切除及腹壁小切口切除子宫等,越来越多的手术方法可供人们选择。随着循证医学的开展,还会有创伤更小、更具发展潜力的术式出现。

(1)阴式子宫切除术:已有近200年的历史。德国的Langebeck施行了第一例经阴道子宫切除术。此后,经临床医生不断地改进完善,特别是近20年来,随着术者技巧的娴熟与医疗器械的改良以及人们对微创观念的认识与提高,阴式子宫切除术已逐渐被广大临床医生采用。目前在国内已有相当医院的妇科医生掌握了此项技术。

适应证:已婚已育、无生育要求的多发性子宫肌瘤患者。

禁忌证:疑有严重的盆腔脏器黏连,如子宫内膜异位症等;全身状况不良,如心、肺、肝、肾等重要脏器功能严重受损;生殖器官炎症等。

(2)腹腔镜下子宫切除术:目前腹腔镜全子宫切除术已趋于成熟,国际上有很多腹腔镜切除子宫的分类方法,现尚未统一标准。按照应用腹腔镜的目的及切除子宫的方式可分为以下几种。①腹腔镜辅助的阴式子宫切除(LAVH):阴式子宫切除术中经阴道完成困难的步骤在腹腔镜协助下经腹完成。适用于盆腹腔黏连或合并有附件肿物的子宫切除患者。②腹腔镜筋膜内子宫切除术(LIH):游离子宫体后,宫颈峡部以下的操作在子宫颈筋膜内进行的子宫切除术。因其基本做法是从筋膜内将宫颈管挖出,而不是沿阴道穹隆环切离断子宫,故又有称“子宫颈挖出的子宫切除术”。本术式切除了宫体和宫颈内膜,没有破坏盆底组织的完整性,从阴道观察解剖结构与术前没有明显的差异，是一种值得推荐的手术方式。③腹腔镜下次全子宫切除术(LSH)：在腹腔镜下切除子宫体保留宫颈的手术。子宫体可经阴道穹隆部取出，也可碎块后从腹部取出。④腹腔镜全子宫切除术(TLH)：切除子宫的手术步骤在腹腔镜下完成。子宫自盆腔游离后可经阴道取出或经碎块后自腹部取出。阴道残端的修复既可在腹腔镜下进行，也可经阴道完成。

(3)经腹小切口子宫切除术：经腹切除子宫或肌瘤，传统的腹壁切口对正常大小的子宫，一般长约 12cm；如宫体较大切口还要延长，一个如妊娠 6 个月大小的子宫，则切口至少 16cm。当然，施行任何手术时，不根据实际情况一概采用大切口也无必要。毕竟切口过大创伤也大，而且增加了手术后患者因大切口瘢痕产生的心理压力。“小切口”是指与传统手术切口相比较的腹壁切口大大缩短，妊娠 10 周大小的子宫切除术切口约需 4cm 长，而妊娠 6 个月的子宫切口仅6～8cm。

(4)三种术式的比较：具体如下。

1)手术技术：经腹子宫切除术(TAH)经过 150 多年实践和应用已被广大妇科医生熟练掌握，操作步骤比较规范统一。由于术野比较充分，技术难度相对较低，术中易处理较大的子宫和(或)盆腔肿块，可采用各种方法进行术中快速止血，对可疑恶性肿瘤患者可方便地做腹腔内探查以明确肿瘤的期别，有利于确定进一步的手术方案。

阴式子宫切除术(TVH)的历史长达 190 多年，由于术野较小，技术要求较高，并需一些专用的阴道手术器械以及良好的阴道手术光源。手术的关键是如何在阴道内行子宫分割术以缩小子宫体积，如子宫对半切开术、子宫楔形切除术、子宫肌瘤挖出术等，这些操作宜在双侧子宫血管结扎以后进行。

腹腔镜辅助阴式子宫切除术(LAVH)的手术步骤包括腹腔镜操作和经阴道操作两部分，因此对术者的要求最高，须既要掌握腹腔镜技术，又要熟悉阴式手术技巧。同时对手术器械的要求也很苛刻，由于需要进行 LAVH 的患者多是子宫疾病合并有盆腔黏连或附件肿物的复杂病症，因此丰富的手术经验和精良的手术器械都必不可少。

2)术后恢复：TVH 和 LAVH 的术后住院时间明显短于 TAH，前两者的术后住院时间无差异。术后住院时间短有助于节约费用。有回顾性研究中发现，TVH、LAVH 和 TAH 术后休息至重新工作的平均时间分别为 29.6 日、28.1 日和 44.6 日。有学者在前瞻性的随机研究中证实，TVH 术后的平均完全恢复时间为 4.7 周，短于 LAVH 的 6.5 周和 TAH 的 8.3 周。

3)术后疼痛：在随机对照研究中发现，TVH 手术当日肌内注射麻醉药与 LAVH 者无差异。手术当日及术后第 1 日口服麻醉药与 LAVH 者无差异。但在术后第 2 日 TVH 者口服止痛药明显少于 LAVH 者。LAVH 与 TAH 比较，在术后 3 日中，LAVH 的术后疼痛均轻于 TAH 者。由此可见，TVH 的术后疼痛轻于 LAVH 或至少两者相似。LAVH 者术后早期剧烈疼痛较 TAH 轻，但几日以后两者逐渐接近相似或者仍稍轻于 TAH。

4)并发症：TAH 主要并发症为术中脏器损伤(消化道、膀胱、输尿管等)，术中失血过多，术后感染(如盆腔蜂窝织炎、阴道残端血肿继发感染或脓肿、腹壁切口感染、附件感染、血栓性静脉炎、尿路感染等)，术后出血，坏死性筋膜炎，腹壁切口或阴道残端子宫内膜异位症等。在美国，TAH 的病死率为 0.1%～0.3%，主要死因为心力衰竭、肺栓塞、败血症、麻醉意外，较少见的死因有术后出血性休克、肠梗阻、蛛网膜下腔出血、血管造影时发生意外等。

TVH 的主要并发症为膀胱损伤、术中失血过多、术后阴道残端蜂窝织炎、阴道穹隆脱垂等。TVH 主要在阴道内操作，对患者机体的损伤和侵袭较小，一般来讲 TVH 的病死率低于 TAH。

LAVH 除了可能发生与 TAH 和 TVH 相同的潜在并发症外，还可发生腹腔镜使用大穿刺器和引入新的子宫切除操作系统所产生的两大类并发症。使用大直径(10～12mm)穿刺器最常见的并发症是腹壁血管损伤和穿刺器部位切口肠疝。有报道大穿刺器通过下腹两侧腹壁时伤及腹壁下动脉。这样的操作出血较多，难以在镜下止血，往往需开腹止血。穿刺孔疝与使用大口径穿插刺器密切相关。LAVH 所特有的另一类并发症是由腹腔镜下子宫切除所必需的操作系统引起的，由于采用新的不熟悉的操作步骤或应用新的器械和技术，可引起泌尿道或胃肠道的损伤。膀胱穿孔、输尿管损伤也有报道。

总之，TAH 的并发症率要高于 TVH 或 LAVH。也有报道称 LAVH 并发症率与 TAH 无显著差异。

(5)手术方式的选择：阴式子宫切除、腹腔镜辅助阴切及经腹全子宫切除术是目前妇科常用的 3 种术式，哪种术式更具微创效果，更有利于患者，还应进行综合评判、全面分析。一般来讲，TVH 适用于全身情况较差，不能耐受 CO_2 气腹或经腹手术者，也适用于特别肥胖者。因此 TVH 应作为首选术式。做 TVH 必须具备两个先决条件。①手术指征：总的来讲，有全子宫切除术指征并局限于子宫内的良性病变都是 TVH 的手术指征。子宫体积的增大不应成为放弃 TVH 的理由，≤700g 的子宫(约妊娠 16 周)90%以上可行 TVH。同样，需做附件切除也不是 TVH 的禁忌证。但对早期子宫恶性肿瘤因 TVH 无法作手术分期，一般不作为首选术式。②手术者的技术水平：阴道操作技巧必须从总住院医师开始就进行严格的训练。熟练的子宫分割技术是完成大体积子宫 TVH 的关键。临床资料显示，一些具有良好阴式手术经验和传统的医院中，TVH 比例较高。对缺乏阴式手术经验和技术的医生，盲目地选择 TVH 只会增加并发症发生率。

原则上 LAVH 的指征应与 TAH 相同。LAVH 具有 TVH 的大多数优点，但费用较贵，并需专用的特殊设备和腹腔镜操作的专门训练。对 TVH 有相对禁忌证者，如盆腔黏连附件切除困难者可选择 LAVH。LAVH 可进行手术分期，所以也适用于早期子宫恶性肿瘤。LAVH 对遇到不易克服的困难或在难以快速止血时，应立即改行 TAH。勉强地进行操作或无谓地浪费时间，可能意味着严重并发症的发生。

TAH 是所有全子宫切除术的基础，妇科医生均须掌握。TAH 有良好手术视野，操作方便，易进行快速止血。当 TVH 或 LAVH 无法完成时，及时改行 TAH 是明智的选择。对缺乏 TVH 和 LAVH 经验和技术的医生来讲，选择 TAH 也许更为安全和合理。

总之，目前对子宫肌瘤的治疗已逐渐向微创、无创的方向发展，可供选择的方法也趋于多样化。总的原则是：对无症状、无变化的小肌瘤以期待疗法为主，不必过分干涉；对有症状、变化大的肌瘤应因人(患者要求及术者经验)而异，实行个体化治疗。

(聂利芳)

第二节　子宫内膜癌

子宫内膜癌是发生于子宫内膜的一组上皮性恶性肿瘤，以来源于子宫内膜腺体的腺癌最常见。为女性生殖道三大恶性肿瘤之一，占女性全身恶性肿瘤7%，占女性生殖道恶性肿瘤20%～30%。近年来发病率在世界范围内呈上升趋势。

一、发病相关因素

(1)雌激素长期持续增高：子宫内膜长期受雌激素刺激而无孕酮拮抗，可能导致内膜癌的发生。内源性雌激素：无排卵性功血、多囊卵巢综合征、功能性卵巢瘤等合并存在。外源性雌激素：是指使用雌激素替代疗法时使用的雌激素。随着选用雌激素剂量的增加和使用时间的延长，危险性增加。

(2)常伴有子宫内膜增生过长。

(3)体质因素：肥胖、高血压、糖尿病、未婚、少产是内膜癌的高危因素，为宫体癌综合征。内膜癌患者绝经年龄平均晚6年。

(4)遗传因素：家庭子宫内膜癌、乳腺癌、结肠癌史。

二、病理

(一)巨检

宫内膜癌大体病理可分为弥漫型、局限型。

1.弥漫型

病变可累及全部或大部内膜，并突向宫腔，常伴有出血、坏死，较少有肌层浸润。晚期发展到一定阶段可向肌层侵犯，甚至浸润到子宫浆膜并可转移到卵巢、子宫旁、直肠与膀胱等。晚期肿瘤表面坏死、溃疡，常继发感染。

2.局限型

较少见。局限型可表现为息肉状或菜花状、结节状。癌肿的范围局限，仅累及一部分子宫内膜，外观与弥漫型相同。表面的癌变范围不大，而往深部侵犯肌层，致使子宫体增大或坏死感染形成宫壁溃疡，甚至穿通。晚期同样有周围侵蚀或转移。

(二)镜检

有多种组织类型。

1.内膜样癌

内膜样癌占80%～90%。镜下见内膜腺体增多，大小不一，排列紊乱，呈明显背靠背现象。癌细胞较大、不规则，核大呈多形性改变、深染，细胞质少，分裂象多，间质少伴炎症细胞浸润。分化差的腺癌则见腺体少，结构消失，成为实性癌块。国际妇产科协会(FIGO，1988)提出内膜癌组织学3级分类法：G_1(分化好腺癌)为非鳞状或桑葚状实性生长区域≤5%；G_2(中度分化腺癌)为非鳞状或桑葚状实性生长区域占6%～50%；G_3(低分化腺癌)为非鳞状或桑葚状实性生长区域＞50％。但是当核异型性显著、组织异型性显著的 G_1 或 G_2 相应升高一个分级。

2.腺癌伴鳞状上皮分化

腺癌组织中有时含鳞状上皮成分，伴化生鳞状上皮成分者称为棘腺癌（腺角化癌），伴鳞癌者称为鳞腺癌，介于两者之间称为腺癌伴鳞状上皮不典型增生。

3.浆液性癌

浆液性腺癌又称子宫乳头状浆液性腺癌（UPSC），占1％～9％。癌细胞异型性明显，多为不规则复层排列，呈乳头状或簇状生长，1/3可伴砂粒体。恶性程度高，易有深肌层浸润和腹腔、淋巴及远处转移，预后极差。无明显肌层浸润时，也可能发生腹腔播散。

4.透明细胞癌

透明细胞癌占1％～9％。多呈实性片状，腺管样或乳头状排列，癌细胞胞质丰富、透亮核呈异形性或靴钉状，恶性程度高，易早期转移。

5.癌肉瘤

少见。由恶性上皮和恶性间叶成分混合组成的子宫恶性肿瘤，也称恶性米勒管混合瘤。

三、转移途径

多数子宫内膜癌生长缓慢，局限于内膜或宫腔内时间长，部分特殊病理类型（浆液性癌，癌肉瘤）和低分化癌可发展很快，短期内出现转移。其主要转移途径为直接蔓延、淋巴转移，晚期可有血行转移。

（一）直接蔓延

癌灶初期沿子宫内膜蔓延生长，向上可沿子宫角延至输卵管，向下可累及宫颈管及阴道。若癌瘤向肌壁浸润，可穿透子宫肌壁，累及子宫浆膜层，广泛种植于盆腹腔，直肠子宫陷凹及大网膜。

（二）淋巴转移

淋巴转移为子宫内膜癌主要转移途径。当癌肿累及宫颈、深肌层或分化不良时易早期发生淋巴转移。转移途径与癌肿生长部位有关；宫底部癌灶常沿阔韧带上部淋巴管网，经骨盆漏斗韧带转移至卵巢，向上至腹主动脉旁淋巴结。子宫角或前壁上部病灶沿圆韧带淋巴管转移至腹股沟淋巴结。子宫下段或已累及子宫颈癌灶，其淋巴转移途径与宫颈癌相同，可累及宫旁、闭孔、髂内外及髂总淋巴结。子宫后壁癌灶可沿宫骶韧带转移至直肠淋巴结。约10％内膜癌经淋巴管逆行引流累及阴道前壁。

（三）血行转移

少见，晚期经血行转移至肺、肝、骨等处。

四、分期

现采用国际妇产科联盟（FIGO）修订的子宫内膜癌分期对手术治疗者采用手术—病理分期（表13-1）。新分期是第一个分期诞生以来的第五次修改，准确地反映子宫内膜癌发生发展规律,可较准确地预测患者的预后。由于内膜癌与癌肉瘤具有相同的组织起源、生物学行为及转移特点,该分期同样适用于癌肉瘤。

表 13-1　子宫内膜癌手术病理分期(FIGO)

分期	肿瘤范围
Ⅰ期	肿瘤局限于子宫体
ⅠA	肿瘤浸润深度<1/2 肌层
ⅠB	肿瘤浸润深度≥1/2 肌层
Ⅱ期	肿瘤侵犯宫颈间质,但未超出子宫
Ⅲ期	肿瘤局部和(或)区域的扩散
ⅢA	肿瘤累及浆膜层和(或)附件
ⅢB	阴道和(或)宫旁受累
ⅢC	盆腔淋巴结和(或)腹主动脉旁淋巴结转移
ⅢC1	盆腔淋巴结转移
ⅢC2	腹主动脉旁淋巴结转移伴(或不伴)盆腔淋巴结转移
Ⅳ期	肿瘤侵及膀胱和(或)直肠黏膜,和(或)远处转移
ⅣA	肿瘤侵及膀胱和(或)直肠黏膜
ⅣB	远处转移,包括腹腔内淋巴结转移和(或)腹股沟淋巴结转移

五、临床表现

(一)症状

多数患者表现为阴道流血或阴道排液。

1.阴道流血

多为绝经后阴道流血,量少或为持续性或间歇性流血;尚未绝经者则可表现为经量增多、经期延长或月经间期出血。

2.阴道排液

约 25%的患者诉排液增多,早期多为浆液性或血性,晚期合并感染则有脓血性排液,伴有恶臭。

3.腹痛

晚期浸润周围组织或压迫神经引起下腹及腰骶部疼痛,并向下肢及足部放射。侵犯宫颈堵塞宫颈管导致宫腔积脓时,出现下腹胀痛及痉挛样疼痛。

4.全身症状

晚期患者常伴贫血、消瘦、恶病质、发热及全身衰竭等症状。

(二)体征

早期妇科检查无明显异常,子宫正常大小、活动可,双侧附件软、无肿块。晚期偶见癌组织自宫口脱出,质脆,触之易出血。若合并宫腔积脓,子宫增大伴明显压痛。癌灶向周围浸润,子宫固定或在宫旁或盆腔内扪及不规则结节状肿块。

六、诊断

（一）病史及临床表现

主要表现为围绝经期妇女月经紊乱或绝经后不规则阴道流血。老年、肥胖、绝经延迟、少育或不育、长期应用雌激素及家族肿瘤史等均为高危因素。

（二）辅助检查

1.分段诊刮

这是确诊内膜癌最常用、最可靠的方法。先环刮宫颈管，再进宫腔搔刮内膜，取得的刮出物分瓶标记送病理检查。操作需谨慎，尤其刮出物疑为癌组织时，不应继续刮宫，以防出血及癌扩散。

2.细胞学检查

经阴道后穹隆或宫颈管行细胞涂片检查，阳性率低，通常作为筛选，最后确诊依据组织学检查。

3.B 超检查

典型内膜癌声像图为子宫增大或绝经后子宫相对增大，宫腔内见实质不均回声区，形态不规则，宫腔线消失，有时见肌层内不规则回声紊乱区，边界不清，可做肌层浸润程度的判断。

4.宫腔镜检查

可直视宫腔，能直接观察病灶大小、生长部位、形态，并取活组织送病理检查。

5.其他影像学检查

磁共振成像（MRI）有助于判断肌层浸润深度和宫颈间质浸润，正电子发射计算机断层显像（PET）、计算机体层成像（CT）有助于判断有无子宫外转移。

6.血清 CA125 检测

有子宫外转移，血清 CA125 可升高，也可作为疗效观察的指标。

七、鉴别诊断

子宫内膜癌应与引起围绝经期及绝经后阴道流血的各种疾病相鉴别。

（一）围绝经期排卵失调性子宫出血

主要表现为月经紊乱（经量增多、经期延长、经间期出血或不规则流血等）。妇科检查无异常，分段诊刮后病理检查可确诊。

（二）萎缩性阴道炎

主要表现为血性白带，可见阴道壁充血或黏膜下散在出血点。内膜癌见阴道壁正常。老年妇女还须注意两种情况并存的可能。

（三）子宫黏膜下肌瘤或内膜息肉

多表现为月经过多及经期延长，及时行分段诊刮、宫腔镜检查及 B 超检查等可确诊。

（四）老年性子宫内膜炎合并宫腔积脓

常表现为阴道排液增多，浆液性、脓性或脓血性。子宫正常大小或增大变软，扩张宫颈管及诊刮即可明确诊断。

（五）子宫颈癌、子宫肉瘤及输卵管癌

均表现为不规则阴道流血及排液增多。子宫颈癌病灶位于宫颈管内，宫颈管扩大形成桶状宫颈。子宫肉瘤一般多在宫腔内以致子宫增大。输卵管癌以间歇性阴道排液、阴道流血、下腹隐痛为主要症状，可有附件包块。分段诊刮、宫颈活检及影像学检查可协助鉴别。

八、影像学表现

（一）X线检查

盆腔动脉造影可显示杂乱不规则的肿瘤血管，普通X线检查无意义。

（二）CT检查

早期肿瘤体积较小时，CT显示不清；瘤体较大时，平扫肿瘤呈稍低或等密度，增强扫描轻中度强化，肿瘤的强化程度低于正常肌层。当病灶侵及宫颈时，可表现出宫颈不对称增大；宫腔积液时可表现出宫腔低密度影；当宫外侵犯发生时，表现为宫旁软组织密度影，宫旁低密度脂肪间隙不清；当发生广泛盆腔内播散时，盆腔内低密度脂肪间隙消失，各器官分界不清，称为冰冻骨盆。当肿瘤累及腹膜、肠系膜、网膜时，可出现不规则结节、肿块及腹水。增强检查有益于显示盆腔、腹膜后及腹股沟淋巴结转移。

（三）MRI检查

MRI是子宫内膜癌分期最佳的影像学检查方法，多方位成像有助于判断病变位置、大小、子宫肌受累的深度以及有无宫颈及阴道浸润、宫外延伸、淋巴结转移，从而利于临床治疗和判断预后。

Ⅰ期肿瘤：病变限于子宫内膜时，T_1WI或T_2WI上可显示正常，但DWI可表现为明显高信号；当肿瘤侵犯子宫肌时，在T_2WI子宫浅肌层（ⅠA期）低信号结合带发生中断，当突破结合带时，可进一步侵犯累及子宫深肌层（ⅠB期）。Gd-DTPA增强T_1WI检查，子宫内膜癌的强化程度低于邻近正常子宫肌，能准确评估出肿瘤的范围和侵犯深度。

Ⅱ期肿瘤：T_2WI上可示中等信号的肿块延伸至宫颈，并扩张子宫颈管；肿瘤进一步向深部侵犯时，可破坏和中断低信号的宫颈纤维基质带。

Ⅲ期和Ⅳ期肿瘤：发生宫旁延伸时，显示肿瘤累及宫旁组织并使其信号发生改变；卵巢受累时，则卵巢处出现中等信号肿块；腹膜种植表现为T_1WI中等信号和T_2WI高信号的结节影，淋巴结转移时显示淋巴结增大。

在DWI上，由于瘤组织内水分子运动受限而表现为较高信号，ADC呈低信号。正常结合带在DWI上为低信号，因而结合带的信号改变可作为肌层受侵的标志，即结合带完整表明病灶局限于内膜，而结合带内出现异常高信号则说明肿瘤已侵犯子宫浅肌层。若子宫内膜癌较为局限时，有时在DWI图上不易与正常内膜的高信号相区别，但ADC图上可测得其ADC值低于正常内膜，有助于提高对病灶诊断的准确率。

九、超声检查

（一）B超检查

1.子宫内膜表现

早期仅表现为内膜稍增厚，回声均匀，无法与正常内膜及内膜增生相鉴别。中、晚期子宫内膜明显增厚，呈局灶性或弥散性高低不均匀、杂乱回声，可伴发宫腔积液。

2.病变累及肌层

局部肌层增厚，呈低而不均匀回声，与周围正常肌层无明显界限，与局部内膜分界不清。

3.病变累及宫颈

可出现宫颈肥大或变形，宫颈回声不均匀，宫颈管结构不清。

4.子宫内膜癌晚期

肿瘤向子宫体外侵犯、转移，可在宫旁出现不均质低回声团块及盆腔积液。

（二）多普勒超声

子宫内膜及内膜基底层可显示条状、短棒状或点状彩色血流信号。受累肌层局部血流信号增多，血供丰富。动脉频谱呈低阻型（RI＜0.40），收缩期峰值流速常高于20cm/s。

十、治疗

由于对子宫内膜癌转移播散规律的深入认识，对内膜癌病理组织学类型、分化程度、肌层浸润深度、淋巴结转移等与预后相关因素的重视，使手术—病理分期在临床得以广泛应用。目前总的治疗原则是早期以手术治疗为主，按分期及高危因素选择最适宜的辅助治疗手段或仅手术治疗即可；晚期患者以综合治疗为主，根据病变部位及全身状况，选择手术缩瘤，术后辅以放疗、化疗或以放疗为主辅以化疗及激素治疗。

放疗：子宫内膜癌的发病率越来越高，加之老年患者比例高，有越来越多的患者选择放疗，因而放疗收到越来越多的重视。由于放疗技术的不断发展，避免了以往的盲目性和不合理性，放疗已经成为一个值得信赖的治疗方法，如研究显示，子宫内膜癌根治术后进行放疗，可以提高患者生存率。有学者认为，早期低风险子宫内膜癌患者施行经腹全子宫、双附件切除就可以获得较好的预后，而对高风险的患者就显得不够充分。但是进行系统的盆腔和主动脉旁淋巴结切除是否有效仍待评估。盆腔外照射可以改善Ⅰ期和Ⅱ期患者的局部控制率，但对生存率没有明显改善。阴道近距离照射可以获得较显著的局部控制率，且明显减少的毒性反应。辅助化疗可能是有效的。特定的辅助治疗或结合近距离照射和（或）盆腔外照射的有效性仍需前瞻性研究。国外学者调查了1 577例Ⅱ期子宫内膜样腺癌患者，1 198例接受了单纯的子宫切除术，379例接受了根治性子宫切除手术，52%的患者接受了术后放疗。结果发现，手术方式对生存率没有影响，未接受放疗的患者的死亡危险率较放疗组增加48%。因为认为术后放疗可以提高患者的生存率。

（一）放疗适应证

除临床ⅠA期、组织分化好、仅浅肌层受累患者可行单纯全子宫切除术外，余患者均有放疗指征。放疗包括术前、术后或单独进行，可腔内或体外照射。

在确定患者治疗方案时，必须有下述资料。

1.子宫腔深度及子宫大小

深度可由探针测量得到，子宫大小可根据准确盆腔检查获得。从腔内放疗角度而言，此两点均影响腔内剂量分布，为影响放疗效果的重要因素。子宫腔深，子宫大，不易得到合理剂量分布。

2.颈管是否受累

可行分段诊刮术确定。子宫内膜癌累及颈管，腔内放疗终点不仅局限于宫腔，颈管和周围组织必须包括在腔内治疗的有效剂量范围内。

3.肿瘤是否浸出子宫之外

浸出子宫者应首选放疗，包括腔内和体外照射两部分，部分患者经放疗后病变改善，有手术可能时，可以考虑行单纯子宫附件切除术。

4.肿瘤细胞分化程度

这是影响预后的重要因素。除高分化肿瘤外，施行手术治疗的患者均应考虑与放疗配合。

5.其他相关资料

如 B 超、MRI 等辅助检查资料。

（二）放疗基本方法

子宫内膜癌的常用放疗方法为腔内照射和体外照射两种。腔内放疗又分为传统腔内放疗和后装腔内放疗两种。

1.传统腔内放疗

目前已基本不用。使用治疗子宫颈癌的治疗容器，如宫腔管及阴道容器或者将放射源的金属小囊填满宫腔（如 Heyman 宫腔填充法）进行照射。由于治疗差异大，治疗剂量计算困难，逐渐被后装放疗替代。

2.后装腔内放疗

20 世纪 60 年代以开始以手工后装机模拟 Heyman 宫腔填充技术，如 Simon 利用塑料小囊代替金属镭囊，小囊连接塑料管，管中有金属丝，在没有放射源的情况下填充宫腔满意后，抽出金属丝，再将放射源通过塑料管放入囊腔顶端。这种技术未在临床广泛应用。

远距离控制后装机用于临床治疗之后，特别是高剂量率机型很快在子宫内膜癌的治疗中得到重视，并取得了满意的临床效果。后装机大致可分为以下几种。

（1）在有固定源辫的机型中，可通过不同有效长度和不同强度的源辫的不同配伍治疗，得到适应子宫内膜癌的剂量分布，即“灯泡技术”。

（2）在有程序盘控制的机型中，可选择适当的程序盘，得到“倒梨形”剂量分布。

（3）在采用步进机型的后装机时，可步进至宫底部，使其停留时间较长，得到“倒梨形”剂量分布。

（4）放射源按临床需要，即时进行排列组合的机型中，可采用放射源珠的紧密排列及不同数量假源珠填充，获取适应子宫内膜癌的剂量分布。

（5）采用带有计划系统的多功能现代后装机型中，可先置塑料管于宫腔中，然后放入定位用金属囊，以等中心方法拍摄 2 张定位片，并将金属标志输入计算机中，进行放射源位置坐标重建，然后按要求进行优化处理得到合理剂量分布，在 WD-HDR18 内有治疗子宫内膜癌的标准程序，可依期别、宫腔深度选择标准程序，并可根据具体情况进行个别调整。

另外，为了减少毒性反应，目前有一些科学家对放疗使用的器材进行了一些改进。

国外学者对不宜手术的子宫内膜癌患者使用一种固定的 Rotte"Y"治疗器进行高剂量率近距离照射（HDRB），并进行了超过 10 年的疗效评价。49 例不宜手术的子宫内膜癌患者接受了 HDRB 治疗。43 例显著肥胖（体重指数＞35kg/m^2），31 例（63.3%）使用二维计划系统，18 例（36.7%）使用三维计划系统。35 例（71.4%）首先接受外照射（EBRT）。同时接受 EBRT 和 HDRB 者，Y 治疗器的中位剂量为 20Gy/5 次；单独 HDRB 者为每次 35Gy。所有患者每日接受 2 次 Y 治疗器治疗。中位随访时间 33 个月，5 例患者出现 12 级急性 HDRB 毒性，1 例出现心肌梗死，4 例出现 2～3 级晚期毒性，3 例局部复发（中位时间 16 个月）。3 年和 5 年的精确病因特异性生存率为 93% 和 87%，总生存率为 83% 和 42%。因而认为使用 Y 型施源器每日 2 次 HDRB 患者可以很好的耐受，是对早期无法手术的子宫内膜癌患者的有效的治疗方案。近期使用的三维治疗计划系统的加入对降低治疗并发症很有潜力。

国外医师评价一种充满盐类物质的组织扩张器（TE）在妇科恶性肿瘤患者接受放疗使小肠移位的可行性和并发症率。10 例因妇科恶性肿瘤接受外科手术后进行放疗，因为被认为是放疗并发症的高危人群，因此同意使用组织扩张器。这些患者口服钡剂显示小肠最低袢位于放射野内且无法避免被照射。使用 TE 后，所有患者的小肠袢均被不同程度的排除在盆腔外。最低的小肠袢有 1 例患者位于 L_4～L_5 间，3 例位于 L_5～S_1，3 例位于骶岬附近，1 例位于 S_2 中间。2 例患者在模拟前去掉了 TE。早期并发症包括治疗中 TE 移位，膀胱阴道瘘需马上移除 TE，肠瘘治疗结束后发展为脓肿；另有 1 例患者在 18 个月后发展为直肠阴道瘘。因此认为，TE 可以有效地将小肠移出盆腔。使用 TE 必须个体化，使近、远期并发症降低到最低，尤其对有高危因素的患者。

一些学者介绍了使用经腹超声（TAUS）作为一种影像工具去协助宫颈癌和宫体癌近距离放疗工具的定位和放疗区域的确定。各有 1 例宫颈癌和宫体癌的患者对使用 TAUS 的优势进行了评价。TAUS 用于引导后装管道的插入及检查其在治疗中位置，并记录子宫大小。近距离治疗等剂量线的计划基于这些测量，并使用 MRI 来验证子宫大小及等剂量曲线。TAUS 可以成功的模拟治疗计划，减少近距离治疗相关的对周围组织的毒性反应。超声仪便携、价格低廉、使用简单，可以用于精确的、正形的、可重复的、适当的治疗。

临床专家比较了铱-192 高剂量率腔内放疗（IB）和 Xoft Axxent 电子腔内放疗（XB）在治疗子宫内膜癌的剂量曲线。他们选择了 11 例已经用 CT 扫描做过计划的 IB 期子宫内膜癌患者，再用 XB 重新作计划，并计算平均 V95，V100 和 V150（计划靶体积受到 95%、100% 和 150% 的计划剂量的百分比），以及膀胱和直肠的 V35 和 V50。结果显示，IB 和 XB 平均 V95 百分比分别为 99.7% 和 99.6%（P＝ns），平均 V100 百分比为 99.0% 和 99.1%（P＝ns），平均 V150 百分比为 35.8% 和 58.9%（P＜0.05）。膀胱平均 V35 百分比分别为 47.7% 和 27.4%（P＜0.05），V50 百分比分别为 26.5% 和 15.9%（P＜0.05）；直肠平均 V35 百分比分别为 48.3% 和 28.3%（P＜0.05），V50 分别为 27.8% 和 17.0%（P＜0.05）。因而认为，ⅠB 和 XB 在阴道近距离治疗上可以提供相等的靶体积覆盖率，但 XB 却提高了膀胱直肠的保护率。

临床医师对子宫内膜癌术后患者放疗剂量使用剂量测定法进行比较，分别使用三维适形放疗（3D-CRT）、调强放疗（IMRT）和螺旋 CT（HT）做盆腔和主动脉旁放疗计划，评价放射野内的重要器官的累积剂量（ID）。他们选择了 10 例ⅢC 期患者，分别用上述 3 种方法做计划。结果显示，IMRT 和 HT 计划系统在保持计划靶体积（PTV）最优平均剂量方面可以与 3D-CRT 相媲美。重要结构的剂量和累积剂量的比较结果：IMRT 系统中危险器官（OARs）的 ID 较 3D-CRT 低，从－3.49％到－17.59％。HT 除肠的剂量增高 0.27％外，其他结果相似。IMRT 和 HT 对正常组织、骨盆和脊柱的 ID 均有增高（为 3.31％～19.7％）。IMRT 和 HT 剂量比 3D-CRT 显示更优的 PTV 覆盖率和更少的 OAR 剂量。与 IMRT 直接比较，HT 显示相似的 PTV 覆盖率，低的累及剂量和对多数 OARs 降低的剂量。提示：IMRT 和 HT 显示出优秀的 PTV 覆盖率和对 OARs 更好的保护，但是在损害正常组织和结构的增高的 ID 情况下。HT 在剂量和保护多数 OARs 方面显示出更多的改善。

剂量参考点：子宫内膜癌的腔内放疗，没有一个公认的剂量参考点，以往多数学者以宫颈癌腔内放疗的 A 点作为剂量参考点，但不能反映腔内治疗剂量分布是否合理。也有学者采用子宫内膜受量，子宫内膜下 5mm、10mm 处以及通过 A 点与子宫中轴平行的线上的各点作为参照点，但临床上使用有一定困难性，没有得到推广使用。

国内专家采用了两个剂量参考点。一个参考点为子宫颈癌放疗中的 A 点，位于宫旁三角区内，代表宫旁正常组织受量；另一个参考点为 F 点，位于宫腔放射源顶端旁开子宫中轴 2cm，代表肿瘤部受量，临床较常应用。

（三）体外照射

体外照射为放射治疗的基本方法之一，当今主要应用于与腔内放疗合并治疗或与手术合并治疗，以加速器或钴-60 治疗机行体外照射，照射方式为全盆照射、盆腔四野垂直照射，并有选择性照射腹主动脉旁淋巴结。具体放疗方法如下。

1.体外放疗

早期患者全盆前后对穿照射，DT 20～25Gy/2～3 周，而后开始四野照射或始终使用四野照射至 DT 40～45Gy/4～6 周；晚期患者可不分野、大野体外照射全量 DT 45～50Gy 后，视情况决定是否补充腔内放疗或缩野继续加体外照射。

2.腔内放疗

在宫腔内形成合理的倒梨形剂量分布，F 点单次剂量 5～8Gy，总量达 30～42Gy；若早期患者，除Ⅰa 期可单纯行腔内放疗，F 点达 40～45Gy 外，其余各期均应先体外照射、后腔内放疗。

A 点和 F 点剂量比例：通常取 F 点作为参考点。Ⅰ期：F 点剂量高于 A 点剂量，F 点 40～45Gy，A 点 36～40Gy；Ⅱ期以上者，A 点和 F 点受量大致相似，40～45Gy；Ⅳ期以上者可加大外照射剂量，DT 50～55Gy/7～8 周。

3.术前放疗

适合于Ⅰ～ⅡA 期患者，目的使肿瘤缩小，增加手术切除率、降低癌细胞生物活性，减少术中种植和术后阴道下端复发。

(1)全量腔内放疗＋体外照射:用于病变累及子宫浆膜层或子宫外病变较晚者,疗前检查无手术指征,给予根治放疗,若部分病例肿瘤有可能切除,放疗后2～3个月再行手术治疗。

(2)腔内放疗:是最常用的术前放疗,有学者给予全量腔内放疗,8周后手术;有给予1/3～1/2的全量放疗,2周内手术或6～8周手术,以倒梨形剂量分布为主。

(3)体外照射:一般在下列情况下可以采用。子宫增大,相当于妊娠10～12周者,临床疑有盆腔淋巴结转移或子宫外侵者。给予全盆大野照射,40～45Gy/4～6周,2～4周或以后手术。术前放疗A点和F点剂量不低于20Gy/2～3次;子宫大于10周者,加体外照射DT 20Gy/3周,部分加腔内放疗,A点和F点均照射20Gy/2～3次。

4.术后放疗

目的是减少复发和转移的机会,提高治疗效果。

一般为体外照射,个别可补充腔内放疗。适应证:①术后发现肿瘤浸润子宫肌层,尤其是深肌层和宫颈肌层;②病理为低分化癌或恶性程度较高的腺癌,如浆液性癌、透明细胞癌;③术中发现盆腔淋巴结转移或周围组织有浸润;④腹水或腹腔冲洗液细胞学检查阳性;⑤术中有肿瘤残留。

一些学者对10年间400例患者接受手术及术后放疗的疗效进行了评价。结果发现,所有接受盆腔及主动脉旁淋巴结切除的200例患者无论肿瘤级别均获得了非常显著的总体生存率($P=0.000\ 3$,低危$P=0.028$,高危$P=0.000\ 7$)。因而认为放疗无法替代手术切除,手术切除了放疗无法灭活的阳性淋巴结,术后腔内放疗可以有效预防阴道复发。

以全盆外照射为主,布野基本同宫颈癌,前后对穿照射DT 40～45Gy/4～6周,视肿瘤残留情况,缩小野加量至50～55Gy;若有主动脉旁淋巴结转移或可疑转移者,术后可照射主动脉区,DT 30～44Gy/3～4周;也有学者主张先全腹放疗DT 30Gy后,盆腔加量20Gy;无论腹主动脉旁有无淋巴结转移,主动脉旁都应给予15Gy,目的是减少转移发生率。照射前应行肾扫描,定出位置,保护肾脏;术前做过体外照射者,术后应减少相应照射剂量。若阴道上端有癌残留或手术切缘可疑癌残留者,术后可补充腔内放疗,照射剂量可根据体外放疗量调整,以残端表面或黏膜下5～10mm作为参照点,20Gy/2～3次。

国外学者调查了妇科肿瘤协会(GCIG)成员中13个不同协作组织中34个小组对子宫内膜癌的放疗情况。结果发现,各成员间的外照射总剂量及单次剂量基本相似,根治术后放疗平均剂量为47.37(2.32)Gy,上界为腰4～5椎体(14/34)或腰5骶1椎体(13/34);腹主动脉旁照射,上界基本为胸12腰1椎体间,平均剂量46.15(2.18)Gy。近距离照射稍有差异,内外照射同时进行时,24个小组使用高剂量率照射,5组使用低剂量率照射;术后单独使用腔内照射中,23组使用高剂量率[平均剂量27.57(10.13)Gy/4.3次],5组使用低剂量率[41.45(17.5)Gy]。28组使用CT模拟,3组使用调强治疗。

国外一些专家认为术后辅助近距离腔内放疗可以有效预防阴道复发,且毒性反应发生率低,是对中危患者的有效治疗手段。

为评价具有淋巴结转移高危因素的早期子宫内膜癌辅助性放疗能否代替盆腔淋巴结清扫术(加或不加主动脉旁淋巴结切除术),有学者回顾性分析了56例接受手术和辅助性放疗,并有随访记录的病例。患者被分为低危组和高危组两组。肿瘤级别在术前活检时已经明确。平均随访30个月(9～44个月),评价指标为癌症相关的存活率(CRS)和无瘤生存率(RFS),并综合年龄、风险类型和接受的治疗。结果显示,标准手术足可以给低危组患者提供良好的预后,接受标准手术+淋巴结切除的高危组患者的CRS和RFS均较手术+放疗组高。肿瘤分化程度是RFS最重要的预后因素。

5.放化疗同时进行

现在有越来越多的证据表明,子宫内膜癌患者接受根治性放化疗或术后辅助放化疗可以取得更优的治疗效果。

一些专家调查了105例ⅠB、ⅠC和Ⅱ期患者的术后辅助治疗情况,结果显示,对于高危早期子宫内膜癌患者,辅助化疗或辅助放化疗比单纯放疗的效果好。

针对为ⅢC期子宫内膜癌患者寻找最适宜的治疗方案,有学者比较了术后辅助放、化疗和单纯化疗的治疗结果。29例患者术后接受了平均4～4.5次的化疗(CAP或TC/DC方案),其中15例只接受了术后化疗,14例同时接受了包括主动脉旁区域的扩大范围的放疗(50Gy)。结果发现复发率分别为46.6%和28.5%。盆腔复发率的差异更加显著,分别为33.3%和7.1%。因此认为子宫内膜癌ⅢC患者术后同时接受放化疗较单纯化疗可以减少盆腔局部复发,改善无病生存期及完全缓解率。

Klopp评价了淋巴结阳性子宫内膜腺癌(非浆液性或透明细胞分化)ⅢC患者的治疗结果和复发方式。在该机构接受治疗的71例ⅢC期患者,所有患者均接受了开腹全子宫、双附件及淋巴结切除术。50例患者接受了明确的盆腔或扩大范围的放射治疗,有或没有系统治疗(区域放疗组);18例接受了辅助的系统的以铂类为基础的化疗或内分泌治疗,没有外照射。中位随访(非死亡患者)时间67个月。39%的患者出现主动脉旁淋巴结阳性;61%的患者只有盆腔淋巴结转移。5年和10年的特定疾病生存率(DSS)分别为63%和54%;相对总存活率分别为60%和47%。肿瘤级别与DSS强烈相关(5年期低、高级分别为76%和46%,$P=0.004$)。宫颈和附件的侵袭降低了DSS,但与淋巴血管区域的侵袭、年龄、体重指数和淋巴结转移的位置和数量无关。区域放疗组的5年盆腔无瘤存活率(98% vs 61%,$P=0.001$)、DSS(78% vs 39%,$P=0.01$)、总存活率(73% vs 40%,$P=0.03$)较系统治疗组明显改善。未接受区域放疗的患者最常见复发部位为盆腔。DSS与淋巴结转移数目在放疗组无明显相关性,未放疗组却明显相关($P=0.001$)。因而认为,没有接受放疗的患者局部复发率明显增高。ⅢC期子宫内膜腺癌患者术后接受外照射可以得到更高的缓解率。接受外照射的复发患者主要为肿瘤3级,这些患者可能能够从放化疗联合治疗中获益。

有学者评价了晚期子宫内膜癌序贯使用阿霉素顺铂(AC)化疗和全腹放疗(WAI)的可行性和不良反应。所有患者均为Ⅲ/Ⅳ期,残余病灶<2cm。治疗方案为3个疗程AC(均为$50mg/m^2$),随后进行WAI+主动脉旁和(或)真骨盆集中照射。评价指标为方案的可行性、急性毒性和慢性放射毒性,治疗结束后至少随访1年。31例患者入组,29例参与方案可行性的评价,22例平均随访21个月进行慢性放射毒性的评价。3例患者出现严重的慢性放射性毒性反应,其中1例因此死亡。5年无进展生存率(PFS)和总存活率(OS)分别为52.5%和60.1%。因而认为,这一方案值得进一步研究。

一些学者为了寻找一种治疗中、高危子宫内膜癌的最优术后辅助治疗方案，设计一个随机多中心3期临床试验，对比术后辅助盆腔放疗（PRT）和CAP方案化疗对肿瘤浸润超过子宫肌层50%子宫内膜腺癌患者的疗效。在入组的385例患者中，193例接受PRT，192例接受CAP。PRT组最小剂量为40Gy。CAP组为环磷酰胺（333mg/m^2），多柔比星（40mg/m^2）和顺铂（50mg/m^2），每4周1次，至少3个疗程。结果两组在无瘤生存率（PFS）和总体生存率（OS）方面没有显著差异。PRT和CAP组5年PFS分别为83.5%和81.8%，5年OS分别为85.3%和86.7%。这两项指标在小于70岁的中、低危组（ⅠC期、G_1/2级）中也没有显著差异。但是在120位中、高危患者（ⅠC期，大于70岁或G_3级或Ⅱ期或ⅢA期）中，CAP组表现出明显增高的PFS（83.8% vs 66.2%，P=0.024，危险比率0.44）和OS（89.7% vs 73.6%，P=0.006，危险比率0.24），不良反应未见显著增加。因而认为，对中高危子宫内膜癌患者，辅助化疗可能是相对于放疗的另外一种有效治疗手段。

（聂利芳）

第三节　子宫肉瘤

子宫肉瘤是子宫间叶组织起源的恶性肿瘤的总称，可来源于子宫肌层、肌层内结缔组织和内膜间质，也可继发于子宫平滑肌瘤。少见，占子宫恶性肿瘤的3%，占女性生殖道恶性肿瘤的1%，恶性程度高。多见于40岁以上妇女。

一、病因

子宫肉瘤病因不明，从组织发生学上认为与胚胎细胞残留和间质细胞化生有关，盆腔放疗史、雌激素的长期刺激可能是发病的危险因素。

二、组织发生与病理

（一）平滑肌肉瘤（LMS）

占子宫肉瘤30%～40%，易发生盆腔血管、淋巴结及肺转移。多数来自子宫肌层或子宫血管壁平滑肌纤维（原发性），少数由子宫肌瘤恶变而来（继发性）。原发性子宫平滑肌肉瘤呈弥散性生长，与子宫肌层无明显界限，无包膜。而继发性平滑肌肉瘤，肌瘤恶变常从中心开始向周围扩展直至整个肌瘤，切面为均匀一致的黄色或红色结构，呈鱼肉状或豆渣样，漩涡样结构消失。镜下可见：①细胞异常增生，排列紊乱，漩涡状排列消失；②细胞核异型性明显；③核分裂象>5个/10高倍视野；④凝固性坏死。继发性子宫平滑肌肉瘤患者的预后比原发性者好。

（二）子宫内膜间质肉瘤（ESS）

由类似正常内膜间质的细胞组成，浸润肌层或血管，根据核分裂象、血管浸润及预后情况分为两类。

1.低级别子宫内膜间质肉瘤

既往称为低度恶性子宫内膜间质肉瘤或淋巴管内间质异位症，有向宫旁组织转移倾向，较少发生淋巴及肺转移。大体见子宫球状增大，宫旁组织或子宫外盆腔内可见似蚯蚓状淋巴管内肿瘤，质如橡皮，富有弹性。切面见肿瘤呈息肉样或结节状，自子宫内膜突向宫腔或突至宫颈口外，也可浸润肌层，呈结节状或弥散性生长。瘤组织呈鱼肉状，均匀一致，呈黄色，质软。镜下瘤细胞侵入肌层肌束间，细胞形态大小一致，胞质少，核分裂象＜10 个/10 高倍视野。复发迟，平均初始治疗后 5 年复发，即使复发，仍常见长期存活者。

2.高级别或未分化子宫内膜间质肉瘤

恶性程度高，预后差。大体见肿瘤多发生在子宫底部，呈息肉状向宫腔突起，质软且脆，常伴有出血坏死。切面呈灰黄色，鱼肉状。当侵入肌层时，肌壁则局限性或弥散性增厚。镜下肿瘤细胞分化程度差，细胞大小不一致，核深染，异型性明显，核分裂象＞10 个/10 高倍视野。

（三）上皮和间叶混合性肉瘤

指肿瘤中具有上皮和间叶两种成分组成的恶性肿瘤。根据其中上皮成分的良恶性，又分为腺肉瘤和癌肉瘤。

1.腺肉瘤

含有良性腺上皮成分及肉瘤样间叶成分的双向分化的肿瘤。多见于绝经后妇女，也可见于青春期或育龄期妇女。腺肉瘤呈息肉样生长，突入宫腔，较少侵犯肌层，切面常呈灰红色，伴出血坏死，可见小囊腔。镜下可见被间质挤压呈裂隙状的腺上皮成分，周围间叶细胞排列密集，细胞轻度异型。

2.癌肉瘤

癌肉瘤是一种恶性上皮和恶性间叶成分混合组成的子宫恶性肿瘤，也称恶性中胚叶混合瘤。常见于绝经后妇女。通常表现为息肉样、大块状、坏死及出血性的肿物充满子宫腔，并且可侵犯子宫肌层，扩展到子宫外。镜下见恶性上皮成分，通常为 Müllerian 型上皮，间叶成分分为同源性和异源性，后者常见恶性软骨、骨骼肌及横纹肌成分，恶性明显。

三、临床分期与转移

（一）临床分期

目前有国际抗癌协会（UICC）分期和国际妇产科联盟（FIGO）分期，临床上多采用 FIGO 分期。

国际抗癌协会（UICC）分期如下。

Ⅰ期：肿瘤局限于宫体。

Ⅱ期：肿瘤浸润至宫颈。

Ⅲ期：肿瘤超出子宫范围，侵犯盆腔其他脏器及组织，但仍局限于盆腔。

Ⅳ期：肿瘤超出盆腔范围，侵犯上腹腔或已有远处转移。

（二）转移方式

血行播散、直接蔓延及淋巴转移。

四、临床表现

（一）症状

早期症状不明显，随着病情发展可出现下列表现。

1.阴道不规则流血

最常见，量多少不等。

2.腹痛

肉瘤生长快，子宫迅速增长或瘤内出血、坏死、子宫肌壁破裂引起急性腹痛。

3.腹部包块

患者常诉下腹部块物迅速增大。

4.压迫症状及其他

可有膀胱或直肠受压出现尿频、尿急、尿潴留、大便困难等症状。晚期患者全身消瘦、贫血、低热或出现肺、脑转移相应症状。宫颈肉瘤或肿瘤自宫颈脱垂至阴道内常有大量恶臭分泌物。

（二）体征

子宫增大，外形不规则；宫颈口有息肉或肌瘤样肿块，呈紫红色，极易出血；继发感染后有坏死及脓性分泌物。晚期肉瘤可累及盆侧壁，子宫固定不活动，可转移至肠管及腹腔，但腹水少见。

五、诊断

因子宫肉瘤临床表现与子宫肌瘤及其他恶性肿瘤相似，术前诊断较困难。对绝经后妇女及幼女的宫颈赘生物、迅速长大伴疼痛的子宫肌瘤均应考虑有无肉瘤的可能。辅助诊断可选用阴道彩色脉冲多普勒超声检查，CT、磁共振、PET-CT、宫腔镜等，但目前尚无一种影像学检查能为患者提供可靠的依据，MRI 检查目前被认为是最有用的鉴别诊断的方法之一，阴性预测值较高。诊断性刮宫对恶性中胚叶混合瘤和子宫内膜间质肉瘤有较大的诊断价值，但对平滑肌肉瘤敏感性低于 20％。

六、治疗

治疗原则以手术为主。同时手术有助于了解肿瘤侵犯，病理分期、类型及分化程度，以决定下一步治疗方案。根据 NCCN 子宫肉瘤临床实践指南，治疗前大致可把子宫肉瘤分为局限在子宫或已经扩散到子宫外。

（一）局限在子宫

能行手术者则行全子宫＋双附件切除，不能手术的患者可选择盆腔放疗＋阴道近距离放疗和（或）化疗或激素治疗。

（二）已知或怀疑子宫外病变

根据症状和指征进行 MRI 或 CT 检查，是否手术要根据症状、病变范围、病灶的可切除性来决定，能手术者行全宫双附件切除和(或)转移病灶的局部切除。不能手术者可进行下述治疗。

1.子宫内膜间质肉瘤

Ⅰ期可仅观察或激素治疗；Ⅱ、Ⅲ和Ⅳa期行激素治疗＋肿瘤靶向放疗；Ⅳb期行激素治疗＋姑息性放疗。

2.子宫平滑肌肉瘤或未分化肉瘤

Ⅰ期可选择：①观察或②考虑化疗或③考虑盆腔放疗和(或)阴道近距离放疗；Ⅱ和Ⅲ期可选择：①考虑肿瘤靶向放疗或②考虑化疗；ⅣA期行化疗和(或)放疗；ⅣB期行化疗＋姑息性放疗。

七、术后随访

前2年每3个月体检1次，以后每半年或1年体检1次；胸片或肺CT每6～12个月1次，共维持5年。有临床指征者行CT和(或)MRI检查。无临床指征进行其他影像学检查。

八、复发的治疗

子宫平滑肌肉瘤是侵袭性较强的恶性肿瘤，预后较差，即使早期发现，其复发率仍可高达53%～71%。

(一)经CT检查胸、腹、盆腔均阴性的阴道局部复发

既往未接受放疗者，可选择①手术探查＋病灶切除＋术中放疗或②肿瘤靶向放疗。若选择方案①，根据术中情况确定补充治疗，病灶仅局限在阴道时，术后行肿瘤靶向放疗＋阴道近距离放疗。病灶扩散到阴道外，但仅限于盆腔时，术后行肿瘤靶向放疗。若已扩散至盆腔外，可行化疗，子宫内膜间质肉瘤可行激素治疗；局部复发既往曾接受放疗者，可选择①手术探查＋病灶切除＋术中放疗＋化疗或②化疗或③激素治疗(仅限于子宫内膜间质肉瘤)或④肿瘤靶向放疗。

(二)孤立转移灶

可切除者可考虑手术切除加术后化疗或激素治疗(仅限于子宫内膜间质肉瘤)或化疗＋姑息性放疗或激素治疗(仅限于子宫内膜间质肉瘤)；不可切除病灶者行化疗＋姑息性放疗或激素治疗(仅限于子宫内膜间质肉瘤)。

(三)播散性转移

子宫内膜间质肉瘤行激素治疗或支持治疗，其他肉瘤进行化疗＋姑息性放疗或支持治疗。

(四)全身治疗

包括化疗和激素治疗。化疗药物可单用或联合，推荐药物包括多柔比星、吉西他滨/多西紫杉醇，其他可选择的单药有达卡巴嗪、多西紫杉醇、表柔比星、吉西他滨、异环磷酰胺、脂质体阿霉素、紫杉醇、替莫唑胺等。激素治疗仅适用于子宫内膜间质肉瘤，包括醋酸甲羟黄体酮、醋酸甲地黄体酮、芳香酶抑制剂、GnRH拮抗剂、他莫昔芬。

九、预后

复发率高，预后差，5年生存率20%～30%。预后与肉瘤类型、恶性程度、肿瘤分期、有无血管、淋巴转移及治疗方法的选用有关。但是也有资料表明，子宫肉瘤的预后仅与其手术分期有关，而且虽然各种手术和辅助治疗有了很大发展，但是子宫肉瘤的生存率并未见改善。继发性子宫平滑肌肉瘤及低度恶性子宫内膜间质肉瘤预后较好；高度恶性子宫内膜间质肉瘤及恶性中胚叶混合瘤预后差。

（聂利芳）

第十四章　卵巢和输卵管肿瘤

第一节　卵巢上皮性肿瘤

卵巢上皮性肿瘤是最常见的卵巢肿瘤，这类肿瘤起源于卵巢表面上皮及其衍化成分。从组织发生来看，卵巢表面上皮—间质肿瘤起源于卵巢表面的间皮和(或)于间皮下陷入卵巢皮质浅部而形成的包涵囊肿。从胚胎学上看，卵巢表面的生发上皮和副中肾管同样都是来自原始的体腔上皮。因此，生发上皮有向副中肾管方向分化的特性。向输卵管上皮分化者为浆液性，向宫颈黏液上皮分化者为黏液性，向内膜上皮分化者为内膜样肿瘤。

卵巢上皮性恶性肿瘤多发生在中老年妇女，女性一生中患卵巢癌的危险约为1.5%，早期诊断困难，就诊时70%～80%已属晚期，60%～70%在3年内复发，病死率居妇科恶性肿瘤之首，5年生存率徘徊在30%～40%。

一、发病相关因素

高危因素：晚婚晚育(>35岁)、不孕不育、年龄50～60岁、累计排卵超过40年、患卵巢癌危险相对较高。其他危险因素还有环境、饮食、服用外源性非避孕性雌激素等。保护因素有早孕早育(<25岁)，妊娠期不排卵及长期服用避孕药，可减少其发生。

遗传相关的卵巢癌占5%～10%，90%以上的遗传性卵巢癌与有关的基因BRCA1和(或)BRCA2基因突变相关。如直系亲属有卵巢癌和乳腺癌者，女性罹患卵巢癌和乳腺癌的概率会明显升高。BRCA1基因突变可显著增加乳腺癌45%～85%，卵巢癌20%～45%患病风险；BRCA2基因突变则引起乳腺癌和卵巢癌的患病风险分别为30%～50%和10%～20%。

二、病理类型

(一)卵巢浆液性肿瘤

占上皮性肿瘤的46%，最为常见。其中，良性约占60%，交界性约占10%，恶性约占30%肿瘤细胞具有输卵管上皮的形态结构特征，构成较大囊腔，并向腔内折叠，形成分支状乳头，乳头一般较短粗，间质很宽，瘤腔内为富含血清蛋白质的浆液。可分为良性、交界性和恶性。

1.单房性浆液性囊腺瘤

因其表现为单房壁薄的囊肿，故又称为单纯性囊肿。肿瘤直径一般5～10cm，多呈球形，外表光滑。切面为单个囊腔，有时可见散在扁平乳头，囊壁薄，仅有单层能分泌黏液的柱状或立方上皮细胞构成，部分细胞带纤毛，与输卵管上皮极为相似。

2.多房性浆液性囊腺瘤

肿瘤为多房囊性，直径数厘米至数十厘米，外表光滑，呈球形。囊内充满淡黄色浆液，内壁光滑，内衬单层立方或矮柱状上皮，细胞排列整齐而较一致，核膜规则，染色均匀，无核分裂象。部分细胞游离缘可见纤毛。

3.卵巢浆液性乳头状囊腺瘤

特征是有乳头生长，可为单房或多房，多房者表面呈结节状或分叶状。切面呈单房或多房，囊腔由纤维组织分割而成，内壁可见到乳头生长，乳头分支较粗，乳头状突起之间或其内常见小钙化体，即砂粒体，乳头中心的间质为纤维结缔组织，乳头表面大部分为输卵管上皮，细胞均匀一致，无或少细胞核分裂象。

4.浆液性表面乳头状瘤

较少见，一般较小，多为双侧，乳头大小不等，呈外生型，镜下可见卵巢间质或纤维组织，被覆上皮由单层立方或矮柱状上皮细胞构成，部分细胞有纤毛。此类肿瘤的乳头表面上皮细胞可脱落，种植于腹膜或盆腔器官表面，引起腹腔种植，甚至出现腹水，从生物学行为看，属于交界性肿瘤。

5.腺纤维瘤和囊性腺纤维瘤

来自卵巢及其间质，腺纤维瘤以纤维间质为主，多实性，有散在小囊腔；囊性纤维瘤以实质为主，形成较大囊腔。两者多为单侧，囊壁和腔隙的上皮主要为浆液性单层立方或柱状上皮，排列整齐，无显著不典型。

6.交界性浆液性囊腺瘤

又称低度恶性潜能的肿瘤，约占所有卵巢浆液性肿瘤的10%，50%发生于40以下妇女。约10%卵巢浆液性交界性肿瘤伴有卵巢外种植，组织学分为浸润型种植和非浸润型种植。非浸润型种植的特点为非典型细胞的乳头状增生累及腹膜表面，形成光滑的内陷；浸润型种植病灶更像分化好的浆液性癌，可见不典型细胞形成边界清楚的不规则腺体。腹膜表面有浸润性种植表现的患者预后相对较差。

7.卵巢浆液性腺癌

占卵巢上皮癌的40%～60%，约2/3为双侧，直径数厘米至数十厘米。肿瘤常为多房，表面光滑或有多个乳头状突起。分化差的（高级别癌）肿瘤为实性、质脆、出血坏死、多结节状。分化好的（低级别癌）常呈囊实性，囊内或表面有柔软而融合的乳头。少数肿瘤为表面乳头性。镜下均可见卵巢间质浸润。高分化浆液性癌有明显的乳头和腺体结构，低分化癌则为致密排列的多层细胞，细胞核形态多样，细胞排列无极性，核异型深染，有明显核仁，核分裂象活跃；中分化癌介于两者之间。80%浆液性癌可见分层的钙化砂粒体。如果有大量砂粒体形成，且细胞分化较好，称为浆液性砂癌，为卵巢浆液性癌的一种罕见变异，通常预后较好，临床特点与浆液性交界性肿瘤相似。目前认为浆液性癌的两种分化程度可能代表了两种不同的癌肿。分化好的低级别癌生长缓慢，预后良好，称为Ⅰ型癌；分化差的高级别癌，侵袭性强，预后不良，称为Ⅱ型癌。两种不同的类型具有不同的分子通路。

（二）黏液性肿瘤

占卵巢上皮性肿瘤的8%～10%，以良性为主，恶性少见。肿瘤上皮多数类似于肠黏膜上皮，少数类似于宫颈管黏膜上皮，两者也可同时并存。囊内容物为富含酸性黏多糖及黏蛋白的黏稠液体。良性肿瘤的上皮形态与结构与正常宫颈腺体十分相似，交界性及恶性肿瘤则表现为不同程度的不典型性，上皮复层化及乳头生长，黏液分泌也表现异常，有的细胞分泌亢进，有的分泌减少，甚至缺如。少数肿瘤内出现类似肠黏膜上皮的细胞，如杯状细胞、嗜银细胞，可能为卵巢表面上皮的化生性转化。

1.卵巢黏液性囊腺瘤

多见，约占卵巢黏液性肿瘤的80%，多为单侧多房，体积较大，外表光滑，少见乳头，有3%～5%合并皮样囊肿。镜下见囊壁被覆单层高柱状黏液上皮，细胞核位于基底部，有宫颈管黏膜上皮或肠型上皮。囊壁和房间隔为纤维结缔组织。

2.交界性黏液瘤

约占卵巢黏液性肿瘤的12%。多为多房，囊壁较厚，囊壁内面可平滑，但多有乳头。乳头细小呈片状或反复分支呈息肉状。特点：①上皮复层化，达2～4层，常伴乳头及（或）上皮簇；②上皮轻到中度不典型增生，细胞核不规则，深染，伴黏液分泌异常，可见杯状细胞；③核轻度异型性，核分裂象少见，＜1个/1高倍视野；④可有腹膜表面种植；⑤无间质或肿瘤包膜浸润。按上皮分化，其可分为肠型和宫颈内膜型两个亚型。肠型上皮成分类似于肠上皮，没有破坏性间质浸润，几乎全部含有杯状细胞。常见神经内分泌细胞，少见潘氏细胞。宫颈内膜型可伴有微乳头结构、微浸润、腹膜种植和累计淋巴结。肿瘤细胞类似于宫颈内膜上皮，核有轻度异型性，乳头内或细胞外游离漂浮区有许多急性炎症细胞。

3.卵巢黏液性囊腺癌

少见，占卵巢上皮癌的6%～10%。双侧性占8%～10%。95%～98%的黏液病变局限在卵巢内。切面常呈多房囊性，有出血坏死、乳头和实性区，腔内含浑浊黏液。镜下见上皮复层化超过3层伴有乳头及上皮簇形成，上皮重度不典型增生，细胞排列无极性，有明显异型性，核分裂象活跃，黏液分泌异常，腺体背靠背、共壁及筛状结构形成，间质内有恶性上皮无秩序的侵入。由于绝大多数卵巢黏液性癌含有肠型细胞，临床上仅凭组织学无法与胃肠道来源的转移癌进行鉴别。

4.卵巢黏液性囊性肿瘤伴附壁结节或腹膜假黏液瘤

少数黏液性肿瘤壁上有一个或几个实性结节，大小一般2～3cm，大者可达12cm，常为黄色、粉红或红色，伴出血坏死。镜下与肿瘤的其他部位显著不同，可有多样化的组织学改变。黏液性肿瘤可以是良性、交界性、恶性；附壁结节可以是反应性（肉瘤样型，如龈瘤样型、梭形细胞型、组织细胞型）、良性（平滑肌瘤）、恶性（肉瘤、间变性癌、癌肉瘤等）等，预后与附壁结节性质有关。卵巢黏液性囊性肿瘤伴腹膜假黏液瘤为肠型交界性肿瘤，也可是良性、交界性或恶性。在伴良性或交界性上皮细胞时，称为“播散性腹膜腺黏液”；当上皮细胞表现为恶性时，多呈浸润性生长，称为“腹膜黏液性癌”，常来源于阑尾或其余胃肠道原发性肿瘤。

（三）子宫内膜样肿瘤

占卵巢上皮性肿瘤的6%～8%。具有子宫内膜[上皮和（或）间质]的组织学特点，有研究表明，可与子宫内膜异位症病灶并存，可能提示了其组织起源。

1.良性子宫内膜样肿瘤

主要是生育期妇女。肿瘤常有明显的纤维间质，呈腺纤维瘤或囊腺纤维瘤结构。中等大小，表面光滑，往往为一个或多个息肉样物。切面可见大小不等囊腔，囊壁光滑为致密结缔组织，少数有乳头状突起，囊内被覆单层立方或矮柱状上皮，核分裂象少见，伴有内膜样间质，似正常宫内膜。有的腺上皮见鳞化，称为腺棘纤维瘤。

2.交界性子宫内膜样肿瘤

少见，临床预后好。属于良性结构，伴瘤细胞不典型增生，缺乏间质浸润。包括腺瘤、囊腺瘤、腺纤维瘤和囊腺纤维瘤。多为单侧，呈多房囊性腺纤维瘤改变，表面被膜增厚，切面为致密实性区中散在大小不等的囊腔，腔内含透明液体，囊壁内可见绒毛腺管状及乳头状突起。镜检见腺上皮增生的形态相似于子宫内膜非典型改变，上皮复层和异型性，见核分裂象，鳞状上皮灶状化生，无间质浸润。腺体排列紧密，背靠背或筛状排列，腺上皮为假复层或复层，间质为致密纤维结缔组织。

3.恶性子宫内膜样肿瘤

患者常较年轻，占卵巢上皮性癌的10%～20%，其中肿瘤在同侧卵巢或盆腔其他部位合并的约占42%。15%～20%病例合并子宫体的内膜癌。子宫内膜癌转移至卵巢患者的5年生存率为30%～40%，具有子宫内膜癌的全部亚型，包括：①癌，如腺癌、棘腺癌、恶性腺纤维瘤和囊腺纤维瘤；②子宫内膜样肉瘤；③中胚叶混合瘤（癌肉瘤），同质的或异质的。肿瘤一般体积较大，单房或多房，实性或囊实性，柔软，质脆，囊壁厚薄不均，囊壁内面可见乳头或瘤结节突起。

（四）透明细胞肿瘤

多为恶性，良性和交界性罕见。透明细胞癌多为单侧。瘤体以实性结节为主，镜下为体积均匀的多边形或圆形的透明细胞和大而圆鞋钉样细胞，也可有嗜酸性细胞、印戒样细胞及立方状细胞。由于胞质内富含糖原，故空而透明，团状、索状或乳头状排列，瘤细胞核异型性明显，深染；间质为梭形或纤维样细胞，呈极细的束，夹在腺管或细胞索中。

（五）移行细胞肿瘤

约占卵巢肿瘤的2%，可分为良性、交界性、恶性Brenner瘤和移行细胞癌。肿瘤多数为良性Brenner瘤，无包膜，但与卵巢肿瘤分界清，多为实性，灰白、旋涡编织状，镜下为散在的上皮巢及周围环绕以致密的梭形间质细胞，两者界限清楚。瘤细胞多边形或呈非角化性鳞状上皮样型，胞质透明。交界性瘤少见，囊实性，囊腔为含有乳头被覆8～20层或更多分化好的移行上皮，瘤细胞轻至重度异型，核分裂象少，无间质浸润。恶性Brenner瘤极罕见，体积较大，囊实性，伴间质浸润，常有钙化。移行细胞癌约占卵巢癌的6%，指不含良性或交界性Brenner瘤成分的恶性移行细胞肿瘤，有明显间质浸润，常伴有Müllerian上皮瘤其他成分。

（六）鳞状细胞肿瘤

为非生殖细胞来源的卵巢鳞状上皮肿瘤，包括鳞状上皮囊肿和鳞状上皮细胞癌。其可能继发于子宫内膜异位症或Brenner瘤，可与Brenner瘤合并存在，也可独立存在。

（七）混合性肿瘤

由上述2型或2型以上卵巢上皮性肿瘤成分构成的肿瘤。其中最少的成分应占肿瘤的

10%以上,如少于10%,应按主要成分归类。

(八)未分化及未分类肿瘤

未分化癌分化极差,镜下见未分化小细胞,圆形或梭形,核分裂象多见,细胞弥散排列,尚有成巢倾向,间质成分一般较丰富,预后极差。未分类肿瘤指不能按上述各亚型的特点明确分类的原发性卵巢上皮性肿瘤,很少见。

三、影像学表现

(一)CT检查

早期肿瘤难以发现,晚期肿瘤表现为盆腹腔内囊性、囊实性或实性肿块,囊实性多见,囊壁、分隔厚薄不均,囊性成分呈水样密度,增强分隔、囊壁和实体部分显著强化。多数肿瘤伴有大量腹水。

肿瘤发生局部延伸时,如输尿管受累,则发生肾积水;侵犯子宫时,造成宫旁脂肪密度增高,子宫增大且形态不规则。大网膜转移时,呈饼状软组织肿块;腹膜腔转移也可在肠系膜和壁腹膜表面形成多发小的结节;黏液性囊腺癌发生种植性转移时,形成腹腔假性黏液瘤,表现为盆、腹腔内低密度肿块,当位于肝脏外缘处时,呈分隔状表现,致肝表面形成多个扇形压迹。部分肿瘤合并钙化,腹膜和网膜转移时也可出现钙化。此外,还可发现盆腔、腹膜后和腹股沟淋巴结转移和肝内转移。

(二)MRI检查

肿瘤的形态学表现类似CT检查所见,通常表现为不规则的囊实性肿块,囊液视其内容而在T_1WI上表现为低至高信号,而T_2WI上均显示为高信号。实性成分呈DWI高信号、T_1WI等低信号、T_2WI较高信号,囊内隔和囊壁形态不规则,增强检查强化明显,而囊液无强化。MRI检查同样能发现腹水、腹腔的种植性转移、淋巴结转移和邻近结构的直接侵犯。

四、超声表现

(一)B超检查

声像图上难以区别浆液性或黏液性囊腺瘤,均表现为囊实性肿块。肿块囊壁较厚而不均,内有粗细不均的分隔,囊液常呈无回声,囊内壁见实性块状突起,中部见大小不等的囊性区,瘤体向外生长时,肿块边界不清。

(二)多普勒超声检查

在肿块边缘、分隔和实性区均见丰富的血流信号,可探及低阻力型动脉血流频谱(RI$\leqslant$0.40)。

五、治疗原则

(一)基本原则

1.卵巢良性肿瘤

年轻患者行卵巢肿瘤切除术,年龄大无生育要求患者可行患侧附件切除手术。

2.卵巢交界性肿瘤

临床上处理采取个体化规范化治疗。

Ⅰ期，年轻有生育要求者行患侧附件切除，腹腔冲洗液细胞学检查及多点活检。对于只有一侧卵巢或双侧卵巢囊肿的患者，可行部分卵巢切除或双侧卵巢囊肿剥除以保留患者的生育功能。2014年NCCN指南指出，交界性肿瘤是否切除淋巴结不影响总生存率，但需要行大网膜切除和进行腹膜多点活检。

对于Ⅰ期已完成生育和Ⅱ期以上卵巢交界性肿瘤患者，建议行完全的分期手术。对各期的交界瘤患者，如已行满意的肿瘤细胞减灭术，且转移灶也为交界性，可严密随访，无须加用化疗。没有前瞻性研究提示辅助化疗可改善患者的生存率。

(1)早期卵巢上皮性癌:全面分期手术和(或)保留生育功能的分期手术。

(2)晚期卵巢上皮性癌:肿瘤细胞减灭术，术后辅助化疗。

(二)早期卵巢癌的手术治疗

1.全面的分期手术

适用于无生育要求的Ⅰ、Ⅱ期卵巢癌。标准的术式包括全子宫和双附件切除术、大网膜大部分切除术、盆腔和腹主动脉旁淋巴清扫术，黏液性肿瘤需切除阑尾。

手术操作的步骤及注意事项。

(1)应有足够大的腹部纵切口(从耻骨联合至脐上4横指)，应保证腹腔内有足够显露和视野，上腹部器官和腹膜后淋巴结能仔细探查。

(2)探查前留取腹腔液或腹腔冲洗液，以便行腹腔细胞学检查(腹水或盆腔、结肠侧沟、上腹部冲洗液)。

(3)全面盆腹腔探查及活检(可疑的病灶、黏连、大网膜、肠系膜和子宫直肠陷窝、两侧结肠沟、肝、隔、脾、胃肠道表面浆膜及盆腹腔壁腹膜)，除对所有可疑部位进行活检外，还应在膀胱腹膜返折、后陷凹、两侧结肠沟、横膈以及两侧盆腔侧壁进行随机活检。

(4)大网膜切除。

(5)探查和切除卵巢肿物时应注意尽量避免肿物破裂。

(6)全子宫和双输卵管卵巢切除(卵巢动静脉高位结扎)。

(7)与肿物的黏连分解后可疑的黏连断端应送病理检查。

(8)盆腔及腹主动脉旁淋巴结清除(肠系膜下动脉水平)淋巴清扫应尽量彻底，不要以淋巴活检代替淋巴清扫。

(9)上皮性癌应常规切除阑尾，阑尾的转移率高达19.8%。

2.卵巢癌保留生育功能手术

即保留子宫和对侧附件。其余手术范围同分期手术。应在告知肿瘤的扩散范围及可能的预后，在与患者进行充分沟通、知情同意的情况下，进行保留生育功能的分期手术。

此术式也可用于需要生育的ⅠA期性索间质肿瘤和各期恶性生殖细胞肿瘤。生育完成后可根据情况行二次手术切除子宫及对侧附件。

(三)晚期和复发性卵巢癌的手术治疗

首选手术治疗，辅以化疗、放疗和生物治疗。

1.初次肿瘤细胞减灭术

初次剖腹手术是为减少肿瘤负荷，同时明确肿瘤诊断和分期而进行的手术。原则是尽最大可能切除原发灶及一切转移瘤。若残余癌灶直径＜1cm，为满意的肿瘤细胞减灭术，残余癌灶直径＞1cm，称为不满意的肿瘤细胞减灭术。临床研究显示，晚期卵巢癌患者手术后残留灶的大小是判断预后最重要的因素之一。

2.二次肿瘤细胞减灭术

泛指所有为再次减少肿瘤负荷而进行的手术，常用于首次治疗后达到临床完全缓解又复发的患者。目前尚无临床随机对照试验证实手术治疗复发性卵巢癌的效果。

3.中间性肿瘤细胞减灭术

当肿瘤巨大、固定或存在肝、肺等远处转移以及有大量胸水、腹水而增加手术危险性时，术前化疗可使肿瘤缩小、松动，使转移灶消失；若胸腹腔给药，还可控制胸水、腹水，促进吸收，减少组织水肿，改善全身情况，有利于肿瘤细胞减灭术的实施和完成，提高患者的生存率，从而使原来无法手术的患者受益。

4.二次探查术

对卵巢癌来说，满意的肿瘤细胞减灭术后经过至少 6 个疗程的化疗，通过妇科检查、影像学辅助检查和实验室检测均无肿瘤复发迹象，临床达到完全缓解，再次施行的剖腹探查术。目的：①了解盆、腹腔有无复发；②是否可停止化疗或再行少数几个疗程作为巩固化疗；③是否应更换化疗方案或改用其他治疗方法等。旨在减少不必要的过度治疗。随着临床肿瘤监测、随访技术和方法的进步，目前在许多大的妇科肿瘤中心二次探查术已不再是常规手术。

（四）卵巢上皮性癌术后化疗

大多数卵巢上皮性癌患者均需接受术后化疗。Ⅰ期部分患者可以不化疗，全面分期手术后的ⅠA 或ⅠB 期/G_1 的患者，单纯手术治疗后的生存率可达 90%以上，术后不需化疗，可观察随访。ⅠA 或ⅠB 期/G_2 的患者术后可选择观察随访或化疗。但是ⅠA、ⅠB 期/G_3、ⅠC 期以及Ⅱ～Ⅳ期的患者术后均需化疗。

化疗途径有静脉化疗和腹腔化疗。Ⅰ期患者推荐静脉化疗。对于接受满意细胞减灭手术、残留肿瘤最大径≤1cm 的Ⅲ期患者，推荐给予腹腔化疗。晚期病例（Ⅱ～Ⅳ期）推荐给予 6～8 个周期化疗。早期病例推荐给予 3～6 个周期化疗。首选化疗方案：紫杉醇联合卡铂静脉化疗、多西他赛联合卡铂静脉化疗、紫杉醇联合顺铂。对于肿瘤较大的、大量腹水、无法手术的Ⅲ～Ⅳ期患者术前也可考虑进行新辅助治疗。

常用化疗方案如下。

1.腹腔化疗（IP）/静脉化疗（IV）方案

第 1 日：紫杉醇 135mg/m^2 持续静脉滴注＞3 小时或＞24 小时；第 2 日：顺铂 75～100mg/m^2 腹腔化疗（紫杉醇后）；第 8 日：紫杉醇 60mg/m^2 腹腔化疗。每 3 周为 1 个疗程，共 6 个疗程。

2.静脉化疗方案

（1）紫杉醇 175mg/m^2 静脉滴注＞3 小时，卡铂 AUC5-7 静脉滴注＞1 小时，每 3 周为 1 个疗程，共 6 个疗程。

（2）多西他赛 60～75mg/m^2 静脉滴注＞1 小时，卡铂：AUC5-6 静脉滴注＞1 小时，每 3 周为 1 个疗程，共 6 个疗程。

六、预后

卵巢恶性肿瘤的预后与病理分级、生物学因素、临床分期、残留病灶大小、瘤体减灭满意与否、术后化疗是否敏感以及有无肿瘤复发和耐药等因素有关。

Ⅰ期患者的 5 年生存率为 80%～90%，Ⅱ期为 40%～60%，Ⅲ期为 10%～15%，Ⅳ期为5%以下。

七、复发卵巢癌

复发性卵巢癌的处理已成为临床亟待解决的重要问题。随着卵巢癌治疗的进步和新的化疗药物的不断出现，卵巢癌已经演变成为需要长期临床关怀和治疗的慢性疾病。

（一）复发性卵巢癌定义和分型

复发性卵巢癌指经过满意的瘤体减灭术和正规足量化疗后达到临床完全缓解，停药半年后出现的肿瘤复发。根据患者对铂类药物的敏感性和复发的时间，将复发性卵巢癌大致分为以下两种类型。

1.铂类敏感型

初次采用以铂类为基础的化疗并已获得临床证实的缓解，停药超过 6 个月，才出现复发病灶，认为属于铂类敏感型复发性卵巢癌。

2.铂类耐药型

（1）原发铂类耐药的患者为在首次以铂类为基础的辅助治疗期间肿瘤进展或稳定或化疗结束后 6 个月内复发的患者。

（2）继发铂类耐药为首次治疗时对铂类敏感但再次用以铂类为基础的化疗无缓解的患者。

（二）复发性卵巢癌诊断

目前临床上有多种方法用于卵巢癌复发的监测，如体格检查、血清 CA125 测定、影像学检查以及二次探查术等。

中华医学会妇科肿瘤分会制定的复发性卵巢恶性肿瘤的诊治规范中有关卵巢恶性肿瘤复发的迹象和证据包括：①肿瘤标志物升高；②出现胸腹水；③身体检查发现肿块；④影像学检查发现肿块；⑤发生不明原因肠梗阻。以上各项只要存在 1 项，即可考虑肿瘤复发；出现 2 项，肿瘤复发的可能性更大。肿瘤复发的诊断最好有病理检查报告的支持。

（三）复发性卵巢癌治疗

卵巢癌一旦复发，治愈的可能性极小，故复发性卵巢癌的治疗目的不是为了治愈，而是依据个体化原则进行姑息性治疗，即改善症状、控制病情、提高生存质量、延长生存期。

目前，能手术的铂类敏感型复发性卵巢癌，治疗原则仍以尽可能的二次肿瘤细胞减灭术和辅以化疗为主；不能手术者选择以铂类抗癌药物为主的联合化疗。耐药型复发性卵巢癌则选择二线化疗方案，并推荐参加临床试验。

（贾海梅）

第二节 卵巢非上皮性肿瘤

一、卵巢生殖细胞肿瘤

卵巢生殖细胞肿瘤是一组起源于生殖细胞，含有从未分化状态、胚外结构，一直到未成熟和(或)成熟的各种组织的肿瘤。占所有卵巢肿瘤的20%～25%，绝大部分(约95%)为成熟性畸胎瘤。恶性肿瘤所占比例国内外差异较大，有学者统计，卵巢恶性生殖细胞肿瘤占全部卵巢恶性肿瘤的18.2%，而美国国家统计资料显示约占2.4%，此种差异原因尚不清楚。

卵巢生殖细胞肿瘤来源于胚胎期性腺的原始生殖细胞。在胚胎发育过程中，原始生殖细胞经历了从卵黄囊向背侧肠系膜迁移，最后到达生殖嵴的过程，因此生殖细胞肿瘤可发生于性腺以外多个部位，如颅内、后腹膜腔等，但仍最常见于性腺。它常发生于儿童及青年妇女，仅偶见于绝经后妇女。据统计，卵巢肿瘤发病年龄小于20岁者，60%～70%为生殖细胞瘤。且年龄越小，恶性肿瘤可能性越大。

卵巢恶性生殖细胞肿瘤的发病率仅为睾丸恶性生殖细胞肿瘤的10%，所以此类肿瘤的治疗方法往往从睾丸生殖细胞肿瘤的研究进展中借鉴而来。近年来，在治疗方面取得较大进展，预后显著改善。

(一)病理类型

1.无性细胞瘤

此类肿瘤来源于尚未有性分化以前的原始生殖细胞，故命名无性细胞瘤。其病理形态及组织来源与睾丸精原细胞瘤相似。无性细胞瘤是一种较为少见的肿瘤，占卵巢恶性肿瘤的2%～4%。在国外，是最常见的恶性生殖细胞肿瘤，占25%～40%；在国内，为第二常见的恶性生殖细胞肿瘤，约占25%。

症状与其他卵巢实性肿瘤类似，可见总论部分。但无性细胞瘤可发现于因原发闭经而就诊的患者。本瘤有发生于两性畸形及性染色体异常的个体的倾向，核型为46，XY或性染色体阴性。约5%的患者伴有性腺发育异常。纯型无性细胞瘤无内分泌症状，个别报道有β-hCG升高、性早熟或出现男性化症状，但有这些内分泌症状的患者往往伴有绒毛膜癌或性母细胞瘤成分。极少数患儿可能合并难以纠正的高钙血症，只有在切除肿瘤后才能恢复正常。

肿瘤10%～20%为双侧，右侧多见。肿瘤体积较大，圆形、卵圆形，常为实性，表面光滑，呈结节状或脑回状。切面呈灰白、灰黄或灰红色，质地为海绵状，可有出血、坏死，偶有囊性变或钙化。需在不同部位充分取材以除外合并其他混合成分。

镜下见肿瘤由大而一致的瘤细胞构成，呈饼状、岛状或带状排列，中间有较薄的纤维间质分隔。在间质内或肿瘤细胞团内常有散在或灶状淋巴样细胞浸润。瘤细胞胞质丰富而淡染，核膜较清楚，核仁居中，核分裂象易见。产生β-hCG的无性细胞瘤中6%～8%可偶见有单个或丛状的合体，无细胞滋养细胞。除血中β-hCG升高外，一般对预后无影响。需注意无性细胞瘤可伴有畸胎瘤、内胚窦瘤、胚胎癌或绒毛膜癌。半数性腺母细胞瘤中可见无性细胞瘤成分。

2.卵黄囊瘤

恶性程度高，预后差。WHO对卵巢肿瘤分类将通用名内胚窦瘤改为卵黄囊瘤。因为卵黄囊瘤指形态上为各种内胚层样结构（包括原肠和胚体外分化如卵黄囊泡以及胚体内胚层如小肠、肝）分化的畸胎瘤样原始内胚层肿瘤。相比之下，内胚窦瘤意味的病理形态比较局限，但仍保留内胚窦瘤名词为卵黄囊瘤的同义词。

卵黄囊瘤的发病率居国内卵巢生殖细胞肿瘤首位，占27%～41%，国外报道其发病率居生殖细胞瘤第三位。其发病中位年龄16～18岁，约1/3患者诊断时在月经初潮前。

临床表现与临床实体瘤相似。但由于本瘤生长快，故常常起病急，出现症状时间短，半数病例出现症状仅1周或短于1周。约75%患者主诉盆腹腔痛，约10%患者以无症状的腹部包块或腹部膨大就诊，偶可表现为急腹症。

绝大多数内胚窦瘤分泌AFP，可通过血清检测和免疫组化法在病理标本中检测到，一般患者AFP浓度很高，术前可达14 000～200 000μg/L，彻底手术后一般5～7日降至正常，复发时又上升。故AFP浓度是诊断、治疗、监护时的主要标志。

肿瘤几乎全为单侧性，双侧一般提示转移。瘤体圆形，直径一般较大，小者3cm，大者可达40cm，可能分叶状。切面多实性，灰白或灰黄色，质软，部分伴有出血、坏死、囊性变和黏液变。瘤体外有包膜，但可因肿瘤体积过大而造成包膜破裂。

镜下结构多样，常见的特征是衬覆原始细胞的腔隙形成的网状结构，多种组织学形态混合存在，其中包括微囊、内胚窦样、黏液瘤样、实性、腺泡、腺管、肝样、多囊泡、乳头状、巨囊、原始内胚层型（肠型）等，一般以1种或2种为主。内胚窦样型由血管袖套结构（S-D小体）构成，是鼠胎盘的胚胎性结构，人类无该结构。其特点是毛细血管周围有一窄的结缔组织带，外表面被覆立方的胚胎上皮样细胞，胞核较大，核仁明显，核分裂活跃。卵黄囊瘤的特征性结构包括S-D小体、疏网状腺样结构、嗜酸性透明小球。

卵黄囊瘤的变异型：黏液瘤样型（由纤细疏松的黏液瘤样组织构成，含有腺泡样腔隙）、肝样型（呈实性结构，瘤细胞与肝癌细胞相似，片状或巢状，胞质丰富，含大量嗜酸性颗粒）、多囊泡卵黄囊型（由许多围以疏松细胞性建业组织的囊泡或囊腔组成）、原始内胚层型或腺性（一种分化较好，类似一般的或分泌型子宫内膜样腺癌，又称子宫内膜样型；一种含有原始肠上皮样细胞，呈筛状生长）。

3.胚胎瘤

多胚瘤是生殖细胞肿瘤中一种分化最差但具有多种分化潜能的类型，多与其他生殖细胞肿瘤共存。罕见，发生率仅占卵巢生殖细胞肿瘤的0.2%。发病年龄较轻，4～28岁。因其可能分泌雌激素，故常有内分泌症状，如假性性早熟、不规则阴道流血等。本病临床特征及大体病理与卵黄囊瘤类似。它能合成和分泌AFP和β-hCG，是肿瘤检测和诊断治疗时的标志物。镜下肿瘤由成片或团块状较原始的多形细胞组成。瘤细胞可排列成腺样、小管样、乳头状和实性等形式，它们常形成合胞体细胞团块伴有中心坏死。本病恶性度高，侵袭性强，可盆腹腔广泛扩散和早期转移，预后不佳。

4.多胚瘤

胚胎癌罕见，是一种胚胎原始分化状态的肿瘤，实际上是一种最不成熟的畸胎瘤。本病发病年龄小，常伴假性性早熟。血清 AFP 和 β-hCG 可检测病情变化。镜下瘤组织由大量早期胚胎的胚样小体组成。这种小体形态上类似于胚胎原节前的结构，多认为起源于多潜能的恶性胚胎性细胞。肿瘤常有少量畸胎瘤样成分分化，若所占比例不足 10%，则不归入混合型生殖细胞瘤。肿瘤高度恶性，多数伴有局部浸润和扩散，预后较差。

5.非妊娠性绒毛膜癌

单纯型很少，一般为混合性生殖细胞肿瘤的一部分。绒毛膜癌是构成表面上皮—间质肿瘤的一部分，而不是来自生殖细胞。形态组织学及表现与妊娠性绒毛膜癌相同。发病年龄一般小于 20 岁。初潮前发病患者约有 50%出现同性性早熟。本病恶性度高，发现时往往已有腹腔内播散。可经血行转移至全身脏器，常见于肺、肝、脑、肾、胃肠和盆腔脏器，也可经淋巴转移。血清和尿中 β-hCG 可检测病情变化。预后差。

6.混合性生殖细胞瘤

本病是指由一种以上生殖细胞肿瘤成分构成的肿瘤（不包括性腺母细胞瘤和混合性生殖细胞.性索间质肿瘤），其中至少 1 种是原发的。肿瘤体积较大，表面光滑，切面依其所含成分而不同。镜下最常见的成分是无性细胞瘤（80%），依次为卵黄囊瘤（70%）、未成熟畸胎瘤（53%）、绒毛膜癌（20%）和胚胎性癌（13%）。本病预后由恶性程度最高的肿瘤成分决定。

7.畸胎瘤

卵巢畸胎瘤约占原发性卵巢肿瘤的 15%，其中约 95%为良性，约 5%为恶性。它分为两类：①两胚层或三胚层畸胎瘤；②单胚层畸胎瘤。

(1)两胚层或三胚层畸胎瘤：是一组来源于生殖细胞并具有内、外及中胚层分化的肿瘤。大多数为良性，少数可以恶性变，也可以起始即为恶性。多见于青少年，约占儿童卵巢肿瘤的 50%。它可分为未成熟性畸胎瘤和成熟性畸胎瘤。

1)未成熟性畸胎瘤：发病率在卵巢恶性生殖细胞肿瘤中居第三位。约占恶性生殖细胞肿瘤的 20.3%，仅次于卵黄囊瘤和无性生殖细胞瘤。好发于儿童和年轻妇女。在<15 岁发病的卵巢恶性肿瘤中，未成熟畸胎瘤占 1/4。此类肿瘤有复发转移的潜能，这种潜能与所含神经上皮的数量和未成熟程度直接相关。

未成熟畸胎瘤生长迅速，转移复发率高，为 23%～58%。恶性程度高，常穿透包膜，侵犯周围组织。转移方式多沿腹膜扩散，因此最常见的转移部位是盆腔及腹腔腹膜，可能进一步转移至远处淋巴结、器官。转移或腹腔种植灶可能与原发瘤形态不同，可以有与原发灶一样的未成熟成分，也可以完全成熟化。有研究表明，1/3 病理可发生自发或化疗后完全成熟化，而且腹膜种植和成熟化可在短期内发生。

肿瘤一般为单侧，约 10%对侧可伴有成熟性畸胎瘤。肿瘤体积较大，平均直径约 20cm，呈球形或分叶状，常穿透包膜，浸润周围器官组织。切面质软或硬，以实性为主，也可伴有囊性结构，但也可少数为多房囊性，常有出血、坏死和毛发、脂肪、横纹肌、骨和软骨等畸胎瘤样结构。镜下可见源于内、中、外三胚层的成熟和不成熟胚胎型组织，典型特征为出现幼稚的神经外胚层成分包括菊心团和神经管上皮、富于细胞和核分裂活跃的神经胶质、胶质母或神经母细胞。若出现大量成熟组织，则必须充分取材，以免漏诊。其他生殖细胞肿瘤类型可以伴存。未成熟畸胎瘤可根据镜下不成熟组织的含量做出组织学分级：Ⅰ级，仅有稀少的未成熟神经上皮组织，在任意一张切片中占据面积小于1个/40低倍视野；Ⅱ级，未成熟神经上皮组织在任意一张切片中占据1～3个/40低倍视野；Ⅲ级，未成熟神经上皮组织在任意一张切片中超过3个/40低倍视野。该分级可以预测预后并指导治疗。

2)成熟性畸胎瘤：是生殖细胞肿瘤中最常见的一种肿瘤，分实性(1/3有腹膜成熟性神经胶质组织种植)、囊性(包括皮样囊肿)和胎儿型(外观似胎儿，需与胎中胎鉴别，后者不占据卵巢并含有更多的器官和组织)。其中卵巢囊性成熟性肿瘤发病率最高，占所有卵巢肿瘤的15%～25%，占生殖细胞肿瘤的85%～95%。可发生于任何年龄，但以生育年龄妇女多见。

肿瘤多为圆形或卵圆形，表面光滑，包膜完整。切面多为囊性。因为软骨、脑皮质、小脑和牙齿等组织是出生以后逐渐发育成熟的，故成熟畸胎瘤中也可有少量这些胎儿晚期和新生儿早期的正常组织，故不能以此作为未成熟性畸胎瘤的诊断。内胚层主要为呼吸、胃肠结构和甲状腺等；中胚层有骨、软骨、肌肉和脂肪；外胚层成分主要为皮肤和神经包括脑、小脑和脉络丛组织等，在三类成分中最常见。这些组织常形成器官样结构。少数可伴随未成熟畸胎瘤或恶性原始生殖细胞肿瘤发生。

肿瘤的并发症以蒂扭转最为常见、也可发生破裂、感染和恶变。约1%患者可发生肿瘤破裂，内容物流入腹腔可导致化学性腹膜炎、肉芽肿、腹膜胶质瘤病或腹膜黑变病。约0.17%患者可发生肿瘤恶变，多见于绝经后妇女。肿瘤体积较大，与周围有黏连或含有实性结节、附壁增厚结节或出血坏死。肿瘤的任何成分均可发生恶变，以鳞癌多见，约占83%，依次为腺癌、腺鳞癌、未分化癌、恶性黑色素瘤等。畸胎瘤也可发生肉瘤样变，年龄较鳞癌变者稍年轻，主要是平滑肌瘤、血管肉瘤和骨肉瘤等。

(2)单胚层畸胎瘤：肿瘤仅由一个胚层的某种单一组织为主发育而成，主要包括甲状腺肿瘤、类癌、神经外胚层肿瘤、皮脂腺肿瘤、黑色素细胞肿瘤、其他等。组织起源可能为与皮样囊肿有关的高度特征性分化。

1)卵巢甲状腺肿：最常见的单胚层畸胎瘤。甲状腺组织可见于约20%的畸胎瘤，只有当其成为肿瘤的构成主体或大体肉眼可辨认时可称为卵巢甲状腺肿，17%～30%患者可伴有腹水或假Meigs综合征。约5%可出现与甲状腺相关的内分泌症状，在肿瘤切除后即可缓解。镜下主要表现为正常或各种甲状腺腺瘤的形式，免疫组化甲状腺球蛋白阳性。

恶性卵巢甲状腺肿占少数，表现为与良性成分混合存在的甲状腺乳头状癌或滤泡癌。肿瘤多呈良性病程，局限于卵巢。如果肿瘤侵透卵巢浆膜并与周围组织紧密黏连，则术中不易切除干净，并可见局部扩散并经淋巴、血行转移，临床呈恶性病程。

2)类癌：组织类型以类似于胃肠道的类癌为主，是一组由多种分化好的神经内分泌细胞构成的肿瘤。大体上，肿瘤为单侧的棕黄结节，质韧，多与黏液性肿瘤、畸胎瘤、Brenner瘤伴随，也可独立存在。组织学图像分为岛状型、小梁型、黏液型甲状腺肿类癌。

岛状型类似于中肠类癌。瘤细胞巢状分布，常伴有腺泡或筛状结构。多见于中老年妇女，根治术和随诊是主要的治疗方式。

小梁型类似于后肠或前肠型类癌。瘤细胞呈柱状，小梁或花带样排列。患者较年轻，20～

40 岁，几乎不发生转移。

黏液型又称腺类癌或杯状细胞癌，少见。形态上类似于阑尾的杯状细胞癌。腺体密集或呈筛状、巢状或片状图像，可伴有坏死和较多核分裂象。侵袭性较其他类癌强。

甲状腺肿类癌由不同比例的类癌成分和甲状腺肿构成。其中，类癌成分多呈花带或小梁状图像。甲状腺球蛋白及神经内分泌标记为阳性。

3）神经外胚层肿瘤：罕见，以原始神经外胚层为主要成分。主要包括室管膜瘤、原始神经外胚层肿瘤、髓上皮瘤、多形性恶性胶质细胞瘤及其他。病理多可见鳞状上皮、毛发、皮脂腺、骨和软骨成分，有的合并皮样囊肿。

4）皮脂腺肿瘤：与各种皮脂腺肿瘤形态类似，绝大多数发生在皮样囊肿壁上。

5）黑色素细胞肿瘤：很少见，包括伴随表皮样囊肿的各种类型黑色素细胞痣，诊断则需排除转移性恶性黑色素瘤。

6）其他：包括癌类、肉瘤类、皮脂腺肿瘤、垂体型肿瘤、视网膜始基肿瘤等。

（二）治疗

1.手术治疗

（1）良性生殖细胞肿瘤：主要包括成熟性畸胎瘤。此类患者的治疗主要为手术切除，如患者年轻，应行肿瘤剥除术，以保留正常卵巢组织。由于其双侧发生率可达 10%，故对侧需仔细探查。

（2）恶性生殖细胞肿瘤：主要包括无性细胞肿瘤、卵黄囊瘤和未成熟性畸胎瘤。患者多为年轻女性，应充分考虑其生育功能。对于需要保留生育功能的患者，应做保留生育功能的全面分期手术。若不要求保留生育功能，Ⅰ期患者应行全面分期手术，具体参考概论手术治疗部分。而Ⅱ～Ⅳ期患者可做肿瘤减灭术。术后对于Ⅰ期无性细胞瘤或Ⅰ期、G_1 的未成熟畸胎瘤可予以观察；胚胎瘤或卵黄囊瘤或Ⅱ～Ⅳ期无性细胞瘤或Ⅰ期、G_2～G_3 及Ⅱ～Ⅳ期未成熟畸胎瘤，均应采取 PEB 方案化疗 3～4 周期（若初次手术未完成全面分期则应先完成手术分期，再行化疗）。对于术前有肿瘤标志物（尤其 AFP 和 β-hCG）升高患者，术后每 2～4 个月需监测相应肿瘤标志物，共 2 年。

（3）保留生育功能的问题：卵巢生殖细胞肿瘤患者多为儿童和年轻妇女，故保留生育功能成为一个必须考虑的问题。对于有生育要求的所有患者，应行保留生育功能的全面分期手术，切除患侧附件，仔细检查对侧卵巢无异常后保留对侧附件和子宫。

无性细胞瘤容易双侧发病，而且有些转移尚处于亚临床阶段，故有必要剖检对侧卵巢，并对可疑部位进行活检。对于强烈要求保留生育功能的患者，即使对侧发生小的转移，也可以切除肿瘤而保留部分正常卵巢组织。但假如患者染色体核型有 Y 染色体，则必须切除双侧卵巢，子宫可以保留，将来可做胚胎移植。

未成熟性畸胎瘤可合并对侧成熟畸胎瘤，故亦需进行对侧探查。近年来。有学者提出卵巢的剖开探查及楔形切除将影响卵巢以后的功能或影响卵巢皮质的卵母细胞而造成以后的不孕，建议仔细视诊和触诊对侧卵巢。

2.化学治疗

（1）无性细胞瘤：首选 PEB 方案化疗。对经选择的ⅠB～Ⅲ期无性细胞肿瘤患者，为减少化疗毒性反应，可以用 3 个周期的依托泊苷、卡铂化疗。

卡铂，剂量为曲线下面积(AUC)5.0～6.0，第 1 日。

依托泊苷，剂量 120mg/m^2，第 1～3 日。

每 4 周为 1 周期，共 3 个周期。

复发的无性细胞瘤患者或者博来霉素已达终身剂量者可应用 PVE 方案，具体如下。

顺铂(P)，20mg/m^2，第 1～5 日，静脉滴注。

长春新碱(V)，1～1.5mg/m^2，第 1、第 2 日，静脉注射。

依托泊苷(E)，100mg/m^2，第 1～5 日，静脉滴注。

(2)卵黄囊瘤：此类患者均需化疗。足量和正规的化疗非常重要，能明显改善预后。Williams 总结了美国 MD Anderson 癌瘤中心和印第安纳州医学院各自采用 PEB 和 PVB 方案治疗恶性生殖细胞肿瘤，发现两者疗效近似，但 PEB 毒性较低，故认为 PEB 最好。

(3)未成熟性畸胎瘤：在联合化疗问世之前，未成熟畸胎瘤的存活率仅 20%～30%，应用联合化疗后存活率大大提高。目前认为 Ⅰ 期、G_1 的患者预后好，不需要辅助化疗，可随访观察。而对于 Ⅰ 期、$G_{2\sim3}$ 或 Ⅱ～Ⅳ 期的未成熟畸胎瘤均需化疗，首选 PEB 方案。对于应用此方案化疗后肿瘤标志物仍持续性增高者，可选用 TIP 方案（紫杉醇、异环磷酰胺、顺铂）或大剂量化疗。由于未成熟畸胎瘤生长速度很快，术后应尽可能早开始化疗，一般应在 7～10 日。

3.放疗

无性细胞瘤对放疗高度敏感。照射剂量为 2 500～3 500cGy，效果良好。但是放疗往往会造成生育功能的丧失以及其他较严重的不良反应。因此，放疗并不是无性细胞瘤的一线治疗方法。放疗时应覆盖对侧卵巢部位，使其不受照射，以避免放疗对正常组织的破坏作用。其他类型的卵巢生殖细胞肿瘤很少应用放疗，只有经过化疗后尚有持续性局限性病灶存在情况下才被使用。

二、性索—间质肿瘤

卵巢性索—间质肿瘤是起源于胚胎期性腺的性索间充质细胞的肿瘤，占卵巢恶性肿瘤的比例小于 5%，是卵巢肿瘤主要亚型中最少见的一种。颗粒细胞和支持细胞起源于性索，卵泡膜细胞、莱狄细胞和成纤维细胞起源于间充质细胞。这一原始的性腺间质具有双向的性潜能。因此，它形成的肿瘤可由男性细胞构成（支持细胞或莱狄细胞），也可由女性细胞构成（颗粒细胞或卵泡膜细胞）。

卵巢性索—间质肿瘤可发生在各个年龄段的女性。颗粒细胞瘤、支持—间质细胞瘤和硬化间质肿瘤主要发生在青春期前期的少女和 30 岁以内的女性。而成人颗粒细胞瘤通常发生在中老年女性，45～55 岁是发病高峰。

该类肿瘤因具有分泌激素特征，临床上也称为“功能性肿瘤”。发生在青春期前少女的卵巢性索—间质肿瘤中，超过 80%以同性假性性成熟为首发特征。青春期患者常伴有继发性闭经，常伴有腹部疼痛或腹部膨隆。成年女性中月经过多和绝经后阴道出血是最常见的症状。该类肿瘤的典型表现为绝经后阴道流血，迅速进展的雄激素过多产生的皮肤红斑、附件混合包块。

手术切除是卵巢性索—间质肿瘤的首选治疗方法。肿瘤通常局限于一侧卵巢。早期年轻患者行患侧附件切除,晚期患者术后需要以铂类药物为基础的化疗。卵巢性索—间质肿瘤患者预后良好,其主要原因是该类肿瘤能早期诊断,及时行治愈性手术。

(一)纯间质肿瘤

1.纤维瘤

纤维瘤是相对常见的、激素分泌不活跃的卵巢性索—间质肿瘤。该瘤为良性,呈实性,来源于产生胶原的梭形间质细胞。纤维瘤可能产生胸腹水,引起像上皮性卵巢癌一样的临床表现,这种现象称为麦格斯综合征。

2.卵泡膜细胞瘤

卵泡膜细胞瘤是性索—间质肿瘤中较常见的亚型。该瘤发病年龄多在 65 岁左右,30 岁以前发病少见。卵泡膜细胞瘤的激素活性是性索—间质肿瘤中最高的,常产生过多的雄激素。因此,常以异常阴道流血或盆腔肿块为首发症状和体征或两者都有,多数患者同时有子宫内膜不典型增生或子宫内膜腺癌。肿瘤由充满脂质的间质细胞组成,偶尔出现黄素化。其中 50%黄素化的卵泡膜细胞瘤患者激素分泌不活跃或产生过多雄激素,从而表现为男性化。

卵泡膜细胞瘤呈实性,类似于正常围绕在卵巢滤泡周围的卵泡膜细胞。由于这一结构,超声表现为实性附件肿块,可与浆膜下平滑肌瘤混淆。

卵泡膜细胞瘤临床上呈良性经过,手术切除可治愈。

3.硬化性间质瘤

硬化性间质瘤罕见,其占卵巢性索—间质瘤的比例<5%。发病年龄为 2～76 岁,平均为 21 岁,80%发生于 30 岁以前。肿瘤大小从微型至 20cm 不等。组织学上出现有水肿的结缔组织包绕的细胞假小叶结构及血管形成增多、大部分区域硬化等,均为其区别于其他疾病的特点。临床上为良性,典型者多为单侧,月经不规则和盆腔疼痛均为常见症状。很少出现腹水,激素分泌不活跃。

4.甾体细胞肿瘤

甾体细胞肿瘤占卵巢性索—间质肿瘤的比例不到 5%。各年龄段均可发病,平均发病年龄为 25 岁左右。该瘤全部或主要由分泌甾体激素样细胞构成,并按细胞的组织学构成分类。

该瘤多见于绝经后妇女,往往表现为雌激素过多症状,仅少数患者患者有雄激素过多的表现。镜下瘤细胞胞质内含有特征性的间质细胞晶体。因该类肿瘤分泌睾酮,临床上会出现高雄激素血症、闭经和男性化表现。

(二)混合性性索—间质细胞肿瘤

支持—间质细胞肿瘤:支持—间质细胞瘤仅占卵巢性索—间质瘤的 5%～10%,平均发病年龄为 25 岁,90%的患者为生育期妇女。

肿瘤直径 1～50cm,平均 13cm。支持—间质细胞瘤多为黄色,呈小叶状。肿瘤质地多为实性,部分囊性。其内壁含或不含息肉样结构或血管样结构。镜下肿瘤形态各异,含有类似上皮细胞和睾丸间质样细胞。支持—间质细胞瘤有 4 种分化亚型,即高分化、中分化、低分化、网状型,其中有相当大的重叠,高分化肿瘤临床上都为良性。

该类肿瘤产生类固醇激素，10%的患者临床上有雄激素过多的症状，表现为多毛、短暂性秃头、声音变粗、阴蒂增大等，闭经较常见。因此，若术前发现患者有单侧可触及的附件肿块和雄激素过多症状，应高度怀疑支持—间质细胞瘤可能。这些患者若血清睾酮和雄烯二酮的比值升高进一步支持诊断。

15%～20%的支持—间质细胞瘤临床上呈恶性，其预后与肿瘤的分期和分化程度相关。Ⅰ期患者5年生存率超过90%。

（三）纯性索肿瘤

卵巢性索—间质肿瘤中，颗粒细胞瘤占70%。该瘤被认为是由位于卵巢滤泡内的、环绕生发细胞周围的细胞发展而来。依据临床和组织学观察，颗粒细胞瘤被分为成人型和幼年型两种亚型，分别占95%和5%。

1.成人型颗粒细胞瘤

颗粒细胞瘤95%为成人型，为低度恶性肿瘤，往往呈无痛性生长。95%为单侧，80%～90%诊断时为Ⅰ期。年龄多大于30岁，平均发病年龄52岁。月经过多和绝经后阴道出血是常见症状，表明子宫内膜长期持续暴露于雌激素环境，如果绝经后妇女发现盆腔包块，并出现阴道出血症状，应考虑到卵巢性索—间质肿瘤可能，临床上还需要与子宫内膜癌、子宫颈癌等子宫恶性肿瘤鉴别。约1/4成人型颗粒细胞瘤患者可合并子宫内膜不典型增生或子宫内膜腺癌。继发性闭经偶有报道。

大体所见，成人型颗粒细胞瘤体积大，呈多囊性，直径多超过10cm。肿瘤内部以含有形态各异的实性和囊性结构为特点，并伴有出血灶。镜下的特征性表现为Call-Exner小体—颗粒细胞围绕—嗜伊红液体空间呈菊花样排列。

如果确诊为成人型颗粒细胞瘤，需要进行肿瘤标志物检测，包括抑制素A、抑制素B和血清雌二醇水平。雌二醇的术后监测作用有限，特别是对于年轻的、渴望保留生育功能的妇女及保留对侧卵巢的妇女。

颗粒细胞瘤通常进展缓慢，肿瘤高分期以及有残余肿瘤灶为其不良预后因素。Ⅰ期患者的5年生存率为85%～95%，Ⅱ～Ⅳ期患者5年生存率为30%～50%。卵巢颗粒细胞瘤具备晚期复发特点，复发的中位时间为6年，最长可30年。

2.幼年型颗粒细胞瘤

幼年型颗粒细胞瘤多于儿童和年轻女性，发病年龄可从新生儿至67岁，平均发病年龄为13岁，50%发生在青春期前。幼年型颗粒细胞瘤有时伴发内生软骨瘤病和马富奇综合征。

受卵巢颗粒细胞瘤的影响，患者雌激素、孕酮和睾酮的水平可能升高，而促性腺激素水平降低。常表现为月经不规则或闭经。青春期前的女孩表现为典型的同性性早熟，其特点是乳房增大、出现阴毛、阴道分泌物及其他第二性征等。少数情况下，肿瘤分泌雄激素，会出现男性化症状。临床上，幼年型颗粒细胞瘤的延误诊断常见。

幼年型颗粒细胞瘤肉眼观与成人型类似，实性或囊性，形态各异。瘤体积可很大，平均直径为12cm。镜下，细胞呈圆形，可与成人型颗粒细胞瘤相区别。Call-Exner小体罕见，但卵泡膜细胞成分常见。

该瘤预后良好，5 年生存率为 95%。与成人型颗粒细胞瘤相似，95%的幼年型颗粒细胞瘤单侧发生，诊断时多为Ⅰ期。然而，该瘤晚期侵袭性较成人型强，复发和生存时间都相对较短。复发间隔多在 3 年以内，超过 3 年少见。

3.支持细胞瘤

卵巢支持细胞瘤罕见，其占所有卵巢性索—间质肿瘤的比例<5%。发病年龄 2～76 岁，诊断时患者平均年龄为 30 岁。1/4 的患者有雌激素过多或雄激素过多的表现。但大多数肿瘤临床上无内分泌功能。

典型支持细胞瘤为单侧、实性、黄色，大小 4～12cm，起源于能形成输精管的细胞。该瘤在组织学上常被归入特征性小管。然而支持细胞瘤能与许多其他肿瘤混淆，该瘤进行免疫染色对确诊非常重要。

诊断时，超过 80%为Ⅰ期。临床上多数为良性。细胞中度不典型增生、有丝分裂象活跃及肿瘤细胞坏死，则提示肿瘤具有更大的恶性潜能，多见于 10%的Ⅰ期患者和大多数Ⅱ～Ⅳ期的患者。若出现上述征象，复发的危险性也增高。

4.环状小管性索细胞瘤

环状小管性索细胞瘤占卵巢性索—间质肿瘤的 5%，其特点是含有戒指样小管和独特的细胞成分，其组织学特点介于支持细胞瘤和颗粒细胞瘤之间。临床上，该瘤有两种不同的类型。其中一种约占 1/3，临床上呈良性，发生于黑斑息肉综合征(PJS)的患者。该亚型的肿瘤体积较小，多病灶发生，可有钙化，双侧发生，偶尔被诊断。15% PJS 患者可发生宫颈恶性腺瘤，其是一种罕见的、极度高分化的腺癌。另一种约占 2/3，患者没有 PJS。这一亚型的肿瘤体积相对较大，单侧发生，有不同的症状，其中 15%～20%临床上为恶性。

(四)卵巢性索间质肿瘤的治疗

1.手术治疗

卵巢性索—间质肿瘤患者的主要治疗方法是手术切除，经腹或腹腔镜进行手术分期，颗粒细胞肿瘤可不切除淋巴结。对于无生育要求的妇女，应行包括全子宫及双附件切除术在内的分期手术。对于Ⅰ期低危的年轻患者，可行保留子宫及生育功能的单侧附件切除术。同时，需进行子宫内膜取样检查，特别是在只行保留生育功能手术的颗粒细胞瘤患者或卵泡膜细胞瘤患者，因为许多这样的患者有共存的子宫内膜不典型增生或子宫内膜腺癌，而这将影响是否切除子宫。

手术切除产生激素的性索—间质肿瘤后，术前高水平的性类固醇激素很快下降。然而，由这些激素水平升高导致的身体症状，部分或全部术后会慢慢消失。

2.化疗

性索—间质肿瘤的治疗以手术切除为主，Ⅰ期高危的卵巢恶性性索—间质肿瘤患者需要辅助化疗，高危因素包括肿瘤体积较大，最大直径超过 10cm；肿瘤破裂；分化差。应行以铂类为基础的化疗，PEB(顺铂＋依托泊苷＋博来霉素)或 PVB(顺铂＋长春新碱＋博来霉素)方案，化疗 3～4 个疗程。此外，Ⅱ～Ⅳ期患者需行术后治疗 PEB 或 PVB 方案，化疗 4～6 个疗程。

3.放疗

目前，术后放疗治疗卵巢性索—间质肿瘤的作用有限。化疗通常是术后首选的治疗，因为其通常耐受性更好，能更广泛地获得并更容易实施。放疗可用于局限性病灶或部分复发患者。

4.预后

一般而言，卵巢性索—间质肿瘤的预后较上皮性卵巢癌好，主要是因为大多数患者诊断时处于Ⅰ期。虽然Ⅱ～Ⅳ期肿瘤罕见，但其预后不良，与相应分期的上皮性卵巢癌的预后相似。手术分期是影响预后的临床因素中最重要的因素。影响预后的独立预测因子有年龄＜40岁，肿瘤体积较小，以及肿瘤被完全切除。

（贾海梅）

第三节　卵巢转移性肿瘤

由其他器官或组织转移至卵巢形成的肿瘤均称为卵巢转移性肿瘤或卵巢继发性肿瘤，占卵巢肿瘤的5％～10％。其中常见的卵巢转移性肿瘤是库肯勃瘤。

一、病理

大体见库肯勃瘤以双侧为常见，中等大小占多数，一般均保持卵巢原状或呈肾形或长圆形，包膜完整，无黏连，切面实性，胶质样。镜下见肿瘤细胞为黏液细胞，呈小圆形、多角形或不规则形，核染色质浓染，胞质内含大量黏液。典型者表现为细胞核被黏液挤向一侧而贴近胞膜呈半月形，形如印戒，故又称印戒细胞癌。

二、转移途径

最常见的原发部位是胃和结肠。确切的转移途径尚不明确，目前较认可的有以下几种。①血行转移：卵巢转移多发生于绝经前血供丰富的卵巢，且卵巢转移常是原发肿瘤全身转移的一部分。②淋巴转移：双侧卵巢丰富的网状淋巴循环引流入腰淋巴结内，当原发灶癌细胞浸润时转移至腰淋巴结，可能因逆流入卵巢内造成播散。③种植转移：这是最早提出的一种途径，认为原发灶肿瘤细胞可突破浆膜层并脱落到腹腔或腹腔积液中，借助肠蠕动和（或）腹腔积液种植于卵巢表面而浸润生长，但有很多早期胃癌也可发生卵巢转移，且病理证实很多卵巢转移灶存在于卵巢深部，被膜并未累及。各种转移途径并非孤立存在，可能通过多种方式转移至卵巢。

三、临床表现

临床表现缺乏特异性。可以在诊断原发肿瘤的同时发现卵巢转移，也可以盆腔包块伴腹痛、腹胀和腹腔积液为首发症状，而原发肿瘤的表现并不明显。部分患者表现为妇科疾病的症状，如月经紊乱、阴道不规则流血或者男性化表现。体格检查可发现盆腔包块，活动度好，常为双侧，合并腹腔积液。可伴有贫血、恶病质等晚期肿瘤征象。

四、治疗

治疗原则是缓解和控制症状。若原发瘤已经切除且无其他转移和复发迹象，转移瘤仅局限于盆腔，可进行全子宫及双附件切除术，并尽可能切除盆腔转移灶。术后依据原发肿瘤性质给予化疗或放疗。绝大多数库肯勃瘤治疗效果不佳，预后极差。

（贾海梅）

第四节 输卵管肿瘤

输卵管肿瘤在妇科肿瘤中较少见，有良性肿瘤和恶性肿瘤。组织学类型与卵巢肿瘤相似，临床症状和体征缺少特异性，易被误诊。

一、输卵管良性肿瘤

输卵管良性肿瘤较罕见，其组织种类较多，以息肉状腺纤维瘤、乳头状瘤多见，还有囊性腺纤维瘤、脂肪瘤和畸胎瘤等。

（一）症状和体征

输卵管良性肿瘤较小的患者缺乏特异性症状和体征，临床上易发生漏诊和误诊。输卵管内膜异位症可有盆腔疼痛，结节性输卵管炎常伴有不孕和异位妊娠。大多数输卵管良性肿瘤在盆、腹腔手术时被发现。

（二）治疗

主要为肿瘤切除或输卵管切除，预后良好。但输卵管乳头状瘤和畸胎瘤有发生恶变的可能，术中应行冷冻病理检查。

二、输卵管恶性肿瘤

凡是卵巢癌具有的组织学类型均可发生在输卵管，其中50%～80%为浆液性癌，其次为子宫内膜样癌（25%）、移行细胞癌、未分化癌或癌肉瘤，偶有输卵管发生滋养细胞疾病的报道。如同时发现有卵巢癌和输卵管癌发生，而原发部位不明确的肿瘤，则统称为输卵管—卵巢癌。

（一）原发性输卵管癌

原发性输卵管癌是非常罕见的妇科恶性肿瘤，占女性生殖道恶性肿瘤的0.1%～1.8%，好发年龄为40～65岁，发病高峰年龄为52～57岁，超过60%的原发性输卵管癌发生于绝经后妇女。最常见的症状体征是阴道排液、下腹痛和盆腔包块。

1.病因

输卵管癌的病因尚未明确。研究报道，在输卵管癌患者中，约70%的有慢性输卵管炎，50%有不孕史，推测慢性炎性可能是输卵管癌的发病诱因。由于输卵管与卵巢上皮性癌均起源于米勒管上皮，故认为和卵巢癌有相似的病因学基础和基因异常，如与BRCA1和BRCA2、p53和k-ras等基因突变有关。

2.病理

(1)巨检:最常见的原发部位为壶腹部,其次为伞部。病变多为单侧,早期肿瘤局限于黏膜时,外观可正常,触诊柔软,常为输卵管积血、积脓或积水;随着病程进展,输卵管增粗,呈不规则形或腊肠形,伞端与周围组织黏连闭锁。晚期肿瘤则侵犯整个输卵管,穿透输卵管浆膜面或从伞端突出。输卵管剖面可见乳头或菜花样组织,管腔扩大,管壁增厚,内有积水或积血。

(2)镜检:乳头状腺癌最多见。输卵管腺癌的组织学分型分为3级,分级越高,恶性程度越高,预后越差。Ⅰ级为乳头型,分化较好,以乳头结构为主;Ⅱ级为乳头腺泡型,乳头结构仍存在,单细胞分化较差,异型性明显并有小腺泡或腺腔形成;Ⅲ级为腺泡髓样型,细胞分化差,核分裂象多,形成实性片状、巢状,有时可见腺泡结构。

(3)输卵管癌的病理学诊断标准:①肿瘤主体位于输卵管,由输卵管内膜发生,镜下主要为输卵管黏膜受累并呈乳头状结构;②组织学类型为输卵管黏膜上皮;③如果肿瘤累及输卵管壁,应能识别恶性和良性输卵管上皮的移行区;④肿瘤位于输卵管,卵巢及子宫内膜正常或见类似于输卵管癌的病理形态,但其肿瘤体积必须小于输卵管肿瘤。

3.转移途径

输卵管癌的转移途径与卵巢癌类似,以直接播散转移为主。输卵管伞端脱落的癌细胞播散种植至盆腹腔腹膜、大网膜、肠表面或通过输卵管蠕动逆行向宫腔、宫颈及对侧输卵管蔓延,也可经淋巴管转移至腹主动脉旁淋巴结和盆腔淋巴结,晚期可经血行转移至肺、肝、脑等脏器。

4.分期

采用FIGO制定的手术病理分期(表14-1)。

表14-1　输卵管癌的手术病理分期(FIGO,2014年)

分期	肿瘤范围
Ⅰ期	癌局限于输卵管
ⅠA期	癌局限于单侧输卵管,扩展至黏膜下和(或)肌层,未穿破浆膜;腹水或腹腔冲洗液中未找到癌细胞
ⅠB期	癌局限于双侧输卵管,扩展至黏膜下和(或)肌层,未穿破浆膜;腹水或腹腔冲洗液中未找到癌细胞
ⅠC期	肿瘤局限于单侧或双侧输卵管
ⅠC1期	手术过程中肿瘤破裂
ⅠC2期	手术前出现肿瘤破裂或肿瘤穿破到达浆膜
ⅠC3期	腹水或腹腔冲洗液中找到癌细胞
Ⅱ期	单侧或双侧输卵管癌伴盆腔内扩散
ⅡA期	癌扩散和(或)转移至子宫和(或)卵巢
ⅡB期	癌扩散至其他盆腔内组织
Ⅲ期	单侧或双侧输卵管癌伴盆腔外腹膜种植和(或)腹膜后淋巴结转移;肝或脾表面受累为ⅢC期
ⅢA期	腹膜后淋巴结转移,伴或不伴腹腔腹膜表面镜下转移

续表

分期	肿瘤范围
ⅢA1 期	组织学或细胞学证实仅有腹膜后淋巴结转移
ⅢA(i)	转移肿瘤病灶最大径线≤10mm(非淋巴结径线)
ⅢA(ii)	转移肿瘤病灶最大径线>10mm(非淋巴结径线)
ⅢA2 期	腹腔腹膜表面镜下转移,伴或不伴腹膜后淋巴结转移
ⅢB 期	肉眼可见肿瘤腹腔腹膜表面转移,直径≤2cm,伴或不伴腹膜后淋巴结转移
ⅢC 期	肉眼可见肿瘤腹腔腹膜表面转移,直径>2cm,伴或不伴腹膜后淋巴结转移
Ⅳ期	腹腔脏器以外的远处转移,肿瘤穿破肠壁、肝脏或脾脏实质受累为ⅣB 期
ⅣA 期	胸腔积液细胞学阳性
ⅣB 期	腹腔脏器以外的远处转移,包括腹股沟淋巴结腹腔外的淋巴结转移

注 FIGO 分期更新有以下几点。①删除原 0 期。②将术中或术前肿瘤破裂加入ⅠC 期中。理由:研究认为肿瘤破裂可以影响患者预后,腹腔积液细胞学阳性也同样可以作为独立的预后评估因素,而肿瘤穿破浆膜层后,与腹膜接触机会增大,可能发生腹膜的种植。③删除原ⅡC 期。④将腹膜后淋巴结转移降至ⅢA 期。理由:85%左右的Ⅲ期患者为浆液性癌,10%不到的Ⅰ期患者可有肿瘤的淋巴结转移,Ⅲ期和Ⅳ期患者的淋巴结转移率为 55%及 88%;单独的腹膜后淋巴结转移患者预后更好。⑤注意:肿瘤穿透肠壁及转移至肝、脾实质后为ⅣB 期。

5.诊断

(1)病史:常有原发或继发不孕史。

(2)临床表现:早期无症状,体征多不典型,易被忽视或延误诊断。典型的表现为阴道排液、腹痛和盆腔肿块,称为输卵管癌“三联征”,只有不到 15%的患者有典型的“三联征”。

1)阴道排液:是输卵管癌患者最重要的临床症状,多为浆液性或浆液血性,量多少不等,常为间歇性。排液后下腹痛减轻,是因病变致间歇性输卵管积水所致。

2)下腹痛:多发生于患侧,为钝痛,以后逐渐加剧呈痉挛绞痛,阴道排液后腹痛减轻。

3)盆腔肿块:是输卵管癌的重要体征,妇科检查可扪及附件肿块,大小不一,活动受限或固定不动。

4)阴道出血:输卵管癌患者常有阴道不规则出血,因此,若高龄妇女出现不规则阴道流血而诊断性刮宫阴性者,也应考虑有输卵管癌的可能。

5)其他:肿瘤增大后压迫或累及周围器官可致腹胀、尿频、尿急等,晚期出现恶病质表现。腹水较少见,淡黄色或血性。极少数病例是在行全子宫和双侧输卵管卵巢切除手术后,经病理检查时偶然发现。

6.辅助诊断

(1)细胞学检查:阴道脱落细胞学检查找到不典型腺上皮纤毛细胞,分段诊刮阴性排除子宫颈癌和内膜癌后,高度怀疑输卵管癌。当肿瘤穿破输卵管浆膜时可在腹水或腹腔冲洗液中找到恶性细胞。

(2)影像学检查:B 超、CT、MRI 等有助于术前分期,确定肿块大小、性状、有无转移及腹腔积液情况等。

(3)血清CA125:不推荐作为早期筛查的手段。虽是输卵管癌诊断和预后判断的重要参考指标,但无特异性,主要用于治疗后的随访,在初次治疗后的升高相当有意义。

(4)腹腔镜检查:可直接观察输卵管及卵巢,并可同时取得组织及腹腔积液进行检查。

7.鉴别诊断

输卵管癌应与附件区炎性包块、卵巢肿瘤鉴别;有阴道排液者需与子宫内膜癌、子宫颈癌鉴别;输卵管葡萄胎或绒毛膜癌则常误诊为异位妊娠。若输卵管占位病变不能排除输卵管癌,应尽早手术探查以确诊。

8.治疗

原发性输卵管癌的组织学特征、生物学行为和预后相关因素与卵巢浆液性癌相似,故处理原则参考卵巢上皮性癌,即早期以全面的分期手术和晚期以彻底的肿瘤细胞减灭手术为手术原则,术后辅助化疗。

(1)手术:早期患者应行全面分期手术,晚期行肿瘤细胞减灭术。对晚期患者而言,肿瘤减灭术后残余病灶大小与预后直接相关。

(2)化疗:多采用以铂类为基础的辅助化疗,常用TC、TP和PAC方案。输卵管癌患者与同期卵巢癌患者的预后近似或优于卵巢癌。目前尚无足够证据表明术后化疗对早期输卵管癌有益,鉴于晚期输卵管癌对铂类化疗的反应性与卵巢癌类似,大多数情况下对早期输卵管癌仍给予术后化疗。

9.预后

预后与临床期别、初次手术后残余肿瘤直径和输卵管肌层浸润深度密切相关。5年生存率Ⅰ期患者为65%,Ⅱ期为50%～60%,Ⅲ～Ⅳ期为10%～20%。

(二)原发性输卵管绒毛膜癌

本病极为罕见,多数发生于妊娠后妇女,与体外受精(IVF)有关,临床表现不典型,故易误诊。输卵管绒毛膜癌大多数来源于输卵管妊娠的滋养叶细胞,少数来源于异位的胚胎残余或具有形成恶性畸胎瘤潜能的未分化胚细胞。来源于前者的绒毛膜癌发生于生育期,临床症状同异位妊娠或伴有腹腔内出血,常误诊为输卵管异位妊娠而手术;来源于后者的绒毛膜癌,多数在7～14岁发病,可出现性早熟症状,由于滋养叶细胞有较强的侵袭性,能迅速破坏输卵管壁,在早期就侵入淋巴及血管而发生广泛转移至肺、肝、骨及阴道等处。

肿瘤在输卵管表面呈暗红色或紫红色,切面见充血、水肿、管腔扩张,腔内充满坏死组织及血块。镜下见细胞滋养层细胞及合体滋养层细胞大量增生,不形成绒毛。

诊断主要依据临床症状及体征,结合血、尿内绒毛膜促性腺激素(hCG)的测定,X线胸片等检查,但最终确诊有待病理结果。本病应与以下疾病鉴别。

1.子宫内膜癌

可出现阴道排液,但主要临床症状为不规则阴道流血,诊刮病理可鉴别。

2.附件炎性包块

有不孕或盆腔包块史,妇检可在附件区触及活动受限的囊性包块。

3.异位妊娠

两者均有子宫正常,子宫外部有规则包块,均可发生大出血,但宫外孕患者 hCG 滴度增高程度低于输卵管绒毛膜癌,病理有助于确诊。

治疗同子宫绒毛膜癌。可以治愈。先采用手术治疗,然后根据预后因素采用化疗。如果肿瘤范围局限,希望保留生育功能者可以考虑保守性手术,如输卵管绒毛膜癌来源于输卵管妊娠的滋养叶细胞,其生存率约 50%,如来源于生殖细胞,预后很差。

(三)原发性输卵管肉瘤

罕见,其与原发性输卵管腺癌之比为 1∶25。迄今文献报道不到 50 例。主要为纤维肉瘤和平滑肌肉瘤。肿瘤表面常呈多结节状,可见充满弥散性新生物,质软,大小不等的包块。本病可发生在任何年龄妇女,临床症状同输卵管癌,主要为阴道排液,呈浆液性或血性,继发感染时排出液呈脓性。部分患者以腹胀、腹痛或下腹部包块为症状。由于肉瘤生长迅速常伴有全身乏力、消瘦等恶病质症状。此病需与以下疾病相鉴别。

1.附件炎性包块

均可表现腹痛、白带多及下腹包块,但前者有盆腔炎症病史,抗感染治疗有效。

2.子宫内膜癌

有阴道排液的患者需要与子宫内膜癌鉴别,分段诊刮病理可确诊。

3.卵巢肿瘤

多无临床症状,伴有腹水,B 超可协助诊断。

治疗参考子宫肉瘤治疗方案,以手术为主,再辅以化疗或放疗,预后差。

(四)输卵管未成熟畸胎瘤

极少见。可是本病却可以发生在有生育要求的年轻女性,虽然治愈率高,但进展较快,因此早期诊断早期治疗十分重要,输卵管未成熟畸胎瘤预后较差。虽然直接决定患者的预后因素是临床分期,但肿瘤组织分化程度、幼稚成分的多少和预后有密切关系。治疗采用手术治疗,然后根据相关预后因素采用化疗。如果要保留生育功能,任何期别的患者均可以行保守性手术。化疗方案采用卵巢生殖细胞肿瘤的化疗方案。

(五)转移性输卵管癌

较多见,占输卵管恶性肿瘤的 80%~90%。其主要来自卵巢癌、子宫体癌、子宫颈癌,远处如直肠癌、胃癌及乳腺癌也可转移至输卵管。临床表现因原发癌的不同而有差异。镜下其病理组织形态与原发癌相同。其诊断标准如下。

(1)癌灶主要在输卵管浆膜层,肌层、黏膜层正常或显示慢性炎症。若输卵管黏膜受累,其表面上皮仍完整。

(2)癌组织形态与原发癌相似,最多见为卵巢癌、子宫体癌和胃肠癌等。

(3)输卵管肌层和系膜淋巴管内一般有癌组织存在,而输卵管内膜淋巴管很少有癌细胞存在。

治疗按原发癌已转移的原则处理。

(贾海梅)

第十五章　妊娠滋养细胞疾病

第一节　妊娠滋养细胞的发育与分化

卵子受精后，形成受精卵。受精卵在输卵管壶腹部向宫腔方向运行过程中，吸收来自输卵管液的营养，并开始有丝分裂，这种分裂称为卵裂。受精后72小时左右，受精卵分裂成含有16个细胞的实性细胞团，形如桑葚，称为桑葚胚。受精后3～4日，桑葚胚进入宫腔，并继续卵裂，细胞团中央出现囊腔，其内充满细胞液，受精卵也分为两部分：一部分在内，称为内细胞团，以后发育成胚胎；另一部分在外周，这时的受精卵称为囊胚或胚泡。囊胚的外周细胞为胚外层细胞，分裂较快，呈单层细胞排列，成为囊胚的壁，称为滋养层。

囊胚在受精后5～6日开始植入子宫内膜，称为着床。在囊胚着床过程中，滋养层细胞迅速分裂，囊胚最外层与子宫内膜接触的一层扁平细胞演变为细胞滋养细胞(CT)。细胞滋养细胞为单个核细胞，形态呈立方形，细胞膜界线清楚。在受精后7～8日，着床部位的细胞滋养细胞又分化出合体滋养细胞(ST)，以后这种细胞相互融合失去细胞膜而形成多核细胞。由于这时候的细胞滋养细胞和合体滋养细胞出现于绒毛形成以前，故称为绒毛前滋养细胞。

合体滋养细胞位于细胞滋养细胞与子宫蜕膜之间，在细胞相互融合形或多核的细胞团后，细胞团内逐渐出现空泡。随后，细胞团内空泡又扩展、融合，与子宫内膜相接并侵入内膜成许多大小不一的腔隙。位于腔隙之间的合体滋养细胞排列成柱状结构，称为合体滋养细胞柱，为绒毛的雏形。在受精后约12日，细胞滋养细胞侵入合体滋养细胞柱内，形成初级绒毛。受精后约2周，胚外中胚层长入合体滋养细胞柱内，初级绒毛演变成次级绒毛，合体滋养细胞柱之间的腔隙也演变成绒毛间隙。以后，绒毛内的间充质演化为结缔组织和毛细血管，形成三级绒毛，此时胎儿胎盘循环建立。同时，细胞滋养细胞不断增生、扩展与合体滋养细胞共同形成绒毛干。绒毛形成后，绒毛的结构分为两个部分，内层为间质，外层为滋养层。外层又可分为内层的细胞滋养细胞和外层的合体滋养细胞。位于绒毛表面的滋养细胞称绒毛滋养细胞(VT)，而位于其他部位的滋养细胞称绒毛外滋养细胞(EVT)。多数绒毛浸于绒毛间隙，成游离状态，以完成胎儿和母亲之间的气体和物质交换，称为游离绒毛；少数位于胎盘床部位的绒毛外滋养细胞侵入子宫底蜕膜，并与之融合，起固定胎盘的作用，称为锚定绒毛或固定绒毛。

细胞滋养细胞为滋养干细胞，具有增殖活性的分化能力。合体滋养细胞为分化成熟的细胞，能合成各种妊娠相关的激素，并在胎儿和母亲间物质交换中起重要作用。随着妊娠的进展，细胞滋养细胞的增殖活性逐渐减弱，合体滋养细胞的数量相对增加。细胞滋养细胞的分化形式有两种：位于绒毛表面的细胞滋养细胞直接分化为合体滋养细胞；位于绒毛外细胞滋养细胞则分化为中间型滋养细胞。

如前所述，当绒毛间质与血管发育时，形成三级绒毛。但这一过程并不扩展到三级绒毛外的蜕膜端，这些绒毛的蜕膜端除外层有一菲薄且不连续的合体滋养细胞覆盖外，主要是细胞滋养细胞，这些细胞构成细胞滋养细胞柱。细胞滋养细胞柱属于绒毛外细胞滋养细胞(EVCT)，又称绒毛外滋养细胞(EVT)，不会发育成绒毛或绒毛干。在妊娠第13日或第14日，绒毛干以外的细胞滋养细胞柱穿破合体细胞，并向两侧扩展，形成蘑菇状的柱顶，邻近者彼此融合，形成细胞滋养细胞壳，围绕整个受精卵。细胞滋养细胞壳也与细胞滋养细胞柱一样，属于绒毛外细胞滋养细胞。绒毛外滋养细胞的超微结构较绒毛细胞滋养细胞复杂，与绒毛合体滋养细胞近似，介于细胞滋养细胞与合体滋养细胞之间，故称中间型滋养细胞(IT)。

中间型滋养细胞可分为3种细胞亚群。①绒毛型中间型滋养细胞：位于细胞滋养细胞柱中的中间型滋养细胞，随着远离绒毛，其增殖活性逐渐下降。为单个核细胞，体积较合体滋养细胞大，呈多角形，胞质透明或嗜伊红。②种植部位中间型滋养细胞：在与子宫内膜相接触的细胞滋养细胞柱的底部，中间型滋养细胞侵入蜕膜、子宫肌层，浸润并替代种植于螺旋动脉，从而建立母胎循环，这类中间型滋养细胞被称为种植部位中间型滋养细胞。细胞呈多形性，失去增殖能力，但有浸润性生长行为。③绒毛膜型中间型滋养细胞：从滋养细胞柱来的中间型滋养细胞，它固定于胎盘的基底板，既能在胎盘部位浸润子宫内膜并侵犯螺旋动脉，又形成滋养细胞壳，发育成叶状绒毛膜和平滑绒毛膜。

当正常妊娠时，滋养细胞在胚胎着床和胎儿发育中起重要作用。但当其增生和侵袭超过一定限度时，可形成各种妊娠滋养细胞疾病。其中，葡萄胎与绒毛滋养细胞有关，绒毛膜癌与绒毛前滋养细胞异常有关，胎盘部位滋养细胞肿瘤与绒毛外滋养细胞有关，自种植部位中间型滋养细胞发生。

（梁玉芳）

第二节　葡萄胎

葡萄胎因妊娠后胎盘绒毛滋养细胞增生、间质水肿，而形成大小不一的水泡，水泡间借蒂相连成串，形如葡萄而名之，也称水泡状胎块。葡萄胎可分为完全性葡萄胎和部分性葡萄胎两类。

一、病因

（一）完全性葡萄胎

亚洲和拉丁美洲国家的发生率较高，如韩国和印度尼西亚约1次/400次妊娠，日本1次/500次妊娠，而北美和欧洲国家发生率较低，1次/1 000次妊娠。根据我国的一次全国性调查，平均每1 000次妊娠0.78次，其中浙江省最高为1.39次，山西省最低为0.29次。完全性葡萄胎偶尔发生于双胎妊娠，其中另一胎为正常活胎，发生率为1次/22 000～100 000次妊娠。近年来，完全性葡萄胎的发生率在亚洲国家有所下降，其中部分地区已降至与欧美国家相似的水平。

营养状况与社会经济因素是可能的高危因素之一，饮食中缺乏维生素 A 及其前体胡萝卜素和动物脂肪者发生葡萄胎的概率显著升高。年龄是另一高危因素，大于 35 岁和大于 40 岁妇女的葡萄胎发生率分别是年轻妇女的 2 倍和 7.5 倍，而大于 50 岁的妇女妊娠时约 1/3 可能发生葡萄胎。小于 20 岁妇女的葡萄胎发生率也显著升高。既往葡萄胎史也是高危因素，有过 1 次和 2 次葡萄胎妊娠者，再次发生率分别为 1％和 15％～20％。另外，流产和不孕史也可能是高危因素。

完全性葡萄胎的染色体核型为二倍体，均来自父系，其中 90％为 46，XX，系由一个细胞核缺如或失活的空卵与一个单倍体精子（23，X）受精，经自身复制为 2 倍体（46，XX）。另有 10％核型为 46，XY，系由一个空卵分别和两个单倍体精子（23，X 和 23，Y）同时受精而成。虽然完全性葡萄胎染色体基因为父系，但其线粒体 DNA 仍为母系来源。

染色体父系来源是滋养细胞过度增生的主要原因，并与基因组印迹紊乱有关。基因组印迹指父母双亲来源的两个等位基因具有不同的表达活性，这种差异表达的基因被称为印迹基因。印迹基因可分为父源和母源两种，父源印迹基因只在母源染色体上表达，母源印迹基因只在父源染色体上表达。双亲染色体的共同参与是确保印迹基因正常表达的前提，也为胚胎正常发育所必需。但完全性葡萄胎缺乏母源染色体，必然导致基因组印迹紊乱。

近年发现，尚有一类双亲来源的完全性葡萄胎，占完全性葡萄胎的 20％左右，具有经典的完全性葡萄胎的临床病理特征，但有家族性和重复性特点，也是二倍体核型，但二套染色体分别来源于父亲和母亲。研究表明，该类葡萄胎的发生与母亲染色体 19q13.3～13.4 片段上 NLRP7 基因突变有关。NLRP 突变可造成父源印迹基因表达缺失，从而表现为完全性葡萄胎。

（二）部分性葡萄胎

传统认为部分性葡萄胎的发生率低于完全性葡萄胎，但近年资料表明，部分性和完全性葡萄胎的比例基本接近甚至更高，如日本和英国报道分别为 0.78 和 1.13，其原因可能与完全性葡萄胎发生率的下降及对部分性葡萄胎诊断准确性的提高有关。许多伴有三倍体的早期流产其实为部分性葡萄胎。迄今对部分性葡萄胎高危因素的了解较少，可能相关的因素有不规则月经和口服避孕药等，但与饮食因素及母亲年龄无关。

部分性葡萄胎的染色体核型 90％以上为三倍体，合并存在的胎儿也为三倍体。最常见的核型是 69，XXY，其余为 69，XXX 或 69，XYY，系由一看似正常的单倍体卵子和两个单倍体精子受精或由一看似正常的单倍体卵子（精子）和一个减数分裂缺陷的双倍体精子（卵子）受精而成，所以一套多余的染色体多来自父方。多余的父源基因物质也是部分性葡萄胎滋养细胞增生的主要原因。另外，尚有极少数部分性葡萄胎的核型为四倍体，但其形成机制还不清楚。

二、病理

（一）完全性葡萄胎

大体检查水泡状物如葡萄，大小不一，直径自数毫米至数厘米，其间有纤细的纤维素相连，常混有血块和蜕膜碎片。水泡状物占满整个宫腔，胎儿及其附属物缺如。镜下见：①可确认的胚胎或胎儿组织缺失；②绒毛水肿；③弥漫性滋养细胞增生；④种植部位滋养细胞呈弥漫和显著的异型性。

（二）部分性葡萄胎

仅部分绒毛呈水泡状，合并胚胎或胎儿组织，胎儿多已死亡，且常伴发育迟缓或多发性畸形，合并足月儿极少。镜下见：①有胚胎或胎儿组织存在；②局限性滋养细胞增生；③绒毛大小及其水肿程度明显不一；④绒毛呈显著的扇贝样轮廓、间质内可见滋养细胞包涵体；⑤种植部位滋养细胞呈局限和轻度的异型性。完全性葡萄胎和部分性葡萄胎的核型和病理特征鉴别要点见表 15-1。

表 15-1　完全性和部分性葡萄胎核型和病理特征比较

特征	完全性葡萄胎	部分性葡萄胎
核型	46，XX（90%）和 46，XY	常为 69，XXX 和 69，XXY
病理特征		
胎儿组织	缺乏	存在
胎膜、胎儿红细胞	缺乏	存在
绒毛水肿	弥漫	局限，大小和程度不一
滋养细胞包涵体	缺乏	存在
扇贝样轮廓绒毛	缺乏	存在
滋养细胞增生	弥漫，轻至重度	局限，轻至中度
滋养细胞异型性	弥漫，明显	局限，轻度

三、临床表现

（一）完全性葡萄胎

由于超声检查等诊断技术的进步，葡萄胎患者常在妊娠早期未出现症状或仅有少量阴道流血时，就已得到诊治，所以症状典型者已经少见。完全性葡萄胎的典型症状如下。

1.停经后阴道流血

80%以上患者会出现阴道流血，为最常见的症状。一般在停经 8～12 周开始不规则阴道流血，量多少不定。若大血管破裂，可造成大出血和休克，甚至死亡。葡萄胎组织有时可自行排出，但排出前和排出时常伴有大量流血。反复的阴道流血若不及时治疗，可继发贫血和感染。

2.子宫异常增大、变软

因葡萄胎迅速增长及宫腔内积血，约半数患者的子宫大于停经月份，质地变软，并伴 hCG 水平异常升高。约 1/3 患者的子宫与停经月份相符，另有少数子宫小于停经月份，原因可能与水泡退行性变、停止发育有关。

3.妊娠呕吐

多发生于子宫异常增大和 hCG 水平异常升高者，出现时间一般较正常妊娠早，症状严重且持续时间长。发生严重呕吐且未及时纠正时可导致水电解质平衡紊乱。

4.子痫前期征象

多发生于子宫异常增大者，可在妊娠24周前出现高血压、蛋白尿和水肿，但子痫罕见。若早期妊娠发生子痫前期，要考虑葡萄胎可能。

5.甲状腺功能亢进

约7%患者可出现轻度甲状腺功能亢进表现，如心动过速、皮肤潮湿和震颤，血清游离T_3、T_4水平升高，但突眼少见。

6.腹痛

因葡萄胎增长迅速和子宫过度快速扩张所致，表现为阵发性下腹痛，一般不剧烈，能忍受，常发生于阴道流血之前。若发生卵巢黄素化囊肿扭转或破裂，可出现急性腹痛。

7.卵巢黄素化囊肿

大量hCG刺激卵巢卵泡内膜细胞发生黄素化而造成，常为双侧，但也可单侧，大小不等，最小仅在光镜下可见，最大直径可在20cm以上。囊肿表面光滑，活动度好，切面为多房，囊壁薄，囊液清亮或琥珀色。光镜下见囊壁为内衬2～3层黄素化卵泡膜细胞。黄素化囊肿一般无症状。由于子宫异常增大，在葡萄胎排空前一般较难通过妇科检查发现，多由B超检查作出诊断。黄素化囊肿常在葡萄胎清宫后2～4个月自行消退。

（二）部分性葡萄胎

部分性葡萄胎大多没有完全性葡萄胎的典型症状，程度也常较轻。阴道流血常见，但子宫多数与停经月份相符甚至更小，一般无子痫前期、卵巢黄素化囊肿、腹痛等，妊娠呕吐也较轻。

四、自然转归

在正常情况下，葡萄胎排空后血清hCG逐渐下降，首次降至正常的平均时间约9周，最长一般不超过14周。若葡萄胎排空后hCG持续异常要考虑妊娠滋养细胞肿瘤。完全性葡萄胎发生子宫局部侵犯和（或）远处转移的概率约分别为15%和4%。当出现下列高危因素之一时应视为高危葡萄胎：①hCG＞100 000U/L；②子宫明显大于相应孕周；③卵巢黄素化囊肿直径＞6cm。另外，年龄＞40岁和重复葡萄胎也视为高危因素。

部分性葡萄胎发生子宫局部侵犯的概率约为4%，一般不发生转移。与完全性葡萄胎不同，部分性葡萄胎缺乏明显的临床或病理高危因素。

五、诊断

凡有停经后不规则阴道流血、腹痛、妊娠呕吐严重且出现时间较早，体格检查时有子宫大于停经月份、变软，子宫孕5个月大小时尚不能触及胎体、不能听到胎心、无胎动，应怀疑葡萄胎可能。较早出现妊娠期高血压疾病征象，尤其在孕28周前出现子痫前期，双侧卵巢囊肿及出现甲亢征象，均支持诊断。如在阴道排出物中见到葡萄样水泡组织，诊断基本成立。常选择下列辅助检查以进一步明确诊断。

（一）绒毛膜促性腺激素（hCG）测定

正常妊娠时，在受精卵着床后数日便形成滋养细胞并开始分泌hCG。随孕周增加，血清

hCG 滴度逐渐升高，在孕 8～10 周达高峰，持续 1～2 周后血清 hCG 滴度逐渐下降。但葡萄胎时，滋养细胞高度增生，产生大量 hCG，血清中 hCG 滴度通常高于相应孕周的正常妊娠值，而且在停经 8～10 周以后，随着子宫增大仍继续持续上升，利用这种差别可作为辅助诊断。但也有少数葡萄胎，尤其是部分性葡萄胎因绒毛退行性变，hCG 升高不明显。常用的 hCG 测定方法是放射免疫测定和酶联免疫吸附试验。因 hCG 由 α 和 β 两条多肽链组成，其生物免疫学特征主要由 β 链决定，而 α 链与 LH、FSH、TSH 的 α 链结构相似。为避免抗 hCG 抗体，与其他多肽激素发生交叉反应，临床上也用抗 hCG β 链单克隆抗体检测。葡萄胎时血 hCG 多在 100 000U/L 以上，最高可达 2 400 000U/L，且持续不降。但在正常妊娠血 hCG 处于峰值时较难鉴别，可根据动态变化或结合超声检查做出诊断。

近年发现，hCG 分子在体内经各种代谢途径生成各种 hCG 相关分子，包括糖基化 hCG、缺刻 hCG、游离 α 亚单位、游离缺刻 β 亚单位和 β 核心片段等。在正常妊娠时血液中的主要分子为完整 hCG，尿中为 β 核心片段，而葡萄胎及滋养细胞肿瘤则产生更多的 hCG 相关分子，因此同时测定血液和尿中完整 hCG 及其相关分子，有助于葡萄胎及滋养细胞肿瘤的诊断和鉴别诊断。

（二）超声检查

超声检查是诊断葡萄胎的另一重要辅助检查方法，最好采用经阴道彩色多普勒超声检查。完全性葡萄胎的典型超声影像学表现为子宫明显大于相应孕周，无妊娠囊或胎心搏动，宫腔内充满不均质密集状或短条状回声，呈“落雪状”，若水泡较大而形成大小不等的回声区，则呈“蜂窝状”。子宫壁薄，但回声连续，无局灶性透声区。常可测到两侧或一侧卵巢囊肿，多房，囊壁薄，内见部分纤细分隔。彩色多普勒超声检查可见子宫动脉血流丰富，但子宫肌层内无血流或仅有稀疏“星点状”血流信号。

部分性葡萄胎宫腔内可见由水泡状胎块所引起的超声图像改变及胎儿或羊膜腔，胎儿常合并畸形。

（三）流式细胞测定

完全性葡萄胎的染色体核型为二倍体，部分性葡萄胎为三倍体。

六、鉴别诊断

（一）流产

葡萄胎病史与先兆流产相似，容易相混淆。先兆流产有停经、阴道流血及腹痛等症状，妊娠试验阳性，B 超见胎囊及胎心搏动。但葡萄胎时多数子宫大于相应孕周的正常妊娠，hCG 水平持续高值，B 超显示葡萄胎特点。

（二）双胎妊娠

子宫大于相应孕周的正常单胎妊娠，hCG 水平也略高于正常，容易与葡萄胎相混淆，但双胎妊娠无阴道流血，B 超检查可以确诊。

（三）羊水过多

一般发生于妊娠晚期，若发生于妊娠中期时，因子宫迅速增大，需与葡萄胎相鉴别。羊水过多时无阴道流血，hCG 水平在正常范围，B 超检查可以确诊。

七、治疗

（一）清宫

葡萄胎一经确诊，应及时清宫。但清宫前首先应仔细做全身检查，注意有无休克、子痫前期、甲状腺功能亢进、水电解质紊乱及贫血等。必要时先对症处理，稳定病情。清宫应由有经验医生操作。一般选用吸刮术，其具有手术时间短、出血少、不易发生子宫穿孔等优点，比较安全。即使子宫增大至妊娠 6 个月大小，仍可选用吸刮术。由于葡萄胎子宫大而软，清宫出血较多，也易穿孔，所以清宫应在手术室内进行，在输液、备血准备下，充分扩张宫颈管，选用大号吸管吸引。待葡萄胎组织大部分吸出、子宫明显缩小后，改用刮匙轻柔刮宫。为减少出血和预防子宫穿孔，可在术中应用缩宫素静脉滴注，但缩宫素可能把滋养细胞压入子宫壁血窦，导致肺栓塞和转移，所以缩宫素一般在充分扩张宫颈管和开始吸宫后使用。子宫小于妊娠 12 周可以一次刮净，子宫大于妊娠 12 周或术中感到一次刮净有困难时，可于 1 周后行二次刮宫术。

在清宫过程中，有极少数患者因子宫异常增大、缩宫素使用不当或操作不规范等原因，造成大量滋养细胞进入子宫血窦，并随血流进入肺动脉，发生肺栓塞，出现急性呼吸窘迫，甚至急性右心衰竭。及时给予心血管及呼吸功能支持治疗，一般在 72 小时内恢复。为安全起见，建议子宫大于妊娠 16 周的葡萄胎患者应转送至有治疗妊娠滋养细胞疾病经验的医院进行清宫术。

组织学诊断是葡萄胎最重要和最终的诊断，所以需要强调葡萄胎每次刮宫的刮出物，必须送组织学检查。取材应注意选择近宫壁种植部位新鲜无坏死的组织送检。

（二）卵巢黄素化囊肿的处理

因囊肿在葡萄胎清宫后会自行消退，一般不需处理。若发生腹痛、怀疑有扭转可能，可先予观察，如腹痛不缓解，则需及早行剖腹探查。如扭转时间过久，已发生变性坏死，则宜将患侧附件切除。腹腔镜应用于临床后又为临床处理卵巢黄素化囊肿增添了新的手段。

（三）预防性化疗

自证明化疗对妊娠滋养细胞肿瘤有独特的效果后，许多学者又将化学药物用来预防葡萄胎的恶变即预防性化疗。实施预防性化疗的时机一般在葡萄胎清宫前 2～3 日或清宫时，最迟清宫次日。化疗方案选择建议采用单一药物（MTX 或 ACTD），疗程数尚不确定，多数建议化疗直至 hCG 转阴，但也有报道仅行单疗程化疗。但对葡萄胎是否应用预防性化疗问题，目前尚无一致意见。

赞同预防性化疗者认为，经预防性化疗后恶变机会减少，即使发生恶变，病灶大多局限于子宫而转移性的发生较少，也可减少治疗困难。

反对使用预防性化疗者认为，葡萄胎已流产，再做预防性化疗已无意义，良性葡萄胎不需化疗。如为恶性，预防性化疗的剂量小，无作用。此外，化疗反应大，可发生各种毒性反应，甚至造成死亡。为了防止 15%左右的葡萄胎患者恶变，而对所有葡萄胎患者进行化疗，实无必要。而且，被认为化疗并不能彻底预防恶变，而会造成一种安全的假象，从而使随访不够充分，甚至经预防性化疗的患者发生 GTN 可能需要更多疗程的化疗。目前在许多医疗机构并不采用预防性化疗。

（四）子宫切除术

葡萄胎患者并不常规行子宫切除术。对于年龄大于 40 岁、有高危因素、无生育要求者可行全子宫切除术，通常保留双侧附件。与刮宫相比，子宫切除术虽能使葡萄胎恶变的机会从 20％减少到 3.5％，但单纯子宫切除只能去除葡萄胎侵入子宫肌层局部的危险，而不能预防子宫外转移的发生，术后仍应随访和监测血 hCG。

八、随访

葡萄胎患者作为高危人群，其随访有重要意义。通过定期随访，可早期发现妊娠滋养细胞肿瘤并及时处理。随访应包括以下内容。

（1）hCG 定量测定，葡萄胎清宫后每周一次，直至连续 3 次正常，然后每个月 1 次，持续至少半年。此后可每 2 个月 1 次共 6 个月，共随访 1 年。

（2）每次随访时除必须做 hCG 测定外，应注意月经是否规则，有无异常阴道流血，有无咳嗽、咯血及其转移灶症状，并做妇科检查，可选择一定间隔定期或必要时做 B 超、X 线胸片或 CT 检查。

葡萄胎随访期间应避孕 1 年，但国外也有推荐 hCG 成对数下降者阴性后 6 个月可以妊娠，但对 hCG 下降缓慢者，必须进行更长时间的随访。妊娠后，应在早孕期间做 B 超和 hCG 测定，以明确是否正常妊娠。分娩后也需 hCG 随访直至阴性。

避孕方法首选避孕套，也可选用口服避孕药，一般不选用宫内节育器，以免子宫穿孔或混淆子宫出血的原因。

（梁玉芳）

第三节　妊娠滋养细胞肿瘤

妊娠滋养细胞肿瘤 60％继发于葡萄胎妊娠，30％继发于流产，10％继发于足月妊娠或异位妊娠，其中侵蚀性葡萄胎全部继发于葡萄胎妊娠，绒毛膜癌可继发于葡萄胎妊娠，也可继发于非葡萄胎妊娠。换言之，葡萄胎妊娠后可发生侵蚀性葡萄胎或绒毛膜癌，而非葡萄胎妊娠后只继发绒毛膜癌。侵蚀性葡萄胎恶性程度一般不高，大多数仅造成局部侵犯，仅 4％的患者并发远处转移，预后较好。绒毛膜癌恶性程度极高，发生转移早而广泛，在化疗药物问世以前，其病死率高达 90％以上。随着诊断技术及化疗的发展，绒毛膜癌患者的预后已得到极大的改善。

一、病理

侵蚀性葡萄胎的大体检查可见子宫肌壁内有大小不等的水泡状组织，子宫腔内可有原发病灶，也可没有原发病灶。当病灶接近子宫浆膜层时，子宫表面可见紫蓝色结节。病灶可穿透子宫浆膜层或侵入子宫阔韧带内。镜下可见水泡状组织侵入肌层，有绒毛结构及滋养细胞增生和异型性。但绒毛结构也可退化，仅见绒毛阴影。

绝大多数绒毛膜癌原发于子宫体，极少数可原发于输卵管、宫颈、子宫阔韧带等部位。绒毛膜癌的大体观见肿瘤侵入子宫肌层内，可突向子宫腔或穿破浆膜，单个或多个，大小不等，无固定形态，与周围组织分界清，质地软而脆，海绵样，暗红色，伴明显出血坏死。镜下见细胞滋养细胞和合体滋养细胞成片状高度增生，明显异型，不形成绒毛或水泡状结构，并广泛侵入子宫肌层造成出血坏死。肿瘤不含间质和自身血管，瘤细胞靠侵蚀母体血管而获取营养物质。

二、临床表现

（一）无转移滋养细胞肿瘤

大多数继发于葡萄胎妊娠。

1.阴道流血

在葡萄胎排空、流产或足月产后，有持续的不规则阴道流血，量多少不定。也可表现为一段时间的正常月经后再停经，然后又出现阴道流血。长期阴道流血者可继发贫血。

2.子宫复旧不全或不均匀性增大

常在葡萄胎排空后 4～6 周子宫尚未恢复到正常大小，质地偏软。也可受肌层内病灶部位和大小的影响，表现出子宫不均匀性增大。

3.卵巢黄素化囊肿

由于 hCG 的持续作用，在葡萄胎排空、流产或足月产后，双侧或一侧卵巢黄素化囊肿持续存在。

4.腹痛

一般无腹痛，但当子宫病灶穿破浆膜层时可引起急性腹痛及腹腔内出血症状。若子宫病灶坏死继发感染也可引起腹痛及脓性白带。黄素化囊肿发生扭转或破裂时也可出现急性腹痛。

5.假孕症状

由于 hCG 及雌、孕激素的作用，表现为乳房增大，乳头及乳晕着色，甚至有初乳样分泌，外阴、阴道、子宫颈着色，生殖道质地变软。

（二）转移性滋养细胞肿瘤

更多见于非葡萄胎妊娠后或为经组织学证实的绒毛膜癌。肿瘤主要经血行播散，转移发生早而且广泛。最常见的转移部位是肺，其次是阴道以及盆腔、肝和脑等。滋养细胞的生长特点之一是破坏血管，所以各转移部位症状的共同特点是局部出血。

转移性滋养细胞肿瘤可以同时出现原发灶和继发灶症状，但也有不少患者原发灶消失而转移灶发展，仅表现为转移灶症状，若不注意常会误诊。

1.肺转移

可无症状，仅通过 X 线胸片或肺 CT 检查作出诊断。典型表现为胸痛、咳嗽、咯血及呼吸困难。这些症状常呈急性发作，但也可呈慢性持续状态达数月。在少数情况下，可因肺动脉滋养细胞瘤栓形成，造成急性肺梗死，出现肺动脉高压、急性肺功能衰竭及右心衰竭。

2.阴道转移

转移灶常位于阴道前壁及穹隆，呈紫蓝色结节，破溃时引起不规则阴道流血，甚至大出血。一般认为是宫旁静脉逆行性转移所致。

3.肝转移

为不良预后因素之一，多同时伴有肺转移。病灶较小时可无症状，也可表现为右上腹部或肝区疼痛、黄疸等，若病灶穿破肝包膜可出现腹腔内出血，导致死亡。

4.脑转移

预后凶险，为主要的致死原因。一般同时伴有肺转移和(或)阴道转移。转移初期多无症状。脑转移的形成可分为3个时期：首先为瘤栓期，可表现为一过性脑缺血症状如猝然跌倒、暂时性失语、失明等；继而发展为脑瘤期，即瘤组织增生侵入脑组织形成脑瘤，出现头痛、喷射样呕吐、偏瘫、抽搐直至昏迷；最后进入脑疝期，因脑瘤增大及周围组织出血、水肿，造成颅内压进一步升高，脑疝形成，压迫生命中枢，最终死亡。

5.其他转移

包括脾、肾、膀胱、消化道、骨等，其症状视转移部位而异。

三、辅助检查

(一)实验室检查

血β-hCG水平是葡萄胎后妊娠滋养细胞肿瘤主要诊断依据。符合下列标准中的任何一项且排除妊娠物残留或妊娠，即可诊断为妊娠滋养细胞肿瘤。①血β-hCG测定4次呈平台状态(±10%)，并持续3周或更长时间，即1日、7日、14日、21日。②血β-hCG测定3次升高(>10%)，并至少持续2周，即1日、7日、14日。③血β-hCG水平持续异常达6个月或更长。非葡萄胎后妊娠滋养细胞肿瘤的诊断标准为：足月产、流产和异位妊娠后4周以上，血β-hCG仍持续高水平或一度下降后又上升，已排除妊娠物残留或再次妊娠。

(二)超声检查

子宫正常大小或不同程度增大，肌层内可见高回声团块，边界清但无包膜或肌层内有回声不均区域或团块，边界不清且无包膜或整个子宫呈弥漫性增高回声，内部伴不规则低回声或无回声。显示丰富的血流信号和低阻力型血流频谱。

(三)胸部X线检查

诊断肺转移有价值，转移灶以右侧肺及中下部较多见。

(四)CT和MRI检查

CT对发现肺部较小病灶和脑等部位的转移灶有较高的诊断价值。MRI主要用于脑、肝和盆腔病灶的诊断。

(五)组织学诊断

病灶或转移灶中任一组织切片中见到绒毛结构或退化的绒毛阴影，诊断为侵蚀性葡萄胎；仅见成片滋养细胞浸润及坏死出血，未见绒毛结构，诊断为绒毛膜癌。组织学证据对于妊娠滋养细胞肿瘤的诊断并不是必需的。

四、临床分期

妊娠滋养细胞肿瘤的临床分期及评分见表15-2和表15-3。

表15-2　妊娠滋养细胞肿瘤解剖学分期

分期	肿瘤范围
Ⅰ期	病变局限于子宫
Ⅱ期	病变扩散，仍局限于生殖器官（子宫附件、阴道、子宫阔韧带）
Ⅲ期	病变转移至肺，有或无生殖系统病变
Ⅳ期	所有其他转移

表15-3　改良FIGO预后评分系统

项目	0分	1分	2分	4分
年龄（岁）	＜40	≥40	—	—
前次妊娠	葡萄胎	流产	足月产	—
距前次妊娠时间（月）	＜4	4～6	7～12	＞12
治疗前血hCG（U/L）	$<10^3$	$10^3\sim10^4$	$10^4\sim10^5$	$>10^5$
最大肿瘤大小（包括子宫）	—	3～4cm	≥5cm	—
转移部位	肺	脾、肾	胃肠道	肝、脑
转移病灶数目	—	1～4	5～8	＞8
先前失败化疗	—	—	单药	两种或两种以上药物联合化疗

注　≤6分为低危，≥7分为高危。

五、治疗

采用以化疗为主、手术和放疗为辅的综合治疗。在制订治疗方案之前，必须在明确临床诊断的基础上，根据病史、体征及各项辅助检查的结果，作出正确的临床分期，治疗方案的选择应根据FIGO分期与评分、年龄、对生育的要求和经济情况综合考虑，实施分层或个体化治疗。

（一）化疗

可用于妊娠滋养细胞肿瘤化疗的药物很多，目前常用的一线化疗药物有甲氨蝶呤（MTX）、氟尿嘧啶（5-FU）、放线菌素D（Act-D）或国产更生霉素（KSM）、环磷酰胺（CTX）、长春新碱（VCR）、依托泊苷（VP-16）等。

化疗方案的选择目前国内外已基本一致，低危患者选择单一药物化疗，而高危患者选择联合化疗。

1.单一药物化疗

低危患者可首选单一药物化疗，常用的一线单一化疗药物有甲氨蝶呤（MTX）、氟尿嘧啶

(5-FU)和放线菌素D(Act-D)。文献报道对单一药物化疗的完全缓解率为70%～80%，如对一种药物耐药的患者可更换另一种药物或者采用联合药物化疗。

2.联合化疗

适用于妊娠滋养细胞肿瘤联合化疗的方案繁多，其中国内应用较为普遍的是以氟尿嘧啶为主的联合化疗方案和EMA-CO方案，而国外首选EMA-CO方案。我国是妊娠滋养细胞肿瘤的高发地区，在治疗高危妊娠滋养细胞肿瘤方面取得了丰富的经验，以氟尿嘧啶为主的联合化疗方案治疗高危和耐药妊娠滋养细胞肿瘤的完全缓解率达80%。但应该重视的是使用氟尿嘧啶时应注意预防和及时治疗严重胃肠道副反应及其并发症的发生。EMA-CO方案初次治疗高危转移妊娠滋养细胞肿瘤的完全缓解率及远期生存率均在80%以上。根据现有报道，EMA-CO方案耐受性较好，最常见的不良反应为骨髓抑制，其次为肝肾毒性。由于粒细胞集落刺激因子(G-CSF)骨髓支持和预防性抗吐治疗的应用，EMA-CO方案的计划化疗剂量强度已能得到保证。目前，应用EMA-CO治疗高危病例的最大问题是VP-16可诱发某些癌症。已经报道，VP-16可诱发骨髓细胞样白血病、黑色素瘤、结肠癌和乳腺癌等，其中VP治疗后继发白血病的发生率高达1.5%。

3.疗效评估

在每一疗程结束后，应每周1次测定血清hCG，结合妇科检查、超声、胸片、CT等检查。在每疗程化疗结束至18日内，血清hCG下降至少1个对数称为有效。

4.不良反应防治

化疗主要的不良反应为骨髓抑制，其次为消化道反应、肝功能损害、肾功能损害及脱发等。

(1)骨髓抑制：这是最常见的一种。主要表现为外周血白细胞和血小板计数减少，对红细胞影响较少。在上述规定剂量和用法下，骨髓抑制在停药后均可自然恢复，且有一定规律性。在用药期间细胞计数虽有下降，但常在正常界线以上，但用完10日后即迅速下降。严重的白细胞可达1×10^9/L左右，血小板可达20×10^9/L左右。但几日后即迅速上升，直至恢复正常。白细胞减少本身对患者无严重危害，但如白细胞缺乏则可引起感染。血小板减少则引起自发性出血。

(2)消化道反应：最常见的为恶心、呕吐，多数在用药后2～3日开始，5～6日后达高峰，停药后即逐步好转。一般不影响继续治疗。但如呕吐过多，则可因大量损失胃酸而引起代谢性碱中毒和钠、钾和钙的丢失，出现低钠、低钾或低钙症状，患者可有腹胀、乏力、精神淡漠、手足搐搦或痉挛等。除呕吐外，也常见有消化道溃疡，以口腔溃疡为最明显，多数是在用药后7～8日出现。抗代谢药物常见于口腔黏膜，更生霉素常见于舌根或舌边。严重的均可延至咽部，以至食道，甚至肛门。一般于停药后均能自然消失。除影响进食和造成痛苦外，很少有不良后患。但由于此时正值白细胞和血小板下降，细菌很易侵入机体而发生感染。5-FU除上述反应外，还常见腹痛和腹泻。一般在用药8～9日开始，停药后即好转，但如处理不当，并发假膜性肠炎，后果十分严重。

(3)药物中毒性肝炎：主要表现为用药后血转氨酶值升高，偶也见黄疸。一般在停药后一定时期即可恢复，但未恢复时即不能继续化疗，而等待恢复时肿瘤可以发展，影响治疗效果。

(4)肾功能损伤:MTX和顺铂等药物对肾脏均有一定的毒性,肾功能正常者才能应用。

(5)皮疹和脱发:皮疹最常见于应用MTX后,严重者可引起剥脱性皮炎。脱发最常见于应用KSM。往往1个疗程即为全秃,但停药后均可生长。

对于上述不良反应目前尚无非常有效的预防措施。处理要点是防止并发症的发生。用药前需先检查肝、肾和骨髓功能及血、尿常规。一切正常才可开始用药。用药时应注意血象变化,宜每日检查白细胞和血小板计数。如发现血象低于正常线即应停药,待血象恢复后再继续用药。疗程结束后仍要每日查血象至恢复正常为止。如血象下降过低或停药后不及时回升,应及时使用粒细胞集落刺激因子(G-CSF),G-CSF的使用为化疗导致的粒细胞减少的处理带来革命性的改变,但使用中存在的问题也不少。如在化疗过程中边行化疗边使用G-CSF,这种不规范使用将实质上加重患者的骨髓抑制。规范用法应当是距离化疗至少24小时,且不在化疗的同时使用。如患者出现发热,应及时给予有效抗生素。有出血倾向者可给止血药物以及升血小板药物。呕吐严重者引起脱水、电解质紊乱或酸碱平衡失调时,可补给5%～10%葡萄糖盐水。缺钾时应加氯化钾。因缺钙而发生抽搐时可静脉缓慢注射10%葡萄糖酸钙10mL(注射时需十分缓慢)。为防止口腔溃疡发生感染,用药前即应注意加强口腔卫生,常用清洁水漱口。已有溃疡时要加强护理,每日用生理盐水清洗口腔2～3次。用氟尿嘧啶发生腹泻时宜注意并发假膜性肠炎。一般氟尿嘧啶药物大便次数不超过4次,大便不成形。但如有腹泻应立即停药,严密观察。如大便次数逐步增多,即勤做大便涂片检查(每半小时1次)如涂片经革兰染色出现革兰阴性杆菌(大肠杆菌)迅速减少,而革兰阳性球菌(成堆)或阴性杆菌增加,即应认为有伪膜性肠炎可能,宜及时给予有效抗生素(如万古霉素、盐酸去甲万古霉素及口服甲硝唑)治疗。

5.停药指征

一般认为化疗应持续到症状体征消失,原发和转移灶消失,hCG每周测定1次,连续3次阴性,再巩固2～3个疗程方可停药。

由于妊娠滋养细胞肿瘤对化疗的高度敏感性和hCG作为肿瘤标志物的理想性,目前倾向于在确保疗效的前提下,尽可能减少不良反应。因此FIGO妇科肿瘤委员会推荐低危患者的停药指征为hCG阴性后至少给予1个疗程的化疗,而对于化疗过程中hCG下降缓慢和病变广泛者通常给予2～3个疗程的化疗。高危患者的停药指征为hCG阴性后需继续化疗3个疗程,且第一个疗程必须为联合化疗。也有国外学者提出对无转移和低危转移的患者,可根据hCG下降速度决定是否给予第二个疗程化疗,其指征是第一个疗程化疗结束后,hCG连续3周不下降或上升或18日内下降不足1个对数。

(二)手术治疗

主要作为辅助治疗。对控制大出血等各种并发症、消除耐药病灶、减少肿瘤负荷和缩短化疗疗程等方面有一定作用,在一些特定的情况下应用。

1.子宫切除术

主要适用于:①病灶穿孔出血;②低危无转移及无生育要求的患者;③耐药患者。

妊娠滋养细胞肿瘤具有极强的亲血管性,因而子宫肌层病灶含有丰富的肿瘤血管,并常累及宫旁血管丛。如肿瘤实体破裂，易发生大出血而难以控制，因而需要进行急诊子宫切除。化疗作为妊娠滋养细胞肿瘤主要的治疗手段，其不良反应也是很明显的，因此，对于低危无转移且无生育要求的患者，为缩短化疗疗程，减少化疗的不良反应，可选择切除子宫，子宫切除能明显降低化疗药物的总剂量，在《Novak 妇科学》（第 14 版）中，子宫切除在Ⅰ期无生育要求的妊娠滋养细胞肿瘤患者的治疗中成为主要治疗手段。对于已经发生耐药的妊娠滋养细胞肿瘤患者，如果耐药病灶局限于子宫，而其他部位转移灶明显吸收，可行子宫切除术，以改善治疗效果，提高缓解率。

2.肺切除术

肺转移是妊娠滋养细胞肿瘤最常见的转移部位。绝大多数患者经化疗药物治疗后效果较好。少数疗效不好的，如病变局限于肺的一叶，可考虑肺叶切除。为防止术中扩散，需于手术前后应用化疗。如发生大咯血，可静脉滴注催产素，使血管收缩，并立即开始全身化疗，必要时，止血后可考虑肺叶切除。

（三）介入治疗

介入治疗指在医学影像设备指导下，结合临床治疗学原理，通过导管等器材对疾病进行诊断治疗的一系列技术。近年来介入治疗发展很快。其中动脉栓塞以及动脉灌注化疗在妊娠滋养细胞肿瘤的治疗中均具有一定的应用价值。

1.动脉栓塞

动脉栓塞在妊娠滋养细胞肿瘤治疗中主要用于：①控制肿瘤破裂出血；②阻断肿瘤血运，导致肿瘤坏死；③栓塞剂含有抗癌物质，起缓释药物的作用。动脉栓塞治疗用于控制妊娠滋养细胞肿瘤大出血常取得较好效果。有学者通过选择性子宫动脉栓塞成功地治疗了妊娠滋养细胞肿瘤所致的子宫大出血，同时保留了生育功能并成功地获得足月妊娠。动脉栓塞治疗操作时间短、创伤小，在局麻下行股动脉穿刺，通过动脉造影可快速找到出血部位并准确地予以栓塞以阻断该处血供，达到及时止血目的。对病情危急者，动脉栓塞不失为一种有效的急救措施，常起到事半功倍的效果，使患者度过危险期以获得进一步治疗机会。但是，应强调的是通过动脉栓塞控制了妊娠滋养细胞肿瘤的急性大出血后还是要靠积极有效的化疗来控制疾病。

2.动脉灌注化疗

不仅可提高抗癌药物疗效，而且可降低全身不良反应，是由于：①药物直接进入肿瘤供血动脉，局部浓度高，作用集中；②避免药物首先经肝、肾等组织而被破坏、排泄；③减少了药物与血浆蛋白结合而失效的概率。目前，动脉灌注化疗多采用 Seldinger 技术穿刺股动脉，依靠动脉造影，插管至肿瘤供应动脉，再进行灌注化疗。杨秀玉等采用超选择性动脉插管持续灌注合并全身静脉用药治疗绒毛膜癌耐药患者，取得较满意的疗效。

（四）放射治疗

目前应用较少，主要用于肝转移、脑转移和肺部耐药病灶的治疗。

（梁玉芳）

第四节　胎盘部位滋养细胞肿瘤

胎盘部位滋养细胞肿瘤（PSTT）指起源于胎盘种植部位的一种特殊类型的滋养细胞肿瘤。临床少见，占妊娠滋养细胞肿瘤的1%～2%。多数不发生转移，预后良好。

一、病理

大体检查见肿瘤可为突向宫腔的息肉样组织，也可侵入子宫肌层或子宫外扩散，切面呈黄褐色或黄色。镜下见肿瘤几乎完全由种植部位中间型滋养细胞组成，无绒毛结构，呈单一或片状侵入子宫肌纤维之间，仅有灶性坏死和出血。免疫组化染色见部分肿瘤细胞 hCG 和人胎盘生乳素（hPL）阳性。

二、临床表现

绝大多数发生于生育期年龄，绝经后罕见，平均发病年龄 31～35 岁。可继发于足月产、流产和葡萄胎，但后者相对少见，偶尔合并活胎妊娠。常见症状为闭经后不规则阴道流血或月经过多。体征为子宫均匀性或不规则增大。仅少数病例发生子宫外转移，受累部位包括肺、阴道、脑、肝、肾及盆腔和腹主动脉旁淋巴结。一旦发生转移，预后不良。

三、诊断

症状、体征不典型，容易误诊。确诊靠组织学诊断，可通过刮宫标本作出诊断，但在多数情况下需靠手术切除的子宫标本才能准确诊断。常用的辅助检查如下。

（一）血清 hCG 测定

多数阴性或轻度升高，其水平与肿瘤负荷不成比例，无评估预后的价值。但检测 hCG 游离 β 亚单位常升高。

（二）hPL 测定

血清 hPL 一般为轻度升高或阴性，但免疫组化染色通常阳性。

（三）超声检查

超声检查表现为类似于子宫肌瘤或其他滋养细胞肿瘤的声像图，彩色多普勒超声检查可显示子宫血流丰富。

四、临床分期和高危因素

参照 FIGO 分期中的解剖学分期，但预后评分系统不适用。一般认为，与 PSTT 预后相关的高危因素为：①肿瘤细胞有丝分裂指数＞5/10HP；②距先前妊娠时间＞2 年；③有子宫外转移。

五、治疗

手术是首选的治疗方法，原则是切除一切病灶，手术范围为全子宫切除及双侧附件切除术。年轻妇女若病灶局限于子宫，卵巢外观正常可保留卵巢。不推荐保留生育功能，但对年轻希望生育、Ⅰ期且病灶局限者，可采用刮宫、宫腔镜或局部病灶切除等方法，并予以化疗。这类治疗尚缺乏大样本临床资料支持，需充分知情同意和严密随访，发现异常应及时手术。有高危因素的患者术后应给予辅助性化疗。因 PSTT 对化疗的敏感性不及侵蚀性葡萄胎和绒毛膜癌，故应选择联合化疗，首选的化疗方案为 EMA-CO。而对于无高危因素的患者一般不主张术后辅助性化疗。

（梁玉芳）

第十六章　生殖内分泌疾病

第一节　女性性发育异常

性发育异常(DSD)包括一大组疾病，这些疾病的患者在性染色体、性腺、外生殖器或性征方面存在一种或多种先天性异常或不一致，临床上最常见的表现是外生殖器模糊和青春期后性征发育异常。在诊断性发育异常时，既往使用的一些术语，如两性畸形、真两性畸形、假两性畸形、睾丸女性化综合征等，由于具有某种歧视性意味，现已不用。

一、分类

性发育过程是一个连续而有序的过程，任一环节受到不良因素的影响，将发生性发育异常。性发育异常疾病(DSD)指的是染色体、性腺、外生殖器的表现不一致。

性发育异常疾病是一组非常复杂的疾病，常以外生殖器发育异常、青春期第二性征不发育或原发闭经就诊。现在的分类法是从性发育过程中最关键的三个环节入手，即性染色体、性腺与性激素，将性发育异常疾病按病因分为三大类。

(一)性染色体异常

(1)特纳综合征。

(2)XO/XY 性腺发育不全(混合型性腺发育不全)。

(3)超雌综合征。

(4)曲细精管发育不全(XXY)。

(5)真两性畸形。

(6)XYY。

(二)性腺发育异常

(1)XY 单纯性腺发育不全。

(2)XX 单纯性腺发育不全。

(3)睾丸退化。

(4)真两性畸形(46,XX 或 46,XY)。

(三)性激素与功能异常

1.雄激素功能异常

雄激素不敏感综合征(完全型、不完全型)。

2.雄激素过多

先天性肾上腺皮质增多(21-羟化酶缺乏,11β-羟化酶缺乏)或母亲早期服用雄激素。

3.雄激素缺乏

17α-羟化酶缺乏,5α-还原酶缺乏。

该分类法概念清楚,简单明了,易于正确诊断和处理,能很好地指导临床实践。随着对病理改变及病因学的进一步认识,分类也会不断修改、完善。随着分子生物学的发展,将进一步从分子水平揭示病变的基础,比如,对雄激素受体基因的测定,已能分析单个核苷酸的突变,将会改变对雄激素不敏感综合征中单纯分为完全型与不完全型的分类方法,而是按雄激素受体基因的缺失或突变,DNA 转录、翻译过程异常及受体蛋白结构的改变进一步分类。这些将由临床、遗传与分子生物学工作者进一步共同努力。

二、诊断

性发育异常的诊断较为复杂,临床上根据体格检查、内分泌测定、影像学检查、染色体核型分析进行诊断,必要时可能需要腹腔镜检查或剖腹探查。

(一)体格检查

体格检查重点关注性征的发育和外阴情况。

1.无性征发育

幼女型外阴、乳房无发育,说明体内雌激素水平低下,卵巢无分泌功能。这有两种可能:卵巢发育不全或者下丘脑或垂体病变导致卵巢无功能。

多数先天性性腺发育不全是由特纳综合征和单纯性性腺发育不全引起的。特纳综合征除了有性幼稚外,往往还有体格异常,如身材矮小、蹼颈、后发际低、皮肤多黑痣、内眦赘皮、眼距宽、盾形胸、肘外翻、第四和第五掌(跖)骨短等表现。单纯性性腺发育不全患者没有体格异常。

先天性低促性腺激素性性腺功能低下也没有体格发育异常。极个别可伴有嗅觉的丧失,称为 Kallmann 综合征。

2.有性征发育,无月经来潮

提示有生殖道发育异常可能。青春期有第二性征的发育,说明卵巢正常,下丘脑—垂体—卵巢轴已启动。如生殖道发育正常,应该有月经的来潮;如无月经的来潮则提示有生殖道发育异常可能。当检查发现子宫大小正常,且第二性征发育后出现周期性腹痛,应考虑为处女膜或阴道发育异常如处女膜闭锁、先天性无阴道或阴道闭锁。子宫未发育或子宫发育不全时,往往无周期性腹痛,如先天性无子宫、始基子宫和实质性子宫等米勒管发育异常等。

3.外生殖器异常

又称外阴模糊,提示可能有性腺发育异常、雄激素分泌或作用异常等。如果患者性腺为卵巢,有子宫和阴道,外阴有男性化表现,则可能为 46,XX 型 DSD 中的雄激素过多性性发育异常,如 21-羟化酶缺陷等。如果患者性腺为睾丸,没有子宫和阴道,外阴有女性化表现,则很可能是 46,XY 型 DSD,如雄激素不敏感综合征等。

临床上一般采用 Prader 方法对异常的外生殖器进行分型:Ⅰ型,阴蒂稍大,阴道与尿道口正常；Ⅱ型，阴蒂增大，阴道口变小，但阴道与尿道口仍分开；Ⅲ型，阴蒂显著增大，阴道与尿道开口于一个共同的尿生殖窦；Ⅳ型表现为尿道下裂；Ⅴ型，阴蒂似正常男性。

（二）影像学检查

包括超声、CT和MRI检查等，通过影像学检查可了解性腺和生殖道的情况。

（三）内分泌测定

测定的激素包括FSH、LH、PRL、雌二醇、孕烯醇酮、孕酮、17α-羟孕酮、睾酮、雄烯二酮、二氢睾酮、硫酸脱氢表雄酮和去氧皮质酮(DOC)等。

性腺发育不全时，FSH和LH水平升高，先天性低促性腺激素性性腺功能低下者的促性腺激素水平较低，米勒管发育异常和尿生殖窦发育异常者的促性腺激素水平处于正常范围。

雄激素水平较高时应考虑46，XX型DSD中的21-羟化酶缺陷和11β-羟化酶缺陷、46，XY型DSD和染色体异常型DSD。孕酮、17-羟孕酮和DOC对诊断先天性肾上腺皮质增生症引起的DSD很有帮助。睾酮/二氢睾酮比值是诊断5α-还原酶缺陷的重要依据，雄烯二酮/睾酮比值升高是诊断17β-脱氢酶的依据之一。

（四）染色体检查

对所有怀疑DSD的患者均应做染色体检查。典型的特纳综合征的染色体为45，X，其他核型有45，X/46，XX、46，XXp-、46，XXq-、46，XXp-/46，XX、46，XXq-/46，XX等。单纯性性腺发育不全的核型为46，XX或46，XY。女性先天性肾上腺皮质增生症的染色体为46，XX，雄激素不敏感综合征的染色体为46，XY。卵睾型DSD的染色体核型有三种：46，XX、46，XX/46，XY和46，XY；其中最常见的是46，XX。

（五）性腺探查

卵睾型DSD的诊断依赖性腺探查，只有组织学证实体内同时有卵巢组织和睾丸组织才能诊断。卵睾型DSD的性腺有3种：一侧为卵巢或睾丸，另一侧为卵睾；一侧为卵巢，另一侧为睾丸；两侧均为卵睾。其中最常见的为第一种。对含有Y染色体的DSD者来说，性腺探查往往是诊断或治疗中的一个必不可少的步骤。

三、治疗

性发育异常处理的关键是性别决定。婴儿对性别角色还没有认识，因此在婴儿期改变性别产生的心理不良影响很小，甚至没有。较大的儿童在选择性别时应慎重，应根据外生殖器和性腺发育情况、患者的社会性别及患者及其家属的意愿选择性别。

（一）外阴整形

外阴模糊者选择做女性时往往需要做外阴整形。

手术的目的是使阴蒂缩小，阴道口扩大、通畅。阴蒂头有丰富的神经末梢，对保持性愉悦感非常重要，因此现在都做阴蒂体切除术，以保留阴蒂头及其血管和神经。

（二）性腺切除

体内存在睾丸组织或Y染色体的患者在选择做女性后，首要的治疗是切除双侧睾丸组织或性腺组织，因为性腺组织可能发生癌变。

(三)性激素治疗

包括雌激素治疗和孕激素治疗。原则是有子宫者需要雌孕激素治疗,无子宫者单用雌激素治疗。

性激素治疗的目的是促进并维持第二性征的发育、建立规律月经、防止骨质疏松的发生。常用的雌激素有戊酸雌二醇和妊马雌酮,孕激素有醋酸甲羟黄体酮等。

(四)皮质激素治疗

先天性肾上腺皮质增生症者需要皮质激素治疗。

(梁玉芳)

第二节　异常子宫出血

正常月经依赖于下丘脑—垂体—卵巢轴(HPO 轴)的神经内分泌功能及其相互协调和子宫内膜的正常反应。正常月经具有自限性机制包括子宫内膜同步剥脱、修复;子宫内膜前列腺素平衡以及局部凝血功能增强。

正常月经的定义包括月经周期的频率和规律性、经期长度、经量 4 个要素,定义为月经周期 21～35 日,经期持续 3～7 日,失血量 20～60mL。

异常子宫出血(AUB)是妇科常见的症状和体征,作为总的术语,是指与正常月经的周期频率、规律性、经期长度、经量任何一项不符的、源自子宫腔的异常出血。

一、原因和分类

(一)子宫内膜息肉、宫颈息肉——AUB-P

子宫内膜息肉或宫颈息肉是局部子宫内膜或宫颈管黏膜过度增生形成的有蒂或无蒂的赘生物,内含血管、纤维结缔组织、腺体或纤维肌细胞。区别内膜息肉及宫颈息肉,主要看息肉蒂部所在的位置。内膜息肉在人群中的发病率为 8%～25%,不孕女性内膜息肉发生率可高达 34.9%。

1.发病机制

主要有两种假说,一种为炎症刺激学说,另一种为激素刺激学说。子宫内膜息肉的形成可能受雌激素、口服他莫昔芬及米非司酮的影响,也与雌孕激素受体、某些细胞因子及细胞增生、凋亡有关。宫颈息肉是慢性宫颈炎的表现形式之一。

2.临床表现

临床表现多无明显症状,也可表现为异常子宫出血,出现经量增多,经期延长,排卵期出血,不规则流血,绝经后阴道流血及不孕等,蒂部位于宫腔的内膜息肉脱落于宫颈口时,可被诊断为宫颈息肉,可有接触性出血。小的内膜息肉(直径小于 1cm)可以没有症状。宫颈息肉可表现为阴道不规则流血,尤其是接触性出血,阴道分泌物增多等,但很少引起月经紊乱和月经量过多。

3.诊断治疗

经阴道 B 超检查发现,子宫内膜局部增厚、密度增加提示有息肉可能。宫腔镜下,内膜息肉应该与子宫内膜息肉样增生相鉴别，后者可以是正常的情况。经阴道超声在诊断内膜息肉方面与宫腔镜、经阴道注水超声相比有相当的准确性。当处于急性出血期时，宫腔血块可能与息肉、黏膜下肌瘤相混淆。息肉一般为良性病变，但也有一些表现为不典型增生或癌变。子宫内膜息肉有一定的恶变风险，且随着年龄的增加其恶变率不断升高，在年龄＞65 岁妇女中子宫内膜息肉的恶变率高达 32%。绝经后女性子宫内膜息肉恶变的风险与异常子宫出血有关，有文献表明，绝经后有异常子宫出血的内膜息肉比无异常出血者恶性可能性大 4 倍。有异常出血者宫腔镜电切满意率 80%。如合并不孕则更应行息肉切除术，不孕者子宫内膜息肉切除是有利的，但息肉大小无明确范围。宫腔镜息肉电切有效率可达 75%～100%。

（二）子宫腺肌病——AUB-A

具有生长功能的子宫内膜腺体及间质侵入子宫肌层称为子宫腺肌病，目前病因不清，可能与高雌激素或高催乳素刺激有关，也可能与子宫内膜异常有关。全世界范围内医院报道的发病率波动于 5%～70%。我国的发病率尤其明显升高且高于发达国家。

1.子宫腺肌病的病因和发病机制

目前尚不明确，主要有以下观点：①子宫内膜干细胞学说；②遗传学说；③子宫内膜损伤学说；④前列腺素—芳香化酶—雌激素—环氧合酶 2(COX-2)学说。

2.发病机制

子宫腺肌病的发生可能与子宫内膜—肌层交界区内环境稳定性遭到破坏，基底层防御功能减退，内膜—肌层交界区不正常收缩有关。临床表现痛经，可进行性加重，经量增多和经期延长，慢性盆腔痛，腰骶部不适，尿频等，查体子宫均匀性增大，质硬。经阴道 B 超和 MRI 有助于诊断。病理诊断是金标准。

3.临床表现

临床上约 1/2 的腺肌病患者有月经异常，主要表现为经量增多、经期延长。可能与子宫内膜面积增大，子宫内膜增生过长及子宫收缩不良有关。围绝经期女性异常子宫出血行子宫切除者，腺肌病往往是首要原因。但腺肌病与异常子宫出血的关系尚不明确，这方面需要进一步研究。

4.诊断治疗

妇科 B 超、MRI 等有较高诊断价值。可行腺肌病病灶局部切除成形和子宫内膜切除术，子宫全切术。除手术治疗外，放置左炔诺孕酮宫内缓释系统（LNG-IUS，药品名曼月乐）也可明显缓解症状，但有阴道淋漓出血或闭经等表现，需做好放置前咨询。对年轻、有生育要求及近绝经期者或不愿意手术者可试用 GnRH-a 或孕三烯酮等，应用口服避孕药需要充分考虑避孕药的禁忌证。高强度聚焦超声和子宫动脉栓塞等保守治疗方法也有报道。

（三）子宫肌瘤——AUB-L

子宫肌瘤是女性生殖系统最常见的良性肿瘤，发病率占育龄妇女的 20%～80%。

1.发病机制

子宫肌瘤的病因不明，发病机制与遗传因素、雌孕激素、生长因子、免疫因素等关系密切，此外吸烟、肥胖、10 岁前初潮也是危险因素。研究表明，约 40% 的子宫肌瘤细胞有染色体异常。

2.临床表现

子宫肌瘤可无症状,临床症状取决于肌瘤的部位和大小。主要有月经紊乱、经量过多及继发性贫血,增大的肌瘤在子宫外易引起压迫症状如尿频、便秘等。肌瘤使宫腔面积增大并影响子宫收缩,可能影响子宫静脉的回流,导致子宫内膜静脉丛扩张,月经过多。小于3cm的肌壁间肌瘤对月经影响不大。多发肌瘤更容易出现异常子宫出血。依据肌瘤位置与内膜的关系,可分为黏膜下肌瘤和其他类型肌瘤。肌瘤导致的异常子宫出血与肌瘤位置密切相关,多见于大的肌壁间肌瘤和黏膜下肌瘤。

黏膜下肌瘤指所有宫腔内的或使宫腔形态改变的肌瘤,包括肌瘤的0型、1型和2型。0型是指肌瘤全部位于宫腔内,有明显的蒂;1型指肌瘤在宫腔内体积超过肌瘤的50%;2型指肌瘤在宫腔内体积小于50%。肌壁间肌瘤指肌瘤整体位于肌壁间,但不影响宫腔形态,包括3型、4型和5型。3型指在宫腔外但是贴近内膜;4型指全部在肌层内,不邻近子宫内膜且不邻近子宫表面;5型指大部分位于肌壁间,至少50%位于肌壁间。浆膜下肌瘤指肌瘤大部分位于肌层外浆膜下,包括6型和7型。6型指肌瘤有小于50%体积位于肌壁间;7型指带蒂浆膜下肌瘤。

3.诊断治疗

月经过多或不规律者,应行B超检查排除子宫肌瘤。治疗上分为随诊观察、药物治疗与手术治疗。药物治疗适于子宫肌瘤较小、症状轻、近绝经年龄或全身情况不适于手术者。药物治疗包括采用雄激素治疗、促性腺激素释放激素类似物(GnRH-a)治疗、米非司酮(根据说明书用药)等。新的药物如醋酸乌利司他,临床试验证明可有效治疗子宫肌瘤引起的月经过多。手术治疗适用于子宫大于10周妊娠大小、月经过多继发贫血、有膀胱或直肠压迫症状、肌瘤生长较快、保守治疗失败、排除其他原因的不孕或者反复流产。手术治疗方法包括介入治疗,经腹、经阴、经腹腔镜子宫肌瘤切除术或子宫切除术。黏膜下子宫肌瘤可以栓塞治疗,但是对生育能力的影响尚不明确。无论是肌瘤切除还是栓塞,约1/5的患者术后会因复发行子宫全切术。子宫肌瘤大于3cm,出血严重影响生活质量者,可考虑子宫切除、肌瘤切除或子宫动脉栓塞(UAE),后两者可保留生育能力。如果正在应用GnRH-a治疗同时考虑行UAE,则GnRH-a应立即停止,因为GnRH-a对血管有影响,会增加手术难度。如果肌瘤较大,可考虑GnRH-a治疗3～6个月再行手术,子宫切除或子宫肌瘤切除。

(四)子宫内膜不典型增生和恶变、卵巢非良性疾病——AUB-M

包括子宫内膜不典型增生、子宫内膜癌、子宫肉瘤、宫颈不典型增生、子宫颈癌、卵巢肿瘤等。

1.子宫内膜病变

子宫内膜增生是指发生在子宫内膜的一组增生性病变,是一种非正常表现,不同于正常月经的子宫内膜增生,其组织病理特征为:腺上皮细胞和(或)腺体结构有不同程度改变,但无间质浸润。以病变中有无腺上皮细胞的异型性,作为分类的基础,凡无细胞异型性,则命名为单纯增生或复杂增生;凡组织学上具有细胞异型性的增生命名为不典型增生,按腺体结构和细胞变化的程度不同,又将不典型增生分为轻、中、重三度。子宫内膜不典型增生属激素依赖型子宫内膜癌的癌前病变。病变的产生与长期无对抗雌激素过度刺激密切相关。子宫内膜不典型增生和内膜癌导致的异常子宫出血,多表现为异常子宫出血,量一般不多。子宫内膜增生组织形态学的诊断重复性较差,不仅不同病理学家报告差异很大,甚至同一个人在不同时间阅片,其结果也会有出入。因此强调病理的复核审定。单纯增生癌变率1%,复合增生癌变率3%,不典型增生癌变率23%。不典型增生在诊断时,往往有1/2术后病理证实为子宫内膜癌。子宫内膜癌占女性肿瘤的第四位,是美国最常见的生殖道肿瘤。尚未绝经者可表现为经量增多、经期延长或月经紊乱。

子宫内膜不典型增生,子宫内膜癌可发生于任何年龄女性,常见于50岁后。总的来说,诊刮没有年龄限制,多少岁以上必须刮宫,没这个限制,但青春期异常子宫出血恶性概率极低,一般不诊刮。有内膜癌高危因素者建议刮宫。45岁以上异常子宫出血者,如持续经间期出血或不规则流血或治疗效果不好时,应行诊刮,有高危因素(肥胖,晚绝经,从未生育,长期无排卵,糖尿病,高血压,家族史,长期他莫昔芬口服,长期补充雌激素)的任何年龄的患者均建议刮宫,也有研究建议大于40岁月经周期不规则者行诊断性刮宫术。绝经期异常子宫出血,子宫内膜厚度超过0.5cm建议刮宫。除刮宫外,子宫内膜取样器也逐渐被证明在诊断子宫内膜癌方面与诊刮效果相当。诊断依赖于诊断性刮宫病理。诊刮常见病理类型是增生期和分泌期子宫内膜,诊刮正常者占80%左右。异常病理结果常见于绝经后、未孕者、高血压、糖尿病、甲状腺功能减退、多囊卵巢者。

2.子宫颈病变

宫颈不典型增生和子宫颈癌常表现为接触性出血,后期表现为不规则阴道流血。年轻患者也可表现为经期延长和经量增多。人乳头瘤病毒(HPV),特别是高危型HPV持续感染,是引起宫颈不典型增生和子宫颈癌的基本原因。另外,子宫颈癌高危因素有过早性生活(早于20岁)、过早生育(早于20岁)、多产、不洁性生活、机体免疫抑制等。宫颈液基细胞学检查、HPV检测和宫颈活检有助于诊断。

3.其他

子宫肉瘤表现为阴道不规则流血,子宫增大迅速。分泌雌激素的卵巢颗粒细胞瘤、卵泡膜细胞瘤,可表现为月经紊乱和绝经后阴道流血,有时可合并子宫内膜癌。

(五)凝血功能异常——AUB-C

1.概述

凝血功能异常可分为先天性、获得性、医源性,主要包括缺乏各种凝血因子、血小板减少或功能异常、血管收缩功能异常等。许多人是由遗传性、获得性或医源性因素所致凝血功能障碍引起,尤其是青春期少女多见,此类疾病常被低估,美国CDC一项研究显示约占10%,低于英国、瑞典所报道的17%和34%。13%的月经过多(HMB)患者生化检查发现凝血障碍,常见疾病有白血病、再生障碍性贫血、血管性血友病(vWD)、特发性血小板减少性紫癜(ITP)、慢性肝病、慢性肾衰竭、系统性红斑狼疮等。常合并其他部位出血如鼻出血、瘀斑等。一项对青少年异常子宫出血的研究显示,ITP最常见,其次是vWD综合征。

2.vWD综合征

vWD综合征是最常见的遗传性凝血功能障碍,约占排卵性子宫出血的13%,青春期月经量多的比例更高。发病时可仅表现为月经过多，月经周期尚规律，常自初潮开始就月经过多。获得性 vWD 可发生于 SLE 者，产生了Ⅷ因子抗体。典型病例的表现为：①出血时间延长；②血小板对玻璃珠的黏附性减低及对瑞斯托霉素聚集功能减弱或不聚集；③血浆Ⅶ因子有关抗原（ⅧR：Ag）及凝血活性（Ⅷ：C）减低或 VWF 活性（ⅧR：VWF）降低。vWD 者可应用口服避孕药减少经量。有一项研究显示，vWD 约占所有月经量多女性的 13%。

青春期异常子宫出血月经量过多者应排除凝血功能障碍。需要考虑既往史、家族史等。出现以下高危因素应警惕是否有凝血功能异常：产后、流产后、手术后、拔牙后流血较多，不好止血，家族性凝血异常史，贫血治疗史，经期长于 7 日，经量多以致影响正常活动。如果患者自初潮就有月经量多、产后出血、手术或拔牙时易出血、经常有身体瘀斑、家族性出血史等情况，就要考虑凝血功能障碍的情况，需要进行凝血功能的筛查，这些病史的询问可以作为一个筛查手段，敏感性可达 90%。如果有上述病史，建议做实验室检查。如发现异常，咨询血液科医师。

3.其他原因

长期应用头孢药物，引起肠道大肠埃希菌减少，维生素 K 缺乏，口服抗凝剂或灭鼠药物等为医源性因素所致。维生素 K 缺乏相关的出血与肝衰竭相关出血最佳的鉴别方法是测定凝血因子 V 的含量。凝血因子 V 是由肝脏合成，不依赖维生素 K。重症肝病患者，凝血因子 V 和维生素 K 依赖的凝血因子全部减低；而维生素 K 缺乏症患者，凝血因子 V 的水平正常。

（六）排卵障碍或卵巢功能障碍——AUB-O

卵巢功能异常包括无排卵、稀发排卵、黄体功能不全、黄体萎缩不全等。排卵异常可表现为各式各样的月经异常，包括闭经、少量或多量不规则流血等。一些是由于周期性孕激素产生障碍，一些是由于排卵时相障碍。青春期和绝经过渡期常有排卵障碍。

1.有排卵型子宫出血

卵巢虽有排卵，但往往合并其他因素，如甲状腺功能减退、凝血功能障碍、晚期肝病、黏膜下子宫肌瘤、子宫内膜息肉等，但有 1/2 找不到明确原因。有排卵型功血包括黄体功能不全、黄体萎缩不全、排卵期出血。可能由于卵泡发育、排卵或黄体功能不同程度的不健全，排卵功能的轻微异常或内膜局部止血功能缺陷所致。有学者认为，围排卵期出血可由于一批发育中的卵泡夭折引起血雌激素波动所致，即患者实际为稀发排卵，该出血周期为一次无排卵出血；经前出血可由于黄体功能不足或过早退化，不能维持内膜完整性所致。月经期长可能因卵泡发育过缓，分泌雌激素不足，内膜修复不良或黄体萎缩不全，引起子宫内膜脱落不全。

2.无排卵型子宫出血

（1）原因：无排卵型异常子宫出血，是由下丘脑—垂体—卵巢轴发育不完善或受其他因素影响导致功能异常或卵巢功能下降导致无周期性排卵所致。卵巢无排卵会导致子宫内膜缺乏孕激素拮抗，而孕激素可以合成子宫内膜止血的关键因子如前列腺素 $F_{2\alpha}$、内皮素-1，并周期性撤退引起月经来潮。多数无排卵妇女的月经紊乱，卵巢内卵泡有不定时、不同程度的发育，持续分泌不等量的雌激素，血雌激素水平不规律波动，但不诱导血 LH 峰；无优势卵泡及黄体形成，孕酮水平低下，子宫内膜持续增生，出现不规律（部位、深度、范围及时机）、不同步脱落，发生雌激素撤退或突破性出血。

无排卵的原因主要是下丘脑—垂体—卵巢轴不成熟，还包括其他原因，归纳起来可以分为以下几类。

1）内分泌代谢因素：包括多囊卵巢综合征（PCOS）、甲状腺功能减退、肾上腺疾病如迟发型21-羟化酶缺乏症、库欣综合征、艾迪生病、高催乳素血症、饮食改变、饮食睡眠紊乱、体重骤降或骤增、厌食、贫血、营养不良等。PCOS可能是最常见原因，表现为月经失调，如月经稀发、月经量少或闭经，少数患者表现为月经过多或不规则阴道流血。高催乳素血症是继发性闭经的常见原因，也可导致异常子宫流血，占21～30岁女性异常子宫出血的9.4%，显著要高于在11～20岁中所占比例（2.4%）。高催乳素血症可导致闭经，不严重时也可以有无排卵或黄体期缩短而出现不规则出血。卵巢早衰者在闭经前也可以有不规则出血。一个不常见的原因是，在生育年龄的后期，如40多岁时尤其常见，卵巢里面即便已经有了黄体存在，卵泡会因为FSH持续存在而发育，称为黄体的相位周期（LOOP），此类患者流血量往往会较多。

2）社会心理因素：包括情绪紧张、情绪波动、应激状态、过度劳累、环境改变等。月经异常可增加精神负担，尤其是青春期女孩，精神紧张又能加重月经异常。

3）医源性：包括使用外源性激素、促性腺激素（Gn），服用影响多巴胺代谢的药物如吩噻嗪类药物和三环类抗抑郁药等。服用紧急避孕药、米非司酮等也可抑制排卵，影响下次月经。

（2）分类：本部分按照年龄顺序，进行分类叙述。

1）青春期前的幼女：可能因为性早熟出现缺乏第二性征的异常出血，但乳腺芽状突起和阴毛的生长一般会早于阴道出血。

2）青春期女孩：初潮两年内大多数月经是无排卵的，尽管如此，也是有一定规律的，周期为21～42日，标准与成年女性不同。约2/3的女孩会在初潮两年内建立规律月经。初潮年龄越小，规律月经建立越快。有研究统计了自初潮到半数的研究对象建立规律所需要的时间与初潮年龄的相关性，初潮年龄小于12岁需1年，而大于13岁平均需要4.5年。月经初潮后的几年内，由无排卵月经逐渐过渡到有排卵月经，这是下丘脑垂体卵巢轴成熟的结果，其特征是雌激素正反馈的建立，雌激素升高启动LH峰诱发排卵。如果月经一直不正常或由正常变为不正常，则应寻找原因。异常子宫出血的青少年都应排除妊娠问题，必要时行妊娠试验检查，不论她们是否承认有性生活史。青春期的常见异常子宫出血原因是：雌激素正反馈调节反应迟迟未能建立。

3）育龄期：有两种未排卵的原因：一种可能是暂时的无排卵，可以有内外环境的一些刺激，如劳累、应激、流产、手术或疾病等，可以引起短时间的无排卵。但是也有一些是长期的因素，如肥胖、胰岛素抵抗、高催乳素血症等引起持久的无排卵。绝经过渡期的原因是由于卵泡储备减少，对FSH敏感性下降，卵泡发育及排卵不规则，最终无排卵。当FSH-卵巢颗粒细胞轴功能减退时，卵巢募集卵泡和发育卵泡减少，颗粒细胞芳香化酶活性下降，雌激素生成减少，不能形成雌二醇高峰、LH高峰和排卵。LH-卵泡膜细胞轴功能亢进，17α-羟基孕酮和雄烯二酮合成增加，引起高雄激素血症、肥胖和胰岛素抵抗。可因内、外环境刺激（劳累、应激、流产、手术或疾病等）可引起短暂无排卵；也可因肥胖、胰岛素抵抗、高PRL等长期因素引起持续无排卵。月经可完全不规则（周期、经期及经量异常）。病程缠绵。可有贫血、多毛、肥胖、泌乳、不育等。精神负担大。一般无痛经。盆腔检查正常。

4)绝经过渡期:由于卵泡储备及对促性腺激素(Gn)敏感性降低或雌激素正反馈反应低。先出现黄体功能不足、不规则排卵,最终排卵停止。

3.排卵型和无排卵型的鉴别诊断

鉴别有无排卵及无排卵的病因直接决定后续的处理。通过耐心、细致、准确地采集病史,仔细询问患者的月经情况,既往病史,了解不正常月经的出血类型,鉴别 AUB 的病因类型。不同出血模式的病因、鉴别诊断、处理都不同,不难进行准确分类。有排卵型功血月经虽紊乱,但仍有规律可循,所以要详细询问出血的起止时间及出血量的多少。

根据子宫出血特点、基础体温(BBT)、女性激素检测、超声影像检查、宫颈黏液检查等方法鉴别有无排卵,了解无排卵的病因及排卵者的黄体功能和卵泡发育是否正常。无排卵型者基础体温呈单相型。血清 E_2 浓度相当于中、晚卵泡期水平,无周期性变化;在出血前 5～9 日抽血检查,相当于黄体的中期孕酮测定孕酮浓度$<$3ng/mL。经前宫颈黏液查出羊齿状结晶提示无排卵。

(七)子宫内膜功能异常——AUB-E

如果有规律月经周期,只是经量较多,很可能存在调节子宫内膜止血机制的局部异常,包括以下内容。

1.机制

如果有规律月经周期,只是经量较多,很可能存在调节子宫内膜止血机制的局部异常,具体如下。

(1)子宫内膜局部生成不同前列腺素(PG)的比例失衡:$PGE_2/PGF_{2\alpha}$量的比值增高,子宫内膜局部血管收缩物质内皮素-1 和 $PGF_{2\alpha}$缺乏;经量组织纤溶酶原激活物产生过量,纤维蛋白原溶解亢进,低纤维蛋白原血症,引起子宫内膜螺旋小动脉顶端和血管湖形成大量出血;血管扩张物质 PGE_2 和前列环素产生过多。经量大于 90mL 的女性子宫内膜黄体期 $PGE_2/PGF_{2\alpha}$ 比例显著增加,前列环素(PGI_2)及血栓素(TXA_2)的各自代谢产物——6-酮 PG1α/TXB_2 比值也升高,导致血管扩张、血小板聚集受抑制的倾向而引起月经过多。子宫内膜微循环功能异常,包括螺旋小动脉异常、血管周围纤维化、血管内膜下玻璃样变等,干扰正常子宫内膜功能层脱落,剥离创面血管和上皮修复过程。HMB 者子宫内膜 PGI 合成增加,COX1、COX2 合成增加,PGI 可以抑制血小板聚集,刺激血管舒张,内膜局部纤溶亢进:经期内膜及经血中组织型纤溶酶原激活物(tPA)及Ⅰ型纤溶酶原激活抑制物(PAIⅠ)活性高于正常,引起血栓不稳定或再通,内膜剥脱广泛持久。

(2)血管结构异常:如果是 IMB 或经期延长,可能是子宫内膜修复机制异常引起,可能继发子宫内膜炎症、子宫内膜血管生成异常及血管结构异常、血管平滑肌细胞缺乏,导致血管收缩障碍。围月经期缺氧状态可启动内膜修复,血管收缩障碍导致内膜血供较好,缓解了缺氧,延迟了内膜修复的启动,导致经期延长。

(3)血管生成障碍:血管紧张素Ⅰ和Ⅱ(AngⅠ/AngⅡ)比值下降,VEGF 表达下降,使血管修复延迟。

(4)糖皮质激素局部代谢异常:11β-羟化酶受抑制,导致糖皮质激素合成下降。糖皮质激素通过糖皮质激素受体抑制血管生成。糖皮质激素可以选择性诱导抗血管生成因子——凝血酶敏感蛋白1(TSP-1)表达。

(5)感染:目前尚无证据证明子宫内膜炎症与异常子宫出血有关,但有证据证明异常子宫出血与衣原体亚临床感染有关。

2.诊断与治疗

目前尚无特殊方法诊断子宫内膜局部异常,主要基于在有排卵月经的基础上排除其他明确异常后方可确定。

对此类非器质性疾病引起的月经过多,建议先行药物治疗,推荐的药物治疗顺序为:①LNG-IUS,适合于近1年以上无生育要求者;②氨甲环酸抗纤溶治疗或非甾体抗炎药(NSAID),可用于不愿或不能使用性激素治疗或想尽快怀孕者;③短效口服避孕药;④孕激素内膜萎缩治疗,如炔诺酮5mg每日3次,从周期第5日开始,连续服用21日,刮宫术仅用于紧急止血与病理检查。对于无生育要求者,可以考虑保守性手术,如子宫内膜切除术,应除外子宫、卵巢占位性病变。在检查子宫内膜方面,虽然经阴注水B超优于普通阴道B超,但不是一线检查方案。超声是首选,注水超声、磁共振不是一线检查方案。宫腔镜检查仅用于超声结果不肯定的时候。

(八)医源性因素——AUB-I

包括宫内节育器(IUD)、口服避孕药(COC),其他药物包括使用外源性促性腺激素(Gn),服用影响多巴胺代谢的药物如吩噻嗪类药物和三环类抗抑郁药等抗凝药物的使用等。减肥药物也可能是医源性的,紧急避孕药引起的异常出血。治疗异常子宫出血过程中,服用药物不恰当、不及时,乱投医改变治疗方案等均可导致持续异常子宫出血。服用口服避孕药可导致突破性出血,服用的第一周期中,有30%~40%女性出现突破性的出血。漏服也可导致不规则出血。口服避孕药停用后可导致撤退性出血。几乎所有避孕方式,从节育器到复合口服避孕药到单剂量口服避孕药,紧急口服避孕药,都可能出现异常子宫出血。

(九)未分类——AUB-N

文献报道的某些因素,可能与个别案例有关,但并没有结论性的证据支持,较少遇见的类型,如慢性子宫内膜炎、动静脉畸形(AVMs)、子宫肌肥大等。

1.慢性子宫内膜炎

92例异常子宫出血者,48%子宫内膜活检免疫组化分析提示有衣原体感染,衣原体感染被严重低估,巨噬细胞可能是衣原体感染的很好的标志物。慢性子宫内膜炎时,内膜培养常见病原体是普通细菌(占1/2以上)和解脲支原体,宫颈存在衣原体感染时,子宫内膜往往也有衣原体感染,子宫颈炎、衣原体或支原体感染等也可引起经间出血。

2.动静脉畸形

少见病,占子宫出血2%,包括血管腔异常增大和动静脉瘘管形成,包括先天性的和获得性的动脉畸形,先天性的很少。

获得性的主要是刮宫或子宫手术后引起的,其他因素有内膜癌、内膜异位症、肌瘤、子宫感染、胎儿时暴露于己烯雌酚、宫内节育器(IUD)、滋养细胞疾病、瘢痕妊娠等。

先天性的动静脉畸形常有多处血管连接,并侵入周围组织。获得性动静脉畸形局限于子宫肌层和(或)子宫内膜,表现为子宫肌层内动静脉直接交通。常见于生育年龄,典型症状是间断性的、大量的、突发的出血，有贫血症状和盆腔痛，有时候表现为盆腔包块。超声表现，局部内膜或肌层增厚，多处低回声或无回声包块，血流频谱显示高流低阻。如果超声怀疑动静脉畸形，可行 MRI 检查，表现为子宫增大，没有包块，肌层内血管匍行扩张，磁共振血管成像(MRA)显示子宫动脉旁的静脉过早显影。血管造影是金标准，显示由扩张的子宫动脉供血的不规则的血管团。治疗包括选择性子宫动脉栓塞(首选)、子宫切除、AVM 局部切除、腹腔镜髂内动脉结扎等。

3.子宫肥大症

子宫肥大症是指子宫均匀增大，肌层厚度超过 2.5cm，伴有不等程度子宫出血的一种疾病。子宫肥大的基本病理改变是子宫肌层内平滑肌细胞及血管壁的变化。子宫肥大是子宫肌层内平滑肌细胞及血管壁的增大。主要症状为月经量过多，持续天数延长；也有表现为周期缩短至 20 日左右，经量及持续天数无明显改变或表现为月经期延长，但经量不多。患者多为经产妇，且多数为 3 产以上。患病时间长、流血量多者呈贫血貌。妇科检查子宫均匀增大，一般为妊娠 6 周大小，少数超过妊娠 8 周大小，质地较坚韧。双侧卵巢可稍增大，有多发性滤泡囊肿。雄激素治疗可减小流血量。保守治疗无效者，可考虑全子宫切除术。

4.剖宫产瘢痕缺损

导致 AUB 的高危因素包括剖宫产切口位置不当、子宫下段形成前行剖宫产手术及手术操作不当等，常表现为经期延长。推荐的诊断方法为经阴道超声检查或宫腔镜检查。治疗上，无生育要求者使用口服短效避孕药治疗，可缩短出血时间；药物治疗效果不佳，可考虑手术治疗。对于有生育要求者，妊娠前应充分告知有妊娠期子宫破裂风险。手术治疗包括宫腔镜下、腹腔镜下、开腹或经阴道行剖宫产切口憩室及周围瘢痕切除和修补术。

二、诊断

无排卵性异常子宫出血是排除性诊断，也叫病因性诊断，通过详细询问病史及辅助性检查排除全身性或生殖系统器质性因素后确诊。另外还要明确有无排卵障碍以及排卵障碍类型。

无排卵性异常子宫出血的诊断步骤可以参照我国《功能失调性子宫出血临床诊断治疗指南》。

(一)确定异常子宫出血的模式

周期、经期、经量都异常为不规则出血。经间期出血是指两次正常月经之间有点滴出血，可分为卵泡期出血、围排卵期出血、黄体期出血。

(二)除外器质性疾病

诊断无排卵性异常子宫出血时应排除器质性疾病，包括生殖道、非生殖道、全身性疾病及医源性子宫出血等。

(三)鉴别有、无排卵及无排卵的病因

有排卵或无排卵的 AUB-O，其病理、生理变化及处理原则都有很大的不同。

(四)借助辅助检查以明确诊断、辅助治疗

育龄期妇女要注意尿或血 hCG 测定排除妊娠相关疾病。

血常规、凝血功能的检查等，既可以了解贫血的程度，又有助于排除一些血液系统疾病。在进行性激素止血治疗方案的选择时，血红蛋白水平是一个重要的参考指标。

盆腔超声检查可以排除生殖道器质性病变，并测量子宫内膜厚度及回声。对于确定是否行诊断性刮宫以及止血方法的应用有参考作用。

性激素水平测定及 BBT 应根据患者病情选择应用。必要时需检测患者甲状腺功能。

诊断性刮宫术可排除子宫内膜增生性疾病或癌前病变，尤其是对于 PCOS 患者或 40 岁以上的患者。

三、治疗

（一）无排卵性异常子宫出血的性激素止血治疗

无排卵性异常子宫出血的性激素止血方法有以下 3 种：孕激素内膜脱落法、雌激素内膜生长法及孕激素内膜萎缩法。贫血程度、年龄是选择止血方法时两个重要参考依据。孕激素内膜脱落法用于轻度贫血的患者，后二者用于贫血严重需立即止血者，其中雌激素内膜生长法仅用于青春期出血者。

1.孕激素内膜脱落止血法

（1）机制：无排卵性异常子宫出血的病理基础是子宫内膜在雌激素的作用下增殖甚至增生，缺乏孕激素的拮抗，应用孕激素可以使在雌激素作用下的子宫内膜转为分泌期，子宫内膜不再增厚，停药后发生撤退性出血，所谓药物性刮宫，从而起到止血的效果。

（2）方法：建议应用天然孕激素，主要有黄体酮针剂、微粒化黄体酮、黄体酮胶囊（丸），地屈孕酮是来源于天然孕激素的逆转孕酮衍生物。

黄体酮，每日 40mg，肌内注射，口服，共 5 日。

地屈孕酮，10mg，每日 2 次，口服，共 10 日。

微粒化黄体酮，每日 200～300mg，口服，共 10 日。

醋酸甲羟孕酮，每日 6～10mg，共 10 日。

（3）孕激素内膜脱落止血法注意事项。

1）停药后多在 2～7 日出现撤退性出血，有时一次撤退出血可使血红蛋白（HGB）下降 20～30g/L，故此种方法只适合用于贫血不严重的患者，特别是长期淋漓不止但出血量并不多的病例，建议 HGB 大于 80g/L 者应用。严重贫血者不宜应用。

2）应告知患者停药后会发生撤退出血，出血量有时会多于月经量，以减少患者不必要的恐慌和乱投医，也会避免反复发生医源性的异常出血。

3）撤退性出血量较多时，可辅用其他止血药物。年龄较大者可加用丙酸睾酮注射液每日 25～50mg，肌内注射，每月最大剂量为 300mg。撤退出血一般不超过 7 日，若超过上述时间仍不能止血，应进一步排除其他出血原因。必要时应进行阴道检查或诊断性刮宫术除外器质性病变。

4）适用于任何年龄的妇女，包括青春期、生育期和围绝经期。

2.雌激素内膜生长止血法

（1）机制：雌激素使子宫内膜生长，修复创面从而能较迅速止血。

(2)方法:口服雌激素1.25mg或戊酸雌二醇2mg,每4～6小时1次,直至出血停止。一般1～3日血止。血止后3日开始将雌激素逐步减量,每次减量不超过前次剂量的1/3,每次减量维持3日,减量过快会引起再次出血。当减至雌二醇每日1～2mg的剂量或相当于此剂量时可以维持,直至贫血得到明显纠正后再加用孕激素撤退,用法同上述孕激素内膜脱落法。

(3)雌激素内膜生长止血法注意事项。

1)适用于出血多且贫血严重的青春期患者,HGB低于80g/L,急需迅速止血。

2)用药遵循递减原则。

3)HGB提升后一定要加用孕激素转化内膜。

4)止血的同时应注意纠正贫血,必要时可行输血或加用其他辅助止血药物。

3.孕激素内膜萎缩法

(1)机制:大剂量的高效合成孕激素或以孕激素为主的复方口服避孕药可以使内膜萎缩,从而达到止血目的。

(2)方法:合成孕激素制剂:常用的药物有炔诺酮2.5～5.0mg,每8小时1次,一般用药后1～3日血止或明显减少。血止后递减减量后维持,连续用21日左右,在此期间积极纠正贫血。待HGB回升至少达80g/L后,可停药出现撤退性出血。

短效口服避孕药止血法:也可以包含在这一类型中,任何剂型的口服避孕药均可。每次1～2片,每8～12小时1次,通常在用药后1～3日血止或明显减少。血止3日后逐渐减量至每日1片,维持21日左右,在此期间积极纠正贫血。待HGB回升至少达80g/L后,可停药撤退性出血。

(3)孕激素内膜萎缩法止血注意事项。

1)适用于出血多且贫血严重的病例,HGB低于60g/L,急需迅速止血。

2)用于任何年龄的妇女,包括青春期、生育期和围绝经期AUB-O的止血。

3)用合成孕激素制剂时,若有突破性出血可配伍小剂量雌激素,如结合雌激素每日0.3mg或戊酸雌二醇每日0.5～1mg。

(4)应用口服避孕药注意事项。

1)对心血管系统及凝血机制的安全性:目前复方口服避孕药(COC)中炔雌醇剂量降低,孕激素对脂代谢和糖代谢影响很小,不增加心血管疾病的发生率。COC导致栓塞的绝对危险(AR)是每年4.1/10 000(正常女性为每年2.3/10 000,妊娠妇女为每年5.9/10 000),第三代COC导致栓塞的AR为每年3/10 000。但是用COC止血时应用剂量较大,要注意血栓风险,知情同意。

2)应用的指征:COC应用指南明确指出40岁以上或者35岁以上吸烟患者不宜用口服避孕药,因此COC止血时也应遵从这一原则。

3)风险告知:因为COC止血时应用的剂量比避孕或者调周期时剂量要大,更要注意相关的风险及应用前告知。

4)应用原则:应用COC止血时,首剂量要从1～2片开始,根据出血情况决定第二次用药时间,以尽量减少应用的总剂量。

（二）无排卵性异常子宫出血的非激素止血治疗

无排卵性异常子宫出血的治疗是综合治疗，要重视采用其他辅助止血的方法。

1.氨甲环酸

氨甲环酸可以抑制纤溶酶原活性，减少出血量。用法为每次1.0g，每日2～3次。有颅内血栓性疾病者应限制此类药物的应用。

2.止血敏

止血敏增强血小板功能及毛细血管抵抗力。用法为每次0.25～0.5g，肌内注射或静脉滴注，每日2～3次。

3.注射用血凝酶

用法为每次1kU，每日1～2次，肌内注射或静脉注射。

4.维生素类药物

维生素C用法为每日3.0g，静脉滴注。维生素K主要可以促进肝脏合成凝血因子，用法为每次2～4mg，每日3次。

5.棉酚

棉酚代谢产物棉酮可抑制甾体激素的生成，可促使子宫内膜萎缩，适用于年龄较大的绝经过渡期患者。用法为每日20mg，连续服用2个月后，每次20mg，每周2次，治疗期间应同时补充缓释钾，每次500mg，每周3次，以防止出现低钾血症。目前临床较少应用。

（三）无排卵性异常子宫出血的手术治疗

1.刮宫术

诊断性刮宫或宫腔镜下刮宫：异常子宫出血病程超过半年或超声检查子宫内膜厚度＞12mm或年龄大于40岁者，首次就诊可考虑采用诊断性刮宫或宫腔镜下刮宫，以了解子宫内膜情况。

对更年期及育龄妇女刮宫既能立即止血，又可进行子宫内膜组织病理检查以排除子宫内膜癌，故应考虑使用。但应避免反复刮宫。

2.全子宫切除术

对药物治疗无效、无妊娠要求的患者，尤其不易随访的大龄妇女以及组织病理检查为子宫内膜非典型增生者，应行全子宫切除术。

3.子宫内膜去除术

适用于年龄较大、无妊娠需求及不宜全子宫切除者。方法有微波、电凝、滚球热疗及冷冻治疗。术前应行子宫内膜组织病理检查。术后多数闭经，但仍有治疗失败的可能性。

（四）止血后调整周期治疗

1.孕激素后半周期法或全周期法

止血后一定要注意调整周期，否则非常容易再次出血。可以采用天然孕激素后半周期法，如月经第15日开始服用地屈孕酮，每次10mg，每日1～2次，共用10日，连续3个周期。如果月经量多，可以采用全周期法，即月经第5日开始服用地屈孕酮，每次10mg，每日1～2次，共用20日，连续3个周期。

2.GOC或左炔诺孕酮宫内缓释系统(LNG-IUS)

对于暂时无妊娠要求的患者,40岁以内,可以口服复方短效避孕药3个周期。也可以选用LNG-IUS,尤其适用于月经过多患者。

(梁玉芳)

第三节　闭经

一、定义

闭经分为原发性闭经和继发性闭经。

(一)原发性闭经

年龄>14岁,第二性征未发育或者年龄>16岁,第二性征已发育,月经还未来潮。

(二)继发性闭经

正常月经周期建立后,月经停止6个月以上或按自身原有月经周期停止3个周期以上。

二、病因

闭经的原因包括下丘脑—垂体—卵巢轴(HPO轴)、子宫、下生殖道及其他腺体解剖及功能异常。

(一)下丘脑性闭经

1.下丘脑功能性闭经(FHA)

FHA是由下丘脑激素分泌失调,而非垂体—卵巢轴和其他内分泌腺器质性病变引起的可逆性闭经。FHA患者抑郁、焦虑和性功能障碍的发生率高于正常女性,其性激素特点为FSH、LH、E_2均低,应用雌、孕激素周期治疗后多可恢复月经并且生育。

(1)精神性闭经:多为一时性,祛除病因后6~8个月月经多能自行恢复。

(2)运动性闭经:运动性闭经的原因是运动引起的营养不良以及剧烈运动导致HPO功能抑制。月经功能与体重,特别是肌肉/脂肪比值相关,若体重减轻10%~15%或脂肪丢失30%时将出现闭经。有研究显示,过量运动的FHA患者心血管损伤明显。

(3)神经性厌食所致闭经:是由于体重急剧下降导致下丘脑多种神经内分泌激素分泌水平的降低引起的低Gn性闭经。临床表现为厌食、极度消瘦、皮肤干燥、低体温、低血压、各种血细胞计数及血浆蛋白水平低下,重症可危及生命。与其他FHA患者相比,神经性厌食患者精神病理学障碍更加明显。

(4)营养相关性闭经:是慢性消耗性疾病、肠道疾病、营养不良等导致体质量过度降低及消瘦所致的低Gn性闭经。

2.基因缺陷或器质性闭经

(1)Kallmann综合征:又称单纯性促性腺激素缺乏症,是一种遗传性GnRH生成缺陷性疾病。有家族史。主要表现为原发性闭经、性幼稚,女性内生殖器分化正常,以伴有嗅觉缺失或嗅觉减退为特征。卵巢发育不全，卵巢内虽有始基卵泡，但无卵泡发育。

(2)颅咽管瘤：为垂体蝶鞍上部肿瘤，多位于垂体柄漏斗前面，来源于神经颊囊残迹，主要为上皮细胞巢组成，为垂体和颅咽管未完全关闭所致。临床症状与年龄相关，婴幼儿期由于肿瘤压迫可导致失明与梗阻性脑积水；青春期表现为发育停滞和性幼稚；性成熟期表现为闭经、第二性征发育差、内外生殖器萎缩、营养不良及向心性肥胖等，称为肥胖性营养不良生殖无能症。

(3)颅脑损伤：颅脑部外伤、炎症、化疗及放射性损伤均可引起垂体功能减退，导致闭经。

3.药物性闭经

长期使用抑制中枢或下丘脑的药物，如抗精神病药物、性激素、麻醉药、多巴胺受体阻滞药等可干扰 HPO 轴的神经内分泌功能，引起 GnRH 的分泌失调而致闭经，但一般停药后月经均可恢复。

(二)垂体性闭经

1.垂体肿瘤

垂体肿瘤包括分泌 PRL 的腺瘤、生长激素腺瘤、促肾上腺皮质激素腺瘤、促性腺激素腺瘤、促甲状腺素腺瘤及混合腺瘤。以分泌 PRL 的腺瘤最常见，占全部垂体肿瘤的 70%，占女性高催乳素血症的 46%～75%。患者多为中等肥胖，临床表现为闭经、溢乳、不孕、无排卵及黄体功能障碍。

2.空蝶鞍综合征

由于蝶鞍隔先天性发育不全或肿瘤及手术破坏蝶鞍隔，使蛛网膜下腔向垂体窝(蝶鞍)延伸，压迫垂体组织，使下丘脑分泌的 GnRH 和多巴胺经垂体门脉循环向垂体的转运受阻，从而导致闭经，可伴 PRL 升高和溢乳。

3.希恩综合征

希恩综合征特发于产后大出血。由于妊娠期垂体生理性增生肥大，血氧供应需求增加，对缺血和缺氧十分敏感。缺血时间越长，垂体前叶破坏面越大。多于产后大出血后 3～5 周出现症状，如虚弱、无泌乳、怕冷、脱发及低 Gn 性闭经等。腺垂体功能低下不仅影响性腺，甚至影响肾上腺和甲状腺功能。

(三)卵巢性闭经

1.先天性性腺发育不全

患者性征幼稚，性腺呈条索状，包括染色体异常型，如特纳综合征(45,X)及其嵌合型；染色体正常型，如 46,XX 单纯性腺发育不全及 46,XY 单纯性腺发育不全。

2.酶缺陷

包括 17α-羟化酶缺乏、17,20 碳链裂解酶缺乏及芳香化酶缺乏。酶缺陷使雌激素合成障碍，导致低雌激素及 FSH 反馈性升高。临床多表现为性征幼稚和原发性闭经，卵巢活检可见始基卵泡、窦前卵泡和极少数窦状卵泡。

3.卵巢早衰

卵巢早衰(POF)指女性 40 岁前由于卵巢功能减退引发的闭经，伴有雌激素缺乏症状。激素特征为FSH、LH升高，FSH＞40U/L，伴雌激素水平下降并逐渐表现出闭经及血管舒缩症状等。卵巢衰退是一个过程，为了及早诊治并强调卵巢功能缺陷的病变在卵巢本身，推荐使用POI，即年龄小于40岁，停经大于4个月，FSH＞40U/L。

有调查发现，POF/POI患者绝经相关症状包括抑郁、情绪波动、精神不集中、脱发、眼干涩、畏寒、关节弹响、四肢刺痛、低血压、甲状腺功能低下及低血糖等。与自然绝经女性相比，这些症状并不随年龄增加而消失。

4.卵巢抵抗综合征

卵巢抵抗综合征又称卵巢不敏感综合征，Gn受体突变可能是发病原因之一。由于卵巢激素受体缺陷，不能对Gn产生反应，无性激素分泌，内源性Gn特别是FSH水平升高。第二性征发育欠佳或不发育，卵巢内多数为始基卵泡及初级卵泡。

（四）子宫性闭经及下生殖道发育异常性闭经

1.子宫性闭经

（1）宫腔黏连：宫腔黏连（IUA）又称Asherman综合征，是子宫内膜损伤、黏连和完整性破坏，导致闭经。宫腔黏连的原因是手术损伤或宫腔内严重感染（如结核、阿米巴病、放线菌病等）破坏子宫内膜基底层。根据黏连范围、类型及月经变化可分为轻度、中度、重度三级。临床表现根据黏连部位、范围而异。

（2）MRKH综合征：由于胎儿期双侧副中肾管形成的子宫段未融合或融合后不久即停止发育，患者无子宫无阴道或有始基子宫或幼稚子宫，以前者多见，后两者少见。患者染色体核型为46，XX，卵巢发育、性激素水平及第二性征完全正常，常伴有泌尿系统畸形。

（3）雄激素不敏感综合征：染色体核型为46，XY，性腺是睾丸，无子宫及输卵管。血中睾酮为正常男性水平，但由于靶器官雄激素受体缺陷，对睾酮不反应，外阴发育为女性，阴道是盲端，较短浅。

2.下生殖道发育异常

包括处女膜闭锁、阴道闭锁、阴道横隔和阴道斜隔，是副中肾管和泌尿生殖窦分化异常所致。多表现为青春期后出现逐渐加剧的周期性下腹痛，可伴有便秘、肛门坠胀、尿频等症状。处女膜闭锁患者查体时处女膜处可见紫蓝色膨出。

（五）其他

1.先天性肾上腺皮质增生（CAH）

属常染色体隐性遗传病，常见的有21-羟化酶或11β-羟化酶缺乏，导致皮质醇合成减少，ACTH反应性增加，刺激肾上腺合成雄激素增加。重者在雄激素的作用下，女性外生殖器出生时呈不同程度的男性化畸形；轻者青春期发病，可表现为高雄体征及闭经。

2.分泌雄激素的卵巢肿瘤

分泌雄激素的卵巢肿瘤包括睾丸母细胞瘤、卵巢门细胞瘤等，过量雄激素抑制HPO轴的功能引起闭经和男性化特征。

3.甲状腺疾病

由于自身免疫抗体引起甲状腺功能减退或亢进，并抑制GnRH的分泌导致闭经；也可因抗体交叉免疫破坏卵巢组织导致闭经。包括桥本甲状腺炎及格雷夫斯(Graves)甲亢。

三、诊断

闭经的原因很多，是许多疾病的一种表现，其诊断要根据病史、体格检查和相关的辅助检查找出导致闭经的原发病因，才能最终诊断其类型、发生部位。因此，详细了解闭经患者的发病史、月经史、生育史、个人史十分重要。

(一)病史

1.现病史

了解末次月经时间，并区分是自然月经或激素治疗后的撤退性出血。了解发病前有无诱因，如环境改变、精神刺激、过度劳累、寒冷刺激等，精神心理因素、节制饮食或厌食所致的明显体重下降，消耗性疾病引起的严重营养不良等。

2.月经史

原发性闭经患者应询问有无自然的乳房发育、性毛生长、身高增长；继发性闭经者应询问初潮年龄、周期、经期、经量等。闭经以来有无伴发症状，如早孕样反应、腹痛、溢乳、视力改变、体重增加、围绝经症状等。曾做过什么检查，用过哪些药物等。最近的两次月经日期要问清楚。

3.婚育史

包括婚姻状况、结婚年龄、避孕方法、使用时间等。妊娠生育史包括妊娠次数、分娩次数，有无难产、大出血和手术产情况、有无产后并发症；流产次数、方法、有无并发症等；有无人工流产、取环等可能造成子宫内膜损伤的病史。

4.既往史

幼年有无腮腺炎、结核、脑炎、脑部创伤史、生殖器官感染史。有无垂体肿瘤、垂体手术、垂体外伤等病史。有无其他内分泌疾病史，如甲状腺、肾上腺和胰腺等异常病史。

5.个人史

个人生活习惯、学习工作压力、环境改变、运动强度、家庭关系等。

6.家族史

母亲、姐妹有无早绝经的病史，父母是否近亲结婚等。

(二)临床表现和体格检查

1.临床表现

16 岁月经从未来潮，为原发闭经；原来月经正常，排除妊娠和哺乳，月经停止 6 个月以上，为继发闭经。

2.体格检查

(1)全身检查：包括全身发育状况、有无畸形；测量身高、体重、四肢与躯干的比例，五官特征，观察精神状态、智力发育、营养状等，对毛发分布和浓密程度进行评分，评估乳房发育情况并检查是否溢乳，腹股沟和小腹部有无肿块等。

(2)妇科检查：观察外生殖器发育情况，有无先天性畸形；检查子宫和卵巢的大小，有无肿块和结节，输卵管有无增粗和肿块等。

（三）辅助检查

1.激素试验

（1）孕激素试验：根据孕激素试验将闭经分为Ⅰ度闭经和Ⅱ度闭经，反映闭经的严重程度：卵巢具有分泌雌激素功能，有一定雌激素水平，用孕激素有撤退出血称为Ⅰ度闭经；卵巢分泌雌激素功能缺陷或停止，雌激素水平低落，用孕激素无撤退出血，称为Ⅱ度闭经。方法为黄体酮20mg，肌内注射，共3～5日；或甲羟孕酮8～10mg，每日1次，共5～7日；或地屈孕酮10mg，每日2次，共5～7日。停药后2～7日内有撤退性出血为阳性，即Ⅰ度闭经，表示生殖道无异常，体内有一定水平的内源性雌激素，但有排卵障碍；如本试验为阴性，则为Ⅱ度闭经。

（2）雌激素试验：孕激素试验阴性者行雌激素试验以排除子宫性闭经。口服雌激素（己烯雌酚1mg，或炔雌醇0.05mg，或结合雌激素片0.625mg，或戊酸雌二醇片1mg）每日1次，共20日，于用药第16日开始用孕激素制剂（黄体酮20mg，肌内注射，每日1次；或甲羟孕酮8～10mg，每日1次；或地屈孕酮10mg，每日2次）共5日。停药后2～7日内有撤退性出血者为阳性，表示子宫内膜正常，下生殖道无梗阻，病变系内源性雌激素缺乏引起；试验阴性表示病变在子宫，重复两个周期仍无出血，子宫或下生殖道梗阻可诊断。

（3）垂体兴奋试验：对于FSH低于正常者，需用此试验确定病变在垂体还是下丘脑。方法是静脉注射GnRH 50μg，于注射前及注射后15分钟、30分钟、60分钟、120分钟分别采血测定LH，峰值为注射前2倍以上为阳性，说明病变可能在下丘脑。阴性者人工周期治疗1～3个月后重复试验仍无反应者表示病变在垂体。若FSH升高不明显，LH较基础值明显升高，伴有LH/FSH＞3，提示可能是PCOS。

2.靶器官功能检查

（1）子宫功能检查：诊断性刮宫或内膜活检适用于已婚妇女，用于了解宫腔深度、颈管和宫腔有无黏连。刮取内膜活检可以了解子宫内膜对卵巢激素的反应，诊断内膜结核、内膜息肉等疾病。

（2）卵巢功能检查：包括基础体温测定、宫颈评分、宫颈脱落细胞检查等。

1）基础体温测定：孕酮通过体温调节中枢使体温升高，正常有排卵的月经周期后半周期体温较前半周期升高0.3～0.5℃，因此体温呈双相型提示卵巢有排卵和黄体形成。

2）宫颈黏液检查：宫颈受雌、孕激素的影响会发生形态、宫颈黏液物理性状的改变。分为宫颈黏液评分和宫颈黏液结晶检查两种，前者是根据宫颈黏液的量、拉丝度、宫颈口张合的程度进行评分；后者根据黏液的结晶判断受雌激素影响的程度及是否受孕激素的影响。

3）阴道脱落细胞检查：通过观察阴道脱落中表、中、底层细胞的比例，判断雌激素水平，一般表层细胞的比例越高反映雌激素水平越高。卵巢早衰患者出现不同程度的雌激素低落状态。

3.内分泌测定

（1）生殖激素测定：促性腺激素FSH、LH测定适用于雌激素试验阳性者，以区别雌激素缺乏是卵巢性或中枢性。高促性腺激素性腺功能低落：FSH≥30U/L，病变在卵巢；低促性腺激素性腺功能低落：FSH或LH＜5U/L，病变在中枢（下丘脑或垂体）。LH/FSH比值增大可能患有 PCOS。E_2 测定可反映卵巢激素的水平，E≤50pg 卵巢功能低下，P≥15.9nmol/L 说明有排卵，T 高提示有 PCOS、卵巢男性化肿瘤、睾丸女性化疾病、肾上腺皮质疾病等可能。PRL 测定要在上午 9～11 时，空腹、安静状态下，避免应激因素影响。PRL＞25ng/mL 为高催乳素血症，要根据病史寻找相应的病因。

（2）其他激素：甲状腺激素、肾上腺激素、胰岛素等的测定可以确定闭经的原发病因。

4.其他辅助检查

（1）B 超检查：可了解盆腔有无肿块，了解子宫大小、内膜情况、宫腔内有无占位病变，卵巢的大小形态、卵泡大小数目、有无肿块，有无腹腔积液等。

（2）子宫输卵管造影（HSG）：对于怀疑子宫疾病、结核、黏连者应行 HSG 检查，了解子宫是否有黏连、输卵管是否通畅等。

（3）宫腔镜检查：有助于明确子宫性闭经的病变性质，了解宫腔黏连的部位、程度、范围等，估计月经恢复的可能性；腹腔镜检查可以在直视下观察卵巢的外观、大小、形状等，明确闭经的病因，腔镜下可以取组织进行活检，卵巢活检有利于明确两性畸形的病因。

（4）电子计算机断层扫描（CT）或磁共振成像（MRI）：可用于头部蝶鞍区的检查，有利于分析肿瘤的大小和性质，诊断空蝶鞍、垂体瘤等疾病。

（5）染色体检查：对于原发性闭经应常规进行外周血染色体检查，对鉴别先天性性腺发育不全的病因、两性畸形的病因有重要意义。

（6）自身免疫性抗体检测：与闭经有关的自身免疫性抗体包括抗肾上腺抗体、抗甲状腺微粒体抗体、抗卵巢抗体、抗胰岛细胞抗体等。

（7）其他：疑为结核者，应测定红细胞沉降率、结核菌素试验、胸部 X 线检查；怀疑妊娠或相关疾病者，应查 hCG。

四、治疗

引起闭经的原因复杂多样，有先天和后天因素，更有功能失调和器质性因素之分，因此治疗上要按照患病病因制订出不同的治疗方案，全身治疗和病因治疗相结合。

（一）一般治疗

月经正常来潮受神经内分泌调节，精神心理、社会环境、饮食营养对其有重大影响。另外，闭经本身也会影响患者的身心健康。因此，全身治疗和心理调节对闭经患者十分必要。对于因精神创伤、学习和工作压力导致的精神应激性闭经要进行耐心的心理疏导；对于盲目节食减肥或服药减肥导致的闭经要指导其正确认识和利用适当途径进行体重控制，并告知过度节食减肥的弊端；对于偏食引起的营养不良要纠正饮食习惯；慢性疾病导致的营养不良要针对病因进行治疗，并适当增加营养。若闭经患者伴有自卑、消极的心理问题，要鼓励其树立信心，配合治疗，有助于月经早日恢复。

（二）激素治疗

对于原发性闭经患者，激素应用的目的是促进生长和第二性征发育，诱导人工月经来潮；对于继发性闭经患者，激素应用的目的是补充性激素，诱导正常月经，防止激素水平低下造成的生殖器官萎缩、骨质疏松等影响。

1.单纯雌激素应用

(1)促进身高生长:特纳综合征患者及性腺发育不良患者缺乏青春期雌激素刺激产生的身高突增阶段,因此,这类患者在骨龄达到13岁以后,可以开始小剂量应用雌激素,如孕马雌酮0.300～0.625mg/d,戊酸雌二醇1mg/d,可增快生长速度。也可使用生长激素,剂量为每周0.5～1.0U/kg,应用时间可早至5～6岁,但价格昂贵。

(2)促进第二性征和生殖器官发育:原发性闭经患者为低雌激素水平者,第二性征往往发育不良或完全不发育,应用小剂量雌激素模拟正常青春期水平,刺激女性第二性征和生殖器官发育,如孕马雌酮0.300～0.625mg/d,戊酸雌二醇1mg/d,使用过程中定期检测子宫内膜厚度,当子宫内膜厚度超过6mm时,开始定期加用孕激素,造成撤退性出血——人工月经。

(3)激素替代:当患者雌激素水平低下,而缺乏子宫或子宫因手术切除时,可单纯应用雌激素进行激素替代治疗,如孕马雌酮0.625mg/d、戊酸雌二醇1～2mg/d、炔雌醇0.0125mg/d等。

2.雌、孕激素联合

雌、孕激素序贯治疗:孕马雌酮0.625mg/d或戊酸雌二醇1～2mg/d,从出血第5日开始应用,连续21～28日,最后10～14日加用孕激素,如甲羟孕酮8～10mg/d或地屈孕酮10～20mg/d。

3.单纯应用孕激素

对于有一定雌激素水平的Ⅰ度闭经,可以应用孕激素后半周期治疗,避免长期雌激素刺激缺乏孕激素抵抗造成子宫内膜过度增生。用药方法为,甲羟孕酮8～10mg/d或地屈孕酮10～20mg/d,从出血第16日开始,连续应用10～14日。

(三)促孕治疗

对于有生育要求的妇女,有些闭经患者在进行数个周期的激素治疗后,排卵恢复,可自然怀孕;但有些患者无法恢复自发排卵,要在周期治疗诱导生殖器官发育正常后,进行促排卵治疗。

1.小剂量雌激素

对于卵巢早衰患者,卵巢内尚有少量残余卵泡,这类患者不论对氯米芬或尿促性素都不敏感,可以用小剂量雌激素期待治疗,孕马雌酮0.625mg/d或戊酸雌二醇1mg/d,定期监测卵泡生长情况,当卵泡成熟时可用hCG 5 000～10 000U促排卵。

2.氯米芬(CC)

适应于有一定雌激素水平的闭经妇女。从撤退性出血第3～5日开始,50～200mg/d,连续5日,从最低剂量开始试用,若无效,下一周期可逐步增加剂量。使用促排卵药物过程中要严密监测卵巢大小和卵泡生长情况。

3.尿促性素(HMG)

适应于中枢性闭经。自撤退出血3～5日开始,每日75U,连续7日,若无反应可逐渐增加剂量,每次增加37.5～75U,用药期间必需利用B超、宫颈评分、雌激素水平监测卵泡发育情况,随时调整剂量。当宫颈评分>8分,优势卵泡>18mm时,可以注射hCG促排卵,hCG的注射剂量要根据卵泡的数量和卵巢的大小决定,以防引起卵巢过激反应。

4.纯促卵泡素(FSH)

每支含纯化的FSH 75U,该制剂主要适应于LH不低的患者,如PCOS患者,使用方法同HMG,在撤退性出血3～5日开始使用,每日75U,连续7日,之后通过定期监测卵泡发育情况调整用药量,直至卵泡成熟,停止应用FSH。

5.hCG

促卵泡治疗过程中观察到卵泡直径>18mm或宫颈评分连续2日大于8分时,可以注射hCG 2 000～10 000U/d,诱使卵泡排出。hCG的使用量要根据成熟卵泡的数量、卵巢的大小慎重选用,避免剂量使用不当造成卵巢过度刺激。

(四)对因治疗

引起闭经的原因很多,因此治疗闭经要结合其病因诊断,针对发病原因进行治疗。

1.子宫及下生殖道因素闭经

(1)下生殖道因素闭经:无孔处女膜可手术切开处女膜,有经血者进行引流,并用抗生素预防感染;小阴唇黏连者一经确诊应立即行钝性分离术,术后抗感染、局部应用雌激素预防再次黏连;阴道闭锁和阴道完全横膈需手术,术后适当应用阴道模具避免黏连;阴道不全横膈可在孕育成功,分娩时予以切开;先天性无阴道无子宫者,可在婚前3个月进行阴道成形术,术后放置模具。

(2)宫腔黏连:宫腔黏连的处理要根据黏连的部位、面积、程度、有无生育要求决定是否处理。宫腔完全黏连或虽部分黏连但不影响经血外流者,若患者无生育要求者,无须处理;如有生育要求,宫腔部分黏连或宫颈黏连影响经血流出有周期性腹痛,应分解黏连。方法有:用宫腔探针或宫颈扩张器分离黏连或在宫腔镜直视下分离黏连。黏连分离后放置IUD 3～6个月,同时应用雌孕激素序贯治疗支持内膜的修复和生长,预防再黏连。

2.卵巢性闭经

不论是先天性卵巢发育不良还是后天因素导致卵巢功能衰退、卵泡耗竭,均表现为促性腺激素增高,雌、孕激素水平低下。

(1)原发性卵巢性闭经:这类患者第二性征发育不良或不发育,因此,在骨龄达到13岁时应用小剂量雌激素促进生长和第二性征发育,当子宫内膜发育到一定程度时,开始使用雌、孕激素联合治疗诱发月经。该类患者由于卵巢内缺乏生殖细胞和卵泡,因此,不能孕育自己的孩子,如子宫发育正常,婚后可以借助他人供卵生育。

(2)继发性卵巢性闭经:这类闭经引起的原因不详,治疗上也无法针对病因。对于无生育要求的,应进行雌孕激素联合替代治疗,维持月经、避免生殖器官萎缩、预防骨质疏松等疾病。对于有生育要求,而卵巢内又有残存卵泡者,雌孕激素序贯治疗数周期后,有部分患者可恢复排卵而受孕;若不能自发恢复可试用促排卵治疗,但这类患者的卵巢对促排卵药物的敏感性差,生育希望较小。继发性卵巢性闭经患者,闭经时间越短,治疗后排卵恢复率越高,反之,排卵恢复率极低。

3.垂体性闭经

多为器质性原因引起的闭经,如垂体瘤、空蝶鞍综合征、希汉综合征,要针对病因治疗。

(1)垂体瘤:种类很多,各具不同的分泌功能,因此除了瘤体增大时的神经压迫症状外,对健康产生的影响依据其分泌的激素而不同。一般而言，垂体肿瘤通过手术切除可以根治，但近年来的研究和医学发展使垂体肿瘤的药物治疗成为可能。垂体催乳素瘤是引起闭经的主要原因之一，该病可以手术治疗，如开颅术、经蝶鞍术等，但垂体催乳素瘤手术常常造成肿瘤切除不全或正常垂体组织损伤，近年来药物治疗获得了巨大的进展，逐渐替代手术成为首选治疗方法。目前垂体催乳素瘤的首选治疗药物是溴隐亭，为多巴胺受体激动剂，每片 2.5mg，可从 1.25mg 开始给药，每日 2 次，餐时或餐后给药，3 日无不适可逐渐加量，最大剂量 10mg/d。该药的主要不良反应是胃肠道刺激症状，如不能适应，也可改用阴道给药，资料报道与口服生物利用度相似。另外，还有长效溴隐亭，每 28 日注射 1 次，一次 50～100mg，最大剂量 200mg，不良反应小，疗效好，可用于对口服溴隐亭不能耐受的患者。还有一种是诺果宁，是非麦角碱类多巴胺受体 D_2 激动剂，为新一代高效抗 PRL 药，治疗初始剂量为 25μg/d，第 2 日、第 3 日为 50μg/d，维持量为 75～150μg/d，该药不良反应小、使用安全，但目前国内市场尚无销售。由于 PRL 降为正常后可以立即恢复自发排卵，因此对于已婚妇女，如不避孕可能很快怀孕，但建议如果是垂体瘤患者，最好是 PRL 控制正常一年后怀孕。尽管目前尚无任何资料证明溴隐亭对胚胎有害，但慎重起见，推荐妊娠期，特别是 3 个月以内停用溴隐亭。妊娠过程中定期观察 PRL 变化，有无头痛、视力下降等症状，如有催乳素瘤复发或加重，可立即使用溴隐亭，能迅速控制症状，控制不住可以立即手术。

(2)希汉综合征：通常造成垂体分泌促性腺激素、促甲状腺素、促肾上腺素功能的损伤，因此根据患者的具体情况，需进行雌、孕激素，甲状腺素和肾上腺皮质激素三方面的补充替代治疗。雌、孕激素采用序贯治疗；肾上腺皮质激素采用泼尼松 5～10mg/d 或醋酸可的松 25mg/d，晨服 2/3，下午服 1/3；甲状腺素片 30～60mg/d。该病如果没有子宫和输卵管的损伤，如有生育要求，轻型者可用 CC 促排卵，重者可以用 HMG/hCG 促排卵治疗，排卵后建议使用黄体酮维持黄体功能。

4.中枢性闭经

中枢性闭经的病因多为精神心理、应激相关因素，因此针对诱因进行治疗十分重要；部分为先天性下丘脑神经元发育异常导致，主要是进行激素替代，有生育要求者进行促排卵助孕。

(1)Kallmann 综合征：这种先天性的中枢异常无法纠正，因此，需用激素替代方法补充治疗及诱导月经来潮。而卵巢本身并无异常，只是缺乏促性腺激素的刺激使其功能处于静止状态，给予外源性促性腺激素可以诱导卵巢内卵泡的发育和成熟。因此，该病的治疗分两个阶段，首先是激素替代治疗，用小剂量雌激素治疗促进第二性征的发育和生殖器官的发育，到生殖器官发育到一定阶段时，单纯雌激素治疗改为雌、孕激素联合治疗诱导月经来潮；当患者结婚有生育要求时，可用 HMG 和 hCG 诱导排卵或用 GnRH 脉冲法诱导排卵，后者由于操作困难使用较少。

(2)特发性低促性腺素性腺功能低下(IHH)：治疗同 Kallmann 综合征，用激素替代方法补充治疗及诱导月经来潮，有生育要求时，给予外源性促性腺激素诱导卵巢内卵泡的发育成熟和排卵。

(3)继发性低促性腺素性腺功能低下：用周期性治疗诱导月经来潮，连续 3～6 个月。

5.其他原因引起的闭经

由于甲状腺功能亢进症、甲状腺功能减退症、肾上腺皮质功能亢进或低下、糖尿病等因素引起的闭经，要治疗原发疾病。

（梁玉芳）

第四节　痛经

痛经是指与月经相关的，出现于行经前后或月经期的下腹部疼痛、坠胀，伴有腰酸或其他不适，严重影响生活和工作的症状。痛经分为原发性痛经和继发性痛经两类。原发性痛经是盆腔无器质性病变的痛经，占痛经90%以上，仅存在于有排卵周期，通常在月经初潮后6～12个月，绝大多数在初潮后2年内，排卵周期建立后发病。继发性痛经是盆腔器质性疾病引起的痛经，常见病因有子宫内膜异位症、子宫腺肌病、子宫肌瘤、子宫内膜息肉、宫腔黏连、宫内节育器放置后、宫颈狭窄、卵巢囊肿、副中肾管先天发育异常以及盆腔炎性疾病。其中以子宫内膜异位症所致痛经最为常见。疼痛常表现为“充血性疼痛”，可伴盆腔沉重感、背痛，常于黄体晚期逐渐加重，月经来潮达高峰。并伴有其他妇科症状，如性交疼痛、接触性出血、不规则阴道出血以及异常白带等。疼痛出现于初潮后数年（副中肾管先天发育异常所致者，疼痛出现较早）可能是继发性痛经的重要特征，在无排卵周期发生的痛经也应考虑继发性痛经。妇科检查有异常发现，必要时可借助于宫腔镜、腹腔镜及影像学检查辅助诊断，并对因治疗。

一、病因及发病机制

原发性痛经的病因尚未完全明确，其发生可能与子宫收缩异常有关。在通常情况下，整个月经周期中，受性激素、前列腺素和其他子宫收缩物质的调控，子宫存在良好的收缩模式，这种子宫收缩不影响子宫血流。原发性痛经女性存在4种形式的收缩异常，包括：最常见的是子宫基础紧张度升高（超过10mmHg）；子宫收缩高峰时压力升高（超过120mmHg，常超过150mmHg）；子宫收缩次数增加（每10分钟超过4次）以及不同步、不协调的子宫收缩。这4种收缩异常可单独或同时存在，当一种以上的收缩异常同时存在时，其作用倾向于彼此加强。子宫收缩异常，导致子宫血流量减少，影响子宫再灌注和氧合，子宫缺血、组织缺氧导致疼痛。

前列腺素（PG）$F_{2\alpha}$是一种强的子宫平滑肌兴奋剂和血管收缩剂。先前的研究显示，绝大多数原发性痛经女性，子宫前列腺素的产生和释放增加或存在异常，引起异常的子宫活动和缺血、缺氧，进而引发痛经。有学者及其同事首次在经血中测定了前列腺素的含量，证实原发性痛经女性的前列腺素F较非痛经女性多8～13倍，大多数前列腺素的产生和释放发生于行经的最初48小时，所以剧痛常发生于月经第1～2日。前列腺素合成酶抑制剂，非甾体抗炎药如布洛芬、萘普生等的应用可抑制经血中前列腺素含量、缓解痛经症状，也支持前列腺素在原发性痛经发生中的作用。

孕激素对溶酶体的稳定性发挥重要作用，高水平的孕激素可稳定溶酶体。若卵母细胞未受精，黄体在排卵后9～10日开始退化，孕激素水平在晚黄体期下降，溶酶体不稳定，磷脂酶释放，溶解细胞膜磷脂生成花生四烯酸，成为环氧合酶和脂氧合酶途径的前体物质。可通过环氧合酶途径生成前列腺素，还可通过脂氧合酶途径生成白三烯。白三烯也可刺激子宫收缩，子宫内白三烯的增加可能与原发性痛经的某些形式有关。这也可以解释某些原发性痛经女性使用前列腺素合成酶抑制剂无效。

此外，垂体后叶加压素、缩宫素可能也参与了原发性痛经的发生。原发性痛经可能还受到遗传、精神、心理因素及运动的影响。

二、临床表现

原发性痛经多于月经来潮后开始出现疼痛，最早出现在经前12小时。通常仅持续24小时或更短时间，很少持续超过48小时。若疼痛开始于经前，并持续贯穿于月经始终，则非原发性痛经特点。疼痛常呈痉挛性，位于下腹部耻骨联合处，并向大腿内侧放射，经血量最大时疼痛达峰值。可伴腰痛、恶心、呕吐、腹泻以及头晕、乏力等症状，严重者可出现面色苍白、出冷汗甚至晕厥。经阴道和直肠行盆腔检查均无异常。

三、诊断及鉴别诊断

根据临床表现，必要时测基础体温证实疼痛发生在有排卵周期，临床即可诊断。需与子宫内膜异位症、子宫腺肌病、子宫肌瘤、子宫内膜息肉、宫颈狭窄以及阻塞性生殖道畸形所致的继发性痛经相鉴别，见表16-1。需要注意的是，在有排卵周期建立前即发生痛经者，应考虑副中肾管先天发育异常，如先天性宫颈管狭窄、残角子宫、阴道斜隔综合征等可因经血引流不畅等原因导致痛经，还应与慢性盆腔炎、盆腔黏连、肠易激综合征、炎性肠病和间质性膀胱炎等所致的疼痛相鉴别，突然发生的痛经还要与急性盆腔炎、异位妊娠和流产相鉴别。

表16-1　原发性痛经与继发性痛经鉴别

鉴别点	原发性痛经	继发性痛经
年龄(岁)	16～25	30～45
疼痛	痉挛性，始于经前	充血性，常贯穿整个黄体晚期
病理生理	与过多的前列腺素、抗利尿激素和白三烯有关	与潜在疾病相关
症状	常为自限性，持续1～3日，复方口服避孕药和非甾体抗炎药有效，间歇期正常	与潜在疾病的其他症状并存，复方口服避孕药和非甾体抗炎药效果不明显，间歇期常较重
体征	无明显体征	病因不同可有不同体征

四、治疗

（一）原发性痛经

1.一般治疗

对痛经患者，尤其是青春期少女，必须进行有关月经的生理知识教育，消除其对月经的心理恐惧。痛经时可卧床休息，热敷下腹部，还可服用非特异性的止痛药。研究表明，对痛经患者施行精神心理干预可以有效减轻症状。

2.药物治疗

(1)前列腺素合成酶抑制剂：非甾体抗炎药是前列腺素合成酶抑制剂，通过阻断环氧化酶通路，抑制前列腺素合成，使子宫张力和收缩力下降，达到止痛的效果。有效率60%～90%，服用方法简单，不良反应小，还可以缓解其他相关症状，如恶心、呕吐、头痛、腹泻等。用法：一般于月经来潮、痛经出现前开始服用，连续服用2～3日，因为前列腺素在月经来潮的最初48小时释放最多，连续服药的目的是减少前列腺素的合成和释放。因此，疼痛时间断给药效果不佳，难以控制疼痛。

布洛芬和酮基布洛芬的血药浓度30～60分钟达到峰值，起效很快。吲哚美辛等对胃肠道刺激较大，容易引起消化道大出血，不建议作为治疗痛经的一线药物。

(2)避孕药具：短效口服避孕药和含左炔诺孕酮的宫内节育器适用于需要采用避孕措施的痛经患者，可以有效地治疗原发性痛经。口服避孕药可以使50%的患者疼痛完全缓解，40%明显减轻。含左炔诺孕酮的宫内节育器对痛经的缓解的有效率也高达90%左右。避孕药的主要作用是抑制子宫内膜生长、抑制排卵、降低前列腺素和血管加压素的水平。各类雌、孕激素的复合避孕药均可以减少痛经的发生，它们减轻痛经的程度无显著差异。

3.手术治疗

以往对原发性痛经药物治疗无效者的顽固性病例，可以采用骶前神经节切除术，效果良好，但有一定的并发症。近年来主要用子宫神经部分切除术。无生育要求者，可进行子宫切除术。

(二)继发性痛经

继发性痛经是指与盆腔器官的器质性病变有关的周期性疼痛。常在初潮后数年发生。

1.病因

有许多妇科疾病可能引起继发性痛经，包括以下情况。

(1)典型周期性痛经的原因：处女膜闭锁、阴道横隔、宫颈狭窄、子宫异常(先天畸形、双角子宫)、子宫腔黏连(Asherman综合征)、子宫内膜息肉、子宫平滑肌瘤、子宫腺肌病、盆腔淤血综合征、子宫内膜异位症、IUD等。

(2)不典型的周期性痛经的原因：子宫内膜异位症、子宫腺肌病、残留卵巢综合征、慢性功能性囊肿形成、慢性盆腔炎等。

2.病理生理

研究表明，子宫内膜异位症和子宫腺肌病患者体内产生过多的前列腺素，可能是痛经的主要原因之一。前列腺素合成抑制制剂可以缓解该类疾病的痛经症状。环氧化酶(COX)是前列腺素合成的限速酶，在子宫内膜异位症和子宫腺肌病患者体内表达量过度增高。这些均说明前列腺素合成代谢异常与继发性痛经的疼痛有关。

宫内节育器(IUD)的不良反应主要是月经过多和继发痛经，其痛经的主要原因可能是子宫的局部损伤和IUD局部的白细胞浸润导致的前列腺素合成增加。

3.临床表现

痛经一般发生在初潮后数年，生育年龄妇女较多见。疼痛多发生在月经来潮之前，月经前半期达到高峰，此后逐渐减轻，直到结束。继发性痛经症状常有不同，伴有腹胀、下腹坠痛、肛门坠痛等。但子宫内膜异位症的痛经也有可能发生在初潮后不久。

4.诊断和鉴别诊断

诊断继发性痛经，除了详细询问病史外，主要通过盆腔检查，相关的辅助检查，如B超、腹腔镜、宫腔镜及生化指标的化验等，找出相应的病因。

（梁玉芳）

第五节　多囊卵巢综合征

多囊卵巢综合征（PCOS）是一种最常见的妇科内分泌疾病之一。在临床上以雄激素过高的临床或生化表现、持续无排卵、卵巢多囊改变为特征，常伴有胰岛素抵抗和肥胖。其病因至今尚未阐明，可能是由于某些遗传基因与环境因素相互作用所致。

一、内分泌特征与病理生理

内分泌特征有：①雄激素过多；②雌酮过多；③黄体生成激素/卵泡刺激素（LH/FSH）比值增大；④胰岛素过多。产生这些变化的可能机制涉及以下几方面。

（一）下丘脑—垂体—卵巢轴调节功能异常

由于垂体对促性腺激素释放激素（GnRH）敏感性增加，分泌过量LH，刺激卵巢间质、卵泡膜细胞产生过量雄激素。卵巢内高雄激素抑制卵泡成熟，不能形成优势卵泡，但卵巢中的小卵泡仍能分泌相当于早卵泡期水平的雌二醇（E_2），加之雄烯二酮在外周组织芳香化酶作用下转化为雌酮（E_1），形成高雌酮血症。持续分泌的雌酮和一定水平雌二醇作用于下丘脑及垂体，对LH分泌呈正反馈，使LH分泌幅度及频率增加，呈持续高水平，无周期性，不形成月经中期LH峰，故无排卵发生。雌激素又对FSH分泌呈负反馈，使FSH水平相对降低，LH/FSH比例增大。高水平LH又促进卵巢分泌雄激素；低水平FSH持续刺激，使卵巢内小卵泡发育停止，无优势卵泡形成，从而形成雄激素过多、持续无排卵的恶性循环，导致卵巢多囊样改变。

（二）胰岛素抵抗和高胰岛素血症

外周组织对胰岛素的敏感性降低，胰岛素的生物学效能低于正常，称为胰岛素抵抗。约50%患者存在不同程度的胰岛素抵抗及代偿性高胰岛素血症。过量胰岛素作用于垂体的胰岛素受体，可增强LH释放并促进卵巢和肾上腺分泌雄激素，又通过抑制肝脏性激素结合球蛋白（SHBG）合成，使游离睾酮增加。

（三）肾上腺内分泌功能异常

约50%患者存在脱氢表雄酮（DHEA）及脱氢表雄酮硫酸盐（DHEAS）升高，可能与肾上腺皮质网状带P450c17α酶活性增加、肾上腺细胞对促肾上腺皮质激素（ACTH）敏感性增加和功能亢进有关。脱氢表雄酮硫酸盐升高提示过多的雄激素部分来自肾上腺。

二、病理

（一）卵巢变化

大体检查：双侧卵巢均匀性增大，为正常妇女的2～5倍，呈灰白色，包膜增厚、坚韧。切面见卵巢白膜均匀性增厚，较正常厚2～4倍，白膜下可见大小不等、≥12个囊性卵泡，直径在2～9mm。镜下见白膜增厚、硬化，皮质表层纤维化，细胞少，血管显著存在。白膜下见多个不成熟阶段呈囊性扩张的卵泡及闭锁卵泡，无成熟卵泡生成及排卵迹象。

（二）子宫内膜变化

因无排卵，子宫内膜长期受雌激素刺激，呈现不同程度增生性改变，甚至呈不典型增生。长期持续无排卵增加子宫内膜癌的发生概率。

三、临床表现

（一）PCOS 的特点

多囊卵巢综合征是以性腺轴失调为主，是全身性神经—内分泌—代谢失调异质性综合征。异质性指临床表现、实验室检查和辅助检查多种多样。多囊卵巢综合征需长期用药控制，停药后症状复发，不能治愈。如果不予以干预，可能出现远期并发症，如代谢综合征、糖尿病、心血管疾病、子宫内膜癌等。

（二）PCOS 的临床表现

1.月经异常

PCOS月经异常的表现多种多样，以月经稀发、继发闭经多见，还可表现为原发闭经及异常子宫出血等。但无排卵女性也可有规律月经。PCOS月经异常在生育晚期可以好转。月经周期的长度和患者年龄成反比，这是由于随着年龄增长，卵巢的卵泡丢失，在PCOS患者体内达到新的平衡。

2.不孕不育

不孕不育常常是PCOS患者就诊的原因，多由无排卵所致，通过基础体温测定、B超监测、月经后半期孕酮测定可确定有无排卵。促排卵药物的应用多可达到治疗目的。妊娠后流产率增加。

（三）卵巢的多囊性改变（PCO）

超声表现为一侧或双侧卵巢有12个以上直径为2～9mm卵泡和（或）卵巢体积大于10mL。多个小卵泡常呈串珠样或车轮样排列。

（四）肥胖

PCOS患者中肥胖的比例超过20%，常为腹部肥胖型（腰围比臀围≥0.85）和（或）体重指数（BMI）≥25kg/m^2（亚洲标准）。肥胖主要是环境因素的结果，是发生IR的最常见的危险因素，也是糖尿病和心血管病的重要诱因。肥胖的PCOS患者HI发生率为75%，常伴有胆固醇异常及三酰甘油（TG）升高、动脉粥样硬化、舒张压下降。肥胖降低了PCOS患者对治疗的敏感性。

（五）内分泌特点

部分 PCOS 患者 LH/FSH 比值>2，常见于瘦型的 PCOS 患者。这是因为肥胖可抑制 GnRH/LH 脉冲分泌振幅，使肥胖 PCOS 患者 LH 水平及 LH/FSH 比值不升高。FSH 水平正常或偏低，E_2 浓度相当于中卵泡期水平。PCOS 患者体内的雄激素有睾酮（T）、双氢睾酮（DHT）、雄稀二酮（A_2）、脱氢表雄酮（DHEA）及硫酸脱氢表雄酮（DHEA-S），均可升高。20%～35% PCOS 患者可出现 PRL 水平轻度升高。空腹胰岛素正常或增高。

（六）代谢综合征（MS）

MS 是多种代谢成分异常聚集的病理状态，包括腹部肥胖或超重、动脉粥样硬化、血脂异常（高三酰甘油血症及高密度脂蛋白胆固醇低下）、高血压、胰岛素抵抗和（或）葡萄糖耐量异常。

国际糖尿病联盟提出诊断代谢综合征必须符合以下条件。

1.中心性肥胖

腰围：欧裔男性腰围≥94cm，女性腰围≥80cm；中国男性腰围≥90cm，女性腰围≥80cm。

2.合并以下 4 项指标中任何 2 项

（1）三酰甘油水平升高：>1.7mmol/L 或已接受相应治疗。

（2）高密度脂蛋白—胆固醇（HDL-C）水平降低：男性<1.03mmol/L，女性<1.29mmol/L 或已接受相应治疗。

（3）血压升高：收缩压≥130mmHg 或舒张压≥85mmHg 或已诊断为高血压并接受治疗者。

（4）空腹血糖（FPG）升高：FPG≥5.6mmol/L 或此前已诊断为 2 型糖尿病或已接受相应治疗。如果 FPG≥5.6mmol/L，则强烈推荐进行口服 75g 葡萄糖耐量试验（OGTT）（即 75g 葡萄糖 0 小时及 2 小时的葡萄糖及胰岛素值测定）。如果 2 小时 FPG≥7.8mmol/L 应考虑葡萄糖耐量损伤（IGT）；FPG≥11.2mmol/L 则应考虑 2 型糖尿病。目前测量胰岛素抵抗（IR）的方法应用最广泛的还是 Homa-IR 测定。它的计算公式为：IR＝胰岛素（μU/mL）×葡萄糖（mmol/L）÷22.5。

代谢综合征加速冠心病和其他粥样硬化性血管病的发生发展，增加死亡危险。尤其要重视体重指数>30 的女性。

（七）阻塞性睡眠呼吸暂停综合征（OSA）

OSA 症状为白天嗜睡、打鼾、目击呼吸暂停发作、晨起头痛。PCOS 患者 OSA 患病率升高，合并 OSA 的 PCOS 患者 IGT 及 2 型糖尿病的发生风险增高，也是高血压、卒中、心血管疾病和胰岛素抵抗的高危因素。

（八）心理问题

PCOS 患者抑郁症的发生率增加。饮食失调特别是暴饮暴食也多见。因此，对 PCOS 患者进行抑郁症和饮食失调的筛查是很重要的。

（九）女性多毛症

女性多毛症是指女性身体雄激素敏感区的毳毛生长并转化为终毛，产生男性型毛发分布。

主要表现为上唇部多毛似胡须，胸部、乳房部甚至背部多毛，阴毛粗、黑，较长。四肢伸侧尤其是前臂和小腿有许多体毛，有些女性患者第一指骨背面有非常明显的粗黑毳毛。

妇女多毛症本身并不是一种疾病，但提示机体可能存在雄激素生成过多的疾病。大多数妇女多毛症的发生是由于雄激素水平升高，有些患者是由于毛囊对雄激素的敏感性升高。引起多毛症的原因有多囊卵巢综合征、卵巢肿瘤、肾上腺过度增生、肾上腺肿瘤、库欣综合征、催乳素腺瘤、接受雄激素治疗和特发性多毛症。而PCOS在诸多病因中占第一位，约78%的女性多毛症为PCOS患者，而约20%的女性多毛为特发性多毛症，即找不到导致多毛的病因，雄激素水平为正常。

女性体内的雄激素主要包括双氢睾酮(DHT)、睾酮(T)、雄烯二酮、脱氢表雄酮(DHEA)、硫酸脱氢表雄酮(DHEAS)，其活性依次递减，对毛囊最具有生物活性的雄激素是DHT。在未妊娠妇女中，雄激素由卵巢、肾上腺和外周组织转化合成，大部分与血清白蛋白和性激素结合球蛋白(SHBG)相结合，仅1%以游离形式发挥生物效能。

毛囊皮脂腺单位是雄激素敏感靶组织，游离睾酮、雄烯二酮、DHEA与受体结合后进入靶细胞，在5α-还原酶作用下转换为活性更强的DHT，进而与胞质受体蛋白结合，进入细胞核与DNA结合后作用于毛囊，导致毛发生长。当体内雄激素升高时，DHT转化增强，导致多毛。

毛发对雄激素的反应性除了取决于DHT的活性外，还取决于5α-还原酶活性。5α-还原酶可将睾酮转变为DHT，是雄激素作用的关键酶。5α-还原酶有两个亚型，SRD5A1及SRD5A2，SRD5A1和多毛的程度有关。5α-还原酶活性增强为正常雄激素水平的多毛女性发病的主要机制，这部分女性多毛的程度与血雄激素水平并不平行。即使雄激素水平正常，由于5α-还原酶的活性增高，将体内正常水平雄激素转化为DHT的效率升高，也会导致多毛。

多囊卵巢综合征合并血雄激素水平升高，性激素结合蛋白降低，产生更高的游离雄激素，另外部分PCOS患者的5α-还原酶活性也会增加，使DHT的水平增高，从而使患者表现为多毛。但并非所有高雄激素的患者均表现为多毛，许多高雄激素血症的女性无多毛表现，可能是毛囊皮脂腺对雄激素的反应性有个体差异所致。

女性多毛症表现为两个方面。

1.阴毛发育提早

女性阴阜处阴毛提早发育，可以在10岁左右开始出现阴毛生长。在雄激素的作用下，无色素、细的毳毛，变成有色素、粗的终毛。在阴毛增多的同时下肢的毳毛也变粗、变黑、变长。

2.体表毛发增多症

在年轻女孩子的面颊部、上唇处和鬓角处长出毛发，最严重者满唇均为长胡须，四肢均有长的毳毛，甚至于两手指背上也长出长长的毳毛。

PCOS患者多毛现象多不严重，以性毛增多为主，如阴毛分布常延及肛周、腹股沟或上伸至腹中线，但多属女性型分布；尚有眉浓及腋毛较浓密，前臂及小腿毛发增多，上唇细须等。尤其需注意男性型黑粗毛，乳晕、脐部周围可见粗毛也可诊断多毛。

女性多毛症的评分一般沿用Ferriman-Gallwey(F-G)的多毛评分方法(表16-2)。

毛发的多少和分布因性别和种族的不同而有差异，汉族人群常见于上唇、下腹部、大腿内侧等。临床上评定多毛的方法很多，被广泛认可的是WHO推荐的评定方法——Ferriman-

Gallwey 毛发评分标准，记录上唇、下颏、胸、背上部、背下部、上腹部、下腹部、臂、腿 9 个部位毛发特征，并对每一部位作 1～4 级评分。Gallwev 分析，430 名正常妇女的 F-G 评分为：>10 分者占 1.2%，7～9.9 分者占 4.3%，5～6.9 分者占 9.9%，F-G 评分<7 分为正常，>9 分为多毛。

表 16-2　Ferriman-Gallwey 的毛发评分级标准

部位	评分	标准
上唇	1	外侧毛少许
	2	外侧小胡须
	3	胡须从外侧向内延伸未达中线
	4	胡须延伸至中线
下颌	1	少许散在的毛
	2	分散的毛有小积聚
	3 和 4	完全覆盖，少而重
胸	1	乳晕周围的毛
	2	另加中线的毛
	3	这些区域融合覆盖 3/4
	4	完全覆盖
背上部	1	少许散在的毛
	2	较多但仍分散
	3 和 4	完全覆盖，少而重
背下部	1	背部一簇毛
	2	一些横向延伸
	3	覆盖 3/4
	4	完全覆盖
上腹部	1	少许中线毛
	2	较多但仍在中线
	3 和 4	一半和完全覆盖
下腹部	1	少许中线毛
	2	一条中线毛
	3	一条带状中线毛
	4	倒“V”形生长
臂	1	生长稀疏未超过表面 1/4
	2	较多但仍未完全覆盖
	3 和 4	完全覆盖，少而重
腿	1、2、3、4	如臂

Ferriman-CJallwey 评分标准尚有某些缺陷，它没有包括某些部位，如颈部、双鬓、臀部及阴部等对于女性比较有意义的部位，但包括了前臂及小腿对雄激素不太敏感的部位；同时忽略了女性年龄的因素，在青少年及年龄大的女性中作用不明显。因此，有学者提出应对原标准做修改，如上臂、上背、上腹部在评分中意义较小，有些小样本的研究建议将这 3 个部位从评分标准中剔除，同时建议评分系统中应加入颈部、双鬓、臀部及阴部等对于女性更有意义的部位。乳晕、脐部周围可见粗毛也被视为可诊断多毛的依据。

女性多毛症需与多毛症进行鉴别。女性多毛症是指男性型的毛发生长，在雄激素敏感部位出现终毛的生长，如上唇、颏和颊、胸和上背部等，这些毛发的毛干较粗。而多毛症则表现为在无毛区（即仅有毳毛生长的部位）出现均匀分布的毛发生长，毛干细长而均一。女性多毛症源于雄激素刺激，而多毛症的原因尚不清楚，可能与遗传和种族有关。

（十）痤疮

痤疮是一种累及毛囊皮脂腺单元的慢性炎症性皮肤病，多发生于青春期，有时也见于中老年人和新生儿。痤疮是由皮脂、角化细胞、角化不全细胞及微生物等，充塞在扩大的毛囊口内形成的，好发于面部、胸部、背部等皮脂腺丰富的部位。

痤疮好发于青春期女性及育龄期妇女，其在 PCOS 中的发生率报道不一，有学者报道 1 741 例 PCOS 患者中 34.7％有痤疮；有学者报道的 240 例 PCOS 患者中 11.2％有痤疮。而 Eden 的研究发现 90 例女性痤疮患者中 67 例患有多囊卵巢综合征，占 74％。因此，青春期和生育期女性患者以痤疮就诊时，应进一步除外 PCOS。

皮脂腺位于靠近毛囊的真皮内。除手掌和足跖外分布于全身，尤以头皮、面部、胸部、肩胛间、阴阜等处较多。唇红部、乳头、龟头和小阴唇等处的皮脂腺直接开口于皮肤表面，其余开口于毛囊的上 1/3 处。皮脂腺可分泌皮脂，借以润滑皮肤、毛发和防止皮肤干燥。皮脂腺自青春期后分泌旺盛，青年男性较女性分泌多，至老年期逐渐减少。皮脂腺分泌皮脂过多，则可能诱发皮肤疾病。

多囊卵巢综合征的高雄激素血症，使皮脂分泌增加，导致患者头面部油脂过多，毛孔粗大，鼻唇沟两侧皮肤稍发红、油腻，头皮鳞屑多、头皮痒，胸、背部皮脂分泌也增多。由于过多的雄激素刺激了毛囊皮脂腺单元，多囊卵巢综合征女性的表现有油性皮肤。此外，雄激素还可促使表皮角质形成，增强毛囊壁的角化，增加皮脂腺功能的活跃程度。如此，毛囊壁上脱落的上皮细胞与皮脂混合，皮脂排出受阻，阻塞毛囊壁，形成痤疮。

大多数研究提示，痤疮的发生与血清雄激素水平升高有关。然而，另有研究结果并未提示痤疮患者血清中有任何雄激素异常。而其中，有学者对有卵巢囊肿的 61 例痤疮患者的检测结果提示，其血清雄激素水平正常。

痤疮的组织病理学特点：皮脂、角化细胞、角化不全细胞及微生物等充塞在扩大的毛囊口内，黑头粉刺可见黑色物。毛囊性丘疹，其毛囊周围血管扩张，有以淋巴细胞为主的细胞浸润，部分毛囊壁发生碎裂。在脓疱性损害中，主要为中性粒细胞，有时可发现葡萄球菌。结节性损害多发生于毛囊破裂部位，是由皮脂、游离脂肪酸、细菌、角化细胞等自毛囊进入真皮所致。囊肿损害中含有大量中性粒细胞，此外还有单核细胞、浆细胞和异物巨细胞。

1.痤疮的临床表现和分类

根据其发病原因及临床表现形式，大致可分为3类。

(1)内源性痤疮：主要指寻常痤疮，常伴有皮脂溢出和毛孔增大。按其皮损的性质可分为炎症性和非炎症性痤疮。非炎症性痤疮主要指粉刺性痤疮，而炎症性痤疮包括丘疹性痤疮、脓疱性痤疮、萎缩性痤疮、结节性痤疮、瘢痕性痤疮及囊肿性痤疮等。

痤疮初期损害为与毛囊口一致的、淡黄色或正常皮色的圆锥形丘疹，毛囊口充塞着小的栓塞，顶端常因氧化而变黑，挤压时可有乳白色脂栓排出，称为黑头粉刺。若皮脂腺口完全闭塞，可形成非炎症性丘疹；如有感染，则为炎症性丘疹，两者均称丘疹性痤疮。感染形成脓疱者，称为脓疱性痤疮。若破溃或自然吸收，遗留色素沉着，并凹陷而成萎缩性瘢痕，称为萎缩性痤疮。如为大小不等的结节，位于皮下或高出皮面，呈淡红或暗红色，称为结节性痤疮。此结节可较长时间存在或自然吸收或破溃，愈合形成肥厚性瘢痕，称为瘢痕性痤疮。有的形成囊肿，为正常皮色或暗红色，大小不等，按压时有波动感，顶端可有黑头或挤压扩大的毛囊口时有血清性或胶状分泌物排出，称为囊肿性痤疮。囊肿性痤疮可经久不愈或形成脓肿。以上各种形态的皮疹，常数种同时存在。多数患者伴有皮脂溢出症。自觉症状可有痒感，病程长，青春期发病，30岁以后病情逐渐减轻而自愈。

(2)外源性痤疮：主要由外部因素引起的痤疮，包括药物性痤疮、职业性痤疮、美容性痤疮、机械性痤疮、去污剂痤疮、热带痤疮和夏季痤疮等。

(3)痤疮相关综合征：最典型的是Apert综合征，即尖头并指(趾)综合征，患者有多指(趾)、并指(趾)、面部扁平，常有重度痤疮，对常规疗法相对不敏感，多需使用异维A酸治疗。其次为多囊卵巢综合征，患者有月经不调、多毛、痤疮、女性皮肤男性化，肥胖者可伴有黑棘皮症。

2.PCOS患者的高雄激素性痤疮的特点

(1)发病年龄小：一般为9～13岁。

(2)痤疮病情重：除皮肤油腻、毛孔粗大外，有许多炎症性丘疹、脓疱和囊肿，属于重度痤疮。

(3)好发于颜面下1/3处：特别是鼻部及其周围皮肤。

(4)持续时间长：因为不能及时地诊断出多囊卵巢综合征，所以病程很长。

(5)治疗抵抗：因引起痤疮的原因是高雄激素血症，故口服或外用传统治疗痤疮的药物效果不好。由此，在多囊卵巢综合征患者伴有痤疮时，应早期诊断、及时治疗，而青春期女性患有痤疮时，也应结合月经的临床表现注意筛查雄激素水平，利于早期确诊和治疗。

3.痤疮的分级

痤疮严重程度分级有20多种方法，从技术上看大致可分为皮损计数、分级法和摄影法等三大类。每类方法因其侧重点不同，有不同的优缺点和适用范围。

1.Pillsbury分级法

Pillsbury分级法见表16-3。

2.Gollnick法

Gollnick法见表16-4。

表 16-3　Pillsbury 分级法

病情分级	症状
Ⅰ度(轻度)	黑头粉刺:散发至多发;炎症性皮疹:散发
Ⅱ度(中度)	Ⅰ度+浅在性脓疱;炎症性皮疹数目增加,局限于颜面
Ⅲ度(重度)	Ⅱ度+深在性炎症性皮疹,发生于颜面、颈部、胸背部
Ⅳ度(重度、集簇性)	Ⅲ度+囊肿,易形成瘢痕,发生于上半身

表 16-4　Gollnick 法

严重度	粉刺	丘疹脓疱	结节	囊肿窦道	炎症	瘢痕
轻度	<20	<10	−	−	−	−
中度	>20	10~20	−/+	−	+	−
重度	>20	>20	>10	−/<5	++	+
很严重	粉刺融合	>30	>20	>5	+++	+

注　+++:很重,++:重,+:中度,−:无;数目为皮损个数。

(十一)女性雄激素性脱发

女性雄激素性脱发(FAGA)是 PCOS 中的一种较少见的皮肤表现,由于其往往表现为弥散性脱发,发辫逐渐变细,而不会出现男性脱发中的秃顶等表现,故通常不被重视。

有报道,50%以上的中国 PCOS 患者有高雄激素血症,高雄激素的皮肤表现最多见的为多毛(60%~83%),其次为痤疮(11%~43%),较少见的为雄激素性脱发和黑棘皮症。但也有文献报道,PCOS 患者 FAGA 的发生率为 35%以上。

雄激素性脱发是一种雄激素依赖性的遗传性毛发脱落,Hamilton 提出本病的发生与遗传素质和雄激素有关,以后的研究表明本病为常染色体显性遗传,其外显率是可变的,也不能排除多基因遗传,是男、女性最常见的脱发,男性多见。故在 PCOS 患者的家族中,常有男性脱发者。

在 PCOS 患者中,高雄激素血症是导致脱发的主要原因。雄激素对毛囊有巨大的影响,如睾酮、双氢睾酮对毛发生长有兴奋和抑制的双重作用,其刺激腋窝、耻骨和须区的毛囊生长,而使头皮中的毛囊退化。当雄激素与受体结合时,受体发生复杂的酶促反应如磷酸化等作用形成雄激素-受体复合物,后者进入细胞核,结合到其基因位点特异的激素反应元件上,对真皮乳头与毛囊细胞之间的信号传导产生修饰作用,导致终末毛囊向微型毛囊转变从而引起脱发。

研究发现,5α-还原酶Ⅰ型主要分布在皮脂腺、肝、肾、胸背部皮肤和肾上腺;Ⅱ型主要分布在性腺和头皮毛囊中。头皮毛囊中的Ⅱ型 5α-还原酶可使睾酮转变为双氢睾酮,从而使头皮局部较弱的雄激素转变为较强的雄激素,而双氢睾酮与雄激素受体的亲和力比睾酮大 5 倍以上,进一步促进头皮中毛囊的退化。

脱发最早期的变化是生长期毛囊结构结缔组织鞘的下 1/3 出现局灶性血管周围嗜碱性变性,而毛囊的其他方面正常。随后在皮脂腺管水平发生毛囊周围淋巴组织细胞浸润。约在

1/3 的活检标本中，毛发碎片周围可见到多核巨细胞。立毛肌变小晚于毛囊的变化。有学者在脱发区域行头皮活检发现毛囊缩小，位置变浅，休止期毛干增多。

女性脱发的高发年龄有两个阶段，一是 30～40 岁，二是 40 岁到绝经期，也有些可在青春期即开始脱发。青春期即开始的脱发多与雄激素增高有关，研究发现，一些在青春期发生脱发的女性在青春期过后可自然恢复正常。主要为全头顶弥散性毛发脱落，毛发变稀少、变细，很少出现完全秃顶，表现不突出。而绝经后女性脱发主要发生在额顶部，与男性脱发的谢顶头相似。

有学者提出了女性雄激素性脱发的分型：第 1 型为头顶部毛发弥散性稀少，毛发变细，稍有头皮暴露；第 2 型为头顶部及前头部毛发稀少，毛发变纤细，看起来有些像圣诞树样分布，裸露的头皮稍加明显；第 3 型为前头部、头顶部弥散性脱发，头发明显稀疏，头发纤细，但发际线仍存留，不会向上退缩，虽然头皮裸露明显，但不会像男性脱发那样发生全光头和谢顶头。

由于病因不同，脱发有不同的类型，雄激素性脱发与几种较常见的脱发的鉴别，见表 16-5。

表 16-5　脱发的鉴别诊断

疾病	病因	临床特征	组织病理	其他
雄激素性脱发	雄激素增高	牵拉试验常阳性，休止期毛发。可合并痤疮、多毛等雄激素过多表现	终止期、毫毛囊增多，生长期、终毛囊减少，休止期生发单位增多，晚期毛囊密度减少	可有阳性家族史
斑秃	病因未明，可能涉及遗传因素、非特异性免疫及器官特异性自身免疫反应和情绪应激	斑状或弥散性，毛发如感叹号形，牵拉试验常阳性，休止期毛发常见。脱发斑大而数目少，发展快，头发可再生长	毛囊变小，毛球周围及毛球内炎症	
假性斑秃	病因不明，可能涉及一种局限性自身免疫机制	25～45 岁发病，女性多见。边界不规则和融合的脱发斑，斑块小且数目多，发展缓慢，可发展为全秃。脱发为永久性	缺乏明显的炎症、广泛的瘢痕和明显的毛囊栓，皮脂腺减少，表皮正常	
休止期脱发	在许多应激因素下，生长期毛囊过早的进入休止期而导致正常的杵状发脱落，产后脱发是常见类型	一般表现为头发暂时性稀疏，但很少累及 50% 以上头发。休止期毛发计数＞25% 为诊断标准。一般在 6～12 个月可自发再生	脱发期活检示休止期毛囊减少	可有营养缺乏、生理或心理应激、药物、毒物等相关病史

续表

疾病	病因	临床特征	组织病理	其他
生长期头发松动综合征	为一种头发发育不良	发病一般在2～5岁，斑状或弥散性脱发，毛发牵拉试验阳性，生长期头发，拔出时无痛	毛发显示营养不良性毛根	头发密度和长度随年龄增长而有改善，但头发松动终生存在

（十二）黑棘皮症

黑棘皮症为PCOS患者的另一种皮肤表现，最近报道幼儿的顽固肥胖合并黑棘皮症是成人多囊卵巢综合征的一个危险因素，该病在肥胖患者中越来越多见。黑棘皮症是一种皮肤疾病，特点是以皮肤表面有绒毛状的灰棕色的色素沉着，中央增厚，边缘较薄，常发生于皮肤弯曲处，包括颈部、腋窝、腹股沟以及乳腺下方。

有学者报道黑棘皮症在儿童中的发病率为13%，在成人中的发病率为12%。有学者报道黑棘皮症儿童的发病率为15.3%。在西班牙的儿童中发病率分别为17%和21.8%。对1 133个黑棘皮症患者调查中发现危险因素重叠，其中69%有家族史，12%的成年患者及13%的儿童患者（7～19岁）合并高血压，43%的儿童及73%的成年人体重超重或肥胖。

虽然一些遗传性综合征以及类肿瘤综合征的情况会导致黑棘皮症，但是最常见的引起该病的疾病是胰岛素抵抗和肥胖，这些都经常高发于PCOS患者。黑棘皮症在PCOS合并肥胖患者的发病率是50%，PCOS不肥胖的患者发病率是5%～10%。而高雄激素—胰岛素抵抗—黑棘皮症综合征（HAIRAN）的患者往往有更严重的胰岛素抵抗。

黑棘皮症的诊断较容易，皮肤表现易鉴别，在皮肤弯曲处，包括颈部、腋窝、腹股沟以及乳腺下方，有表面呈绒毛状的灰棕色色素沉着、中央增厚、边缘较薄的皮疹，即可诊断。诊断后应仔细询问病史，是否合并有胰岛素抵抗相关疾病。

四、影像学改变

（一）超声特征

PCOS卵巢典型的声像图特征如下。①双侧卵巢均匀性增大：原因在于卵泡增多以及间质细胞（卵泡膜细胞）的增生和间质充血水肿，表现为卵巢体积的增大，常呈球形，双侧对称。②包膜增厚：超声下卵巢边界清晰，呈高回声，包膜明显增厚。③皮质内大量小卵泡存在：卵巢皮质内存在大量无回声小囊性结构，直径一般为2～8mm，多规律排列在包膜下方，呈项圈征或栅栏状的低回声带，从而与高回声的包膜形成鲜明对比；偶见小卵泡分散在卵巢皮质内。④卵巢间质回声增强：间质部分因充血水肿和间质细胞增生而回声增强。

1.卵巢的面积和体积

PCOS卵巢增大是公认的表现，但诊断界值一直存在争议。Rotterdam会议给出PCO的定义：卵巢体积≥10mL或任一侧卵巢内小窦卵泡数≥12个。会议推荐的卵巢体积计算公式为：0.5×最大的纵径×前后径×横径。前瞻性研究对154例PCOS患者和57例正常妇女进行了卵巢超声检测，发现卵巢面积≥5.0cm^{2}时诊断多囊卵巢的特异性和敏感性是77.6%和

94.7%，卵巢体积≥7cm^{3}诊断多囊卵巢的特异性和敏感性分别为91.2%和67.5%，如果取卵巢体积≥10cm^3，则特异性和敏感性分别为98.2%和45%，建议诊断多囊卵巢的卵巢体积界值应为7cm^3；在测量困难时卵巢面积可替代体积作为诊断标准。但美国临床内分泌协会与AE-PCOS协会联合发布的指南仍建议正常卵巢与增大卵巢的体积分界为10mL。

由于卵巢结构存在显著的年龄依赖性改变，也有学者提出对于不同年龄段的女性应有其年龄特异性的诊断界值。有学者基于病例对照研究提出从30岁开始PCO分界值应随年龄段增加而递减，根据卵巢形态诊断PCO最准确的年龄是30～39岁。年龄≤24岁的诊断界值应为卵巢体积>12mL或单侧卵巢卵泡数>13个；25～29岁的界值则为10mL、14个；30～34岁为9mL、10个；35～39岁为8mL、10个；40～44岁为10mL、9个。分龄诊断给PCOS精准诊疗提供了新的思路，但仍需大样本研究证实。

2.卵泡

超声下卵泡大小和数目是诊断PCO的重要指标之一。有学者报道超声下PCOS卵泡直径均<8mm，之后有学者又将范围缩小至2～6mm。有学者又对卵泡数据加以描述，指出PCO为一个平面至少10个卵泡，直径2～8mm，多分布在周边；而当卵泡散在分布于间质时，卵泡直径则为2～4mm。有学者又提出经阴道超声定义PCO应为一个平面至少15个直径2～10mm卵泡。鹿特丹共识关于PCO卵泡数目的定义是单侧卵巢有直径2～9mm的卵泡12个以上。但部分学者认为该标准过于宽泛，研究发现，如按该标准，将有超过50%的正常女性符合PCO的超声诊断。

卵巢超声检查有赖于超声的灵敏度，随着技术进步，对小卵泡数目的分辨率已显著提高。有学者对87名PCOS患者及70名志愿者进行了经阴彩超检查，使用新超声技术以及可靠的电网系统测量方法来计数卵泡，结论认为应提高超声卵泡计数诊断PCOS的界值。2015年美国临床内分泌学家学会及AE-PCOS协会联合发布的指南认为使用8MHz自动计数卵泡的超声设备是目前评估卵巢形态的最佳方法。基于新超声技术，单侧卵巢25个以上直径为2～9mm的卵泡才可诊断为PCO。

对于青春期女孩，卵巢体积大、多囊样改变为生理现象，成人PCO诊断标准不适用于青春期女性。而且青春期女性卵巢形态个体差异很大，诊断PCO的卵泡数值很难判定。因此，对于青春期女性来说，超声并不是诊断多囊卵巢的首选方法。

3.卵巢间质

间质回声增强是多囊卵巢一个主要的组织学特征，正常卵巢间质回声应该低于子宫肌层回声。应用半定量的方法，将间质回声分为正常、中等增强和显著增强，结果发现，卵巢间质回声增强与窦卵泡计数增加显著相关。进一步的研究比较PCOS妇女与对照组，发现卵巢间质回声诊断PCOS的敏感性和特异性为94%和90%。不过研究表明，与正常卵巢相比，PCOS患者虽然总卵巢体积、间质体积和间质血流峰值增加，但平均间质回声并无差异。既往对PCOS患者间质回声增强的主观印象源于两方面，一是间质体积增加，二是多卵泡造成的卵巢回声下降。有学者研究认为，在对PCO的分析中卵巢间质体积优于卵泡数目。有学者比较了正常卵巢组、单纯PCO组和PCOS组，发现后两组卵巢和间质的体积类似，均大于正常卵巢组，但仅在PCOS组发现间质体积和血清睾酮的正相关，三组的卵泡平均体积相似。这提示在PCO中,卵巢间质体积的增加是卵巢增大的主要原因。

但Rotterdam共识却认为在定义PCO时不应额外考虑卵泡的特征性分布、卵巢间质回声增强和(或)间质体积增加。无论是定性或定量测量卵巢间质均不是必需的,不过间质面积/体积增大和间质回声增强仍可作为研究多囊卵巢的一项指标。AE-PCOS协会的专题报告也提出间质体积与卵巢体积的比值仍需要更多的研究。

4.血流

正常人卵巢间质内血管显影随月经周期呈周期性改变,而PCOS患者则无此变化。PCOS患者卵巢间质内血管显影清晰,数量丰富,多有一支纵向贯穿卵巢间质的较粗血管。早卵泡期PCOS卵巢间质血管显影率88%,而正常对照组仅有50%,而且前者间质血管血流增加,后者仅显示血流信号很弱的点状或棒状血管。基于血流频谱分析,多数学者发现PCOS患者卵巢间质内动脉阻力指数(RI)降低,子宫动脉搏动指数(PI)显著升高,提示其间质内动脉的阻力降低,血供增加,而子宫动脉阻力增加,血供较少。这种子宫卵巢的血流频谱变化与内分泌改变有一定的相关性,研究发现子宫动脉PI与睾酮、雄烯二酮、LH/FSH呈正相关,而卵巢间质内动脉RI与LH/FSH呈负相关,提示PCOS患者卵巢间质血管增生可能与LH升高有关。

(二)MRI特征

PCOS的磁共振成像(MRI)典型表现为卵巢多发卵泡,呈T_1低信号、T_2高信号的水样信号特点,卵巢间质则呈现T_1低信号,一般在T_2加权像上更加清晰。卵泡的分布分为两种类型,即周围型和弥散型。周围型即卵泡位于卵巢的外表面,弥散型则是卵泡随机分布于整个卵巢包括间质区域。有学者发现MRI下PCOS卵巢体积、单个卵巢卵泡数目及大小与对照组存在显著差异。有学者对1 074例患者进行回顾性研究发现有12例(1.1%)MRI提示PCO改变,其中5例确诊为PCOS。

考虑到超声检查的便利性、普及性以及更为经济,MRI并不作为卵巢检查的首选方式,仅用于合并中心性肥胖、无性生活及拒绝经阴超声的患者。不过,也有部分研究提出MRI检查在准确性上具有一定优势。有学者使用三维MRI对39名青春期PCOS患者与22名年龄及BMI匹配的志愿者进行评估,同时对MRI及经腹或经阴超声的结果进行了比较。发现超声测量的卵巢体积较MRI小,且不能准确检测卵泡数目,因而提出对疑似PCOS的青春期女性而言,除临床症状及实验室检验,MRI也可作为诊断的辅助手段。有学者使用动态对比增强MR成像(DCE-MRI)对PCOS患者研究,发现PCOS患者增强造影呈现快进快出特性,即时间密度曲线呈现速升速降型。因此,还可以利用此方法进一步提高诊断的准确性。但目前还没有关于MRI诊断PCOS的灵敏度和特异性的前瞻性对照研究,也没有其与B超检查的大规模对照试验。

(三)CT特征

电子计算机X射线断层扫描技术(CT)因其放射性而不能为有生育要求的患者所接受,除有其他CT检查指征,如合并其他器官系统病变,临床应用相对较少。

CT下PCOS卵巢典型特征为双侧卵巢明显增大,包膜增厚,含多个囊肿,大小不一,部分囊肿很小,CT不易发现。绝大多数囊肿呈单房或多房,水样密度,囊壁菲薄、光滑而无分隔。

增强扫描可见病灶间质见轻中度强化，其低密度区无强化。

需注意，上述病理及影像学改变并不是PCOS患者所特有，在青春期女性、部分健康育龄期女性中也有相似表现，因此综合征的诊断仍需结合内分泌改变及临床症状。

五、治疗

PCOS病因尚未阐明，目前尚难根治。由于PCOS患者不同的年龄和治疗需求，临床表现的高度异质性，因此临床处理应该根据患者主诉、治疗需求、代谢改变，采取个体化的对症治疗措施，以达到缓解临床症状、满足生育要求、维护健康和提高生活质量的目的。

PCOS患者无论是否有生育要求，首先均应进行生活方式调整，主要为控制饮食、运动和戒烟、戒酒。肥胖患者通过低热量饮食和耗能锻炼，降低全部体重的5%或更多，就可能改变或减轻月经紊乱、多毛、痤疮等症状并有利于不孕的治疗。减轻体重至正常范围可以改善胰岛素抵抗，阻止PCOS长期发展的不良后果，如糖尿病、高血压、高血脂和心血管疾病等代谢综合征。PCOS主要的治疗原则是调整月经周期、降低高雄激素的表现、恢复排卵解决生育问题、尽早预防远期并发症的发生发展。

（一）调整月经周期

目的是保护子宫内膜，减少子宫内膜癌的发生。

1.周期性孕激素治疗

对无明显雄激素水平升高的临床和实验室表现，且无明显胰岛素抵抗的无排卵患者，可周期性应用孕激素对抗雌激素的作用，诱导人工月经，预防子宫内膜增生。常用的孕激素制剂及用法有地屈孕酮10～20mg/d，10日；微粒化黄体酮200mg/d，10日；醋酸甲羟孕酮4～6mg/d，10日。用药的时间和剂量应根据患者月经紊乱的类型、体内雌激素水平的高低、子宫内膜的厚度决定。若为长期用药，每周期应至少用药10日。孕激素治疗的优点是对卵巢轴功能不抑制或抑制较轻，更适合于青春期患者，对代谢影响小。

2.低剂量短效口服避孕药

短效口服避孕药不仅可调整月经周期，改善子宫内膜状态，预防子宫内膜癌的发生，还可使高雄激素症状减轻，适用于有避孕要求或为改善临床治疗效果做预处理的患者。常规用药方法为在用孕激素撤药出血第5日开始服用，每日1片，共服21日；停药撤血的第5日起或停药第8日起重复。应用口服避孕药前须对PCOS患者的代谢情况进行评估。排除使用口服避孕药的禁忌证。有重度肥胖、糖耐量受损的患者长期服用口服避孕药可能加重糖耐量损害程度。强调改善饮食结构、增加运动量，必要时可与胰岛素增敏剂联合使用。

（二）缓解高雄激素症状

PCOS是一种高度异质性的疾病，可累及多个年龄段的妇女，高雄激素血症是其代表性的内分泌病理生理特征，持续的高雄激素血症，一方面，可导致多毛、痤疮、脱发、男性化改变等；另一方面，高雄激素的状态抑止卵泡的发育，与无规则排卵或促排卵结果差有关。针对患者不同年龄段以及不同的诊治诉求，应制定不同的诊疗策略：对于无生育要求的妇女或者青春期少女，其治疗目的应当以恢复月经周期，调整内分泌状态，改善多毛、痤疮症状、缓解心理压力、预防远期并发症为目的;而对于以生育为目的来诊者,则应在改善内分泌环境的基础上,施以进一步的促排卵治疗,以达到受孕的目的。

对于PCOS高雄激素血症的治疗,可以分为生活方式的改变、药物治疗、物理治疗改善多毛症状及痤疮的治疗四个部分。

各种短效口服避孕药均可用于高雄激素血症的治疗,其可通过抑制下丘脑—垂体LH分泌抑制卵泡膜细胞高水平雄激素的生成,改善多毛和粉刺。治疗痤疮,一般用药3～6个月可见效,治疗多毛,服药至少需6个月才显效,这是由于体毛的生长有其固有的周期。停药后雄激素水平升高的症状可能复发。

(三)胰岛素抵抗的治疗

由于认识到胰岛素抵抗在PCOS病理生理变化中有关键的作用,诞生了用胰岛素增敏剂治疗PCOS的新疗法。由于胰岛素敏感性增高,血胰岛素水平降低;PCOS患者的高雄激素状态随之而减轻,月经及排卵得以恢复。不仅如此,胰岛素增敏剂还能纠正与胰岛素抵抗相关的某些代谢紊乱。药物有二甲双胍、噻唑烷二酮类(罗格列酮)、D-chiro-inositol等。

1.二甲双胍

适用于伴胰岛素抵抗的PCOS患者。二甲双胍通过增强周围组织对葡萄糖的摄入、抑制肝糖原产生,并在受体后水平增强胰岛素敏感性、减少餐后胰岛素分泌,改善胰岛素抵抗,预防代谢综合征的发生。为减少胃肠道反应,可选择渐进式:0.5g,晚餐中服,持续1周;0.5g,早、晚餐中各1次,持续1周;0.5g,早、中、晚餐中各1次,持续服用。每3～6个月随诊1次,记录月经,定期监测肝肾功能、血胰岛素和睾酮水平,必要时测基础体温或血清孕酮观察排卵。二甲双胍可长期服用。最常见的不良反应是胃肠道症状如腹胀、恶心、呕吐及腹泻,可适当补充维生素和叶酸;严重的不良反应是可能发生肾功能损害和乳酸性酸中毒。二甲双胍为妊娠B类药,原则上孕期应停药或加强监测。

2.噻唑烷二酮类(TZD)

胰岛素增敏剂包括曲格列酮、罗格列酮和吡格列酮类胰岛素增敏剂是过氧化物酶体增殖剂激活受体(PPAR)γ高度选择性和强力的激动剂,能通过结合PPAR-γ,引起调节胰岛素效应有关的多种基因的转录,如增加IRS-2、GLUT-4、脂蛋白酯酶的表达以及降低肿瘤坏死因子α(TNF-α)和瘦素的表达,从而提高了胰岛素的敏感性。第一个TZD类药物——曲格列酮曾被用于治疗PCOS的研究,显示可使胰岛素、LH、雄烯二酮(A_2)下降,与氯米芬合用提高了排卵率。但因对肝有毒性引起死亡已退出市场。同年,比较安全的罗格列酮被批准在美国上市。罗格列酮也可纠正脂代谢紊乱,保护血管内皮细胞,预防动脉粥样硬化、糖尿病、心血管事件的发生。研究发现应用罗格列酮3个月可以显著降低PCOS患者的空腹胰岛素、总T、游离T、LH、DHEAS和IGJF-1水平,增加血清SHBG和IGFBP-1浓度。联用罗格列酮和CC组排卵率显著高于联用二甲双胍和CC组,前者妊娠率也较高但无统计学意义,还需大样本研究进一步证实。一项RCT研究纳入了70例中国PCOS患者,结果发现应用罗格列酮12个月可以显著改善患者的月经情况,但对痤疮及高雄激素表现并无明显作用。罗格列酮不适用于肝功不良、2型糖尿病或酸中毒和心功能不良水肿患者。TZD类属于C类药物,动物实验能使胎儿发育延迟,故妊娠哺乳妇女及18岁以下患者不推荐服用。不良反应有轻至中度贫血和水肿,与二甲双胍合用贫血率更高，故不建议合用。

3.D-chiro-inositol

为人工合成的肌醇磷脂酰聚糖，有学者描述能激活非经典的胰岛素信号系统。早年用于治疗糖尿病时发现能提高胰岛素的敏感性。研究表明，肥胖 PCOS 患者应用 D-chiro-inositol 治疗 6～8 周，其游离睾酮及三酰甘油水平显著低于安慰剂组，排卵率显著提高。但其降胰岛素及血压方面的疗效并不显著，还需大样本 RCT 进一步确定。目前该药尚未上市。

虽然胰岛素增敏剂的以上效果令人鼓舞，但在推荐作为临床一线治疗前，仍然需要进行多中心更大样本的前瞻性随机对照研究，以进一步确认其疗效、适应证及安全性。

（四）促排卵治疗

经过前述的调整月经周期、肥胖和胰岛素抵抗的一系列治疗后，有部分患者能恢复排卵或成功受孕，有较好的疗效。但很多患者仍不能自发排卵，还需要进行促排卵治疗。

1.枸橼酸氯米芬(CC)

CC 仍然是 PCOS 诱导排卵的首选促排卵药，其安全性和有效性已得到充分证明。平均每周期的临床妊娠率是 22%，累计 6 个周期的妊娠率是 50%，累计 9 个周期的妊娠率是 75%。CC 的促排卵机制为其具有较强的抗雌激素和较弱的雌激素双重作用，能与内源性强雌激素，雌二醇竞争结合靶器官雌激素受体，解除其对下丘脑—垂体的负反馈抑制，促使下丘脑 GnRH 及垂体 FSH、LH 的分泌，进而刺激卵泡发育。因此，在一个高雌激素环境中氯米芬有抗雌激素作用，相反，在低雌激素环境中氯米芬却有雌激素样作用。

用法：常规首次剂量为 50mg/d，在月经周期第 3～5 日或孕激素/口服避孕药（如去氧孕烯炔雌醇片或炔雌醇环丙孕酮片等）撤药出血的第 3～5 日起共用 5 日，排卵多发生在停药 7～10 日，于停药后的2～3 日开始进行系列 B 超或尿 LH 定性检查，同时测 BBT，在排卵日嘱患者及时性交成功妊娠。B 超、尿 LH 和 BBT 严密监测有无排卵，也有助于发现早期妊娠，以便及时保胎，避免误用其他药物或流产。若 BBT 无双相或 B 超监测无优势卵泡发育，根据月经周期可用黄体酮、安宫黄体酮或地屈孕酮撤退出血第 5 日起再递加至 100～150mg/d，共 5 日，以观察疗效。国外文献报道，CC 对大部分 PCOS 患者的最有效剂量为 100～150mg/d，其排卵率大于 75%。国外也有加至 250mg/d 或延长疗程者。可按最低有效剂量连服 3 个周期。若用 3 个周期或用至最大剂量 250mg/d 仍无排卵，可作为耐 CC 者。

一般情况下不主张应用大剂量 CC，因不良反应也大。用高于 150mg/d 的剂量时，仅 26% 的患者偶然有排卵，200～250mg/d 时 11.8%排卵。

用药前应了解患者的雌激素水平，行孕激素撤药试验以除外妊娠。若雄激素过高，CC 的治疗效果较差，可以先给抗雄激素或口服避孕药治疗 3 个月，再给 CC，疗效较好。

2.芳香化酶抑制剂

LE 的促排卵机制尚不清楚，可能与以下几方面有关系。①在中枢：LE 通过抑制芳香化酶活性，可阻碍卵巢内雄激素转化为雌激素，降低体内雌激素的水平，因此，LE 在早卵泡期应用可解除雌激素对下丘脑—垂体—性腺轴的负反馈作用，增加内源性的促性腺激素的分泌，从而达到促进卵泡的发育并激发排卵的目的。②在外周：LE 通过阻碍卵巢内雄激素转化为雌激素，使卵巢内积聚雄激素，卵巢内高浓度的雄激素可使 FSH 基因表达增加，从而使卵泡对

Gn的敏感性提高。此外，卵泡内聚集的雄激素可刺激卵泡内胰岛素样生长因子1(IGF-1)及其他细胞因子，协同FSH促进卵泡生长。因为芳香化酶抑制剂的作用机制、半衰期较短和作用部位也不同，与氯米芬相比，其优点在于对子宫内膜的影响较小，单卵泡发育的倾向较大，而卵泡持续生长不破裂的情况较少，多胎妊娠率降低。

3.促性腺激素

适用于耐枸橼酸氯米芬的无排卵性不孕患者或卵泡发育仍不能获得妊娠者。常用制剂：①尿促性腺激素(HMG)是从绝经后妇女尿液中提取的Gn制剂促排卵成功。②尿促卵泡素FSH是用含抗hCG抗体的凝胶柱吸附而得到纯FSH。每支含75U FSH和<1U的LH。Peronal和Metrodin必须肌内注射。Metrodin中含有95%尿杂蛋白。而且，由于纯化步骤繁多，不同批制剂间质量的恒定性较差。③高纯FSH是用含FSH单克隆抗体的层析柱行免疫层析而获得，FSH纯度>90%，含LH<0.001U，尿杂蛋白5%。不同批制剂间质量一致性增强，并可皮下注射。④重组DNA技术产生人FSH制剂，与尿FSH制剂等效。

常用方案：低剂量逐渐递增的FSH方案和FSH逐渐减少的方案。FSH低剂量递增方案诱导排卵已证明具有良好的妊娠率和相对较高的单胎率，但需要有经验的医师仔细地掌控和监测，且与氯米芬相比，多胎妊娠和卵巢过度刺激综合征(OHSS)的风险仍然较高。

4.腹腔镜下卵巢打孔术(LOD)

近年来，随着微创概念的提出和微创器械的不断发展，腹腔镜手术为治疗PCOS提供了新的治疗策略。此方法治疗PCOS有很多优点：①由于腹腔镜手术的微创性，不仅损伤小，术后黏连相对少，恢复快，价格适中，而且见效快，无须烦琐的监测及随访；②疗效与促排卵药物相仿，无多胎妊娠和OHSS的发生；③腹腔镜的放大作用，手术视野更清晰，更容易发现盆腔内隐匿部位微小的病灶，使手术治疗更加准确、全面、安全、彻底。

腹腔镜手术治疗PCOS的机制尚不明确，可能与以下因素有关：①手术破坏了PCOS患者异常增厚的白膜，形成局部薄弱环节，使卵子易于排出；②手术破坏了卵巢间质，降低卵巢内雄激素水平，使抑制促性腺激素物质如抑制素等减少，解除了对卵泡发育的抑制，从而诱发排卵；③卵巢体积缩小，对垂体的过度敏感性减低；④手术降低了卵巢表面张力，不再挤压卵巢组织，改善血液循环，间质水肿消失，恢复了卵巢功能；⑤手术部位的局部炎症，可引起巨噬细胞、淋巴细胞等聚集，使多种具有促排卵作用的细胞因子和物质释放。

腹腔镜下卵巢打孔虽然具有如上优点，但毕竟是一个有创的操作，特别是对卵巢有直接的损伤，因此应该慎用，在操作时也应尽量避免卵巢皮质和卵巢血供的损伤。PCOS手术治疗的常见适应证包括：①CC、LE和促性腺激素(Gn)促排卵治疗失败者；②CC抵抗，而又不愿或不能使用Gn治疗者，如易发生OHSS或经济困难的患者；③为寻找不孕原因行诊断性腹腔镜手术或因其他疾病需要剖腹探查或腹腔镜检查者，既经济又方便；④随诊条件差，不能做促性腺激素治疗监测者；⑤不愿接受辅助生殖技术助孕者；⑥建议选择体重指数(BMI)<34，LH>10mU/mL，游离睾酮高者作为治疗对象。

(五)辅助生殖技术的应用

体外受精—胚胎移植(IVF-ET)是有生育要求PCOS患者的有效治疗方案选择之一，经常是因为同时合并其他IVF指征，极少数患者仅仅因为PCOS的排卵障碍而选择IVF治疗。因为PCOS患者多个卵泡的促性腺激素阈值很接近，在常规促排卵治疗下容易发生卵巢过度刺激综合征。因此，促卵前的预处理和促卵方案的选择要慎重，如预防性口服二甲双胍、降低促性腺激素的剂量、采用GnRH激动剂激发卵母细胞成熟、新鲜周期全部胚胎冷冻、Coasting方案等预防并发症的发生。对OHSS高风险的PCOS患者，目前的选择还有应用微刺激和未成熟卵母细胞体外成熟(IVM)技术，可避免大剂量和长时间促性腺激素的刺激，提高卵母细胞的质量，几乎不会发生卵巢过度刺激综合征的不良反应。

PCOS为影响女性一生的内分泌和代谢性疾病，因其发病人数广泛、病因复杂不明、临床表现的异质性等，导致对其的临床诊断和治疗长期存在争议，再加上种族地域和生活习惯的差异，很难在国际上形成真正统一的标准。对PCOS的治疗根据国内外指南及共识，首先要改善生活方式，控制体重，继而进行恢复排卵的促生育治疗。

（梁玉芳）

第六节　经前期综合征

经前期综合征(PMS)是指反复的、周期性的、在黄体期出现的影响女性日常生活和工作，涉及躯体、精神及行为的症状群，月经来潮后症状自然消失。流行病学调查显示，本症多见于25～45岁女性。由于采用不同的问卷、诊断标准及方法学，较难得到确切的发病率。估计发病率为20%～32%。

一、病因及发病机制

(一)精神社会因素

PMS患者病史中常有较明显的精神刺激。情绪紧张可使原有症状加重，工作压力和责任增加可导致和加剧PMS。临床上PMS患者对安慰剂治疗的反应率可达30%～50%，有的反应率高达80%，心理、精神干预可帮助患者克服、战胜这种周期不适，改善生活质量。提示社会环境与患者精神心理因素间的相互作用，参与PMS的发生。

(二)卵巢激素影响

PMS的症状与月经周期相关，无排卵周期、卵巢全切及应用排卵抑制剂时PMS症状消失；应用外源性性激素可使PMS症状重现。这些现象让人们很早就提出卵巢产生的性激素与PMS的病理生理有关。

最初认为，雌、孕激素比例失调是PMS的发病原因，患者孕激素不足或组织对孕激素敏感性失常，雌激素水平相对过高，引起水钠潴留，致使体重增加。后续研究发现，PMS患者体内并不存在孕激素绝对或相对不足，应用孕激素治疗对PMS无效。目前认为，PMS与正常女性月经周期雌、孕激素水平并无差别，月经周期中正常的性激素波动导致易感女性异常的血清素反应。有研究显示，孕酮的代谢产物四氢孕酮与巴比妥类和苯二氮䓬类相似，可以调节γ-氨基丁酸受体功能，并具有相似的抗焦虑作用。PMS患者体内四氢孕酮水平可能与症状严重程度有关。性激素在PMS发生中的作用和孕激素治疗受限这种表面上的矛盾可能与孕酮代谢为四氢孕酮的变化有关。

（三）神经递质参与

精神和行为症状是PMS的关键特征，推测PMS的发生机制涉及大脑。性激素可以很容易通过血脑屏障，脑内调节行为和情绪的区域如杏仁核、下丘脑存在丰富的性激素受体。许多研究已证明，性激素通过神经递质影响情感变化及对应激的行为反应，在易感人群中引起PMS，因此有学者提出神经递质学说。

1. 5-羟色胺

目前研究较多的神经递质是5-羟色胺。中枢的5-羟色胺能系统在调节食欲、体温、活动能力、情感等方面都起了很重要的作用。5-羟色胺能的神经传递功能缺陷可能涉及数种神经精神性疾病的发生，特别是内生性抑郁症。先前的研究证据支持5-羟色胺在PMS发病中的重要作用：①正常女性在黄体中期5-羟色胺水平开始升高，PMS患者此时无5-羟色胺升高表现，PMS患者在黄体中期和晚期及月经前全血5-羟色胺水平与非PMS正常妇女有明显差别；②选择性5-羟色胺重吸收抑制剂可有效缓解PMS症状；③食物中缺乏色氨酸（5-羟色胺前体）或体内色氨酸的耗竭使5-羟色胺生成减少以及5-羟色胺受体拮抗剂的应用可激发和加重PMS症状。相反，补充色氨酸可缓解PMS的症状。

2.阿片肽、单胺类神经递质

与应激反应和控制情感有关，在月经周期中对性激素变化敏感，可能参与了PMS的发生。

（四）其他因素

前列腺素、维生素、微量元素等可能参与了PMS的发生。有学者提出PMS的发生还与遗传有关。

二、临床表现

PMS多见于25～45岁女性，常见临床表现包括三大方面（表16-6）。

表16-6　PMS的主要症状

精神症状	行为症状	躯体症状
易怒	睡眠障碍	肿胀
心境不稳	食欲改变	乳房疼痛
焦虑/紧张	注意力不集中	疼痛
抑郁	兴趣减退	头痛
情感不能控制	社交退缩	腹部饱胀/体重增加

（一）精神症状

精神紧张、易怒、急躁、情绪波动，不能自制或抑郁、情绪淡漠、疲乏、困倦以及饮食、睡眠、性欲改变等。

（二）躯体症状

头痛多为双侧性，但亦可单侧头痛，疼痛部位不固定，一般位于颞部或枕部，头痛症状于经前数日即出现，伴有恶心甚至呕吐，呈持续性或间歇性。乳房肿胀及疼痛，以乳房外侧边缘及乳头部位为重，严重者疼痛可放射至腋窝及肩部。盆腔坠胀和腰骶部、背部疼痛。手足、眼睑的水肿，腹部胀满，少数患者体重明显增加。此外，还可出现便秘、低血糖等表现。

（三）行为改变

注意力不集中、记忆力减退、判断力减弱，工作效率低。有犯罪或自杀倾向。

上述症状出现于月经前1～2周，逐渐加重，至月经前2日左右最重，月经来潮后症状可突然消失。部分患者症状消退时间较长，逐渐减轻，直到月经来潮后的3～4日才完全消失，但在排卵前一定存在一段无症状期，周期性反复出现为PMS的重要特征。

三、诊断与鉴别诊断

（一）诊断标准

PMS具有三项属性（经前期出现，在此以前无同类表现，经至消失），诊断一般不难。

美国国立精神卫生研究院的工作定义为：一种周期性的障碍，其严重程度是以影响一个妇女生活的一些方面（如为负性心境，经前1周心境障碍的平均严重程度较之经后1周加重30%），而症状的出现与月经有一致的和可以预期的关系。这一定义规定了PMS的症状出现与月经有关，对症状的严重程度做出定量化标准。

（二）诊断方法

前瞻性每日评定计分法目前获得广泛应用，它在确定PMS症状的周期性方面是最为可信的，评定周期需患者每日记录症状，至少记录2个周期。

（三）鉴别诊断

1.月经周期性精神病

PMS可能是在内分泌改变和心理社会因素作用下起病的，而月经周期性精神病则有着更为深刻的原因和发病机制。PMS的临床表现是以心境不良和众多躯体不适组成，不致发展为重性精神病形式，可与月经周期性精神病区别。

2.抑郁症

PMS妇女有较高的抑郁症发生风险以及抑郁症患者较之非情感性障碍患者有较高的PMS发生率已如上述。根据PMS和抑郁症的诊断标准，可作出鉴别。

3.其他精神疾病经前恶化

根据PMS的诊断标准与其他精神疾病经前恶化进行区别。

须注意疑难病例诊断过程中妇科、心理、精神病专家协作的重要性。

四、治疗

PMS的治疗应针对躯体、心理症状、内在病理机制和改变正常排卵性月经周期等方面。此外，心理治疗和家庭治疗亦受到较多的重视。轻症PMS病例采取环境调整、适当膳食、身体锻炼、改善生活方式、应激处理和社会支持等措施即可，重症患者则需实施以下治疗。

（一）调整生活方式

包括合理的饮食与营养、适当的身体锻炼、戒烟、限制盐和咖啡的摄入。可改变饮食习惯，增加钙、镁、维生素 B_6、维生素 E 的摄入等，但尚没有确切，一致的研究表明以上维生素和微量元素治疗的有效性。体育锻炼可改善血液循环，但其对 PMS 的预防作用尚不明确，多数临床专家认为每日锻炼 20～30 分钟有助于加强药物治疗和心理治疗。

（二）心理治疗

心理因素在 PMS 发生中所起的作用是不容忽视的。精神刺激可诱发和加重 PMS。要求患者日常保持乐观情绪，生活有规律，参加运动锻炼，增强体质，行为疗法曾用以治疗 PMS，放松技术有助于改善疼痛症状。生活在经前综合征妇女身边的人，如父母、丈夫、子女等，要多关心患者，对她们在经前出现的心境烦躁，易激惹等给以容忍和同情。工作周围的人也应体谅她们经前发生的情绪症状，在各方面予以照顾，避免在此期间从事驾驶或其他具有危险性的作业。

（三）药物治疗

1.精神药物

（1）抗抑郁药：5-羟色胺再摄取抑制剂（SSRI）对 PMS 有明显疗效，达 60%～70%且耐受性较好，目前认为是一线药物。如氟西汀 20mg，每日 1 次，经前口服至月经第 3 日。减轻情感症状优于躯体症状。

舍曲林剂量为每日 50～150mg。三环类抗抑郁药氯丙咪嗪是一种三环类抑制 5 羟色胺和去甲肾上腺素再摄取的药物，每日 25～75mg 对控制 PMS 有效，黄体期服药即可。SSRI 与三环类抗抑郁药物相比，无抗胆碱能、低血压及镇静等不良反应，并具有无依赖性和无特殊的心血管及其他严重不良反应的优点。SSRI 除抗抑郁外也有改善焦虑的效应，目前应用明显多于三环类抗抑郁药。

（2）抗焦虑药：苯二氮䓬类用于治疗 PMS 已有很长时间，如阿普唑仑为抗焦虑药，也有抗抑郁性质，用于 PMS 获得成功，起始剂量为 0.25mg，每日 2～3 次，逐渐递增，每日剂量可达 2.4mg 或 4mg，在黄体期用药，经至即停药，停药后一般不出现戒断症状。

2.抑制排卵周期

（1）口服避孕药：作用于 HPO 轴可导致不排卵，常用以治疗周期性精神病和各种躯体症状。口服避孕药对 PMS 的效果不是绝对的，因为一些亚型用本剂后症状不仅未见好转反而恶化。就一般病例而论复方短效单相口服避孕药均有效。国内多选用复方炔诺酮或复方甲地孕酮。

（2）达那唑：一种人工合成 17α-乙炔睾酮的衍生物，对下丘脑—垂体促性腺激素有抑制作用。100～400mg/d 对消极情绪、疼痛及行为改变有效，200mg/d 能有效减轻乳房疼痛。但其雄激素活性及致肝功能损害作用，限制了其在 PMS 治疗中的临床应用。

（3）促性腺激素释放激素激动剂（GnRH-a）：GnRH-a 在垂体水平通过降调节抑制垂体促性腺激素分泌，造成低促性腺激素水平及低雌激素水平，达到药物切除卵巢的疗效。有随机双盲安慰剂对照研究证明 GnRH-a 治疗 PMS 有效。单独应用 GnRH-a 应注意低雌激素血症及骨量丢失，故治疗第 3 个月应采用反加疗法克服其不良反应。

（4）手术切除卵巢或放射破坏卵巢功能：虽然此方法对重症 PMS 治疗有效，但卵巢功能破坏导致绝经综合征及骨质疏松性骨折、心血管疾病等风险增加，应在其他治疗均无效时酌情考虑。对中、青年女性患者不宜采用。

3.其他

(1)利尿剂:PMS 的主要症状与组织和器官水肿有关。醛固酮受体拮抗剂螺内酯不仅有利尿作用,对血管紧张素功能也有抑制作用。剂量为 25mg,每日 2～3 次,可减轻水潴留,并对精神症状也有效。

(2)抗前列腺素制剂:经前子宫内膜释放前列腺素,改变平滑肌张力,免疫功能及神经递质代谢。抗前列腺素如甲芬那酸 250mg,每日 3 次,于经前 12 日起服用。餐中服可减少胃刺激。如果疼痛是 PMS 的标志,抗前列腺素有效。除对痛经、乳胀、头痛、痉挛痛、腰骶痛有效,对紧张易怒症状也有报告有效。

(3)多巴胺拮抗剂:高催乳素血症与 PMS 关系已有研究报道。溴隐亭为多巴胺拮抗剂,可降低 PRL 水平并改善经前乳房胀痛。剂量为 2.5mg,每日 2 次,餐中服药可减轻不良反应。

(梁玉芳)

第七节　绝经综合征

绝经是每个妇女生命进程中必经的生理过程。多数国家调查表明,妇女自然绝经的平均年龄为 50 岁左右。随着人类期望寿命的延长,妇女超过 1/3 的生命将在绝经后期度过。据统计,在占我国总人口约 11%的 40～59 岁的妇女中,50%以上存在不同程度的绝经相关症状或疾病。绝经相关问题和疾病严重困扰广大中老年妇女的身心健康。确立围绝经期治疗对策,改善围绝经期与绝经后期妇女的生活质量是妇产科工作者义不容辞的职责。

一、定义

绝经综合征是指妇女绝经前后出现性激素波动或减少所致的一系列躯体及精神心理症状。绝经分为自然绝经和人工绝经。自然绝经指卵巢内卵泡生理性耗竭所致的绝经;人工绝经指两侧卵巢经手术切除或受放射或化学治疗所致的绝经。人工绝经患者更易发生绝经综合征。

有关绝经名词的定义与分期:生殖衰老的基础是卵巢内始基卵泡储备逐渐耗竭,它有一个渐进、累积的过程。WHO 将这一时期命名为"绝经过渡期",定义为"绝经前从临床特征、内分泌、生物学方面开始出现趋向绝经的变化,直到最终月经时止",此后的生命期定义为绝经后期。绝经是指妇女一生中最后一次月经,只能回顾性地确定,当停经达到或超过 12 个月,认为卵巢功能真正衰竭,以至月经最终停止。绝经后 5 年内一般定义为绝经后早期,5 年后为绝经后晚期。对绝经过渡期的研究认为,准确认识绝经过渡期的分期、月经改变与卵巢组织学、激素变化、临床症状的关系有助于临床治疗的研究和制订治疗策略。

STRW 为国际第一个标准化绝经过渡期分期系统,其对绝经过渡期早期和晚期的定义:35 岁后,既往月经规则,月经失去规律,出现周期长度＞7 日,但＜2 个月,提示过渡期早期开始;当停经 2～11 个月,提示进入绝经过渡期晚期。围绝经期是指绝经前后一段时期,自临床特征、内分泌学及生物学开始出现绝经征象（40 岁左右）持续至最后一次月经后 1 年。围绝经期起点与绝经过渡期的起点一致，而终点不同。

二、围绝经期与绝经后期的内分泌变化

妇女一生中卵细胞的储备功能在胎儿期已成定局，出生后不再增加。经历绝经过渡期与绝经，卵巢储备功能也经历下降至衰竭的过程，内分泌出现一系列改变。

（一）促性腺激素

绝经过渡期 FSH 水平升高，呈波动型，与卵巢分泌的抑制素水平有关。FSH 对抑制素的负反馈抑制较 LH 敏感。绝经后 FSH 增高 10～20 倍（＞30U/L），LH 约增加 3 倍，于绝经后 1～3 年达最高值，以后稍有下降。

（二）促性腺激素释放激素

下丘脑弓状核分泌的 GnRH，于绝经后水平升高。与垂体分泌的促性腺激素 FSH、LH 释放一致，呈脉冲式释放。

（三）雌激素

绝经过渡期雌激素水平呈波动状态，当 FSH 升高对卵泡过度刺激时可使 E_2 分泌过多，导致早期雌激素水平高于正常卵泡期水平。当卵泡生长发育停止时，雌激素水平下降。绝经后卵巢不再分泌雌激素，循环中雌二醇（10～20pg/mL）多来自雌酮的外周转化；雌酮（30～70pg/mL）主要来自雄烯二酮的外周转化。转化的部位主要在肌肉和脂肪，肝、肾、脑等组织也可促使转化。

（四）孕酮

绝经过渡期卵巢尚有排卵功能，但黄体功能不全，孕酮分泌减少；绝经后卵巢停止分泌孕酮。

（五）雄激素

绝经后雄激素来源于卵巢间质细胞及肾上腺，总体雄激素水平下降。其中雄烯二酮主要来源于肾上腺，量约为绝经前的 1/2。卵巢主要产生睾酮，由于升高的 LH 对卵巢间质细胞的刺激增加，使睾酮水平较绝经前无明显下降。

（六）抑制素

围绝经期妇女血抑制素浓度下降，较雌二醇下降早且明显。通过反馈抑制垂体 FSH 和 GnRH 对自身受体的升调节，使抑制素水平与 FSH 水平呈负相关。绝经后卵巢分泌的抑制素极低，FSH 升高。

（七）催乳素

绝经后催乳素水平变化不大，有人认为 FSH、LH 升高会使催乳素下降。

（八）甲状旁腺素（PTH）

由甲状旁腺分泌，雌激素与其相拮抗，并共同参与体内血钙平衡的调节，雌激素水平下降，甲状旁腺激素升高。

（九）降钙素（CT）

由甲状腺滤泡细胞分泌，受雌激素刺激分泌增加，二者呈正相关，绝经后减少。

（十）生长激素（GH）

随年龄增加而减少。

（十一）β-内啡肽

绝经后明显降低。

以上内分泌改变会对绝经妇女产生一系列生理与心理改变，激素补充治疗可以改善低雌激素状态，对延缓各系统衰老有一定作用。

三、潮热病因机制

潮热是典型的更年期症状，也是围绝经期妇女最主要的主诉。绝经期妇女潮热发生率高达75%，历来研究者研究更年期症状的发病机理，往往从潮热病因机制研究入手。

（一）血管舒缩功能变化

围绝经期由于雌激素等内分泌的变化，可引起体表及末梢血管舒缩功能改变，末梢血管扩张，血流增加，引起潮热发生。其可能机制为绝经后雌激素缺乏，反馈性地引起去甲肾上腺素能神经元活性增强从而激发下丘脑视前区GnRH神经元的释放活性，引起与之相毗邻体温调节神经元散热机能的激活，人体出现活跃的潮红发作。

（二）体温调节中枢异常

下丘脑体温调节中枢是体温调节的关键，温敏神经元与冷敏神经元起着调定点的作用。当机体温度偏离调定点，体温调节中枢会及时发出指令，调控效应器的产热和散热状况，直至达到与调定点相适应的水平。体温偏离调定点需要达到阈值才能激活体温调节中枢，但在围绝经期，这个阈值范围缩小，导致女性体温调节过度敏感，出现血管扩张、潮热、发汗症状。

（三）其他神经递质的作用

雌激素的部分作用是通过神经递质来调节实现的，主要是β-内啡肽、去甲肾上腺素以及5-羟色胺。随着卵巢功能的下降，雌激素减少，下丘脑β-内啡肽活性也下降，对去甲肾上腺素抑制作用减弱。研究发现，血浆去甲肾上腺素代谢产物在潮热发作前期以及发作时升高，认为其可诱发潮热。另有研究显示，绝经过渡期5-羟色胺水平高于育龄期，绝经后升高更明显，但随绝经期延长逐渐减低，时间上与潮热的出现高峰期吻合，因此认为5-羟色胺升高及活性增强与潮热的发生有关。但也有不同的报道，患者使用5-羟色胺受体再摄取抑制剂治疗抑郁时，观察到潮热症状减轻。5-羟色胺通过与受体结合发挥作用，已发现5-羟色胺受体的7种类型及15个亚型，其作用机制复杂。可能由于雌激素减少或波动，导致5-羟色胺亚型受体平衡破坏，引起体温调节中枢不稳定和GnRH神经元兴奋，导致LH升高与潮热发生。有关神经递质的作用还需深入研究。

四、临床表现

（一）早、中期症状

1.月经紊乱

在一项绝经过渡期女性的研究中，82%女性存在闭经、月经稀发和（或）月经过少，18%存在月经过多、月经不规则出血或月经频发。后者发现19%的患者组织学上有癌前病变和恶性变。此期无排卵功血往往先有数周或数月停经，然后有多量出血，也可一开始即为阴道不规则出血。严重出血或出血时间长可导致贫血，休克和感染。一些妇女也可伴随潮热、出汗、情绪改变等更年期症状。

2.血管舒缩症状

潮热可视为卵巢功能衰退的标志性症状。自然绝经潮热发生率在75%以上，持续1～2年，25%妇女将持续4～5年或更长。手术绝经潮热发生率更高，往往在手术后1周内开始。

患者有时感自胸部向颈及面部扩散的阵阵上涌热浪，同时上述部位皮肤有区域性弥散性或片状发红，伴有出汗，汗后又有畏寒。潮热突然出现，可持续数秒到数十秒，甚至达1小时，通常约1～2分钟，发作次数由每周1～2次到每日数次至数十次。发作的频率、严重程度以及持续时间个体差异很大，发作多在凌晨乍醒、黄昏或夜间、活动、进食、穿衣、盖被过多、热量增加的情况下或情绪激动时，伴头痛、心悸。症状严重者影响情绪、工作、睡眠，困扰患者使之感到痛苦。82%的患者此症状持续1年左右，有时还能维持到绝经后5年，在绝经前及绝经早期较严重，随绝经时间进展，发作频度及强度也渐渐减退，最后自然消失。

3.精神神经症状

情绪症状，如烦躁、焦虑、抑郁等；记忆力减退，注意力不集中。

据统计绝经妇女中精神神经症状发生率为58%，其中抑郁78%、淡漠65%、激动72%、失眠52%。约1/3有头痛、头部紧箍感、枕部和颈部疼痛向背部放射。也有人出现感觉异常，常见的有走路漂浮、登高晕眩、皮肤划痕、瘙痒及蚁走感，咽喉部异物梗阻(俗称梅核气)。

4.泌尿生殖道萎缩症状

绝经后生殖器官各部均出现萎缩性变化，阴道黏膜变薄，阴道脱落细胞检查以底、中层细胞为主。阴道黏液分泌减少、干燥、阴道缩小狭窄可致性生活困难及反复阴道感染。绝经妇女泌尿道平滑肌和条纹肌有明显退行性改变，膀胱肌纤维化，膀胱容量减少，排尿速度减慢，残余尿量增多。有学者曾对50岁前后女性进行了排尿试验，＜50岁者，排尿速度＞75mL/s，＞50岁者，排尿速度＞18mL/s，每秒排尿少于15mL，即有尿道梗阻存在。尿道和膀胱黏膜变薄，抵抗力下降可发生尿路感染，脏器脱垂；尿道缩短及萎缩性改变可致尿失禁。

(二)远期症状

1.骨密度降低与骨质疏松

绝经后骨矿含量将以每年3%～5%的速率丢失，前5年丢失最快，并将持续10～15年。流行病学调查显示，绝经后骨质疏松症严重威胁妇女的健康及生活质量，据统计年龄超过50岁的女性一生可遭受一次或更多次椎体骨折者占30%；如发生髋部骨折则有30%的患者可能因并发症如静脉栓塞、感染等原因死亡，30%的患者可能致残。

雌激素对骨质疏松的防治作用通过以下骨代谢调节实现。①与成骨细胞和破骨细胞上的雌激素受体结合，直接抑制破骨细胞的溶酶体酶活性，降低其在骨切片上产生陷窝的能力。②调节成骨细胞产生的细胞因子，其中包括IL-1、IL-6、TNF等溶骨因子，从而改变破骨细胞的功能。③促进降钙素分泌，抑制骨吸收。④调节骨对甲状旁腺素(PTH)的敏感性，减少低钙对PTH的刺激，抑制PTH分泌，减少骨吸收。⑤提高1α羟化酶活性，使$1,25\text{-}(OH)_2\text{-}D_3$合成增加，促进钙吸收和骨形成。

2.心血管疾病

雌激素通过对脂代谢的良性作用改善心血管功能并抑制动脉粥样硬化。妇女绝经前冠心病发病率明显低于同龄男性，绝经后冠心病发病率及并发心肌梗死的病死率随年龄增加，成为妇女死亡的主要原因。研究表明，雌激素可降低心血管疾病的发病率及病死率。雌激素对心血管的保护作用主要表现为预防动脉粥样硬化斑块形成、稳定或缩小动脉粥样硬化斑块，并减少发生栓塞的危险性。其中30%～50%归于对脂代谢的有利影响，其他包括雌激素对动脉壁细胞的作用，对糖代谢及对生长因子和细胞因子的调控等。

有关雌激素补充治疗对心血管疾病的影响，目前主张在机会窗口内应用有防治作用。

3.阿尔茨海默病(AD)

AD表现为老年痴呆、记忆丧失、失语失认、定向计算判断障碍及性格行为情绪改变。AD脑病理改变呈弥散性脑萎缩，累及额、顶、颞、枕各叶。组织学形态呈现神经纤维缠结、老年斑痕、颗粒空泡变性。脑血流量减少，低氧可抑制脑中乙酰胆碱的合成。雌激素通过改善脑血流量、刺激中枢神经系统乙酰胆碱代谢，增加发育型的胶质细胞数量而支持神经功能。体内随机对照神经显像实验表明，在年轻女性和中年女性：脑功能受到卵巢功能的正常的变化的调节；卵巢激素的急速丧失会增加神经元细胞膜的破裂；卵巢功能的急速抑制与对记忆至关重要的脑区的激活下降有关。

五、诊断

根据临床表现包括年龄、病史、症状及体格检查，诊断较易确定。为便于对症状的严重程度进行评估，较广泛地采用Kupperman及Greene症状评分标准，具体评分标准见表16-7。

表16-7　Kuppeman评分标准

症状	基本分	程度评分			
		0分	1分	2分	3分
潮热出汗	4	无	每日<3次	每日3～9次	每日≥10次
感觉异常	2	无	有时	经常有刺痛、麻木、耳鸣等	经常而且严重
失眠	2	无	有时	经常	经常且严重、需服安定类药
焦躁	2	无	有时	经常	经常不能自控
忧郁	1	无	有时	经常，能自控	失去生活信心
头晕	1	无	有时	经常，不影响生活	影响生活与工作
疲倦乏力	1	无	有时	经常	日常生活受限
肌肉骨关节痛	1	无	有时	经常，不影响功能	功能障碍
头痛	1	无	有时	经常，能忍受	需服药
心悸	1	无	有时	经常，不影响工作	需治疗
皮肤蚁走感	1	无	有时	经常，能忍受	需治疗

注　①症状评分=基本分×程度评分。②各项症状评分相加之和为总分。

六、辅助检查

(一)阴道细胞学涂片

显示底、中层细胞为主。

(二)血激素测定

1.雌激素

雌二醇低于 20pg/mL 或 150pmol/L,但围绝经期妇女血 E_2 也可不低。

2.促性腺激素

FSH 大于 40U/L。

(三)盆腔超声检查

可展示子宫和卵巢全貌,帮助排除妇科的器质性疾病。

围绝经期也是许多器质性疾病的好发阶段,因此应认真地进行鉴别诊断,应与冠心病、高血压病、甲状腺功能亢进症、精神病以及经前紧张症相鉴别。

七、治疗

治疗目标是缓解近期症状,并早期发现、有效预防骨质疏松症、动脉硬化等老年性疾病。

(一)一般治疗

给予心理疏导,使绝经过渡期妇女了解绝经过渡期的生理过程,并以乐观的心态相适应。必要时选用适量镇静药以助睡眠,如睡前服用艾司唑仑 2.5mg。谷维素有助于调节自主神经功能,口服 20mg,每日 3 次。鼓励建立健康生活方式,包括坚持身体锻炼,健康饮食,增加日晒时间,摄入足量蛋白质及含钙丰富食物,预防骨质疏松。

(二)激素补充治疗(HRT)

有适应证且无禁忌证时选用。HRT 是针对绝经相关健康问题而采取的一种医疗措施,可有效缓解绝经相关症状,从而改善生活质量。

1.适应证

(1)绝经相关症状:潮热、盗汗、睡眠障碍、疲倦、情绪障碍如易激动、烦躁、焦虑、紧张或情绪低落等。

(2)泌尿生殖道萎缩相关的问题:阴道干涩、疼痛、排尿困难、性交痛、反复发作的阴道炎、反复泌尿系统感染、夜尿多、尿频和尿急。

(3)低骨量及骨质疏松症:有骨质疏松症的危险因素(如低骨量)及绝经后期骨质疏松症。

2.禁忌证

已知或可疑妊娠、原因不明的阴道流血、已知或可疑患有乳腺癌、已知或可疑患有性激素依赖性恶性肿瘤、最近 6 个月内患有活动性静脉或动脉血栓栓塞性疾病、严重肝及肾功能障碍、血卟啉症、耳硬化症、脑膜瘤(禁用孕激素)等。

3.慎用情况

慎用情况并非禁忌证,但在应用前和应用过程中,应该咨询相关专业的医师,共同确定应用的时机和方式，并采取比常规随诊更为严密的措施，监测病情的进展。慎用情况包括子宫肌瘤、子宫内膜异位症、子宫内膜增生史、尚未控制的糖尿病及严重高血压、有血栓形成倾向、胆囊疾病、癫痫、偏头痛、哮喘、高催乳素血症、系统性红斑狼疮、乳腺良性疾病、乳腺癌家族史，以及已完全缓解的部分性激素依赖性妇科恶性肿瘤，如子宫内膜癌、卵巢上皮性癌等。

4.制剂及剂量选择

主要药物为雌激素，辅以孕激素。单用雌激素治疗仅适用于子宫已切除者，单用孕激素适用于绝经过渡期功能失调性子宫出血。剂量和用药方案应个体化，以最小剂量且有效为佳。

(1)雌激素制剂：原则上应选择天然制剂。常用雌激素有：①戊酸雌二醇，每日口服 0.5～2mg；②结合雌激素，每日口服 0.3～0.625mg；③17β-雌二醇经皮贴膜，有每周更换 2 次和每周更换 1 次剂型；④尼尔雌醇，为合成长效雌三醇衍生物，每 2 周服 1～2mg。

(2)组织选择性雌激素活性调节剂：替勃龙，根据靶组织不同，其在体内的 3 种代谢物分别表现出雌激素、孕激素及弱雄激素活性。每日口服 1.25～2.5mg。

(3)孕激素制剂：常用醋酸甲羟孕酮(MPA)，每日口服 2～6mg。近年来倾向于选用天然孕激素制剂，如微粒化孕酮，每日口服 100～300mg。

5.用药途径及方案

(1)口服：主要优点是血药浓度稳定，但对肝脏有一定损害，还可刺激产生肾素底物及凝血因子。用药方案如下。①单用雌激素：适用于已切除子宫的妇女。②雌、孕激素联合：适用于有完整子宫的妇女，包括序贯用药和联合用药：前者模拟生理周期，在用雌激素的基础上，每后半月加用孕激素 10～14 日。两种用药又分周期性和连续性，前者每周期停用激素 5～7 日，有周期性出血，也称为预期计划性出血，适用于年龄较轻、绝经早期或愿意有月经样定期出血的妇女；后者连续性用药，避免周期性出血，适用于年龄较长或不愿意有月经样出血的绝经后期妇女。

(2)胃肠道外途径：能缓解潮热，防止骨质疏松，能避免肝脏首过效应，对血脂影响较小。①经阴道给药：常用药物有 E_3 栓和 E_2 阴道环及结合雌激素霜。主要用于治疗下泌尿生殖道局部低雌激素症状。②经皮肤给药：包括皮肤贴膜及涂胶，主要药物为 17β-雌二醇，每周使用 1～2 次。可使雌激素水平恒定，方法简便。

6.用药剂量与时间

选择最小剂量和与治疗目的相一致的最短时期，在卵巢功能开始衰退并出现相关症状时即可开始应用。需定期评估，明确受益大于风险方可继续应用。停止雌激素治疗时，一般主张应缓慢减量或间歇用药，逐步停药，防止症状复发。

7.不良反应及危险性

(1)子宫出血：性激素补充治疗时的子宫异常出血，多为突破性出血，必须高度重视，查明原因，必要时行诊断性刮宫，排除子宫内膜病变。

(2)性激素不良反应：具体如下。①雌激素：剂量过大可引起乳房胀、白带多、头痛、水肿、色素沉着等，应酌情减量或改用雌三醇。②孕激素：不良反应包括抑郁、易怒、乳房痛和水肿，患者常不易耐受。③雄激素：有发生高血脂、动脉粥样硬化、血栓栓塞性疾病危险，大量应用出现体重增加、多毛及痤疮，口服时影响肝功能。

(3)子宫内膜癌：长期单用雌激素，可使子宫内膜异常增生和子宫内膜癌危险性增加，所以对有子宫者，已不再单用雌激素。联合应用雌孕激素，不增加子宫内膜癌发病风险。

(4)卵巢癌：长期应用 HRT，卵巢癌的发病风险可能轻度增加。

(5)乳腺癌：应用天然或接近天然的雌孕激素可使增加乳腺癌的发病风险减小，但乳腺癌患者仍是 HRT 的禁忌证。

(6)心血管疾病及血栓性疾病：绝经对心血管疾病的发生有负面影响，HRT 对降低心血管疾病发生有益，但一般不主张 HRT 作为心血管疾病的二级预防。没有证据证明天然雌孕激素会增加血栓风险，但对于有血栓疾病者尽量选择经皮给药。

(7)糖尿病：HRT 能通过改善胰岛素抵抗而明显降低糖尿病风险。

(三)非激素类药物

1.选择性 5-羟色胺再摄取抑制剂

盐酸帕罗西汀 20mg，每日 1 次早晨口服，可有效改善血管舒缩症状及精神神经症状。

2.钙剂

氨基酸螯合钙胶囊每日口服 1 粒(含 1g)，可减缓骨质丢失。

3.维生素 D

适用于围绝经期妇女缺少户外活动者，每日口服 400～500U，与钙剂合用有利于钙的吸收完全。

(梁玉芳)

第八节　高催乳素血症

各种原因引起血清 PRL 水平升高，大于 1.14nmol/L(25μg/L)，称为高 PRL 血症。当 PRL 水平轻度升高时，需重复测定确诊。

一、病因

除生理性 PRL 升高以外，高 PRL 血症的病因还可见于病理性、药物性和特发性 3 类。

(一)病理性高催乳素血症

(1)通路受阻：下丘脑 PIF 不足或下达至垂体的通路受阻，多由下丘脑或垂体柄的病变导致，如空泡蝶鞍综合征、颅咽管瘤、神经胶质细胞瘤、手术、外伤、动静脉畸形以及精神创伤等。

(2)自主分泌 PRL 的肿瘤：如垂体 PRL 瘤、Gn 腺瘤、ACTH 腺瘤及异位 PRL 分泌。

(3)传入神经刺激增强了 PRF 的作用：如各类胸壁炎症性疾病、胸壁外伤、带状疱疹等。

(4)原发性和继发性甲状腺功能减退，导致 TSH 水平升高。

(5)PRL 降解异常：如慢性肾衰竭，肝硬化、肝性脑病导致假性递质的形成，PIF 的作用受抑制。

(二)药物性高催乳素血症

药物性高催乳素血症大多数是由于药物拮抗下丘脑 PRL 释放抑制因子(PIF)或增强

PRL 释放因子(PRF)而引起的,少数药物通过直接影响 PRL 细胞改变其水平。

常见药物包括:抗精神类药物如吩噻嗪类,抗高血压类药物如利血平,抗抑郁类药物如苯二氮䓬类,多潘立酮,性激素类如雌激素、口服避孕药,中草药如六味地黄、安宫牛黄丸等。

药物通常导致 PRL 的轻、中度升高,血 PRL 水平一般在 1.14～4.55nmol/L(25～100μg/L),一般停药后短期可使其水平降至正常。

(三)特发性高催乳素血症

临床多把无病因可循的 PRL 升高诊断为特发性高 PRL 血症。其 PRL 水平多轻度升高,长期观察可大部分恢复正常。若患者出现临床症状或 PRL 异常升高,仍需警惕垂体微腺瘤的存在。

二、临床表现

(一)溢乳

患者在非妊娠和非哺乳期出现溢乳或挤出乳汁或断奶数月仍有乳汁分泌,轻者挤压乳房才有乳液溢出,重者自觉内衣有乳渍。分泌的乳汁通常是乳白、微黄色或透明液体,非血性。仅出现溢乳的占 27.9%,同时出现闭经及溢乳者占 75.4%。这些患者血清 PRL 水平一般都显著升高。部分患者催乳素水平较高但无溢乳表现,可能与其分子结构有关。

(二)闭经或月经紊乱

高水平的催乳素可影响下丘脑—垂体—卵巢轴的功能,导致黄体期缩短或无排卵性月经失调、月经稀发甚至闭经,后者与溢乳表现合称为闭经,溢乳综合征。

(三)不育或流产

卵巢功能异常、排卵障碍或黄体不健可导致不育或流产。

(四)头痛及视觉障碍

微腺瘤一般无明显症状;大腺瘤可压迫蝶鞍隔出现头痛、头胀等;当腺瘤向前侵犯或压迫视交叉或影响脑脊液回流时,也可出现头痛、呕吐和眼花,甚至视野缺损和动眼神经麻痹。肿瘤压迫下丘脑可以表现为肥胖、嗜睡、食欲异常等。

(五)性功能改变

部分患者因卵巢功能障碍,表现低雌激素状态,阴道壁变薄或萎缩,分泌物减少,性欲降低。

三、辅助检查

(一)血清学检查

血清 PRL 水平持续异常升高,大于 1.14nmol/L(25μg/L),需除外由于应激引起的 PRL 升高。FSH 及 LH 水平通常偏低。必要时测定 TSH、FT_3、FT_4、肝功能、肾功能。

(二)影像学检查

当血清 PRL 水平高于 4.55nmol/L(100μg/L)时,应注意是否存在垂体腺瘤,CT 和 MRI 可明确下丘脑、垂体及蝶鞍情况,是有效的诊断方法。其中 MRI 对软组织的显影较 CT 清晰,因此对诊断空蝶鞍症最为有效，也可使视神经、海绵窦及颈动脉清楚显影。

（三）眼底、视野检查

垂体肿瘤增大可侵犯和（或）压迫视交叉，引起视盘水肿；也可因肿瘤损伤视交叉不同部位而有不同类型视野缺损，因而眼底、视野检查有助于确定垂体腺瘤的部位和大小。

四、治疗

应该遵循对因治疗原则。控制高PRL血症、恢复女性正常月经和排卵功能、减少乳汁分泌及改善其他症状，如头痛和视功能障碍等。

（一）随访

对特发性高催乳素血症、催乳素轻微升高、月经规律卵巢功能未受影响、无溢乳且未影响正常生活时，可不必治疗，应定期复查，观察临床表现和PRL的变化。

（二）药物治疗

垂体PRL大腺瘤及伴有闭经、泌乳、不孕不育、头痛、骨质疏松等表现的微腺瘤都需要治疗，首选多巴胺激动剂治疗。

1.溴隐亭

溴隐亭为麦角类衍生物，为非特异性多巴胺受体激动剂，可直接作用于垂体催乳素细胞，与多巴胺受体结合，抑制肿瘤增殖，从而抑制PRL的合成分泌，是目前治疗高催乳素血症最常用的药物。多巴胺受体激动剂，可降低催乳激素的合成和分泌，为了减少药物不良反应，溴隐亭治疗从小剂量开始渐次增加，即从睡前1.25mg开始，递增到需要的治疗剂量。如果反应不大，可在几日内增加到治疗量。常用剂量为每日2.5～10mg，分2～3次服用，大多数病例每日5～7.5mg已显效。剂量的调整依据是血PRL水平。达到疗效后可分次减量到维持量，通常每日1.25～2.5mg。溴隐亭治疗可以使70%～90%的患者获得较好疗效，表现为血PRL降至正常、泌乳消失或减少、垂体腺瘤缩小、恢复规律月经和生育。若PRL大腺瘤在多巴胺激动剂治疗后血PRL正常而垂体大腺瘤不缩小，应重新审视诊断是否为非PRL腺瘤或混合性垂体腺瘤、是否需改用其他治疗（如手术治疗）。溴隐亭治疗高PRL血症、垂体PRL腺瘤不论降低血PRL水平还是肿瘤体积缩小，都是可逆性的，只是使垂体PRL腺瘤可逆性缩小，长期治疗后肿瘤出现纤维化，但停止治疗后垂体PRL腺瘤会恢复生长，导致高PRL血症再现，因此需长期用药维持治疗。

溴隐亭的不良反应主要有恶心、呕吐、头痛、便秘、抑郁症、眩晕、疲劳和直立性低血压、血管痉挛和鼻塞等，这些症状是最有可能发生于治疗开始或药物剂量增加时，停药后症状很快消失。治疗应从小剂量开始，逐渐增加至有效维持剂量，如患者仍无法耐受其胃肠道反应，可改为阴道给药，经期则经肛门用药。约10%的患者对溴隐亭不敏感、疗效不满意，对于药物疗效欠佳，不能耐受药物不良反应及拒绝接受药物治疗的患者可以更换其他药物或手术治疗。需定期随访催乳激素水平、CT或MRI以及眼底检查。

新型溴隐亭长效注射剂（Parlodel LAR）克服了因口服造成的胃肠道功能紊乱，用法是50～100mg，每28日1次，是治疗催乳素大腺瘤安全有效的方法，可长期控制肿瘤的生长并使瘤体缩小，不良反应较少，用药方便。

2.卡麦角林和喹高利特

若溴隐亭不良反应无法耐受或无效时可改用具有高度选择性的多巴胺 D_2 受体激动剂卡麦角林和喹高利特，它们抑制 PRL 的作用更强大而不良反应相对减少，作用时间更长。对溴隐亭抵抗（每日 15mg 溴隐亭效果不满意）或不耐受溴隐亭治疗的 PRL 腺瘤患者改用这些新型多巴胺激动剂仍有 50%以上有效。喹高利特每日服用 1 次 75～300μg；卡麦角林每周只需服用 1～2 次，常用剂量 0.5～2.0mg，患者顺应性较溴隐亭更好。

3.克瑞帕

克瑞帕又称为甲磺酸-α-二氢麦角隐亭片，是治疗高催乳素血症的新型基础药物，类似溴隐亭，起始剂量为每次 5mg，每日 2 次，维持剂量是每次 10～20mg，每日 2 次，不良反应较小，多以恶心、呕吐、胃部不适、血压降低等，多在服药早期出现，为一过性。此药可能与精神药物和降压药物之间发生交互作用，如同时使用其他麦角碱类药物或降压药物，应特别小心。

4.维生素 B_6

作为辅酶在下丘脑中多巴向多巴胺转化时加强脱羟及氨基转移作用，与多巴胺受体激动剂起协同作用。临床用量可达 60～100mg，每日 2～3 次。

（三）手术治疗

治疗的目的是缩小肿瘤块体积，恢复生育能力，预防骨损失，并抑制溢乳，同时手术前短期服用溴隐亭可降低术中出血，提高疗效。

若溴隐亭等药物治疗效果欠佳者，有观点认为由于多巴胺激动剂能使肿瘤纤维化形成黏连，可能增加手术的困难和风险，一般建议用药 3 个月内实施手术治疗。经蝶窦手术是最为常用的方法，开颅手术少用。

(1)药物治疗无效或效果欠佳者。

(2)药物治疗反应较大不能耐受者。

(3)巨大垂体腺瘤伴有明显视力视野障碍，药物治疗一段时间后无明显改善者。

(4)侵袭性垂体腺瘤伴有脑脊液鼻漏者。

(5)拒绝长期服用药物治疗者。

(6)复发的垂体腺瘤也可以手术治疗。

手术后，需要进行全面的垂体功能评估，存在垂体功能低下的患者需要给予相应的内分泌激素替代治疗。

（四）放射治疗

分为传统放射治疗和立体定向放射外科治疗。传统放射治疗因照射野相对较大，易出现迟发性垂体功能低下等并发症，不主张单纯使用，目前仅用于有广泛侵袭的肿瘤术后联合治疗。立体定向放射外科治疗适用于边界清晰的中小型肿瘤。放射治疗主要适用于大的侵袭性肿瘤、术后残留或复发的肿瘤；药物治疗无效或不能坚持和耐受药物治疗不良反应的患者；有手术禁忌或拒绝手术的患者以及部分不愿长期服药的患者。放射治疗疗效评价应包括肿瘤局部控制以及异常增高的 PRL 下降的情况。通常肿瘤局部控制率较高，而 PRL 恢复至正常则较为缓慢。即使采用立体定向放射外科治疗后，2 年内也仅有 25%～29%的患者 PRL 恢复正常，其余患者可能需要更长时间随访或需加用药物治疗。传统放疗后2～10年，有12%～100%的患者出现垂体功能低下；1%～2%的患者可能出现视力障碍或放射性颞叶坏死。部分可能会影响瘤体周围的组织而影响垂体的其他功能，甚至诱发其他肿瘤，损伤周围神经等，因此，放射治疗一般不单独使用。

（五）其他治疗

由于甲状腺功能减退、肾衰竭、手术、外伤、药物等因素引起的高催乳素血症，则对因进行治疗。

（六）高催乳素血症患者的妊娠相关处理

1.基本原则

基本原则是将胎儿对药物的暴露限制在尽可能少的时间内，同时减少或避免垂体肿瘤增大的不良影响。

2.妊娠期间垂体肿瘤生长特点

妊娠期间95%微腺肿瘤患者、70%～80%大腺瘤患者瘤体并不增大，虽然妊娠期催乳素腺瘤增大情况少见，但仍应该加强监测，垂体腺瘤患者妊娠后未用药物治疗者，约5%的微腺瘤患者会发生视交叉压迫，而大腺瘤出现这种危险的可能性达25%以上，因此，于妊娠20周、28周、38周定期复查视野，若有异常，应及时行MRI检查。

3.垂体肿瘤妊娠后处理

在妊娠前有微腺瘤的患者应在明确妊娠后停用溴隐亭，因为肿瘤增大的风险较小。停药后应定期测定血PRL水平和视野检查，定期随访患者的临床症状。正常妊娠后PRL水平可以升高10倍左右，患者血PRL水平显著超过治疗前的PRL水平时，要密切监测血PRL及增加视野检查频度。

对于有生育要求的大腺瘤妇女，需在溴隐亭治疗腺瘤缩小后再妊娠较为安全。目前认为，溴隐亭对妊娠是安全的，但仍主张一旦妊娠，应考虑停药。所有患垂体PRL腺瘤的妊娠患者，在妊娠期需要每2个月评估1次。妊娠期间肿瘤再次增大者给予溴隐亭仍能抑制肿瘤生长，一旦发现视野缺损或海绵窦综合征，立即加用溴隐亭可望在1周内改善缓解，但整个妊娠期须持续用药直至分娩。对于药物不能控制者及视力视野进行性恶化时，应该经蝶鞍手术治疗需要并根据产科原则选择分娩方式。高PRL血症、垂体PRL腺瘤妇女应用溴隐亭治疗，妊娠后自发流产、胎死宫内、胎儿畸形等发生率在14%左右，与正常妇女妊娠情况相似。

4.垂体肿瘤哺乳期处理

没有证据支持哺乳会刺激肿瘤生长。对于有哺乳意愿的妇女，除非妊娠诱导的肿瘤生长需要治疗，一般要到患者想结束哺乳时再使用多巴胺受体激动剂。

（梁玉芳）

第十七章　不孕症与辅助生殖技术

第一节　不孕症

不孕症指育龄夫妇有正常性生活，未避孕 1 年未孕。对年龄大于 35 岁的女性，如果试孕 6 个月未孕就应开始诊疗。从未妊娠者称为原发性不孕，有过妊娠而后未避孕 1 年未孕者称为继发性不孕，由于男方因素造成的不孕称为不育，反复流产和异位妊娠而未能获得活婴属于不育范畴。不孕夫妇的受孕能力低于正常人群，对于大多不孕夫妇定义为生殖力降低更为准确。

不孕症发病率因国家和地区不同存在差别，我国不孕症发病率为 7%～10%。世界卫生组织已将不孕症归为疾病，不孕症患者夫妇承受着来自心理、生理、家庭和社会的压力，需要积极处理。

一、病因

（一）内分泌因素

女性周期性卵泡发育、排卵和内膜变化主要依靠下丘脑—垂体—卵巢轴的调控，因此下丘脑—垂体—卵巢轴的任何一个环节异常都可引起女性不孕。常见有下丘脑发育不成熟、垂体肿瘤、甲状腺功能亢进或低下、肾上腺皮质功能亢进或低下，这些都会扰乱正常的生殖内分泌调控，影响正常月经周期和卵泡发育，导致不孕。

1.下丘脑疾病

下丘脑可以产生多种神经激素，是神经内分泌的核心器官。下丘脑通过脉冲式释放促性腺激素释放激素（GnRH）到门脉系统，进而促使垂体释放 LH 和 FSH。GnRH 和促性腺激素脉冲式释放的周期和振幅对调节性腺活动及生殖轴至关重要。GnRH 的释放频率可以调节 LH/FSH 的比值，当 GnRH 的释放频率降低时，LH/FSH 的比值下降，反之，LH/FSH 的比值上升。应激和代谢可以影响 GnRH 的释放频率和同步性而干扰 GnRH 的释放，导致月经紊乱，甚至闭经。

下丘脑性闭经的主要原因包括先天性 GnRH 缺乏，也是临床上最常见的一类闭经，其发病率约占继发性闭经的 55%。下丘脑损伤或者功能性因素，诸如体重下降、过度的锻炼、进食障碍、心理压力、痛苦等应激因子触发可引起下丘脑—垂体—性腺轴被抑制，进而导致 GnRH 缺乏。下丘脑性闭经与异常的 GnRH 分泌模式有关，脉冲式给予外源性的 GnRH 可以恢复下丘脑—垂体—性腺轴的功能。

2.垂体疾病

垂体在月经周期调节和卵泡发育调控中起着重要的作用。垂体分泌的生殖激素主要有FSH和LH,此外垂体分泌的催乳素虽不直接调节生殖功能,但与之关系密切。垂体肿瘤、严重感染、产后大出血等因素会导致垂体功能障碍,使促性腺激素的分泌异常,从而影响卵巢功能而闭经。

(1)催乳素瘤:催乳素瘤是最常见的垂体肿瘤,主要临床表现为高催乳素血症。其他临床表现包括月经失调、泌乳、不孕等。此外,女性因雌激素缺乏常伴有性欲减退和性交痛等症状。

(2)肢端肥大症:超过50%的肢端肥大症患者伴有月经失调和生育力减退。主要原因包括促性腺细胞损伤和压迫,导致促性腺激素储备降低和垂体功能减退,合并催乳素腺瘤导致的高催乳素血症及垂体柄压迫导致下丘脑—垂体—卵巢轴功能紊乱。此外,多囊卵巢综合征在肢端肥大症患者中较为常见,原因可能是GH/IGF-I过度分泌或是GH诱发胰岛素抵抗所致。

3.甲状腺疾病

甲状腺作为调节机体代谢的重要内分泌器官之一,其分泌的甲状腺激素(TH)不仅仅在机体能量代谢、生长发育等方面发挥作用,也与女性生殖功能息息相关。甲状腺激素可通过影响性激素结合球蛋白(SHBG)的合成改变雌激素和睾酮的外周代谢,也可影响促性腺激素释放激素、催乳素的分泌并对月经周期进行调控。甲状腺功能紊乱则会影响性激素的分泌及卵巢的功能,从而导致不孕症的发生,主要表现为月经紊乱、排卵障碍、卵巢功能减退、不孕及妊娠并发症等。

甲状腺功能亢进症(简称甲亢)是由于甲状腺合成释放过多的甲状腺激素,从而造成机体代谢亢进和交感神经兴奋,引起心悸、出汗、进食和排便次数增多且体重减少的常见内分泌疾病。在女性中发病率约为2%。患有甲状腺功能亢进的女性常常表现为月经不调、不孕等。妊娠合并甲亢则易导致胎儿发育迟缓、死胎、流产、早产等不良妊娠结局。甲亢患者体内FSH、LH升高,可能是由于:①甲状腺素分泌增加导致患者的血清性激素结合球蛋白及雌二醇升高;②甲亢患者睾酮和雄烯二酮的合成增加,导致雌二醇和雌酮增加;③甲状腺素分泌增加还可导致患者卵泡期和黄体期的黄体生成素水平明显高于正常妇女。

甲状腺功能减退症(简称甲减)是由于甲状腺激素合成和分泌减少,反馈性地引起促甲状腺激素(TSH)分泌增加,导致机体代谢过程降低的一种内分泌疾病。育龄期女性甲减的发病率为2%~4%。女性甲减影响生育的主要临床表现为月经不调、经血过多或闭经、排卵障碍、卵巢萎缩、不孕等。妊娠合并甲减则易发生流产、子痫前期、子痫、胎盘早剥等不良妊娠结局。甲减导致女性不孕的主要机制有:①甲减患者体内性激素结合球蛋白(SHBG)减少,导致体内TT、E_2水平降低;②甲减患者体内TT、E_2水平降低,减弱了对GnRH、FSH、LH的抑制作用,从而FSH、LH水平都升高;③甲减女性体内T_3、T_4水平降低,减弱了对TRH的抑制作用,TRH水平增加,调控了TSH、PRL的分泌,因而TSH、PRL都随之增加。

4.肾上腺疾病

肾上腺皮质是女性雄激素的主要来源。少量雄激素是女性自身发育所必需的。但若雄激素分泌过多则抑制下丘脑分泌GnRH,导致卵巢功能受到抑制而闭经。

先天性肾上腺皮质增生症(CAH)是一组因肾上腺皮质激素合成途径中酶缺陷而引起的常染色体隐性遗传病,在世界范围内的活产新生儿发病率为1/15 000~1/10 000。其中以21-羟化酶缺乏症最常见,占本病的90%~95%。21-羟化酶由CPY21A2编码,也称为CYP21或P450c21,位于肾上腺皮质内质网的一种细胞色素P450酶,能催化17-羟孕酮转化为11-脱氧皮质醇(皮质醇体)、孕酮转化为去氧皮质酮(醛固酮的前体)。21羟化酶活性降低或缺失将阻碍皮质醇的合成。因导致皮质醇合成完全或部分受阻,经负反馈作用使促肾上腺皮质激素增加,酶阻断的前体化合物(如17-羟孕酮)增多,经旁路代谢而致雄激素产生增多,抑制FSH和LH分泌,造成闭经和不孕。根据CYP21缺乏程度的不同,分为典型及非典型(迟发型或轻型)两种,前者又分为单纯男性化型和失盐型。CAH患者的生育能力与潜在疾病的严重程度呈正比,在非经典型CAH患者中不孕症的发病率最低,在失盐型患者中最常见。有报道,失盐型CAH患者的妊娠率约为6.7%。

肾上腺功能不全常伴有自免性甲状腺疾病和卵巢早衰,FSH和LH升高,继而影响排卵和正常月经维持,导致女性不孕。

5.卵巢疾病

(1)多囊卵巢综合征(PCOS):PCOS是最常见的内分泌性不孕症,育龄妇女中发病率占5%~10%。PCOS以高雄激素血症、卵巢多囊样改变、慢性无排卵或稀发排卵为特征,表现为多毛、肥胖、闭经、不孕、卵巢增大。PCOS患者促性腺激素分泌的频率和幅度都发生改变,FSH水平正常或者降低,LH分泌增加,刺激卵巢产生过高的雄激素,升高的雄烯二酮在芳香化酶的作用下转化为雌酮。高雄激素血症干扰了生殖轴正常的反馈机制,卵泡的优势化和成熟受到抑制,导致不孕。

(2)高催乳素血症:高催乳素血症是一种下丘脑—垂体功能紊乱性疾病,普通人群中患病率为0.4%,在原发性闭经患者中占4.35%,生殖功能障碍患者中为7%~14%,且女性高于男性。女性主要表现为闭经、溢乳、月经稀发、不孕等。

高催乳素可对下丘脑—垂体—卵巢轴功能产生影响。血清催乳素升高致下丘脑产生的多巴胺升高,抑制下丘脑促性腺激素的合成和释放,降低卵巢对促性腺激素的反应,抑制卵泡的发育与成熟,不能形成排卵前的雌激素高峰及黄体生成激素峰,并直接抑制卵巢合成雌二醇和黄体酮,导致排卵障碍、月经稀少或闭经;性欲减退、生殖器萎缩,严重者致骨质疏松;高催乳素血症可干扰受精和胚胎发育,导致不孕、流产等。引起高催乳素血症的原因很多,主要包括生理性和病理性两大类。临床上生理因素包括进食、睡眠、产后、哺乳、乳头刺激、性交、妊娠等。最常见的病理因素包括下丘脑肿瘤、垂体或异位催乳素瘤、空蝶鞍综合征、肢端肥大症、某些药物的应用及原发性甲状腺功能减退症和肝肾功能不全等。此外,有些特殊疾病,如多囊卵巢综合征、原发性甲状腺功能低下、子宫内膜异位症、肾衰竭、肝功能不全等均伴有高催乳素血症。

(二)感染因素

病原微生物的感染是造成不孕不育的重要原因,对于男性、女性生殖系统的影响广泛而严重。支原体、沙眼衣原体、淋病奈瑟菌、假丝酵母菌等均是常见的感染病原体。

1.支原体

支原体是一类缺乏细胞壁、呈高度多形性、能通过滤菌器、可在无生命培养基中生长繁殖的最小原核细胞型微生物。常见的支原体主要有解脲脲原体(UU)、人型支原体(Mh)、生殖支原体(Mg)。支原体的感染很可能会引起不孕不育。UU感染导致女性患者生殖道发生炎症,可使输卵管的纤毛运动力低下。此外,女性体内的UU可能会影响精子运动功能,从而影响精卵结合。支原体在泌尿生殖道存在定植现象,人群中存在着相当数量的支原体携带者而没有症状和体征。也有研究表明,支原体与女性不孕症并无相关性。支原体与女性不孕的关系及影响机制还需进一步研究。

2.沙眼衣原体

沙眼衣原体是一类细胞内寄生的微生物,沙眼衣原体在生殖器官引起的感染对生殖健康影响较大,其主要传播途径为性传播,在女性中主要表现为子宫颈炎、输卵管阻塞、慢性盆腔炎等,并且容易引起女性不孕。多数情况下衣原体引起的下生殖道感染轻微无症状。但即便是无症状的沙眼衣原体感染,也是不孕症的重要原因之一。沙眼衣原体感染女性生殖道首先累及宫颈的柱状上皮,引起宫颈管炎;然后上行侵犯到子宫内膜,进而侵犯输卵管上皮,使黏膜结构破坏,纤毛运动消失,又可通过休克蛋白诱发变态反应,引起输卵管黏连、阻塞和积水,发生不可逆性损害。同时感染沙眼衣原体后,可使宫颈黏液的葡萄糖含量降低,影响宫颈管中精子的活力而致不孕。

3.淋球菌

女性感染淋球菌引起盆腔炎、输卵管、卵巢脓肿,进而导致创伤性不孕和异位妊娠。由输卵管上皮细胞产生的细胞因子如IL-1α、IL-1β、TNF会通过免疫应答引起不孕。

感染是不孕不育的主要致病因子之一,但部分病原体与不孕不育的相关性尚未定论。生殖道感染与女性不孕的相关性见表17-1。

表17-1 生殖道感染与女性不孕的相关性

病原体	女性不孕(损伤器官/组织)		
	宫颈/阴道	子宫	输卵管/盆腔
淋球菌	肯定	肯定	肯定
沙眼衣原体	肯定	肯定	肯定
生殖支原体	很可能	可能	最可能
解脲支原体/人型支原体	很可能	可能	未成定论
单纯疱疹病毒	不确定	不确定	待研究
人乳头瘤病毒	已成定论	已成定论	不可能
白念珠菌	不确定	不确定	有可能
大肠杆菌	不确定	可能	可能
与细菌性阴道炎有关的细菌	可能	可能	很可能
阴道毛滴虫	可能的共存感染因子	不确定	可能的共存感染因子

(三)遗传学因素

遗传是导致女性不孕的重要因素,主要包括染色体异常、基因突变等类型。这些突变影响女性生殖系统发育或下丘脑—垂体—卵巢轴调控。

1.染色体数目异常与女性不孕

(1)特纳综合征：特纳综合征的基因型为45,X或嵌合型(46,XY,46,XX,47,XXX或46,X,iXq)。约90%的患者为45,X,临床表现为生殖器、性腺发育不良、不孕以及不可逆的FSH和LH升高,雌激素降低。

(2)三体综合征：是导致自然流产的重要因素。由于精子和卵子(尤其是卵子)在第一次、第二次减数分裂发生了不对等分离,导致三体综合征的产生,16-三体综合征发生率最高,其次是21-三体综合征、22-三体综合征;能够存活到足月的一般只有13-三体综合征、18-三体综合征、21-三体综合征。三体综合征的产生和孕妇的年龄有关。

2.染色体的结构异常

染色体的结构异常包括缺失、重复、倒位、易位等,由染色体断裂后互换引起。染色体结构异常可导致不孕或流产。

(1)平衡易位：两条染色体分别断裂后相互交换位置后重接,形成两条衍生染色体。平衡易位患者无染色体片段的增减,外观正常。但是在配子形成过程中,减数分裂同源染色体联会形成四射体,最终形成18种配子,仅1种正常,1种平衡易位,16种不平衡。不平衡的配子形成胚胎后,因部分单体或部分三体而导致流产、死胎或畸形。

(2)罗伯逊易位：发生在近端着丝粒染色体间的一种易位。罗氏易位是2条近端染色体在断裂后,2条染色体的长臂在着丝粒部位重接,形成一条由长臂染色体组成的衍生染色体。短臂形成的小染色体往往丢失。因此罗氏易位携带者仅有45条染色体,但是基因基本无丢失,因此,表现一般正常。但在减数分裂中,会形成不平衡的配子,导致流产或死胎等。其中同源的罗氏易位无法形成正常配子。非同源的罗氏易位在配子形成过程中可以产生6种类型的配子,其中仅有1种正常,1种为平衡配子,4种不平衡。不平衡配子形成胚胎后,大多数流产或死胎。

(3)X染色体缺失：X染色体部分缺失多有报道,多与女性不孕相关。X染色体短臂患者表型特纳综合征类似,患者身材矮小。包含Xp11区的缺失,导致卵巢衰竭。X染色体短臂远端缺失(Xp21)导致继发不孕或闭经。X染色体长臂上有两个区域与卵巢功能衰竭密切相关,POF1:Xq26～q28和POF2:Xq13.3～q22。这一区段缺失导致卵巢早衰。X染色体长臂近端缺失(q13)患者症状更严重,会导致先天性闭经、高促性腺激素性性腺功能减退。

3.女性不孕与单基因疾病

单基因疾病是由单一基因突变引起的遗传病。女性不孕单基因疾病可发生在下丘脑—垂体—性腺轴的不同水平。

(1)下丘脑部位相关基因突变：下丘脑分泌促性腺激素释放激素,并呈脉冲式释放GnRH,与下丘脑相关的基因突变一般会导致性腺功能减退。

1)KaL1基因：KaL1基因突变是柯尔曼(Kallmann)综合征的病因之一。KaL1基因位于Xp的伪体染色体区域,编码蛋白anosmln,具有神经细胞黏附分子特性。Anosmln为GnRH神经元和嗅觉神经迁移提供支持。Anosmln缺失或突变导致GnRH和嗅觉神经元不能正常突触,导致伴有嗅觉缺失或减退的低促性腺激素型性腺功能减退症。主要表现为女性患者内外生殖器发育不良，青春期时无乳房发育，无腋毛、阴毛生长，无月经来潮。

2）LEP 和 LEPR 基因：LEP 基因编码的蛋白瘦素在代谢和青春期起重要作用。LEP 及其受体 LEPR 突变影响下丘脑—垂体—性腺生殖轴，导致肥胖和不可逆的青春期延迟。

3）AHC 基因：AHC 基因编码 DAX1 蛋白，其是由 470 个氨基酸组成的受体，属于甾体激素受体超家族。对垂体促性腺细胞和肾上腺皮质具有调控作用，对促性腺激素分泌也具有调节作用。女性 AHC 突变可能导致性腺功能低下。

（2）垂体：垂体相关基因突变导致垂体分泌激素全部或者部分下降，包括 TSH、FSH、LH、催乳素、生长激素，引起不孕。

1）GNRHR：GNRHR 编码的促性腺释放素受体属于 G 蛋白偶联受体。此基因突变属于常染色体阴性遗传。GnRH 受体突变患者的表型介于完全型 IHH（无青春期的体征）、不完全型（部分青春期发育缺陷）和不育症之间。

2）FSH/LHβ 基因：FSH、LH、hCG 和 TSH 属于垂体糖蛋白激素，为二聚体蛋白。它们的 α 亚基相同，β 亚基不同。迄今未发现人 α 亚基突变。FSHβ 突变导致乳房不完全发育、低 FSH 和雌二醇、高 LH、不孕。LHβ 受体基因突变导致受体失活，则出现青春期推迟，男性假两性畸形。

（3）卵巢：脆性 X 综合征是 X 连锁不完全外显的显性遗传病，FMR1 基因位于 Xq27 区，包含 CGG 三碱基重复。携带突变前体的女性除了中等智力缺陷外，也有卵巢早衰的风险。在散发卵巢早衰患者中，3%的女性是 FMR1 突变携带者。而在家族性卵巢早衰患者中，12%～15%为 FMR1 突变携带者。

4.多基因遗传病与女性不孕

（1）多囊卵巢综合征：多表现为稀发排卵或无排卵、高雄激素血症、卵巢多囊性改变、不孕，发生率占生育年龄妇女的 5%～10%，研究表明，PCOS 与众多基因突变/多态性相关，与性激素代谢相关的基因包括 CYP11、CYP17、CYP19、SHBG、雄激素受体基因等。与糖代谢相关的基因包括胰岛素基因、胰岛素基因受体、抵抗素等。

（2）子宫内膜异位症（EMT）：是妇科最常见的疾病之一，生育期妇女的发病率为 15%～20%，其中近 40%的患者会出现不孕。EMT 与性激素及其受体相关基因多态性存在相关性。与 EMT 相关的性激素基因包括 CYP19 基因、PPAR 基因、性激素受体基因等。

（四）外阴与阴道因素

无孔处女膜、阴道部分或者完全闭锁、阴道受机械性损伤后发生的黏连瘢痕狭窄等均可影响正常性生活，阻碍精子进入生殖道而引起不孕。严重的阴道炎症改变阴道酸碱度，引起大量微生物和白细胞增多，降低精子活力，减少精子在阴道的生存时间，甚至吞噬精子等，均可引起不孕。

（五）免疫因素

1.抗精子免疫异常

精子对女性生殖道来说是异种抗原，正常情况下女性生殖道黏膜上皮完整，可避免性交时进入生殖道的精子产生免疫反应。但当炎症、损伤或精浆中的免疫抑制物受到破坏时，精子和精浆中的抗原物质会引起女方的同种免疫反应，刺激女性免疫系统产生抗精子抗体。抗精子抗体不但可影响精子在女方生殖道中的运行，而且可干扰精子获能及顶体反应，发挥直接细胞毒作用，使精子发生凝集，从而引起不孕。

2.女性体液免疫异常

女性体内可产生抗透明带抗体.改变透明带的性状或阻止受精乃至植入过程，从而导致不孕。抗心磷脂抗体可引起种植部位小血管内血栓形成，导致胚胎种植失败。

3.子宫内膜局部细胞免疫异常

子宫内膜局部存在大量的免疫细胞，它们在胚胎种植中发挥帮助绒毛实现免疫逃逸和绒毛周围组织的溶细胞作用，有利于胚胎移植。因此，子宫内膜局部的免疫细胞如 NK 细胞、T 细胞和 B 细胞的功能异常都可能导致种植失败和不孕。

（六）男女双方因素

夫妻双方的性生活障碍、对性知识缺乏以及精神高度紧张，也可能导致不孕。

（七）不明原因不孕

指经过不孕症的详细检查，依靠现代检查方法尚未发现明确病因的不孕症。

二、诊断

（一）病史询问

门诊诊疗过程中，详细的病史询问，有助于掌握患者的基本病情，进而选择适当的检查手段以明确诊断。

（1）婚姻史：包括结婚年龄、同居时间、性生活状况、是否两地分居、健康状况等。

（2）月经史：应明确患者月经初潮年龄，月经周期及经期、经量，有无痛经。

（3）生育史：包括妊娠史、流产史、异位妊娠史和分娩史，尤其应注意既往有无缺陷儿出生史，还应了解有无采取避孕措施及使用时间。

（4）既往史：主要应了解是否有性传播疾病、生殖器炎症和结核病病史，是否患有其他内分泌或代谢性疾病，是否有盆腔、生殖器手术史。

（5）个人史：了解患者的职业、不良环境接触史、冶游史、烟酒嗜好、吸毒史等。

（6）家族史：主要指是否存在家族遗传性疾病史。

（7）患者的诊治经过以及曾经做过的检查项目和阳性指标。

（二）全身检查

全身检查顺序如下。

卧位患者：一般情况和生命体征→头颈部前、侧胸部（心、肺）→（患者取坐位）后背部（包括肺、脊柱、肾区、骶部）、（卧位）腹部→上肢、下肢→肛门、直肠→外生殖器→神经系统（最后站立位）。

坐位患者：一般情况和生命征→上肢→头颈部→后背部（包括肺、脊柱、肾区、骶部）→（患者取卧位）前胸位、侧胸位（心、肺）→腹部→下肢→肛门直肠→外生殖器→神经系统（最后站立位）。

一般检查为整个体格检查过程中的第一步，是对患者全身状态的概括性观察，以视诊为主，配合触诊、听诊和嗅诊进行检查。一般检查的内容包括性别、年龄、体温、呼吸、脉搏、血压、发育与营养、意识状态、面容表情、体位姿势、步态等，还有皮肤和淋巴结。

（1）发育应通过患者年龄、智力和体格成长状态（包括身高、体重及第二性征）的关系进行综合评价。发育正常者，其年龄、智力与体格的成长状态呈均衡一致。成年以前，随年龄的增长，体格不断成长，在青春期，尚可出现一段生长速度加快的青春期急速成长期，属于正常发育状态。

成人发育正常的指标包括：①头部的长度为身高的 1/8～1/7；②胸围为身高的 1/2；③双上肢展开后，左右肢端的距离与身高基本一致；④坐高等于下肢的长度。正常人各年龄组的身高与体重之间存在一定的对应关系。

机体的发育受内分泌、营养代谢、生活条件及体育锻炼等多种因素的影响。临床上的病态发育与内分泌的改变密切相关。性激素决定第二性征的发育，当性激素分泌受损，可导致第二性征的改变。女性患者出现乳房发育不良、闭经、体格男性化、多毛、皮下脂肪减少、发音男声。性激素对体格也有一定的影响，性早熟儿童，患病初期可较同龄儿童体格发育快，但常因骨骺过早闭合限制其后期的体格发育。婴幼儿时期营养不良也可影响发育，如维生素 D 缺乏时可致佝偻病。

（2）体型是身体各部发育的外观表现，包括骨骼、肌肉的生长与脂肪分布的状态等。成年人的体型可分为以下 3 种。①无力型：又称瘦长型，表现为体高肌瘦、颈细长、肩窄下垂、胸廓扁平、腹上角小于 90°。②正力型：又称匀称型，表现为身体各个部分结构匀称适中，腹上角 90°左右，见于多数正常成人。③超力型：又称矮胖型，表现为体格粗壮、颈粗短、面红、肩宽平、胸围大、腹上角大于 90°。

（3）头部及其器官是人体最重要的外形特征之一，是检查者最先和最容易见到的部分，仔细检查常常能发现很多有价值的诊断资料，应进行全面的视诊、触诊。检查项目包括头发、头皮、头颅、颜面及其器官。

（4）颈部的检查应在平静、自然状态下进行，被检查者最好取舒适坐位，解开内衣，暴露颈部和肩部。如患者卧位，也应尽量充分暴露。检查时手法应轻柔，当怀疑颈椎有疾患时更应注意。检查项目包括颈部外形与分区、颈部姿势与运动、颈部皮肤与包块、颈部血管、甲状腺、气管。

（5）胸部指颈部以下和腹部以上的区域。胸廓由 12 个胸椎和 12 对肋骨、锁骨及胸骨组成，其胸廓的骨骼前部较短，背部稍长。传统的胸部物理检查包括视诊、触诊、叩诊和听诊。检查应在合适的温度和光线充足的环境中进行。尽可能暴露全部胸廓，患者视病情或检查需要采取坐位或卧位，全面系统地按视、触、叩、听顺序进行检查。一般先检查前胸部及两侧胸部，再检查背部。这样既可克服只注意叩诊和听诊，而忽略视诊和触诊的倾向，也可避免重复体征的遗漏。胸部检查的内容很多，包括胸廓外形、胸壁、乳房、胸壁血管、纵隔、支气管、肺、胸膜、心脏和淋巴结等。

（6）腹部主要由腹壁、腹腔和腹腔内脏器组成。腹部范围上起横膈，下至骨盆。腹部体表上以两侧肋弓下缘和胸骨剑突与胸部为界，下至两侧腹股沟韧带和耻骨联合，前面和侧面由腹壁组成，后面为脊柱和腰肌。腹部检查包括腹部外形、呼吸运动、腹壁静脉、胃肠型和蠕动波、腹壁其他情况(皮疹、色素、腹纹、瘢痕、疝、脐部、腹部体毛、上腹部搏动)、腹壁紧张度、压痛及反跳痛、脏器(肝、脾、胆囊、肾、膀胱、胰腺)、腹部肿块、液波震颤、移动性浊音、肋脊角叩击痛、肠鸣音、血管杂音、摩擦音、搔弹音。

(7)女性生殖器包括内外两部分,一般情况下女性患者的生殖器不做常规检查,如全身性疾病疑有局部表现时可做外生殖器检查,疑有妇产科疾病时应有妇产科医师进行检查。检查时患者应排空膀胱,暴露外阴部,仰卧于检查台上,两腿外展、屈膝,医师戴无菌手套进行检查。检查范围:外生殖器,包括阴阜、大阴唇、小阴唇、阴蒂、阴道前庭;内生殖器,包括阴道、子宫、输卵管、卵巢。

(8)脊柱检查:脊柱是支撑体重、维持躯体各种姿势的重要支柱,并作为躯体活动的枢纽由7个颈椎、12个胸椎、5个腰椎、5个骶椎、4个尾椎组成。脊柱有病变时表现为局部疼痛、姿势或形态异常以及活动度受限等。脊柱检查时患者可取站立位和坐位,按视、触、叩的顺序进行。检查内容包括脊柱弯曲度、脊柱活动度、脊柱压痛及叩击痛。

(9)四肢与关节检查:四肢及其关节的检查通常运用视诊与触诊,两者相互配合,特殊情况下采用叩诊和听诊。四肢检查除大体形态和长度外,应以关节检查为主。

(10)在进行神经系统检查时,首先要确定患者对外界刺激的反应状态,即意识状态,包括脑神经检查、运动功能检查、感觉功能检查、神经反射检查、自主神经功能检查。

在不孕症女性患者中,临床医生应重点检查第二性征的发育情况,有无溢乳,毛发分布有无异常等。

(三)体格检查

1.妇科检查

应由有丰富经验的妇科医师对女方的盆腔进行细致的检查,了解内外生殖器的发育,有无炎症、肿瘤及畸形。双合诊检查应重点触诊子宫的大小、质地和活动度。对于有痛经的患者应进行三合诊检查,如骶韧带触痛结节提示患者可能存在子宫内膜异位症。对于有阳性体征的患者,酌情建议进行腹腔镜检查明确诊断。

2.排除全身性疾病检查

如结核病、糖尿病、甲状腺功能亢进或减退、垂体病变、肾上腺疾病等的检查。

(四)内分泌学检查

1.促性腺激素释放激素(LHRH)兴奋试验

(1)原理:LHRH为下丘脑释放的肽类激素,在正常情况下注射合成的LHRH可刺激腺垂体释放黄体生成素(LH)和尿促卵泡素(FSH),特别是LH的反应更明显,主要用于了解垂体促性腺激素的储备情况。

(2)试验方法:①静脉注射人工合成10肽LHRH 100μg(溶于5mL生理盐水中),患者可不禁食,分别在注射前、注射后15分钟、30分钟、60分钟、90分钟和120分钟取静脉血2mL,测LH和FSH;②单次注射LHRH反应差,可采用每2日静脉注射LHRH 100μg,连续3次,最后一次注射后,按①抽血化验。

(3)正常参考值:正常LH峰值多在注射后15分钟,峰值在60~90分钟为延迟反应。男性(成人):LH峰值较基值增加4~10倍,FSH峰值较基值增加0.5~2倍。女性(成人):LH

绝经期峰值较基值增加 3～4 倍，排卵前期峰值较基值增加 3～5 倍，黄体期峰值较基值增加 8～10 倍，FSH 峰值较基值增加 0.5～2 倍(不受月经影响)。

(4)注意事项和影响因素：①试验结果可以用峰值、反应曲线下面积、绝对值变化或百分变化来表示，哪种表示能更好地解释试验结果尚缺少统一意见；②避免使用雌激素和孕激素类药物，该类药物可抑制 LH 和 FSH 的分泌，如有月经，应记录月经来潮的日期，高催乳素血症时反应弱，发育前期反应差。

(5)临床应用和分析：主要用于鉴别下丘脑性和垂体性性腺功能减退症，如病变在下丘脑，垂体长期不能得到 LHRH 的兴奋，单次注射 LHRH，垂体不一定能反应，故需静脉注射 LHRH 数日后垂体才有反应，如病变在垂体，连续注射 LHRH 也不会出现反应或反应较弱。继发于性腺本身的性腺功能减退症，LH 反应活跃。

2.黄体生成素(LH)和尿促卵泡素(FSH)的测定

(1)原理：LH 和 FSH 由腺垂体分泌，在女性，LH 的主要作用是促进排卵和黄体形成，FSH 促进卵泡生长和发育。在男性，LH 促进睾丸间质细胞分泌睾酮，FSH 刺激和维持精子的发生和成熟。测定 LH 和 FSH 对了解下丘脑—垂体—性腺轴的功能状态有重要意义。

(2)方法：空腹状态下抽取不抗凝静脉血 2mL。

(3)正常参考值：见表 17-2(化学发光免疫测定法)。

表 17-2　成人 LH 及 FSH 正常参考值　单位：U/L

激素	女性				男性
	卵泡期	黄体期	月经中期	绝经期	
LH	1.1～11.6	ND～14.7	17～77	11.3～39.8	0.8～7.6
FSH	2.8～11.3	1.2～9.0	5.8～21	21.7～153	0.7～11.1

注　ND 代表测不到。

(4)影响因素和注意事项：促性腺激素释放激素(LHRH)可刺激 LH 和 FSH 的分泌，雌激素、孕激素和睾酮在下丘脑和垂体水平对 LH 和 FSH 进行负反馈调节。LH 和 FSH 受年龄、月经周期的影响，在一日的不同时间 LH 和 FSH 可有不规则的分泌波动，单次化验结果有时难以解释，每 15～20 分钟采血 1 次，将多次血混合后测平均值，可减少波动造成的差异，在分析 LH 和 FSH 时应与靶器官激素同时考虑，如雌二醇、孕酮或睾酮。

(5)临床意义和分析。

1)LH 和 FSH 增高见于各种原因引起的卵巢和睾丸功能衰竭。连续测定 LH 和 FSH 帮助预测排卵，LH 和 FSH 分泌高峰的出现预示卵泡破裂将要开始。

2)FSH 升高、LH 在正常范围见于 FSH 分泌垂体瘤，绝经早期的一过性表现。

3)LH 升高、FSH 在正常范围见于多囊卵巢综合征，少见于 LH 分泌垂体瘤。

4)LH 和 FSH 在正常低限或低于正常值见于下丘脑、垂体柄或垂体病变，多囊卵巢综合征。卵巢和睾丸肿瘤、肾上腺肿瘤或增生，分泌过多雌激素、孕激素或雄激素可反馈抑制 LH 和 FSH 分泌，神经性厌食时 LH 呈低水平，FSH 在正常范围或呈低水平。

5)孤立性 LH 缺乏或孤立性 FSH 缺乏分别引起 LH 或 FSH 降低。

3.雌二醇(E_2)测定

(1)原理:在女性,E_2 主要来自卵巢,部分由肾上腺产生,发育成熟后,E_2 随月经周期性变化。在男性,E_2 主要来自睾丸。E_2 是雌激素中活性最强的一种,测定 E_2 对了解下丘脑—垂体—性腺轴的功能有重要意义。

(2)标本采集:不抗凝静脉血 2mL。

(3)正常参考值:见表 17-3(化学发光免疫测定法)。

表 17-3 成人 E_2 正常参考值 单位:pmol/L

激素	女性				男性
	卵泡期	黄体期	月经中期	绝经期	
E_2	ND～308 (月经第 2～3 日)	101～905	124～1468	ND～110	ND～206

注 ND 代表测不到。

(4)注意事项和影响因素:①不同月经周期其雌激素水平不同,采血时应注意;②妊娠期间胎盘是雌激素的主要来源,E_2 可逐渐升高;③绝经后卵巢分泌雌激素下降,E_2 来源于雄激素在性腺外的转化,无周期变化,浓度低;④分析 E_2 时,应与促性腺激素同时考虑;⑤使用复方口服避孕药、雌激素和促排卵药会影响 E_2 的水平。

(5)临床意义和分析:①女性 E_2 增高见于卵巢肿瘤,妊娠和女性性早熟,E_2 降低见于各种原因所致卵巢功能衰竭,下丘脑和腺垂体功能减退,青春期延迟;②男性 E_2 增高见于男性乳腺发育症、肝硬化。

4.孕酮测定

(1)原理:孕酮主要由正常月经周期后半期的黄体分泌,在卵泡期常测不到,排卵后孕酮分泌增加,持续约 14 日,随黄体萎缩而下降,测定孕酮可了解排卵和黄体功能情况。胎盘也是孕酮的主要产生部位,在男性和女性肾上腺可合成少量的孕酮。

(2)采血方法:不抗凝静脉血 2mL。

(3)正常参考值:见表 17-4(化学发光免疫测定法)。

表 17-4 成人孕酮正常参考值 单位:nmol/L

激素	女性								男性
	卵泡期	黄体期	黄体中期	月经中期	妊娠早期	妊娠中期	妊娠晚期	绝经期	
孕酮	ND～3.2	9.5～89	19～76 (黄体期第 7～8 日)	1.5～5.5	63.6～95.4	159～318	318～1272	ND～2.2	0.86～2.9

注 ND 代表测不到。

(4)注意事项和影响因素:①孕酮的分泌随黄体生成呈周期性变化,孕酮的分泌呈脉冲式,单次血孕酮水平不一定能正确评价黄体功能;②使用复方口服避孕药后由于不能排卵,孕酮浓度维持在低水平,使用促排卵药物,如氯米芬和人绝经期促性腺激素,可使孕酮浓度升高。

(5)临床意义和分析:①用于了解排卵(在接近黄体中期时采血)、黄体功能不良,可用孕酮替代治疗;②评价妊娠早期流产危险和流产情况,妊娠3个月内的自然流产在妊娠内容物排出之前,伴有孕酮浓度降至正常水平以下;③孕酮增高见于先天性肾上腺皮质增生、卵巢颗粒层膜细胞瘤、卵巢脂肪样瘤;④孕酮降低见于各种原因所致卵巢功能受损、黄体功能不良。

5.睾酮的测定

(1)原理:睾酮在男性主要来自睾丸间质细胞,在女性睾酮小部分由卵巢间质细胞和肾上腺产生,50%~60%由雄烯二酮和去氢异雄酮在外周组织转换而来。在男性睾酮主要受黄体生成素(LH)的调节,测定睾酮有助于了解下丘脑—垂体—性腺轴的功能状态。

(2)标本采集:不抗凝静脉血2mL。

(3)正常参考值(化学发光免疫测定法):20~49岁的男性睾酮正常值为9.4~60.1nmol/L,50岁以上的男性为7.4~26.2nmol/L;女性排卵期睾酮正常值为2.2~4.2nmol/L,绝经期为1.7~3.9nmol/L。

(4)注意事项和影响因素。

1)循环中的游离睾酮不到2%,约55%与睾酮雌激素结合球蛋白(TeBG)或性激素结合球蛋白(SHBG)结合,其余与人血白蛋白结合。肥胖、甲状腺功能减退、雄激素治疗和先天性低TeBG血症时,TeBG水平减少,甲状腺功能亢进症、慢性肝病、原发睾丸功能衰竭、雌激素治疗和先天性高TeBG血症时,TeBG水平增加。

2)男性青春期睾酮分泌增加,这种高水平持续到40岁,然后随年龄缓慢下降。

3)男性成人睾酮分泌有昼夜节律变化,早上6点至9点分泌最多,然后逐渐下降,在夜间达最低值,这种节律变化在青年人较老年人明显,采血时应在早晨睾酮高峰时间。

4)女性睾酮水平明显低于男性,受月经周期和妊娠等多种因素的影响。

5)服用复方避孕药物、肾上腺皮质类固醇可抑制睾酮分泌。

(5)临床意义和分析。

1)男性:增高见于睾丸间质细胞瘤、性早熟、先天性肾上腺皮质增生,降低见于各种先天或后天引起的睾丸病变、Klinefelter综合征、继发于下丘脑和垂体性病变、雌激素治疗、高催乳素血症、肝硬化。

2)女性:增高多见于多囊卵巢综合征及卵巢肿瘤、肾上腺肿瘤或增生、服用雄激素、先天性肾上腺皮质增生,降低见于下丘脑和垂体性病变以及神经性厌食。

6.催乳素(PRL)测定

(1)原理:PRL由腺垂体细胞分泌,主要受催乳素释放抑制激素的调节,许多因素可以影响PRL的分泌。

(2)标本采集:空腹抽取不抗凝静脉血2mL,要求患者在清醒、安静和没有紧张以及乳腺检查之前采血,为避免刺激可于采血前1小时预先留置肝素抗凝静脉导管。

(3)正常参考值(化学发光免疫测定法):成年女性1.9~25μg/L。

(4)注意事项和影响因素。

1)PRL释放呈脉冲式分泌,存在一个与睡眠相关的波动,睡眠时PRL水平升高,醒后几小时下降到最低点。因此,为避免睡眠一醒觉时的高峰,建议在早上9点至中午采血,取3次血清PRL的平均值(每次间隔30~60分钟)。此外,性别(女性>男性)、乳头刺激、性交、紧张、运动、低血糖、全身麻醉、脱水和进食均是引起PRL升高的生理因素。妊娠时PRL水平增加10～20倍,分娩后降至正常(非哺乳状态下3周内),哺乳状态下PRL水平下降缓慢。

2)引起高PRL血症的药物有H_2受体阻滞剂、雌激素、三环类抗抑郁药、利舍平、α甲基多巴、氯丙嗪、甲氧氯普胺(胃复安)等。

3)垂体损伤、受压或阻断:垂体柄受压或断裂(外伤、手术、放疗等)、垂体浸润性疾病(结核、垂体肿瘤、结节病等)、垂体炎、空泡蝶鞍、动静脉畸形、脑积水可使PRL水平升高。

4)其他使PRL水平升高的因素包括肝脏疾病、肾衰竭、原发甲减、多囊卵巢综合征、肾上腺皮质功能减退、抽搐、胸部外伤和刺激。

(5)临床应用和分析:诊断PRL瘤及疗效评定时,注意排除其他原因引起的高PRL血症,一般肿瘤越大,PRL水平越高,PRL＞200μg/L时,PRL瘤的可能性很大。

(五)女方排卵功能检查

一般认为月经周期在23～37日提示有正常排卵,但鉴于月经周期由月经期、卵泡期、排卵期、黄体期共同构成,因此仅凭周期长度来判断排卵功能并不完全准确。必要时应选择以下方法进行确诊。

1.超声监测

对于生殖专科检查,推荐使用经阴道超声,不仅可以通过月经期基础状态卵巢情况判定卵巢储备,最主要的是还可以通过卵泡期和排卵期连续B超检查动态监测卵泡发育和排卵过程,为临床诊断提供可靠证据。

(1)卵巢基础状态的测定:建议在月经周期第3～5日检查,监测内容包括:子宫的形态和大小、卵巢的体积、双侧卵巢内2～10mm直径的窦卵泡数(AFC)、盆腔情况的描述等。正常卵巢AFC一般≥9个;双侧卵巢中任一侧小卵泡数≥12个,可视为PCO征象;双侧卵巢AFC＜7个可视为卵巢功能减退征象,需要复查确定。

(2)排卵监测:首次监测时间一般根据月经周期的规律确定。对于28～30日周期者可选择从第12日开始:①如无优势卵泡则1周后再监测;②如卵泡直径达12mm,可3日后再监测;③如卵泡直径14mm,可2日后再监测;④卵泡直径达16mm,可次日再监测;⑤卵泡直径为18～23mm时可视为正常范围的成熟卵泡,正常卵泡生长速度为1～2mm/d;⑥排卵后,原主导卵泡塌陷或消失,可能伴有少量盆腔积液。如内源性LH峰值或外源性hCG注射48小时后仍无排卵,可视为“黄素化卵泡未破裂”,但是这个诊断存在较大争议,一般需要至少2个周期才能考虑。

根据卵泡生长的规律,一般一个周期3～4次B超检查即可以完成排卵监测。如果超过2个周期无主导卵泡或主导卵泡直径＜18mm排卵或成熟卵泡不破裂;AFC低于正常范围等征象持续发生,则可考虑为排卵功能障碍,建议选择其他针对性辅助检查确诊病因。

2.血清孕酮水平测定

对于月经规律的不孕女性,可以在黄体中期(28日月经周期的第21日)检测血清中孕酮的水平来确定排卵。如月经周期不规则延长,则应根据月经周期,选择后半期做此检查(如35日周期的第28日),此后每周复查直至下次月经来潮。如血清孕酮超过3.0ng/mL则证明本周期有排卵。此外,该水平还可判定黄体功能,不过需注意即使在正常女性中,该值也存在一定波动。但如血值达10ng/mL以上,则有显著临床提示意义。

3.尿 LH 测定

排卵前 LH 峰的出现对于排卵的确定具有重要诊断意义。尿 LH 测定有较多的商品化试纸,操作简单,能有效测定排卵前 LH 激增,并与血 LH 的变化有很好的一致性,并能提示有效同房时间(排卵后 3 日)。不过其准确性和可操作性在不同品牌间存在一定差异。而且 LH 激增时限较短,不易捕捉。

4.其他检查

(1)基础体温测量:通过口腔动态测量和记录一个月经周期的基础体温变化,双相体温提示排卵可能性大。对于年轻、试孕阶段和月经不调的不孕夫妇可作为自行的初步检测。但 NICE 指南明确指出,基础体温测定并不能可靠预测排卵,也并不推荐用该方法来证实排卵。

(2)基础内分泌激素检测:主要包括 FSH、LH、雌二醇(E_2)、T、PRL 和促甲状腺激素(TSH),是用于排查具体病因的针对性辅助检查。检查时间一般选择在月经周期第 2～3 日,其中 T、PRL、TSH 则无具体时间限制。

基础 FSH、LH、E_2 可以反映女性的卵巢功能。FSH＞12U/L 提示卵巢功能减退,≥40U/L 提示卵巢功能衰竭;基础 E_2 水平一般不超过 80pg/mL,水平升高也提示卵巢功能减退可能;如 FSH、LH、E_2 三者均降低则需考虑低促性腺激素性性腺功能减退。

T、PRL 和 TSH 判定可参考实验室参考值范围。需要说明的是:①T 略超过参考值上限一般考虑功能性改变,但如果超过本实验室正常值上界的 2～2.5 倍,则应注意排除卵巢或肾上腺分泌雄激素肿瘤、库欣综合征、先天性肾上腺皮质增生症等器质性病变。②PRL 影响因素较多,需排除后复查方能确诊。对于 PRL 异常升高者(≥100μg/L)应建议进一步颅脑影像学检查。

(3)子宫内膜活检病理:月经前的内膜组织学检查呈分泌期改变提示当周期有排卵,增生期改变或分泌不良表现,提示可能无排卵或黄体功能不足。但该检查有创,且操作和检查方法相对复杂,因此不推荐将其作为评估排卵和黄体功能的常规检查。

(六)盆腔因素筛查

1.输卵管检查

输卵管通畅性受损是不孕症的主要病因,因此应作为重点排查项目。关于输卵管检查的几种方法均有其自身的技术局限性,因此要确诊输卵管因素往往需要联合应用以下检查中部分或全部项目。

(1)输卵管通液:经济实用,但是准确性差,不能判断侧别。而且存在输卵管积水合并梗阻时,通液时也无阻力,患者无不适的感觉,往往会判断为通畅,造成误诊延误治疗,因此并不推荐。不过,超声或宫腔镜下通液则可大大提高诊断的准确性,但需要相关专业人员。

(2)子宫输卵管造影(HSG):不但能直观地了解输卵管是否通畅以及阻塞的部位,还能观察子宫腔的大小、形态、有无畸形及有无宫腔黏连或占位性病变,特别是对输卵管梗阻部位的判断及指导治疗方案的选择具有肯定意义,是目前诊断输卵管通畅性最可靠的方法之一。另外,图像清晰并可永久保存,便于治疗前后对照。但不是所有的患者都需要做 HSG,如已经确诊为男性因素所致不孕症,并且需要进行体外受精—胚胎移植者则不需进行 HSG 检查。对有排卵障碍的年轻患者，建议先行3个周期促排卵治疗，如仍不能妊娠再做HSG。

(3)腹腔镜探查术：根据WHO的建议，要完全排除盆腔因素需要腹腔镜确诊。因为通过腹腔镜的检查发现，在其他检查未见异常的患者中40%～60%存在轻度的盆腔或输卵管黏连、轻度的子宫内膜异位病灶等。腹腔镜检查有利于对患者进行病因诊断，并可以给予针对性处理。虽然不能确定这些轻型症状是否为不孕的唯一因素，但是经过腹腔镜手术去除病灶的患者，1年内的自然妊娠率可达到50%～60%。不过，诊断性腹腔镜手术因为费用昂贵，国内目前还不能普及为所有不孕症患者的常规检查。对于年龄偏大、卵巢功能减退的患者，在选择腹腔镜手术时需慎重，避免进一步影响卵巢功能。

2.子宫因素相关检查

子宫解剖结构或功能异常在不孕症患者中发生率相对较低，但在病因筛查中仍是不可忽视的重要因素，宫腔检查应作为不孕筛查的独立检查部分，并应根据患者情况选择合适的方法。

(1)子宫输卵管造影：HSG可以直接显示宫腔形态和大小，对于先天性异常(如单角子宫、子宫纵隔、双子宫)及获得性损伤(如子宫内膜息肉、黏膜下肌瘤等)具有诊断意义。

(2)超声检查：推荐使用经阴道超声，能较好地反映宫体形态、肌层回声、宫腔及内膜状态等信息，可用于诊断子宫肌瘤和子宫腺肌病。

(3)宫腔镜：可直接探查宫腔情况，并能辅以组织活检和病理检查，属于确诊检查。不过，由于其花费较高且有创，不能作为初步检查的一部分，一般仅用于HSG或超声筛查异常者。

3.宫颈因素相关检查

主要排查瘢痕黏连或解剖结构异常等，而对于其功能，目前并无证据表明宫颈黏液生成异常或是黏液—精子间作用异常与不孕症的直接联系，而且传统的性交后试验也因较高的观察者间及观察者内差异，而不适用于临床不孕症筛查。

4.其他检查

(1)免疫指标检查：包括抗精子抗体、抗心磷脂抗体、抗子宫内膜抗体等，但并无特异性，而且无特效的治疗方法。

(2)结核菌素试验：尤其适用于原发性不孕症、输卵管梗阻的患者，可为诊断和治疗提供依据。

(3)染色体检查：不作为常规检查，但是对于多次不明原因的流产、闭经或月经异常，既往有出生缺陷生育史者，应检查染色体，以排除染色体疾病。

(4)其他影像学检查(CT、MRI)：适用于病史、体格检查或基本辅助检查提示肿瘤、占位性病变等异常的患者，以明确诊断。

三、治疗

(一)排卵障碍性不孕的治疗

对于排卵异常，应针对各种不同的病因，尽量采用经济、节省而又合适的治疗方法。例如，低促性腺激素性性腺功能减退伴体重较轻者(BMI＜20kg/m^2)，增加体重即可能恢复正常月经。生殖内分泌的发展，使得大多数患者通过治疗而成功排卵并妊娠。

在促排卵治疗前，应首先完成患者配偶的精液检查。在使用氯米芬等一线促排卵药物前，子宫输卵管造影（HSG）检查并非必需；如患者有性传播感染、盆腔感染性疾病、阑尾炎伴穿孔、既往盆腔手术等病史，应予行宫腔镜检查（HSC）以了解输卵管通畅性。腹腔镜检查应放在一线促排卵药物治疗后考虑，除非有输卵管及其周围异常等明确指征。

由于女性生育受年龄的影响较大，对于年龄较大者应予更积极的各方面处理。

从治疗的角度，WHO将排卵障碍分为三类。Ⅰ类：下丘脑—垂体衰竭（下丘脑性闭经或低促性腺激素性性腺机能减退）。Ⅱ类：下丘脑—垂体功能失调（如多囊卵巢综合征等）。Ⅲ类：卵巢衰竭。

一般来说，Ⅰ类采用促性腺激素等药物促排卵治疗，Ⅱ类采用抗雌激素、促性腺激素等药物促排卵治疗，Ⅲ类需要赠卵等治疗。

1.常用促排卵药物

促排卵治疗包括诱发排卵和超排卵治疗，诱发排卵应用于女方排卵障碍，一般以诱发单卵泡或少数卵泡发育为目的；超排卵常应用于不孕症妇女进行辅助生殖技术的超排卵刺激周期，以获得多个卵泡发育为目的。

（1）枸橼酸氯底酚胺或氯米芬。

1）单独给药：对于雌激素水平正常的排卵异常性不育症，它是第一首选的治疗药物。①适应证：用于雌激素水平正常而无排卵或稀发排卵妇女的促排卵治疗，也用于病因不明的不育症患者。②用法用量：一般用法为，于自然（或孕激素撤退性）月经周期的第3～5日开始，口服每次50mg，每日1次，连用5日；如无排卵，在随后的治疗周期增加剂量至每次100mg，每日1次，连用5日；如仍无排卵，增加剂量至每次150mg，每日1次，连用5日；最大剂量不宜超过每日150mg（每个周期750mg）。一旦确定有正常排卵，即不再增加剂量；如有排卵而未妊娠，也不需增加剂量。无论自月经周期第3、第4、第5日中的哪天开始，氯米芬治疗的排卵率、妊娠率及妊娠结局均相仿。氯米芬的有效剂量为每日50～250mg，但促排卵剂量不宜超过每日150mg。出现排卵后增加剂量或治疗超过6个月是无益的。因此，如剂量达每日150mg仍无排卵或使用氯米芬出现排卵3～6个周期后仍未受孕，应考虑改用其他方法治疗。排卵有效剂量与体重有关，但由于无法准确预测每名妇女的有效剂量，通常根据经验从最低有效剂量开始。如上述剂量未能促排卵，一些医生会增大氯米芬剂量，极少数医生甚至使用每日250mg，连用5日。但氯米芬剂量每日＞150mg后，妊娠率非常低。③疗程：氯米芬作为一线治疗一般不超过6个排卵周期，最多使用12个月。如使用超过6个月，应充分考虑并权衡其他不育因素的潜在影响。④监测方法：对氯米芬治疗者，应监测其排卵和卵巢增大情况以及是否妊娠。监测排卵的方法包括检测血孕酮水平（约在最后一次给药后14日）、记录BBT及测尿LH。血雌二醇检测无必要。虽然不必常规采用超声监测排卵，但至少应在其治疗的第一周期予以超声监测，保证氯米芬最小剂量并使多胎妊娠的风险最小。氯米芬在超促排卵中使用，通常加用hCG。⑤治疗效果：使用氯米芬发生排卵者，妊娠率为40%～80%。在一个包括3 022例妇女的研究中，使用氯米芬后每排卵周期的妊娠率为20%。氯米芬治疗6个周期后，妊娠率会大大下降。氯米芬使用简单，在绝大多数患者中可诱导排卵，但妊娠率不超过50%。妊娠率较低的原因可能为氯米芬半衰期较长以及其外周抗雌激素作用(主要影响子宫内膜及宫颈黏液)。氯米芬诱导的妊娠,多在前3个排卵周期内,绝大多数在6个排卵周期内。一项回顾性研究,期望生育的月经稀发或闭经妇女共428名,包括下丘脑—垂体衰竭及使用孕激素后无撤退性出血者各10名,接受氯米芬治疗;氯米芬开始剂量为每日50mg(月经第5~9日使用),如无排卵,则每周期递增剂量每日50mg,最多至每日150mg,可加用hCG 10 000U,如仍无排卵,为治疗失败;如有排卵但未妊娠,在排除其他不育因素后维持该剂量使用至少3个排卵周期;结果,治疗者中,85.3%排卵,45.1%受孕(占排卵者52.9%);妊娠者受孕时间,前3个排卵周期占84.5%,前5个排卵周期占95.3%,超过5个排卵周期的仅占4.7%;如无其他不育因素,排卵者妊娠率为88.2%;在排卵及妊娠者中,氯米芬剂量为每日50mg及100mg时,累积排卵率分别为52.1%及74.0%,累积妊娠率分别为52.8%及73.6%;孕3个月以上者双胎率为4.8%,自然流产率为14.0%,先天性畸形率为2.6%;另有报道,氯米芬治疗后妊娠,双胞胎及三胞胎发生率分别为7%及0.3%,自然流产率约为15%。出生缺陷发生率与自然妊娠者相似。

氯米芬的疗效,FSH水平正常并有充分内源性雌激素分泌者最佳,下丘脑性闭经或基础FSH升高者最差。PCOS患者,肥胖、睾酮水平增高及严重胰岛素抵抗会降低氯米芬疗效。低促性腺激素性功能减退者,大多数对氯米芬治疗无反应。①不良反应:服用氯米芬后的不良反应为血管舒缩症状、附件触痛、恶心、头痛及视物模糊或盲区(罕见)。对出现视力变化者,许多医生永久停用氯米芬治疗。氯米芬使用的主要禁忌证为妊娠、药物过敏及卵巢囊肿。②注意事项:氯米芬虽未被证实为致畸剂,但在美国FDA过去采用的字母分类中,它被归于X类药物,禁用于疑似或证实妊娠的妇女。因此,氯米芬只能在月经来临后使用,以帮助明确患者并未妊娠。为此建议在月经来临后先做尿妊娠试验,排除妊娠后再给药。而且,最好能够在每次给药前行超声检查,排除明显自然成熟或残留的卵泡。

2)联合给药。①口服避孕药+氯米芬:用于氯米芬单独使用不能诱发排卵者,可明显提高排卵率及妊娠率。在一个随机对照试验中:48例氯米芬治疗未能诱发排卵的不育妇女被随机分为两组;这些妇女在联合用药前的氯米芬治疗剂量每日≥150mg,均经超声检查证实无排卵,并且男女双方无其他不育因素;治疗组24名妇女连续口服低剂量避孕药Desogen(炔雌醇0.03mg+去氧孕烯0.15mg)42~50日,撤药出血的第5~9日口服氯米芬,每日100mg;对照组24名妇女均有自然周期,并在1~2个自然周期内(38~56日)未予任何处理,随后于月经第5~9日口服氯米芬,每日100mg;两组均于月经第12日开始超声卵泡监测,当主卵泡平均直径≥20mm时肌内注射hCG 10 000U,继续超声监测或血孕酮检测排卵情况;如有排卵而未妊娠,重复上述氯米芬治疗,但重复次数至多6个周期;结果,与对照组相比,治疗组的排卵率(70.8% vs. 8.3%,$P<0.001$)、排卵周期率(64.5% vs. 11.1%,$P<0.001$)及累积妊娠率(54.2% vs. 4.2%,$P<0.001$)均显著增加,85.7%的妊娠发生在治疗的前3个周期。②氯米芬+糖皮质激素:研究显示,硫酸脱氢表雄酮(DHEAS)水平增高者,经验性或个性化辅助使用糖皮质激素,对单纯使用氯米芬无反应者,可能有益。血DHEAS较高(>2μg/mL)及PCOS者,氯米芬单药治疗的效果将受影响。该联合给药方案用于包括上述患者在内的无排卵妇女,可明显提高其排卵率及妊娠率。在一个随机对照研究中:共有无排卵或稀发排卵但对黄体酮试验有反应的不育妇女64名，最后完成试验45名；单一给药组单用氯米芬(CC)，联合给药组同时加用地塞米松(DEX)0.5mg，睡前服用；CC于月经第5～9日给药，开始剂量为每日50mg，如无排卵，下一周期每日增加50mg，最多至每日150mg；结果，与单一给药组相比，联合给药组显著提高了排卵率(100% vs.64%，$P=0.001$)及妊娠率(74% vs.36%，$P=0.011$)；其中DHEAS>2μg/mL者共25例，与单一给药组相比，联合给药组极显著提高了排卵率(100% vs. 50%，$P=0.003$)及妊娠率(85% vs. 33%，$P=0.009$)。在另一个随机对照研究中，血DHEAS正常、CC抵抗的PCOS不育妇女80名，被随机分为两组；治疗组予CC每日100mg(月经3～7日)+DEX每日2mg(月经3～12日)，对照组方案仿上，DEX改为安慰剂(叶酸片)；当卵泡径线至少有一个达到18mm时，予肌内注射hCG 10 000U；结果，与对照组相比，治疗组中，肌内注射hCG时直径>18mm的卵泡平均数(1.25±.0.67 vs. 0.15±0.04，$P<0.05$)、内膜厚度(8.8±1.5vs.7.0±.0.7，$P<0.05$)、排卵率(75% vs. 15%，$P<0.001$)及妊娠率(40% vs. 5%，$P<0.05$)均显著增加；所有患者均能耐受大剂量短疗程的DEX治疗而无不适主诉。③二甲双胍+氯米芬：用于稀发排卵、高雄素及胰岛素抵抗的不育妇女，具有较高的排卵率与妊娠率。④氯米芬+hCG：这是一个较普遍采用的联合给药方案，过去认为该方案可增加排卵率，但目前没有证据表明，在月经中期使用hCG可提高受孕机会。该方案的具体做法是，对氯米芬标准治疗后不排卵者，在停用氯米芬后开始盆腔超声监测卵泡大小，当优势卵泡的平均直径达到18～20mm，即予肌内注射单剂hCG 10 000U，注射后36～44小时排卵。在一个荟萃分析中：包含氯米芬治疗后人工授精(IUI)对照研究7个，共有患者2 623例；一组监测卵泡肌内注射hCG后行IUI，另一组监测自然LH峰值后行IUI；结果，两组临床妊娠率相比，*OR* 0.74，95% *CI* 0.57～0.961；说明加用hCG反而降低临床妊娠率。

(2)促性腺激素(Gn)：促排卵效果及妊娠率均高于氯米芬，但其费用较高，并且卵巢过度刺激征及多胎妊娠的风险较高。

1)适应证：下丘脑、垂体性无排卵或低促性腺激素性性腺功能低下闭经的治疗。还可用于使用氯米芬后仍无排卵或3～6个排卵周期后仍未受孕者。

2)制剂：促性腺激素有多种制剂，包括人类绝经期促性腺激素(HMG)、卵泡刺激素(FSH)，后者包括尿提取FSH(u-FSH)、尿提取高纯度FSH(u-FSHHP)、基因重组FSH(r-hFSH)。HMG、u-FSH和u-FSHHP均从绝经期妇女尿中提取。HMG含有大约1∶1的FSH和LH，u-FSH和u-FSHHP中LH含量很低，且其他尿杂质蛋白极少，r-hFSH则不含LH。促性腺激素在卵泡发生过程中启动卵泡的募集和生长、选择优势化成熟，增加雌激素的水平和促进子宫内膜的增殖，许多病例有足够的内源性LH，使用纯FSH制剂即可；对内源性LH不足者(如Gn低下性闭经)，在FSH促排卵时需加用外源性LH(如HMG、重组LH等)。对于PCOS患者，促排卵时可采用纯FSH制剂或FSH-LH制剂。

3)用法用量：依据个体反应性的和治疗方案的差异，可于卵泡早期如月经第3～5日开始每日肌内注射75～150U，至出现恰当的卵巢反应性，再使用hCG诱发排卵。使用过程中应通过B超与激素测定，严密监测卵巢的反应性，包括卵巢中卵泡的数量、大小及其生长速度和外周血中性激素的水平，如在几日后卵巢仍无反应，则逐步增加剂量。也可一开始采用较大剂量，然后逐步减少，随时调整使用剂量，必要时停止治疗并取消hCG的使用，以防止卵巢过度刺激综合征的发生。如患者未能受孕,则根据上周期的反应性,增加开始给药的剂量。

理想的给药剂量,是采用可使单个优势卵泡正常发育的最小剂量。但不同个体,甚至不同周期之间,对 Gn 的反应差异很大,因此需加强监护,随时调节剂量并确定排卵时间。过去,使用一个便携式可编程泵脉冲式给予 GnRH,可使单卵泡发育并有较高的单胎妊娠率,但这种泵现在很难找到。脉冲式 GnRH 给药,对氯米芬抵抗的 PCOS 患者的疗效不确定,除研究外不推荐使用。

4)疗程:目前尚无 Gn 使用时限的循证指南,但考虑到这类药物可能引起的危害,应在有明确指征时使用并尽量使用低剂量。

5)注意事项:治疗中必须采用超声严密监测卵巢的卵泡大小及数量,以减少其并发症的风险。极少患者出现注射部位局部的反应、发热、关节痛等。

(3)芳香化酶抑制剂:最初研发用于乳腺癌的治疗,可有效抑制芳香酶,从而抑制雌激素生成,降低雌激素水平。现为促排卵新药,已作为促排卵的初始及后续药物。其优点包括口服给药、易于使用、不良反应较少、价格相对便宜,另外,半衰期较氯米芬短、种植率可能较高、多胎妊娠率低。

最常用于促排卵的芳香化酶抑制剂是来曲唑,常用方法为口服,每日 2.5～5mg,连用 5 日。在小样本试验中,其效果与氯米芬相当。与氯米芬相比,使用后内膜较厚,并有较高妊娠率倾向。与 Gn 联合使用时,可减少 Gn 使用量,但妊娠率与单纯使用 Gn 相仿。来曲唑治疗后出生的新生儿,其先天性心脏病及骨发育畸形风险是否较高,目前数据尚不一致。对胎儿的影响还有待更多的全面监测。但其生产商发布了一个声明,建议禁用于促排卵。因此,来曲唑近期内不可能广泛用于促排卵治疗。还需很好设计的前瞻性随机试验证实其安全性。

另一个芳香化酶抑制剂阿那曲唑也用于促排卵治疗,但有关资料还很有限。

(4)人绒毛膜促性腺激素(hCG):化学结构及生物学活性与 LH 类似。一次注射 hCG 10 000U 可产生相当于自然周期排卵前 LH 峰值的 20 倍效能,且由于其半衰期较 LH 长,所以作用时间持久,有助于支持黄体功能。一次大剂量(5 000～10 000U)hCG 可促使卵泡的最后成熟及排卵。小剂量 hCG 1 000～2 000U/次,每 2～3 日 1 次可支持黄体功能。

(5)溴隐亭:能抑制垂体分泌催乳激素,适用于高催乳激素血症的无排卵患者。一般从每日 2.5mg 开始,必要时可给药 2.5mg,每日 3 次;一般连续用药 3～4 周时垂体催乳素降至正常,月经恢复后维持适当剂量。妊娠期间,如高催乳素血症不伴有垂体病灶或垂体病灶较小(＜10mm,微腺瘤),则肿瘤增大的风险较低,可停止治疗;如垂体腺瘤较大(≥10mm,巨腺瘤),建议使用溴隐亭抑制肿瘤生长。

垂体巨腺瘤应由有经验的医生诊治。垂体巨腺瘤时促排卵治疗,会使孕期神经外科并发症的风险大大增加。此外,垂体巨腺瘤患者会有肾上腺功能不足,可造成明显健康危害。垂体微腺瘤患者,垂体功能不足及孕期神经外科并发症的风险非常低(＜1%)。观察性研究表明,在 4～6 年的随访期间内,95%的微腺瘤未增大。

多巴胺激动剂包括溴隐亭、培高利特及卡麦角林等,是治疗高催乳素血症的首选药物。它直接抑制催乳素产生,使内源性 GnRH 分泌增加,刺激垂体分泌 LH 及 FSH,最终卵泡发育并排卵。此外,多巴胺激动剂使分泌催乳素的垂体腺瘤瘤体缩小。

多巴胺激动剂治疗4周后，血催乳素下降接近最大值。血催乳素复查应在治疗开始后或改变剂量后1个月进行。血催乳素水平正常是治疗的目标，也帮助确认肿瘤对治疗有反应。血催乳素水平如降至正常并无不良反应发生，则维持原剂量；如未降至正常也无不良反应，逐渐增加剂量。药物最大剂量，溴隐亭为每次5mg，每日2次，培高利特为每次0.25mg，每日1次。卡麦角林为新药，恶心等不良反应较少。如患者不能耐受溴隐亭不良反应，应与患者商讨，权衡尚无充分试验的新药对妊娠的利弊。培高利特尚未被美FDA批准用于治疗高催乳素血症。

如患者血催乳素未降至正常，换用另一个多巴胺激动剂也可能有效。如患者不能耐受一种药物的不良反应，换药也可能减轻反应。如患者对所有的药物都不能耐受，可尝试阴道给药。如患者根本不能耐受药物治疗，而又有垂体肿瘤，则予手术切除肿瘤，使催乳素分泌正常，恢复排卵月经。

高催乳素血症纠正后，约80%的妇女会排卵，累积妊娠率可达80%。一旦诊断妊娠，即停止治疗。但患者如为催乳素巨腺瘤，整个妊娠期均应治疗以减少肿瘤生长及神经外科并发症的风险，如压迫视神经。

溴隐亭用于高催乳素血症妇女促排卵治疗已超过30年。在一个研究中，包括280例高催乳素血症妇女，溴隐亭使82%的患者血催乳素正常。溴隐亭的主要不良反应为恶心、呕吐及体位性低血压。为减少不良反应，建议溴隐亭的用法开始为睡前口服1.25mg，剂量于1周后增加为每次1.25mg，每日2次，再增加至每次2.5mg，每日2次，达到对于大多数患者有效的标准治疗剂量。

2.诱发排卵监测

使用相应的促排卵药物后，于月经周期的8～12日开始监测卵泡发育，包括B超监测卵泡大小、血清E_2及LH水平测定、尿LH测定和宫颈黏液的观察。当卵泡直径大于18mm或血、尿LH出现峰值时，可用hCG 5 000～10 000U诱发排卵。

（二）抗感染治疗

1.阴道及宫颈感染的治疗

多种病原菌的侵入会导致女性生殖道感染，其中常见的病原体包括加德纳菌、厌氧菌、滴虫、假丝酵母菌、支原体、衣原体、淋病奈瑟菌、人乳头瘤病毒等。上述病原体的存在可使机体处于炎症浸润状态，致使机体免疫功能失衡，从而影响精卵结合及受精卵着床，并继发导致不孕症的发生。

（1）细菌性阴道病（BV）。

1）治疗原则：选用抗厌氧菌药物，减轻阴道感染症状和体征。

2）治疗方案：具体如下。首选方案：甲硝唑500mg，口服，每日2次，连服7日；或0.75%甲硝唑凝胶5g，阴道上药，每日1次，连用5日；或2%克林霉素乳膏5g，阴道上药，每晚1次，连用7日。替换方案：替硝唑2g，口服，每日1次，连服2日；或替硝唑1g，口服，每日1次，连服5日；或克林霉素300mg，口服，每日2次，连服7日；或克林霉素阴道栓100mg，阴道上药，每晚1次，连用3日；或甲硝唑750mg缓释片，口服，每日1次，连服7日。复发性BV：可采用首次的治疗方案或0.75%甲硝唑凝胶，阴道上药，每周2次，连用4～6周或硝基咪唑类药物（甲硝唑或替硝唑 500mg)，口服，每日 2 次，连用 7 日后，再采用硼酸 600mg，阴道上药，每日 1 次，连用 21 日，随后在病情缓解期应用 0.75%甲硝唑凝胶，阴道上药，每周 2 次，持续用 4～6 个月抑制性维持治疗或每月口服甲硝唑 2g 和氟康唑 150mg 抑制性治疗。

3)性伴侣的治疗：性伴侣不需常规治疗。

4)随访：治疗后症状消失则无须常规随访。BV 复发常见，应告知患者在症状复发时复诊。

5)注意事项：治疗期间避免性生活或坚持正确使用安全套。对甲硝唑、替硝唑过敏或不耐受者选择应用克林霉素乳膏治疗，对口服甲硝唑不耐受者可选择应用局部甲硝唑治疗。硝基咪唑类药物治疗期间、服用甲硝唑后 24 小时、服用替硝唑后 72 小时应避免饮酒，以减少发生双硫仑样反应的可能。克林霉素乳膏(使用 5 日内)或阴道栓剂(使用 72 小时内)油性基质可能会减弱乳胶安全套和子宫帽的防护作用。

(2)滴虫阴道炎(TV)。

1)治疗原则：主要选用硝基咪唑类药物，因该病常合并其他部位的滴虫感染，故需全身用药。

2)治疗方案具体如下。首选方案：甲硝唑 2g，口服，共 1 次；或替硝唑 2g，口服，共 1 次。替换方案：甲硝唑 500mg，口服，每日 2 次，连服 7 日。持续性或复发性 TV：常因性伴侣未治疗致再次感染或因出现耐药导致治疗失败；若不是再次感染，不推荐应用单剂量疗法治疗复发性 TV；若甲硝唑 2g 顿服治疗失败，排除再感染后，可选用甲硝唑 500mg，口服，每日 2 次，连服 7 日；若再次失败则采用甲硝唑或替硝唑 2g，口服，每日 1 次，连服 7 日；若经过数周的 1 周疗法仍然失败，并排除再次感染或依从性差者，建议行滴虫对甲硝唑和替硝唑的药敏试验；对硝基咪唑类药物耐药者，可考虑替硝唑 2～3g，口服，每日 1 次，连服 14 日，同时联合阴道内应用替硝唑。

3)性伴侣的治疗：性伴侣需同时进行治疗。

4)随访：因再感染率高，建议在初次治疗后 3 个月内进行复查。

5)注意事项：治疗期间避免无保护性生活。口服甲硝唑后 24 小时及在口服替硝唑后 72 小时内避免饮酒。TV 患者应同时行包括 HIV 在内的其他性传播疾病检测。患者对甲硝唑有 IgE 介导的变态反应可使用甲硝唑脱敏法治疗。不推荐应用以下局部药物：阴道用碘伏、克霉唑、乙酸、呋喃唑酮、甲紫、壬苯醇醚-9 或高锰酸钾。

(3)外阴阴道假丝酵母菌病(VVC)。

1)治疗原则：消除诱因，根据病情选择全身或局部应用抗真菌药物。

2)治疗方案：具体如下。

单纯性 VVC：短疗程局部用药方案(如单剂量和 1～3 日治疗方案)疗效较好，局部治疗选用咪唑类药物比制霉菌素效果好。①OTC 类阴道内用药，包括 1%克霉唑乳膏 5g，每晚 1 次，连用 7～14 日；2%克霉唑乳膏 5g，每晚 1 次，连用 3 日；2%咪康唑乳膏 5g，每晚 1 次，连用 7 日；4%咪康唑乳膏 5g，每晚 1 次，连用 3 日；咪康唑栓剂 100mg，每晚 1 次，连用 7 日；咪康唑栓剂 200mg，每晚 1 次，连用 3 日；咪康唑栓剂 1 200mg，单次用药；6.5%噻康唑油膏 5g 单次用药。②处方类阴道内用药，包括 2%布康唑乳膏(单剂量生物黏附制剂)5g，单次用药；0.4%特康唑乳膏，每晚1次，连用7日；0.8%特康唑乳膏，每晚1次，连用3日；特康唑栓剂80mg，每晚1次，共3日。③口服药物：氟康唑150mg，顿服。

复杂性VVC：具体如下。①复发性VVC。强化治疗应持续到患者的症状消失及念珠菌培养阴性，选择长疗程如7～14日局部治疗或口服氟康唑100mg、150mg或200mg，3日1次，共3次(即第1日、第4日和第7日各1次)；维持治疗可选用氟康唑100mg、150mg或200mg，口服，每周1次，持续6个月。若氟康唑方案不可行，可考虑间歇性局部药物维持治疗方案。②重度VVC：短疗程局部治疗和口服治疗的效果差，推荐局部唑类用药7～14日或口服氟康唑150mg连续给药两次治疗，两次给药间隔72小时。③非假丝酵母菌引起的VVC：非氟康唑类抗真菌药物口服或局部长疗程(7～14日)治疗作为一线治疗，若复发，可选择硼酸胶囊600mg阴道用药，每日1次，连用两周。

3)性伴侣的治疗：性伴侣不需常规治疗。少数男性性伴可发生龟头炎，局部外用抗真菌制剂可缓解症状。

4)随访：通常不需随访，若初次治疗后症状持续或治疗后再次出现症状需随访。若患者2个月内症状再次出现或复发，应告知其前来复诊。

5)注意事项：原发疾病应予以积极治疗，及时停用广谱抗生素、雌激素及皮质类固醇激素，勤换内裤，用过的毛巾、盆及内裤等均应用开水烫洗。外用药物通常无全身不良反应，可出现局部烧灼感和刺激症状；口服药物偶引起头痛、恶心和腹痛，口服唑类药物在少见情况下引起肝酶升高。免疫缺陷、患其他致免疫力低下疾病(如HIV感染)、糖尿病病情控制不佳及接受免疫抑制剂治疗(如皮质类固醇类药物治疗)的患者，对短期治疗反应较差，应积极治疗原发病，且需要延长(即7～14日)常规的抗真菌治疗。上述乳膏和栓剂为油基质，可能会削弱安全套和子宫帽的防护作用。

(4)支原体感染。

1)治疗原则：主要针对有泌尿生殖道感染的相关症状的患者。选用抑制蛋白合成的抗生素即对大多数支原体感染有效。

2)治疗方案：多西环素100mg，口服，每日2次，连服7日；或阿奇霉素1g，单次口服；或阿奇霉素0.25g，口服，每日1次，首剂加倍，连服5～7日；或左氧氟沙星500mg，口服，每日1次，连服7日；或莫西沙星400mg，口服，每日1次，连服7～14日。

3)性伴侣的治疗：男性精液质量异常且有生育需求时，男女双方建议同时治疗1个疗程。

4)随访：明确为支原体感染的患者需要在治疗后随访，采用培养法宜在停药后2周复查，采用核酸检测法宜在停药后4周复查。治疗后症状持续存在者，应告知患者随诊。

5)注意事项：治疗期间患者与性伴侣均应避免无保护性生活。人型支原体对林可霉素敏感，但对红霉素耐药；与之相反，解脲支原体对红霉素敏感，但对林可霉素耐药，协同试验的结果表明，根治下生殖道的解脲支原体较为困难。四环素类是常用的治疗支原体感染的药物，但是已经发现了对四环素耐药的生殖道支原体变种，因此四环素不再对支原体普遍有效。若患者存在盆腔炎，需按照盆腔炎治疗方案进行治疗，总疗程为14日。

(5)沙眼衣原体(CT)感染。

1)治疗原则：及时、足量、规范应用抗菌药物，有效杀灭CT，防止产生并发症，阻断性传播途径。

2)治疗方案:具体如下。首选方案:阿奇霉素1g,口服,共1次或多西环素100mg,口服,每日2次,连服7~10日。替换方案:米诺环素100mg,口服,每日2次,连服10日;或四环素500mg,每日4次,连服2~3周;或红霉素碱500mg,口服,每日4次,连服7日;或罗红霉素150mg,口服,每日2次,连服10日;或克拉霉素250mg,口服,每日2次,连服10日;或氧氟沙星300mg,口服,每日2次,连服7日;或左氧氟沙星500mg,口服,每日1次,连服7日。

3)性伴侣的治疗:性伴侣需同时进行治疗。

4)随访:明确为CT感染的患者需要在治疗后随访,抗原检测为疗程结束后第2周;核酸检测法为疗程结束后第4周。应于治疗后3~4个月进行CT复查。有下列情况时应行严密微生物学随访:症状持续存在、可疑再感染、可疑未依从治疗、无症状感染、红霉素治疗后。

5)注意事项:治疗期间患者与性伴侣均应避免无保护性生活。建议同时检测其他可能存在的性传播疾病病原体感染并给予相应治疗。由于CT的独特繁殖周期,选用的抗菌药物应具有良好的细胞穿透性;CT本身没有细胞壁,不能应用针对微生物细胞壁合成的抗菌药物。不同的感染部位,治疗的疗程不同。若患者存在盆腔炎,需按照盆腔炎治疗方案进行治疗。

(6)淋病奈瑟菌(NG)感染。

1)治疗原则:及时、足量、规范化用药,首选第三代头孢菌素为主。

2)治疗方案:具体如下。首选方案:头孢曲松钠250mg,肌内注射,共1次;或头孢唑肟500mg,肌内注射,共1次;或头孢西丁2g,肌内注射,同时加用丙磺舒1g,口服,共1次;或头孢噻肟500mg,肌内注射,共1次;或大观霉素4g,肌内注射,共1次;若衣原体感染不能排除,加用阿奇霉素1g,口服,共1次。替换方案:若无法应用头孢曲松钠,可选用头孢克肟400mg,口服,共1次;若阿奇霉素过敏,可选用多西环素100mg,口服,每日2次,连服7日。

3)性伴侣的治疗:性伴侣需同时进行治疗。

4)随访:治疗后应进行随访。

5)注意事项:告知患者在其本人和性伴侣完成治疗前禁止性行为。注意多重病原体感染,一般应同时用抗沙眼衣原体的药物或常规检测有无沙眼衣原体感染,也应做梅毒血清学及人类免疫缺陷病毒检测。若患者有IgE介导的青霉素过敏史,禁用头孢曲松钠或头孢克肟,可选用吉米沙星320mg加阿奇霉素2g单次顿服或庆大霉素240mg单次肌内注射加阿奇霉素2g单次顿服方案进行治疗。若患者疑似头孢菌素治疗失败,则应进行培养和药敏试验,并予以治疗,并应在再次治疗后7~14日评价治疗效果。若患者存在盆腔炎,需按照盆腔炎治疗方案进行治疗。由于耐喹诺酮NG的出现,不推荐应用喹诺酮类治疗淋病和相关感染。

2.盆腔炎性疾病(PID)的治疗

(1)治疗原则:以广谱、经验性抗生素抗感染治疗为主,覆盖PID可能的病原体,包括淋病奈瑟菌、沙眼衣原体、支原体、厌氧菌和需氧菌等,必要时行手术治疗。

(2)治疗方案:包括静脉和非静脉药物治疗。

静脉药物治疗:具体如下。①首选方案:头孢替坦2g,静脉滴注,每12小时1次;或头孢西丁2g,静脉滴注,每6小时1次;或头孢曲松1g,静脉滴注,每24小时1次;若为覆盖厌氧菌,需加用硝基咪唑类药物,如甲硝唑500mg,静脉滴注,每12小时1次;若为覆盖非典型病原微生物，可加用多西环素100mg，口服，每12小时1次，连服14日；或米诺环素100mg，口服，每12小时1次，连服14日；或阿奇霉素500mg，静脉滴注或口服，每日1次，1～2日后改为250mg，口服，每日1次，连服5～7日。②替换方案：氧氟沙星400mg，静脉滴注，每12小时1次或左氧氟沙星500mg，静脉滴注，每日1次，同时加用甲硝唑500mg，静脉滴注，每12小时1次；氨苄西林钠舒巴坦钠3g，静脉滴注，每6小时1次或阿莫西林克拉维酸钾1.2g，静脉滴注，每6～8小时1次，加用多西环素100mg，口服，每12小时1次，连服14日；或克林霉素900mg，静脉滴注，每8小时1次，加用庆大霉素，首次负荷剂量2mg/kg，静脉滴注或肌内注射，随之维持剂量1.5mg/kg，每8小时1次，其中庆大霉素也可采用每日1次给药(3～5mg/kg)。

非静脉药物治疗：具体如下。①首选方案：头孢曲松250mg，肌内注射，共1次；或头孢西丁2g，肌内注射，共1次；或单次肌内给药后改为其他二代或三代头孢菌素类药物，如头孢唑肟、头孢噻肟等，口服给药，连服14日；若所选药物不覆盖厌氧菌，需加用硝基咪唑类药物，如甲硝唑500mg，口服，每12小时1次；为治疗非典型病原微生物，可加用多西环素100mg，口服，每12小时1次；或米诺环素100mg，口服，每12小时1次；或阿奇霉素500mg口服，每日1次，1～2日后改为0.25g，每日1次，连服5～7日。②替换方案：氧氟沙星400mg，口服，每12小时1次或左氧氟沙星500mg，口服，每日1次；为覆盖厌氧菌可加用甲硝唑500mg，口服，每12小时1次，连服14日。手术治疗：对于药物治疗无效、脓肿持续存在、脓肿破裂的患者，应及时行手术治疗，根据情况选择经腹手术或腹腔镜手术，手术范围应根据病变范围、患者年龄及一般情况等方面综合考虑，原则以切除病灶为主。中医治疗及物理治疗：可在抗菌药物治疗基础上，选用活血化瘀、清热解毒药物，如康妇消炎栓、桂枝茯苓胶囊、银翘解毒汤、安宫牛黄丸等，也可辅以理疗。

(3)性伴侣的治疗：对PID患者出现症状前60日内接触过的性伴侣应进行检查和治疗。无论PID患者分离的病原体如何，均应建议患者进行淋病奈瑟球菌和沙眼衣原体的检测和治疗。

(4)随访：患者应在开始治疗3日内随诊，明确有无临床症状的改善，如退热、腹部压痛或反跳痛减轻、子宫及附件压痛减轻、宫颈举痛减轻等，若临床症状无改善，建议住院、重新评估治疗方案或者采用其他检查方法(包括腹腔镜诊断性检查)。建议沙眼衣原体和淋病奈瑟球菌感染者治疗后3个月复查上述病原体，若3个月时未复查，应于治疗后1年内任意一次就诊时复查。

(5)注意事项：治疗期间避免无保护性生活。因宫颈淋病奈瑟球菌和沙眼衣原体筛查阴性并不能排除上生殖道的感染，所以治疗PID的抗生素应覆盖淋病奈瑟菌和沙眼衣原体。在PID女性的上生殖道已分离出厌氧菌，体外试验也证实某些厌氧菌可导致输卵管和上皮损伤，在一些PID患者中也合并存在BV，因此应选用覆盖厌氧菌的抗生素。诊断后应立即开始治疗，及时合理地应用抗菌药物，防止后遗症发生。选择治疗方案则应综合考虑安全性、有效性、费用、患者依从性和药物敏感性等因素。根据疾病的严重程度决定静脉给药或非静脉给药以及是否需要住院治疗。因静脉滴注多西环素易出现疼痛的不良反应，并且口服和静脉应用生物利用度相似，所以建议尽量口服治疗，临床症状改善至少24小时后口服药物治疗。对输卵管卵巢脓肿者，通常在多西环素的基础上加用克林霉素450mg，口服，每日4次；或甲硝唑

500mg，口服，每日2次，从而更有效地对抗厌氧菌。静脉给药者应在临床症状改善后继续静脉治疗至少24小时，然后转为口服药物治疗，共持续14日。在应用喹诺酮类药物治疗PID前，必须进行淋病奈瑟球菌的检测，如确诊为淋病奈瑟菌感染，首选静脉给药或非静脉给药中首选方案，对于选择非三代头孢菌素类药物者，应加用针对淋病奈瑟菌的药物，并结合药敏结果选用抗生素，药物治疗持续72小时症状无明显改善者，应重新确认诊断并调整治疗方案。

3.盆腔或子宫内膜结核的治疗

(1)治疗原则：抗结核药物对女性生殖器结核的有效性达到了90%，并应遵循早期、联合、规律、适量、全程的用药原则，疗程6～9个月。

(2)治疗方案：具体如下。

常用药物：利福平450～500mg，早饭前口服，每日1次；异烟肼300mg，口服，每日1次；乙胺丁醇500～750mg，口服，每日1次；链霉素750mg，肌内注射，每日1次；吡嗪酰胺500mg，口服，每日3次。常用药物治疗方案：前2～3个月为强化期，后4～6个月为巩固期或继续期。①链霉素、异烟肼、利福平、吡嗪酰胺四种药物联合使用2个月后，后4个月连用异烟肼、利福平或异烟肼、利福平及乙胺丁醇。②链霉素、异烟肼、利福平、吡嗪酰胺四种药物联合应用2个月，后每周使用3次异烟肼、利福平、乙胺丁醇，连用6个月。③链霉素、异烟肼、利福平、乙胺丁醇4种药物联合应用2个月，后每周使用3次异烟肼、利福平，连用4个月。

手术治疗：适用于下列情况。①盆腔包块经药物治疗后缩小，但不能完全消退。②治疗无效或治疗后又反复复发者。③盆腔结核形成较大的包块或较大的包裹性积液者。④子宫内膜结核病变严重、内膜破坏广泛、药物保守治疗无效者。术前、术后均应予以抗结核药物治疗，并根据情况选择腹腔镜手术或经腹手术。手术切除范围应根据患者年龄大小、病变程度、局部病灶范围、黏连情况、全身情况、有无其他并发症来决定，对于年轻女性应尽量保留卵巢功能，对病变局限于输卵管而又有生育要求者可行双侧输卵管切除，保留卵巢及子宫，术后可行辅助生殖治疗。对于45岁以上患者，无论病情轻重均宜行全子宫与双附件切除术，以避免复发。对病情较重、卵巢输卵管致密黏连、形成较大包块手术无法将其分离的患者，则无论年龄大小，均须行全子宫与双附件切除术。

(3)注意事项：对于怀疑输卵管结核的不孕患者，应尽早进行宫腔镜、腹腔镜检查以明确诊断，在腹腔镜术前常规行宫腔镜检查或诊刮排除宫腔结核，术中全面检查盆腔、输卵管情况，取活检组织明确诊断，对盆腔轻度黏连者行分离黏连后予以输卵管通液治疗，对输卵管梗阻严重者可在腹腔镜下做输卵管间质部电凝结扎，以减少结核病灶侵犯宫腔的概率。在宫腔镜下可了解宫腔形态，评估子宫内膜是否适宜受精卵着床，并可同时在腹腔镜监测下行输卵管插管通液及疏通输卵管治疗。结核性盆腔炎或子宫内膜炎引起的不孕可在活动结核控制后实施辅助生殖技术治疗。

(三)输卵管性不孕治疗

1.输卵管异常

输卵管轻度病变者，手术有助于受孕。双侧输卵管缺失者，应考虑ART治疗。虽然ART成功率已有较大提高，但对许多夫妇而言，手术治疗仍是一个重要的选择或是对ART的补充治疗。

(1)输卵管疏通术:用于治疗输卵管近端阻塞。在 HSG 检查时发现近端阻塞,可即采用选择性输卵管造影术(SSG)予以插管疏通。

(2)输卵管矫治术:用于输卵管疏通术失败、输卵管扭曲及输卵管远端闭锁者。输卵管近端阻塞采用 SSG 或宫腔镜插管疏通无效者,可考虑行输卵管节段切除吻合术,即切除输卵管阻塞部分,再将通畅的两端重新吻合,但严重阻塞者宜行 IVF。输卵管间质部阻塞者,术后常会再次阻塞,因而较好的治疗选择是 IVF。输卵管结扎绝育术后,可采用复通术,也可行 IVF,双侧输卵管积水直径超过 3cm,常伴有明显的附件黏连或管腔内结构受累,其预后不良。较好的治疗方法是先行输卵管切除术,再行 IVF。双侧输卵管积水行双侧输卵管切除术后,可提高 IVF 妊娠率。

2.腹膜疾病

引起不育的常见腹膜疾病包括子宫内膜异位症及盆腔黏连。可单独存在,也可并存。

(1)子宫内膜异位症。

1)对轻微及轻度(Ⅰ～Ⅱ期)内异症患者行卵巢抑制治疗并不能提高生育力,不应以仅仅提高生育力为使用指征;对严重者,也无治疗有效的证据(A 级推荐)。在一个系统评价中,将卵巢抑制药物达那唑、醋酸甲羟孕酮及孕三烯酮对比安慰剂/无治疗的效果作了评估;与安慰剂/无治疗相比,排卵抑制后妊娠率比值比(*OR*)为 0.74,95% *CI* 0.48～1.15,无统计学差异;但是药物治疗有不良反应并在治疗期间失去受孕机会(Ⅰa 类证据)。与单纯诊断性腹腔镜检查相比,Ⅰ～Ⅱ期内异症病灶行腹腔镜手术清除并行黏连分解术可有效提高生育力(A 级推荐)。加拿大内异症协作组的一个包含 341 例患者的研究显示,与对照组相比,治疗组具有较高的月妊娠率(*OR* 2.03,95% *CI* 1.28～3.24)及持续至 20 周以后的妊娠率(*OR* 1.95,95% *CI* 1.18～3.22)。

2)对中度及重度(Ⅲ～Ⅳ期)内异症患者,手术是否可以改善妊娠率尚未确定(B 级推荐)。但一些研究表明,手术去除病灶后的自然累积妊娠率与内异症分期呈负相关(Ⅲ类证据)。一般认为,对Ⅲ～Ⅳ期内异症患者,手术治疗可提高妊娠机会(B 级推荐)。Ⅲ～Ⅳ期病变会引起生殖器官解剖关系甚至功能改变,在许多情况下,手术治疗可恢复其正常结构及功能,促进妊娠。但是,病变严重者,手术可能难以恢复较好的盆腔解剖。因此,术中情况及手术结果可指导术后的治疗策略。如手术效果满意,可让患者尝试自行妊娠 6～12 个月;由于一些患者会很快出现复发,因此建议尽早尝试受孕。

对卵巢内膜异位囊肿,主要的治疗方法包括单纯切开引流、切开引流后电热消融囊壁及囊肿剥出术,通常可在腹腔镜下完成。腹腔镜下囊肿剥出术是比较理想的选择,但超过 80% 的手术会切除部分卵巢组织,经常造成卵巢储备性下降。研究表明,腹腔镜卵巢囊肿剥出术优于囊肿引流术或热凝术(A 级推荐)。在一个系统评价中,与腹腔镜囊肿引流术或热凝术相比,腹腔镜囊肿剥出术可减少内膜异位囊肿复发(*OR* 0.41,95% *CI* 0.18～0.93)、进一步手术需求(*OR* 0.21,95% *CI* 0.05～0.79),减少痛经(*OR* 0.15,95% *CI* 0.06～0.38)、性交痛(*OR* 0.08,95% *CI* 0.01～0.51)及非月经性盆腔痛(*OR* 0.10,95% *CI* 0.02～0.56)的复发率,增加自然妊娠率(*OR* 5.21,95% *CI* 2.04～13.29)(Ⅰa 类证据)。

3)在内异症相关的不育妇女,输卵管通液可提高妊娠率(A 级推荐)。有关针对内异症的辅助生殖技术(ART):在Ⅰ～Ⅱ期患者,IUI可改善生育力(A级推荐);如同时有男性不育因素和(或)其他治疗失败,特别是输卵管功能受损害者,宜采用IVF治疗(B级推荐),但妊娠率低于输卵管性不育(Ⅲ类证据);内异症患者在IVF前采用GnRH-a标准方案治疗3～6个月,可明显增加临床妊娠率(*OR* 4.28,95% *CI* 2.00～9.15)(Ⅰa类证据/A级推荐)。

4)术后激素治疗无益于提高术后妊娠率(A级推荐)。在一个系统评价中,与单纯手术或术后加用安慰剂相比,术后激素抑制治疗对妊娠率并无益处(Ⅰa类证据),故不推荐使用。

5)有关针对内异症的辅助生殖技术(ART):在Ⅰ～Ⅱ期患者,IUI可改善生育力(A级推荐);如同时有男性不育因素和(或)其他治疗失败,特别是输卵管功能受损害者,宜采用IVF治疗(B级推荐),但妊娠率低于输卵管性不育(Ⅲ类证据);在IVF前,内膜异位囊肿径线≥4cm者,据专家经验建议行腹腔镜囊肿剥出术,手术可明确组织学诊断、减少感染风险、改善取卵条件、增强卵巢反应、防止内异症进展,但也有术后卵巢功能降低甚至丧失的风险;内异症患者在IVF前采用GnRH-a标准方案治疗3～6个月,可明显增加临床妊娠率(*OR* 4.28,95% *CI* 2.00～9.15)(Ⅰa类证据/A级推荐)。

(2)盆腔黏连:可由内异症、既往手术及盆腔感染引起;黏连程度会有很大差异。黏连会扭曲附件的解剖形态,影响配子及胚胎的输送。在一些病例,手术分解黏连可恢复盆腔解剖形态,但术后,特别是致密性或血管性黏连术后会再次形成黏连。如手术难以恢复正常解剖,较好的选择是IVF。

(四)子宫性不孕治疗

子宫性不孕的影响因素有子宫内膜性因素、子宫肌层性因素、子宫颈因素以及子宫环境即盆腔性因素,子宫内膜性因素包括子宫黏连、子宫内膜息肉、子宫黏膜下肌瘤、子宫内膜结核、宫腔妊娠物残留,子宫肌层性因素包括子宫肌瘤、子宫腺肌病、子宫腺肌瘤、子宫先天性发育异常,宫颈性因素包括宫颈发育异常、宫颈功能不全等,盆腔性因素主要为盆腔炎性疾病、盆腔结核导致的盆腔黏连,子宫的局部固定,如严重后倾后屈等,还有其他如子宫切口憩室。根据不同的病因,有不同的治疗方式,主要分为手术治疗与药物治疗。

1.子宫性不孕手术治疗

(1)子宫内膜息肉(EP):盲刮活检具较高的漏刮率且标本破碎不利于病理检查,故不推荐。宫腔镜检查可直视宫腔,准确定位,彻底清除子宫内膜息肉,同时还可以保存子宫内膜的完整性,治疗效果较好,已成为EP诊断的金标准和首选治疗方法。方法:选月经干净后3～7日手术。入院后完善术前相关检查,如无手术禁忌,术前采取米索前列醇塞阴道软化宫颈。检查时患者取膀胱截石位,常规外阴阴道消毒,麻醉后扩张宫口,置入宫腔镜诊断系统,观察子宫内膜变化,给予宫腔镜下子宫内膜息肉电切术(TCRP)或宫腔镜引导下息肉摘除术,记录息肉的大小、数目,术后常规送病检,并静脉滴注抗生素3～5日预防感染。因行宫腔镜检查具有人工流产综合征发生风险,建议宫腔镜检查前做好充足的抢救准备。宫腔镜下子宫内膜息肉切除术在不孕症治疗中的意义目前仍有争议。但多数研究认为,不孕症合并子宫内膜息肉患者行宫腔镜子宫内膜息肉切除术可提高妊娠率。对子宫内膜息肉合并不孕者,术中尽量避免用电器械,以减少子宫内膜损伤。息肉蒂部可用剪刀切断。

(2)子宫黏膜下肌瘤:宫腔镜是诊断黏膜下肌瘤的金标准和治疗的首选方式。根据黏膜下肌瘤分型采取个体化治疗方式。①有蒂肌瘤：宫腔镜下直接切断瘤蒂，以卵圆钳钳夹取出瘤体，若肌瘤体积较大不能直接夹出时，在宫腔内切割瘤体使之体积缩小后再切断瘤蒂夹出，切割肌瘤根蒂部时应距离肌瘤附着处3～5mm，避免周围内膜及肌层损伤。对于脱入阴道的子宫颈部肌瘤，应自瘤蒂部切除瘤体或用卵圆抓钳将瘤体钳夹拧除后，再用宫腔镜环形电极切除瘤蒂。②无蒂肌瘤：通过宫腔镜切割电极在肌瘤侧方上下或左右交替切割，使瘤体形成"沟槽"样结构，然后以卵圆抓钳钳夹并取出瘤体。此类肌瘤基底较宽，切除肌壁内肌瘤组织时必须识别肌瘤包膜与子宫肌壁的分界，酌情给予缩宫素促使子宫收缩，使生长在子宫肌壁间的组织突向子宫腔便于切除。

通常情况下，对肌瘤切除的深度达到子宫肌壁水平或在肌瘤包膜内切除肌瘤组织，此时，一定要在直视下确认肌瘤组织，切忌通过作用电极向子宫肌壁深处"掏挖"肌瘤。少量残留在深肌层的肌瘤组织日后可能坏死吸收，即使不能吸收消失的肌瘤如若再次突向宫腔，可以再次手术。术中腹腔镜或超声全程监护可降低术中子宫穿孔风险。术后宫腔黏连发生率为10%～13%。黏膜下肌瘤电切术后应用雌、孕激素促进创面上皮化目前仍有争议。推荐术后2个月再次进行宫腔镜检查，以防止宫腔内形成黏连，术后短时间形成的黏连较薄、呈膜状，使用宫腔镜尖端可轻易分开。

(3)宫腔黏连：诊断性宫腔镜是确诊宫腔黏连的金标准。宫腔镜下宫腔黏连松解术是目前宫腔黏连治疗的主要手段。困难的宫腔黏连手术，可在超声或腹腔镜监护下进行，减少子宫穿孔风险。为了恢复子宫内膜功能，术后常给予激素治疗，但有关激素应用成分、剂量、时间目前无统一标准。黏连复发是影响术后生育结局的重要因素，严重宫腔黏连术后复发率较高。目前临床使用宫内节育器(IUD)、球囊导尿管、防黏连产品及羊膜移植等防止黏连复发。黏连松解术后及时评估、发现复发的宫腔黏连，必要时重复手术对改善预后非常关键。术后1～2个月行宫腔镜检查，评估宫腔情况。

(4)宫腔妊娠物残留：目前临床可用的治疗手段包括诊断性刮宫(诊刮)、超声引导下清宫、宫腔镜去除残留等，但其疗效以宫腔镜手术最为满意。

(5)子宫内膜结核：超声、HSG常用来诊断和评估生殖道结核，子宫内膜活检是诊断子宫内膜结核的金标准。该病导致子宫内膜破坏严重，使受精卵无法着床或正常发育。全身抗结核治疗的同时，可给予宫腔镜全面评估。

(6)先天性子宫发育异常：目前尚无高质量证据表明针对弓状子宫、双子宫、单角子宫的微创手术能改善患者生育结局。

宫腔镜可评估纵隔的类型和范围，同时宫腔镜是纵隔子宫的首选治疗手段。纵隔由纤维组织构成，在宫腔镜直视下用微型剪刀剪开纵隔，自纵隔末端向宫底方向沿中线进行分离，深度达双侧输卵管开口水平，一般不会大量出血。而对于基底部宽大的纵隔使用剪刀分离非常困难，建议应用电切分离。术后放置COOK球囊7日预防宫腔黏连。如纵隔切除面积较大，术后应用雌、孕激素促进子宫内膜恢复。一些学者建议宫腔镜术中行超声及腹腔镜全程监护。

宫腹腔镜联合检查可明确双角子宫诊断。传统治疗完全双角子宫的方法为开腹子宫矫形术，但该术创伤大，术后易形成瘢痕和黏连。不全双角子宫的矫形方法为经宫颈隔板切除术，切除隔板恢复解剖。完全双角子宫矫形需行双角融合术，将双角融合成一个子宫。目前已有宫腹腔镜联合完全双角子宫融合术后成功妊娠的病例报道,但缺乏大样本研究。

2.药物治疗

子宫黏连常辅助雌、孕激素序贯治疗,以促进内膜的生长,预防再次黏连,也有研究表明,中医药治疗可改善内膜的生长。宫腔妊娠物残留部分患者清宫易发生大出血,可先行MTX化疗,待病灶减小后再行宫腔镜手术。子宫内膜结核需完善相关检查,查明病灶后可行全身抗结核治疗。针对有生育需求的子宫内膜异位症、子宫腺肌瘤、子宫腺肌病,治疗方案目前没有共识,但是GnRH-a是其药物治疗的首选,可单独给予GnRH-a进行治疗或术前联合GnRH-a以缩小病灶、减少术中出血或术后联合应用以预防复发。始基子宫或幼稚子宫可以给予雌、孕激素序贯治疗或给予Gn以刺激HPO轴,以促进子宫的发育。生物材料如透明质酸钠凝胶、防黏连膜可联合手术进行,可改善手术效果。

(五)心理治疗

不孕症虽不是一种致命性疾病,但是往往造成家庭不和及社会不安定,已成为一个重要的医学和社会问题。随着医学的发展,传统的生物医学模式发生转变,新的生物—心理—社会医学模式得到广泛重视,新近研究结果表明,心理因素不仅严重影响了不孕症妇女的生活质量和身体健康状况,而且同时影响了不孕症常规治疗的疗效,美国生殖医学会也指出,不孕症治疗应该与心理治疗同时进行,才能提高受孕概率。因此,减少或减轻不孕症患者心理障碍,不仅可以提高受孕率,还可以提高患者的生活质量,是值得全社会高度重视的问题。

女性不孕症患者承受明显的心理压力,其心理紊乱的发生率明显高于正常人群。有学者认为心理咨询应该出现在治疗不孕的整个过程中。有学者认为在不孕的治疗过程中,女性抑郁的倾向会增加。女性不孕症患者心理障碍治疗的前提是要普及有关受孕的卫生知识,加强婚前健康检查,让结婚夫妇了解有关性生理、心理和性卫生知识,劝导不孕夫妇主动接受正规治疗,然后针对各种不良心理给予心理疏导,有效消除患者紧张、焦虑及恐惧的心理,使其以正常的心态对待不孕问题。武秀芳将180例不孕患者随机分为两组,采用焦虑自评量表(SAS)及抑郁自评量表(SDS)进行评分,对照组按不孕症常规方案进行治疗,研究组在常规治疗的基础上给予心理干预,采用以下心理治疗的方法:①认知疗法;②松弛疗法;③生物反馈疗法;④家庭治疗。每2周进行1次。研究结果表明,两组均有发生焦虑或抑郁的倾向,研究组的心理评分在治疗前后有差异,1年妊娠率也明显高于对照组,说明心理干预在女性不孕症治疗中具有一定的作用。

通过分析不孕患者常见的心理特征,总结了以下不孕症患者的心理治疗方法。

1.渐进松弛疗法

渐进松弛疗法可缓解不孕患者的紧张、焦虑、抑郁情绪,将其注意力从痛苦或压抑的思想中转移开来。可通过阅读、听音乐、做家务,锻炼及朋友聚会等,放松其紧张的情绪,保持平和的心态,使心理压力得以有效转移,也可采用让不孕患者坐在沙发上微闭双眼,全身放松,每日2次,每次要求15～20分钟,按操作程序进行放松训练。经由人的意识可以把“随意肌肉”控制下来,再间接地把“情绪”松弛下来,建立轻松的心情状态。渐进性放松训练帮助患者体会主要肌群的紧张感与放松感,进而学会调控,善意诱导患者倾诉心中的苦闷,针对性地进行心理疏通。研究表明,在治疗不孕引起的心理问题时,采用的方法有放松训练、心理动力学疗法、行为疗法。其中行为疗法及松弛疗法能增加妊娠率。

2.认知疗法

认知疗法是根据不孕患者存在的抑郁情绪进行的认知心理治疗。有学者对收治的 4 536 例女性不孕患者进行认知疗法,取得了良好的效果。采用的认知疗法:①开展健康教育活动,发放有关不孕相关知识的宣传资料;②个体心理疏导。辅导以热情诚恳的态度关心不孕症妇女,取得患者的信任,耐心倾听患者的诉说,向她们讲解受孕的生理过程,让她们了解医学知识,回答患者对不孕症提出的疑问,给患者讲解情绪与该病的关系,说明焦虑、抑郁等负性情绪对不孕的不良影响,消极的心理只能加重病情,而积极的心理才有益于治疗不孕症,使其消除心理障碍,树立信心,并指导正确的性生活,保持良好的心境,使之积极配合不孕症的治疗。对已受孕患者继续进行心理治疗,消除妊娠后的高度精神紧张和对分娩的恐惧,直至分娩。同时给男方甚至其他家庭成员进行耐心细致的解释工作,争取家庭的理解和配合,鼓励患者的亲人、朋友主动与患者进行沟通。

3.夫妻同治

不孕不育是夫妇双方的问题,夫妇双方应同诊同治。为不孕患者提供一个良好的就诊环境,提供夫妇双方交谈的机会,让夫妇双方心平气和地与医护人员进行交谈。无论是其中一人还是俩人有问题,当夫妇一同就诊时,他们的焦虑可以少些。从一开始就对双方进行诊治,能减少他们的焦虑,同时医生和不孕夫妇一起论证他们的期望,讲解有关疾病的发生、发展经过和治疗前景,详细介绍生育的各个环节、助孕技术步骤和方法,使他们既有成功的信心,又有受挫折的心理准备。

4.暗示与意念疗法

此疗法是通过医者的语言分析,促使不孕患者的主观意志进行积极思考与想象,以改善、消除不良心理情绪,促进内分泌功能兴奋。运用此疗法时应及时地告知治疗成效,并有意识地暗示患者,下面的治疗将会或可能会达到怎样的效果。由于先前不孕患者已树立信任感,这时他会不自觉地随着医师的引导进入意念状态,增强治疗的自信心。

5.理情疗法

不孕症患者往往伴有不合理的信念,有的患者认为自己不孕是遭了报应,还有的患者认为不能传宗接代,无法满足家人尤其是老人想抱孙儿的要求,从而感到非常自责。面对这种情况,医护人员要耐心倾听,主动在患者身体放松的情况下,引导其尽情倾诉心理感受,让其主动发现自己不合理的信念,克服过度的焦虑和忧郁情绪,主动配合治疗。

6.移情易性,消除抑郁法

用一定的诱导方法改变其生活习惯及生活环境,分散和转移患者的注意力,从而促使其生育功能的恢复。此法中最为见效的方法是外出旅游,使患者郁闷的心情得到改善,以一种新的精神状态来接受下一步的治疗。

7.森田疗法

一方面接受症状不予抵抗,另一方面带着症状从事正常的工作和学习活动,不把躯体和心理症状当作异物,对它不加排斥和压抑,采取“有,就让它去”的态度。

8.运动疗法

指导患者做循序渐进的规律性运动，既可以帮助患者养成更为乐观地对待躯体健康的观点，也可使患者的注意力从抑郁或焦虑的情绪中分散出来。

9.其他

此外，还有音乐疗法、交际疗法、生物反馈疗法、合理情绪疗法、行为矫正等。在心理咨询的1个疗程中（通常为8～10次），可以以一个方法为主，辅以另外的方法，也可以分治疗阶段采用不同疗法。

心理因素和不孕症之间有着密切联系，二者存在促进和制约的关系。一方面，不孕影响着患者的心理活动，容易引发心理健康问题；另一方面，焦虑、抑郁、消极、压抑等负性情绪，也影响着不孕的治疗效果。心理干预通过增强个体心理调节能力、加强社会家庭支持功能，减轻患者的心理痛苦，改变其心理状态，可提高不孕症女性的受孕率。在临床上可以根据不孕患者不同情况灵活运用，以缓解不孕患者心理压力，使他们在最佳的心理状态下接受诊治，增加不孕症患者的受孕机会，以尽快达到受孕的目的。

（聂利芳）

第二节　辅助生殖技术

一、人工授精

人工授精（AI）是指通过非性交方式将男性精液注入女性生殖道内，以期精子与卵子自然受精达到妊娠目的。

（一）人工授精的分类

1.根据精子来源不同分类

（1）夫精人工授精（AIH）：使用丈夫精子进行人工授精。

（2）供精人工授精（AID）：使用供精者精子进行人工授精。

2.根据精液储存的时间长短分类

（1）鲜精人工授精：指精液离体后1小时内进行处理行人工授精，仅适用于AIH。

（2）冻精人工授精：指精液离体后采用超低温冷冻储存（保存在－196℃液氮罐中），需要时再将冷冻精液复温后行人工授精，主要用于AID。

3.根据授精部位不同分类

（1）阴道内授精（IVI）：直接将液化后的整份精液或洗涤、上游等处理后的精子悬液0.5～2mL注射入女方阴道穹隆部和宫颈外口，术后适当垫高臀部，平卧60分钟。主要适用于女方生育无障碍，男方精液检查正常但性交困难者或女方阴道痉挛症等原因导致不能性交者。

（2）宫颈内人工授精（ICI）：指直接将液化后的精液或洗涤、上游等处理后的精子悬液0.5～1mL注入宫颈管内，也可同时在宫颈外口及宫颈周围涂抹精液或同时置一部分于后穹隆，术后适当抬高患者臀部，平卧15～30分钟。主要适用于宫腔内人工授精困难、性交困难、精液不液化或性交时不能射精但手淫或使用按摩器能排精者。

（3）宫腔内人工授精（IUI）：指将处理后的精子悬液 0.5～1mL 通过导管注入宫腔内。具体方法：用生理盐水清洗外阴、阴道及宫颈，将一次性的 IUI 管顺宫腔曲度进入宫腔，距宫底 1cm 处缓慢注入精子悬液0.5～1mL，轻轻地取出 IUI 管。术后适当抬高患者臀部，平卧15～30 分钟。

IUI 主要用于少弱畸形精子症、精液不液化、免疫性不孕症、宫颈因素不孕症、原因不明不孕症等。此法操作简便，妊娠率较高，目前应用最为广泛。

（4）直接腹腔内人工授精（DIPI）：指将处理后的精子悬液 0.5～1mL，用 19G 长针经阴道后穹隆注入子宫直肠窝，精卵由输卵管伞端拣拾至输卵管内受精。治疗前应做不育检测。经腹腔镜证实盆腔器官及输卵管无异常。主要用于原因不明不育、男性因素不育及宫颈因素不孕者，成功率较低。

（5）直接卵泡内人工授精（DIFI）：通过促排卵，当卵泡直径≥18mm 时，在阴道超声引导下，通过阴道后穹隆处穿刺至卵泡内，分别将洗涤处理过的 50μL 含 20 000 个精子的悬液直接注入卵泡内。适用于少弱精子症、宫颈因素不孕症、排卵障碍性不孕症尤其是卵泡不破裂者。

（6）经阴道输卵管内人工授精（TITI）：指将特殊导管通过宫腔插至输卵管，将处理后的精子悬液置于输卵管壶腹部。适用于输卵管伞端有轻度黏连，无实施 IVF 的条件，此法操作复杂，可能引起子宫内膜异位或输卵管损伤，临床较少用。

（二）接受人工授精夫妇所具备的基本条件

在我国，进行人工授精的夫妇必须遵守国家计划生育政策，具备生育指标，并要在经卫生行政部门批准的医疗机构进行，夫妻双方须行病史采集及必要的体格检查，并签署相关知情同意书。

女方经子宫输卵管造影或腹腔镜检查诊断，至少有单侧通畅的输卵管；子宫发育正常或虽有异常，但不影响人工授精的操作和胎儿的孕育；自然周期或促排卵药物治疗后卵泡可发育成熟。

（三）夫精人工授精

1.夫精人工授精的适应证

（1）男方因素。

1）性交困难或性交后精液不能进入阴道者：如严重尿道下裂、严重早泄、阳痿、不射精或逆行射精症。

2）男性免疫性不育：夫妇一方或双方抗精子抗体阳性，且性交后试验（PCT）异常。

3）轻度至中度精液异常（2 次或 2 次以上精液检查）：精液密度＜15×10^6/mL，但＞5×10^6/mL；精液活动率＜50%；严重的精液量减少，每次射出量＜1mL；精液液化时间延长或不液化；正常形态精子 3%～4%。

（2）女方原因。

1）宫颈因素不育症：正常宫颈黏液在排卵前稀薄而呈拉丝状，有利于精子穿透进入宫颈管，可储存精子和过滤活力欠佳精子，并参与精子获能。异常宫颈黏液，如宫颈锥形切除术后、宫颈烧灼术后、严重宫颈裂伤等，表现为宫颈黏液过少或不足，持续黏稠，pH＜7，不利于精子的穿透及生存。

2)排卵障碍者多次诱导排卵治疗而始终未孕者。

3)轻微或轻度子宫内膜异位症性不孕。

4)免疫性不育。

5)原因不明不育：夫妻双方经常规的不孕不育检查均未发现异常，女方有规律的排卵周期，性交后试验正常，腹腔镜检查盆腔正常。男方两次精液分析正常。

2.夫精人工授精的禁忌证

(1)男女一方患有生殖泌尿系统急性感染或性传播疾病。

(2)女方有不宜妊娠或妊娠后导致疾病加重的全身性疾病。

(3)女方生殖器官严重炎症、发育不全或畸形。

(4)夫妻任何一方患有严重的精神、遗传、躯体疾病。

(5)夫妻任何一方接触致畸量的射线、毒物、药物并处于作用期。

(6)夫妻任何一方有吸毒等严重不良嗜好。

(7)女方双侧输卵管均不通畅。

(8)夫妻双方对人工授精尚有顾虑者，未签署知情同意书。

3.人工授精的技术流程

(1)严格掌握适应证并排除禁忌证。

(2)人工授精可以在自然周期或药物排卵周期下进行，但严禁以多胎妊娠为目的使用促排卵药。

(3)通过B超和有关激素水平联合监测卵泡的生长发育。

(4)掌握排卵时间，实时实施人工授精。

(5)可用于人工授精的精子必须经过洗涤分离处理，行宫颈内人工授精，其前向运动精子总数不低于 $20\times10^6/mL$；行宫腔内人工授精，其前向运动精子总数不低于 $10\times10^6/mL$。

(6)人工授精后可用药物支持黄体功能。

(7)人工授精后14～16日诊断生化妊娠，5周B超确认临床妊娠。

(8)多胎妊娠必须到具有选择性减胎术条件的医疗机构行选择性减胎术。

(9)实施供精人工授精的机构如不具备选择性减胎术条件和技术，必须与具备该技术的机构签定使用减胎技术协议，以确保选择性减胎术的有效实施，避免多胎分娩。

4.人工授精的术前准备与精液处理

(1)医患沟通并签署相关知情同意书。

1)术前应与患者做好必要而仔细的医患沟通，如夫妻双方对人工授精的基本认识、适应证、妊娠成功率、可能的并发症、子代的安全及健康问题、基本费用、与患者夫妇的心理沟通和交流，增强信心等。

2)认真签订相关知情同意书，如《人工授精知情同意书》《多胎妊娠减胎知情同意书》。

(2)人工授精的术前准备：人工授精前，男女双方需进行体格检查和实验室检查，做好全面的术前评估。以确定人工授精的适应证、是否适合妊娠；对供精者是否适合供精要进行严格的筛查。

1)双方基本情况:姓名、年龄、身高、体重、血压、脉搏等;不孕不育史的采集;女性详细的生育史和月经史,男女双方全面体格检查。

2)女方检查:主要包括妇科检查、血常规、凝血、甲状腺功能、性激素水平、尿常规、血型、心电图、肝肾功能、肝炎病毒、血脂、血糖、胸片、TORCH、HIV、梅毒、支原体、衣原体、白带常规、TCT、子宫输卵管碘油造影或腹腔镜盆腔检查及染色体等筛查。

3)男方检查:主要包括男科检查、常规精液检查(两次及以上)、精子形态学检查、染色体、血型、乙肝、丙肝、HIV 检测、梅毒检测、支原体、衣原体等筛查。

(3)精液处理。

1)精液处理目的:精液处理的目的是使活动精子密度符合要求;减少或去除精浆内前列腺素、免疫活性细胞、抗精子抗体、细菌与碎片;减少精液的黏稠性;防止精液中微生物对女性潜在的伤害;促进精子获能、改善精子受精能力;实验室技术人员应根据患者的精液具体情况选择适当的精液处理方法,如梯度离心法、标准洗涤法、上游法、下游法。

2)精液标本收集:人工授精当天手淫取精(禁欲 3~7 日),如不成功,可通过性交将精液收集于无毒的避孕套内。标本容器标注清楚患者的姓名、年龄、IUI 流水号、取精当日的日期等。实验室人员必须认真核实患者身份和相关信息。精液不液化或液化时间长、有抗精子抗体的精液必须收集在含培养液的小瓶内,并立即检查、处理。逆行射精患者留取精液方法:术前晚 9:00 予以 4g $NaHCO_3$ 溶解于一杯水中服用,当日取标本前再服用一杯含 4g $NaHCO_3$ 的水,并多饮 1~2 杯水,至射精前解小便,射精后将尿液排入含培养液的容器内,立即检查、处理。

3)精液处理具体方法:梯度离心法是目前高质量分离精子的最佳方法,可以很好地分离死精、无活力的精子、细胞和碎片。目前应用最广的是非连续密度梯度离心法,由两层不同的密度梯度构成。标准洗涤法又称直接离心法,精子回收率高,但该方法无法将精子和其他细胞、碎片分离,同时也无法将活力好和不活动精子分开。上游法是一种利用精子从精液上游到培养液中的能力来优选精子的方法。上游法目前相对较少使用。下游法是一种利用活动精子在黏度递增的人血清白蛋白培养液中向下运动速度快于无活力的精子和碎片,以自然沉降速度的特性而实现活动精子的分离方法。

5.常见的人工授精方法

(1)阴道内人工授精:直接阴道内人工授精(IVI)主要适用于女方生育无障碍,男方精液检查正常,因各种原因(如勃起功能障碍、不射精、阴道狭窄)不能性交者。施行阴道内人工授精,精液可以不经洗涤处理,直接将精液注入阴道穹隆部。

(2)宫颈内人工授精:宫颈内人工授精(ICI)主要适用于性交困难,性交后不射精、精液不液化等患者。将洗涤后的精液缓慢注入宫颈管内。

(3)宫腔内人工授精(IUI):是人工授精方法中成功率较高且使用广泛的方法。适用于少、弱、畸形精子症,精液不液化症,免疫性不孕症,宫颈因素不孕,原因不明不孕症等。方法:将 0.3~0.5mL 洗涤处理过的精子悬液通过导管直接注入宫腔内。

国外文献报道,自然周期时 IUI 的妊娠率达 ICI 近 2 倍,促排卵治疗周期时 IUI 的妊娠率是 ICI 的 3.2 倍。促排卵结合 IUI 是目前最常用的人工授精方法。

6.夫精人工授精排卵方案的制定

(1)自然周期:适用于有规律月经周期的患者,B超监测卵泡和子宫内膜的生长情况,当主卵泡达到18~20mm时,尿LH呈阳性或血LH上升至基础值的2倍以上时,在24~36小时后可行夫精人工授精。

(2)氯米芬/来曲唑/他莫昔芬促排卵。

1)适应证:主要用于排卵障碍性妇女,如多囊卵巢综合征及下丘脑性排卵障碍的患者。

2)用法:在月经周期的3~5日,口服CC 50~100mg,每日1次,共5日。停药4~5日后通过宫颈评分和B超监测卵泡发育,排卵多数发生在停药5~9日内,少数发生在停药10~15日,停药后20日未排卵者,则认为该周期CC治疗失败。可增加CC的剂量至150mg。

为增加排卵率和妊娠率,可与其他药物联合应用。①CC+hCG:自停用CC后4日起,通过阴道超声监测,最大卵泡直径在1.8cm或以上时,给予hCG 5 000~10 000U肌内注射诱导排卵,再肌内注射hCG后24小时、48小时各行IUI。②CC+HMG+hCG:如CC治疗后仍不能妊娠,改用此方案。用法:月经周期的第5日,CC 50~150mg/d,共5日,然后肌内注射HMG 75~150U/d,待卵泡成熟后肌内注射hCG 5 000~10 000U,肌内注射hCG后24小时、48小时各行IUI。

(3)促性腺激素促排卵。

1)适应证:无排卵患者,下丘脑—垂体性闭经用CC无效,原因不明不孕患者。

2)方法:目前常用的促性腺激素有HMG或FSH。用法:月经的3~5日每日肌内注射HMG,5~7日开始监测卵泡,若宫颈黏液和B超显示卵泡生长正常,E_2上升正常,则维持原剂量,此后1~2日复查阴道B超及宫颈评分或测血清E_2、LH(若卵泡生长及E_2上升过慢应加量,反之则减量),直至最大卵泡直径达18~20mm,停用HMG,36小时后注射hCG 5 000~10 000U。肌内注射hCG 24小时、48小时各行IUI。

7.人工授精时机的选择

授精的时间在排卵前48小时至排卵后12小时最容易成功。排卵时间预测主要根据基础体温表及宫颈黏液监测、激素测定、B超监测卵泡的大小和子宫内膜厚度,更准确可靠的是通过测定血和尿的LH峰、E_2水平了解卵泡发育、成熟。预测排卵时间,也可通过注射hCG控制排卵时间。

(1)宫颈黏液评分:宫颈黏液(CM)是宫颈腺体的分泌物。宫颈评分≥8分表示卵泡即将成熟,评分越高卵泡越接近成熟,人工授精成功率也就越高。

(2)激素测定预测排卵:血清LH及E_2的测定。E_2峰值较LH峰值早,当E_2>300pmol/L后1~2日可人工授精。LH>30U/L时,可于当日行人工授精。若LH>40U/L时,可继续一次人工授精。若行ICI,应在LH峰出现当日进行,而IUI可以稍后1~2日,若注射hCG控制排卵时间,IUI则应在注射hCG后24~48小时进行。

(3)B超监测卵泡发育和子宫内膜厚度:卵泡的大小应以长、横二径线平均值来估计。观察优势卵泡个数,近排卵日卵泡每日可生长2.5~3.0mm。当主导卵泡直径>18mm时可进行人工授精。同时观察子宫内膜厚度的变化以及形态学的变化,如"三线征"的出现。

已排卵的超声表现:①成熟卵泡骤然消失;②成熟卵泡明显缩小且卵泡内透声减弱;③直

肠子宫陷凹出现液体积聚。

(4)人工授精的次数：每个周期的人工授精次数可以为 1 次或 2 次，根据卵泡是否已经排卵以及 LH 峰值出现情况酌情选择，如内源性 LH 峰出现后 24 小时行 IUI 或 LH 上升时给予外源性 hCG 4 000～10 000U 后 36～40 小时行 IUI。

8.宫腔内人工授精的操作方法

(1)患者取膀胱截石位，清洁外阴，常规铺好洞巾。生理盐水棉球擦拭外阴，放入阴道窥器，固定，生理盐水棉球清洁阴道、宫颈部，并用干棉球擦干。

(2)人工授精导管连接 1mL 注射器针管(去掉针头)，吸出处理好的重悬精液 0.3～0.5mL 备用。

(3)暴露好宫颈部，导管从宫颈部进入，沿宫腔方向插入，至宫颈内口上 2～3cm 处时，退出导管内的内芯。

(4)将注射器内的精液沿导管缓慢注入宫腔。

(5)推注完毕后，将导管退出宫腔，取抬高臀平卧位 30 分钟，患者可离院。

整个操作过程，动作要轻柔，避免触碰宫颈及操作粗暴导致内膜出血。

9.人工授精后的黄体支持

人工授精术后根据采用的周期方案不同，酌情选择黄体支持。如果周期方案需要黄体支持，方法如下所述。

(1)口服孕酮，即地屈孕酮 10～20mg，每日 1～2 次。

(2)阴道用孕酮，即安琪坦 100mg，每日 2 次。

(3)肌内注射孕酮，即 20～40mg，每日 1 次。

(4)肌内注射 hCG 2 000U，隔日 1 次。

10.人工授精后的结局观察

人工授精 14～16 日后可以验血查 β-hCG，确定是否妊娠。密切随访患者，观察有无腹胀、腹痛、阴道流血等情况。术后 5～6 周可以行 B 超检查，了解胚胎个数、孕囊大小、胚芽及原始心管搏动。

11.人工授精并发症

(1)卵巢过度刺激综合征(OHSS)：是促排卵药物使用于人工授精后发生的严重并发症。与患者的敏感性、药物的种类及剂量等有关。药物中以 HMG 最易导致 OHSS，氯米芬的发生率最低。应予以重视和预防。

(2)多胎妊娠：促排卵多胎妊娠率可达 20%，应注意卵泡生长数目，早期诊断多胎，必要时行选择性减胎术。

(3)痉挛性下腹痛：注入精液过快、过量，可诱发下腹痉挛性疼痛，因此注入精液时需低压、缓慢，注入宫腔内的精液需小于 1mL。

(4)出血及损伤：多因宫腔插管困难或操作粗暴引起。术前需明确子宫位置、宫颈管长度及子宫腔深度，避免 IUI 导管插入时损伤子宫颈管及子宫内膜。

(5)感染：IUI 中将导管放入宫腔并注入精液，可能增加了子宫及输卵管感染的机会。在采集精液、精液处理及授精等环节时应严格无菌操作，减少感染的机会。

二、体外受精—胚胎移植

体外受精—胚胎移植(IVF-ET)是将患者夫妇的卵子与精子取出，在培养皿内受精，经体外培养发育成胚胎后移植入女性宫腔内，以达到妊娠的目的，故又称试管婴儿。

(一)适应证

1.输卵管因素

经输卵管造影或腹腔镜证实双侧输卵管阻塞、积水、结核或切除，先天性输卵管发育不良，严重的盆腔黏连，输卵管造口或输卵管吻合手术失败等。

2.排卵障碍

顽固性多囊卵巢综合征(PCOS)经反复促排卵治疗或(和)宫腔内人工授精未孕；未破裂卵泡黄素化综合征(LUFS)经多次药物治疗或卵泡穿刺未孕。

3.子宫内膜异位症

重度子宫内膜异位症经常规药物或手术治疗未孕，轻至中度子宫内膜异位症经药物或手术治疗，并经≥3次促排卵＋宫腔内人工授精未孕。

4.男方因素

男性轻、中度的少、弱、畸精症，经多次宫腔内人工授精未孕。

5.不明原因不孕

经多次宫腔内人工授精未孕。

6.免疫性不孕

经其他治疗，包括人工授精未孕。

(二)禁忌证

(1)男女任何一方患有严重精神疾患、泌尿生殖系统急性感染、性传播疾病。

(2)患有《母婴保健法》规定的不宜生育的、目前无法进行胚胎植入前遗传学诊断的遗传性疾病。

(3)任何一方具有吸毒等严重不良嗜好。

(4)任何一方接触致畸量的射线、毒物、药品并处于作用期。

(5)女方子宫不具备妊娠功能或严重躯体疾病不能承受妊娠。

(三)术前检查

不育夫妇在进入IVF-ET治疗前，应完成系统的不孕症检查、常规体格检查及病原体检查，同时排除不能耐受促排卵及妊娠的内、外科疾病和肿瘤等，以确定患者具备IVF-ET的适应证并排除禁忌证。

1.女方检查

(1)性激素测定：包括促卵泡素(FSH)、促黄体生成激素(LH)、雌二醇(E_2)、孕酮(P)、睾酮(T)、催乳素(PRL)，并进行卵巢储备功能评估。

(2)其他内分泌功能检查：必要时应行甲状腺功能、肾上腺皮质功能的检查。

(3)阴道B超检查：在进入IVF-ET治疗前，应常规进行阴道B超检查，了解子宫及双侧附件的情况。

(4)传染病的检查：在进入 IVF 周期之前，必须排除对胚胎生长发育有影响以及对母亲妊娠有危害的病原体感染，如各种病毒性肝炎、支原体、衣原体、淋球菌、TORCH、梅毒、HIV 等。

(5)其他检查：血常规、尿常规、肝功能、肾功能、心电图以及宫颈细胞学检查。PCOS 患者疑合并糖代谢异常时应行 OGTT、C 肽释放试验。

(6)宫腔镜：当疑有子宫内膜息肉、宫腔黏连、子宫内膜增生性疾病、子宫畸形以及反复 IVF 失败时应行宫腔镜检查，以排除宫腔异常情况。

(7)腹腔镜：对严重的输卵管积水予以结扎，严重的子宫内膜异位症进行手术治疗后再进行 IVF-ET。

(8)遗传学检查：夫妇双方做染色体和地中海贫血检查。

2.男方检查

(1)精液分析：包括精液常规检查、精子形态学检查、顶体酶活性的检测、精子穿透试验、精子 DNA 完整率检测等。

(2)男方病原体的检查：前列腺液的支原体、衣原体、淋球菌，血清梅毒、HIV、乙型肝炎等。

(3)严重少、弱精及无精症患者应查 Y 染色体基因微缺失，必要时测定血清 PRL、FSH、LH 及 T 等激素水平。

(4)对于无精子症的患者应行精浆果糖测定以及附睾/睾丸穿刺活检，如有活动的成熟精子可行单精子卵胞质内显微注射。

(四)常规 IVF-ET 前准备

对要求行 IVF-ET 治疗的不育夫妇在进行 IVF-ET 治疗前必须进行系统的不孕症检查、常规的体格检查及病原体检查、男方精液检查等，明确患者是否具备 IVF-ET 的适应证而无禁忌证，符合要求者方可进行 IVF-ET。

为了妊娠的顺利和下一代的健康，在进入 IVF 超促排卵前，必须完成系统的不孕症相关检查、常规的体格检查及病原体筛查，具体如下。

1.女方检查项目

(1)女性内分泌检查：包括 FSH、LH、E_2、孕酮(P)、睾酮(T)、PRL、抗米勒管激素(AMH)及甲状腺功能，必要时行肾上腺皮质功能、糖耐量试验、胰岛素释放实验及其他内分泌功能检查。

(2)其他相关病原学检查和遗传筛查：染色体、心电图、免疫抗体(抗精子抗体、抗心磷脂抗体、抗精子抗体)、TORCH、HIV、HCV、HBV、梅毒的病原学检查、肝肾功能、血糖、血脂、凝血象、血型、血常规、尿常规、白带常规、胸片、支原体、衣原体、宫颈细胞学涂片以及腹部和乳腺 B 超、探查宫腔等检查。必要时行腹腔镜、宫腔镜、子宫输卵管碘油造影等检查。

(3)月经期卵巢储备功能的评估：包括患者年龄、B 超下基础窦状卵泡计数、AMH 及基础性激素水平。

(4)B 超下的排卵监测：了解卵泡生长、子宫内膜形态和厚度、卵巢有无囊肿或肿块、子宫肌层有无肌瘤以及评估卵巢与子宫的位置。

(5)妇科检查：评估女性生殖道和盆腔情况，仔细检查外阴、阴道、宫颈、子宫、双附件。

2.男方检查项目

至少2次的全面精液分析,以确定拟行的方案。其他检查项目包括染色体,对于严重少、弱精子或无精子患者需要进行染色体微缺失等基因筛查,以评估后代的遗传风险。也包括HIV、HCV、HBV、梅毒等的病原学检查、支原体、衣原体、抗精子抗体等。

3.医患沟通并签署相关知情同意书

患者夫妇在IVF进周期前应充分了解IVF-ET的治疗全过程以及治疗中可能存在的问题、发生的风险和治疗后可能的并发症,每一步严格遵医嘱。具体内容:超促排卵后卵巢反应差,有可能提前终止促排周期;结局不佳,获卵少、无获卵或卵子质量差;卵泡过早破裂,无法获卵,从而不能进行下一步操作;精子和卵子结合障碍,导致不受精或受精后不分裂,无法进行后续的胚胎移植;取卵术后可能出现不同程度的腹痛;超促排卵过程中发生卵巢过度刺激综合征,雌激素水平的异常增高,可导致一系列症状(腹胀、腹水、胸腔积液、少尿等)及肝肾功能等生化改变;取卵手术过程中可能有感染、盆腔脏器损伤、腹腔内出血等风险;多胎妊娠的风险等情况。

因此,在IVF-ET术前应充分进行医患沟通是必要且重要的。同时签署知情同意书,如IVF-ET知情同意书、多胎妊娠减胎知情同意书等。

(五)常规IVF-ET过程

1.控制性超排卵

IVF-ET技术的开展已经走过了40余年的风雨历程,控制性超排卵(COH)药物的不断研发以及卵巢刺激方案选择的灵活优化,目的就是让患者获得满意的临床妊娠,同时减少并发症的发生和减轻患者经济负担。

目前,COH的常用方案有GnRH-a相关方案、运用GnRH-anti的拮抗剂方案,微刺激方案、高孕激素状态下的卵巢刺激(PPOS)方案、自然周期方案。根据患者年龄、病因、卵巢储备情况综合分析后制订合适的个体化COH方案,再结合超声排卵监测。

常用的COH方案如下所述。

(1)自然周期方案:适用于年龄较大的患者,一般超过40岁;前几次COH获卵少者;因基础疾病不能进行卵巢超排卵刺激者;自愿选择自然周期者。方法:卵泡期B超监测卵泡,同时随访血E_2、P、LH的变化水平。适时确定GnRH-a/hCG扳机时间,以提高获卵率。

(2)微刺激方案。

1)氯米芬(CC)/来曲唑(LE)+hCG/GnRH-a促排卵:根据CC促排卵的原理,竞争性结合下丘脑雌激素受体,负反馈引起GnRH-a释放增加,再作用于垂体分泌卵泡FSH和LH,促使卵泡发育。

月经周期第5日或撤退性出血第5日开始应用,首剂量50～100mg/d,共5日。B超监测最大卵泡直径达18～20mm时,注射hCG 5 000～10 000U,36小时取卵。

2)FSH/HMG+hCG/GnRH-a促排卵:月经期2～5日予以FHS/HMG 150～225U,每日注射,B超监测最大卵泡直径达18～20mm时,注射hCG 5 000～10 000U,36小时取卵。

3)CC/LE+FSH/HMG+hCG/GnRH-a促排卵:一般用法为月经3～5日开始服用CC 100mg,共5～7日,接着每日加注FSH/HMG 150～225U,hCG注射时间和取卵时间如上。

CC方案可以灵活使用，也可以连续多周期使用。其在临床上应用广泛。但是影响了子宫内膜的增生和分泌，因为CC竞争性结合了子宫内膜的雌激素受体，削弱了雌激素的作用。因此，CC促排的周期，鲜胚移植不宜进行。而运用LE的微刺激方案可以避免子宫内膜的影响，因此可以进行鲜胚移植。

（3）GnRH-a降调节方案：GnRH-a在生理条件下呈脉冲分泌，对自身受体有激发作用。但长时间持续使用，将起到抑制作用，使得促性腺细胞无应答，而有效控制LH峰的出现。根据以上原理推断，GnRH-a降调节作用能有效抑制垂体功能，使下丘脑—垂体—卵巢轴处于全面低下状态，一般应用14～21日后可使LH脉冲消失，达到降调节，能避免卵泡期过早的LH峰出现，改善获卵率、受精率、种植率及妊娠率。

根据GnRH-a开始使用的时间、剂量不同及作用的原理不同，可分为长方案（长效制剂和短效制剂两种）、超长方案、短方案和超短方案。

1）黄体期开始的方案：GnRH-a长方案，于治疗周期前的黄体期中期（周期21日或基础体温上升第7日）开始应用GnRH-a，如使用长效制剂，仅在周期21日注射一次，如使用短效制剂，则必须连续注射hCG。垂体和卵巢充分抑制后，即治疗周期第3日（相当于注射GnRH-a第10日）加用促性腺激素，每日用量2～4支，直至卵泡成熟。B超监测最大卵泡直径达18～20mm时，注射hCG 5 000～10 000U，36小时取卵。GnRH-a短方案，于治疗周期第1日开始注射直至注射hCG日，促性腺激素则从治疗周期第3日开始注射，根据卵巢反应继续应用直至注射hCG日。B超监测最大卵泡直径达18～20mm时，注射hCG 5 000～10 000U，36小时取卵。

2）卵泡期开始的长方案：周期的第2日开始使用长效GnRH-a 3.75mg，14日后达到降调节的目的，周期28～30日查FSH、LH、P、E_2等性激素，根据性激素水平和窦状卵泡数量和大小决定开始超促排卵的时间和剂量，B超监测最大卵泡直径达18～20mm时，扳机时间成熟，注射hCG 5 000～10 000U，36～37小时取卵。

以上两种长方案各卵巢储备情况的患者均可尝试，但要注意的是，高储备患者有发生OHSS的风险，而卵巢低储备、卵巢低反应的患者则可能出现垂体过度抑制的风险明显增加。因此，针对不同的患者，应选择合适的方案，避免COH的失败。有时针对具体的情况降调前进行预处理治疗，如口服避孕药、二甲双胍等药物的使用。

3）GnRH-a短方案/超短方案：GnRH-a应用于卵泡期早期（周期第1～7日），仅应用3～7日，在注射hCG前后垂体功能已逐渐恢复，对黄体期内源性LH影响较小，而同样能抑制卵泡期LH波动及注射hCG前LH峰的过早出现。

4）超长方案；常见于子宫内膜异位症患者，可以先使用长效GnRH-a 1～3支，在最后一次用药后29日左右予以促性腺激素超促排卵，随访B超，调节Gn用量，最大卵泡直径达18～20mm时，扳机时间成熟，注射hCG 5 000～10 000U，36～37小时取卵。

总之，GnRH-a降调节方案根据患者的卵巢储备的条件个体化灵活选择。

（4）拮抗剂方案：是目前国内外较为普遍使用的方法，方便灵活，周期时间短，不需要降调等优点适用于年龄较大，基础窦状卵泡数相对少，卵巢功能下降，促排药反应差的患者，也适用于多囊卵巢综合征卵巢高反应的患者，可以有效地预防获卵数多、雌激素水平高而引起的

OHSS 等并发症。同样,也适用于无特殊情况的一般患者。

月经 2～3 日使用 FSH/HMG,4～5 日后 B 超监测卵泡大小和 FSH、LH、P、E_2 随访,一般加用拮抗剂同时使用,有固定方案和灵活方案两种。固定方案是 Gn 应用 5～6 日后固定时间使用 GnRH-a,而灵活方案是 Gn 应用后,卵泡监测发现卵泡在 12～14mm 时或 E_2 大于 150～400pg/mL 时,再用 GnRH-a 至扳机日。当卵泡直径达 18～20mm 时,扳机时间成熟,注射短效 GnRH-a 或 hCG 5 000～10 000U,36 小时取卵。

拮抗剂方案需要注意预防早发的 LH 峰值:LH＞10U/L,LH 大于基础水平的 2～3 倍,P＞2ng/mL。如果掌握不好容易引起 LH 过早上升致早排卵,降低获卵率及卵子的质量以及子宫内膜容受性。因此,在 COH 过程中应严密监测血 FSH、LH、P、E_2 的变化,及时调整用量。卵巢功能差的低反应患者可在进周前行预处理,如运用雌激素、孕激素或短效避孕药。

2.取卵

目前常用的取卵方法是 B 超下经阴道取卵,即将取卵针穿过阴道穹隆直达卵巢,通过连续吸引的负压装置吸取卵子,并立即在显微镜下将卵子移到含胚胎培养液的培养皿中,置 37℃的培养箱中培养。

取卵步骤如下。

(1)取卵前 2 日开始每日生理盐水冲洗阴道,穿刺前再冲洗一次。

(2)镇痛或麻醉:术前 30 分钟肌内注射哌替啶 100mg 或 50mg,注意注射前后患者生命体征的监测;对于特殊患者(恐惧、疼痛敏感、取卵有一定困难者),可采用静脉麻醉,一般采用芬太尼静脉麻醉,注意麻醉安全,在手术过程中行心电和血氧监护等。

(3)患者采用膀胱截石位。

(4)稀碘伏消毒外阴,生理盐水擦洗阴道、宫颈,导尿,铺无菌巾。全过程严格遵守无菌操作。

(5)使用的阴道探头套以胶质的探头保护套,固定针导,在超声显示器屏幕上显示穿刺线,当带有超声显示标记的穿刺针刺入卵巢时可以清晰显示其位置,穿刺针应处于穿刺线的位置。

(6)穿刺针在阴道超声指引下由阴道穹隆后部进针,转动探头使目标卵泡显示清楚,进针快而准,当穿刺针进入卵泡时,启动负压抽取,负压值为 16kPa 左右,卵泡尽量显示其最大平面。对于不同穿刺线上的卵泡,退针至接近卵巢表面,调整穿刺针再次穿刺,尽量穿刺直径 10mm 以上的所有卵泡。

3.取精

禁欲 5～7 日,于取卵手术前,男方用手淫法将精液收集于无菌、无毒的容器内,一般以密度梯度离心法处理精液。

4.卵子培养

吸出卵泡液后,立即寻找卵子。取出卵母细胞后,置入装有人工培养液的培养皿中。

5.体外受精

取卵后 2～4 小时将处理后的精子和卵子放在同一培养皿中,共同培养 18 小时后,可在显微镜下观察受精情况。如看到有两个原核存在于卵母细胞原浆中表示已受精,在继续培养 36～42 小时。当显微镜下观察到受精卵已分裂至 4～8 个细胞时,可考虑做胚胎移植。

6.胚胎移植

胚胎发育到4～8细胞阶段，一般3～5日移植入宫腔，为使发育中胚胎与种植前子宫内膜接近同步以减少子宫内环境对胚胎的不良反应。融合胚胎和囊胚移植需要注意时间的选择。

胚胎移植前一周期需要行预移植，以了解子宫的位置，宫腔深度，宫腔与宫颈管的位置关系和角度，为胚胎移植的顺利实施做好准备。移植胚胎需要操作者有娴熟的技巧和丰富的经验，对于移植困难的患者，应避免反复置管造成机械损伤导致出血，动作尽量准确轻柔。条件允许时在腹部超声引导下行胚胎移植术，提高胚胎植入的准确性。

移植方法及过程如下。

(1)胚胎准备：首先将选择好移植的胚胎转移到含10%血清的0.8mL Earle液的培养皿内放入培养箱备用。选用质量好的Tom Catheter移植管连接到一个高质量的1mL注射器上，用含10%血清的Earle液冲洗套上注射器的移植管3次，然后将胚胎装载在含25～30μL移植培养液的导管内。

(2)移植操作。

1)患者取膀胱截石位，清洗外阴，铺消毒巾。

2)生理盐水擦去阴道、宫颈分泌物，小棉签蘸少许胚胎培养液轻轻擦去宫颈口黏液。

3)用移植管将胚胎与移植液注入宫腔距子宫底0.5～1cm处，尽量不要接触子宫底。

4)移植后，将导管送回培养室，解剖镜下观察是否有胚胎存在。移植操作重要的是将胚胎顺利送入宫腔内，且患者接受移植后须卧床3～6小时再回家休息，避免性生活。

7.胚胎移植后黄体支持

COH时多个卵泡同时发育，产生的高E_2水平有可能导致黄体期缩短，刺激周期通常较自然周期短3日；取卵时卵泡抽吸或冲洗使部分颗粒细胞丢失，可能影响黄体功能；GnRH-a抑制方案者，由于垂体受抑制，短期内未能恢复Gn分泌，因此在胚胎移植后有必要进行黄体支持。

(1)口服给药：孕酮胶囊，100mg，每日2次；或地屈孕酮10～20mg，每日2次。

(2)阴道给药：阴道局部吸收发挥作用。用法：孕酮凝胶自取卵开始，每日90mg维持至10～12周。孕酮软胶囊，0.1～0.3g，每日2次。

(3)肌内注射：鲜胚移植，自取卵日开始，60～100mg维持至10～12周。长期用药可能引起注射部位的硬结、感染。

8.妊娠确定

胚胎移植14日后，测晨尿以及血β-hCG，如hCG>50U/L，确定为妊娠。若阴性，则停止黄体支持。胚胎移植30日后B超检查胎儿数、若宫内见孕囊则可诊断临床妊娠，若见卵黄囊及原始心管搏动则提示为活胎，并随访。

(六)IVF-ET后的不良结局

据统计，IVF-ET分娩率只有20%～30%。其他结局包括失败、流产、异位妊娠、宫内死亡、多胎妊娠。

IVF-ET失败原因包括排卵过程卵巢反应不良、卵子成熟障碍、受精失败、胚胎着床失败等。

1.流产

常规 IVF-ET 流产率为 20%～30%，主要原因：超生理状态激素的分泌，使 E_2/P 失调，相对黄体功能不足，胚胎发育不良造成早期流产；由于 IVF-ET 的适应证大多是输卵管性不孕，存在慢性盆腔炎症，取卵和胚胎移植过程可能诱发感染导致流产。

2.异位妊娠(EP)

EP 是一种危险的并发症，其发生率高于自然妊娠妇女。IVF 后 EP 的发生率高于自然妊娠者，其发病原因可能与 IVF 过程中的卵巢刺激方案、内膜情况、卵巢的反应情况、移植技术、移植的胚胎数和黄体支持方案有关。

3.多胎妊娠

自然妊娠多胎妊娠发生率不到 3%，IVF-ET 的多胎妊娠率可达 15%～30%。多胎妊娠会给母体和胎儿带来一系列并发症，如妊娠高血压综合征、妊娠糖尿病等。因此，必须严密随访、定期检查，预防并及时处理异常情况。

(七)IVF-ET 并发症

IVF-ET 常见的并发症有严重的 OHSS、出血、感染、卵巢扭转等。严重 OHSS 是 COH 过程中特有的最严重的并发症，大约有 1%可发生重度 OHSS。严重 OHSS 的主要病理改变有：①卵巢增大，卵泡囊肿及黄体囊肿形成、间质水肿；②毛细血管通透性增加，胸腔积液、腹水甚至全身水肿，血液浓缩，肝肾灌注量减少，严重肝肾功能损害，凝血障碍、DIC。因此，应严密监测卵泡发育以防发生 OHSS。

(八)影响临床妊娠率的因素

大量文献报道，临床妊娠率与年龄呈负相关，尤其是年龄＞35 岁后，随着年龄的增加种植率下降，流产率增加，活产率降低。

移植时子宫内膜(子宫内膜厚度、形态，子宫动脉血流，子宫内膜血流状态)也是成功的关键环节，必要时行宫腔镜检查或是宫腔轻微诊刮，以提高子宫内膜容受性。

移植时的输卵管积水可能导致输卵管蠕动时含有炎性因子的液体反流入宫腔，影响胚胎着床。

三、卵泡浆内单精子注射

卵胞质内单精子注射(ICSI)是在显微镜下将单个精子直接注射到卵细胞质内，使卵母细胞受精。

(一)卵胞浆内单精子注射适应证

(1)严重的少、弱、畸精子症。

(2)不可逆的梗阻性无精子症。

(3)生精功能障碍(排除遗传缺陷疾病所致)。

(4)免疫性不育。

(5)体外受精失败或受精率低。

(6)精子顶体异常。

(7)种植前遗传学诊断(PGD)治疗周期。

(8)不成熟卵体外成熟培养(IVM)治疗周期。

(二)精子获取方法

1.经皮附睾精子抽吸术

手术前与患者沟通交流,做好术前准备,包括术前检查项目,如性激素水平测定,血常规、凝血功能、阴道B超、HBV、HCV、HIV、梅毒、染色体、Y染色体微缺失等的筛查。告知患者手术风险,如感染、出血、血肿形成,并签署知情同意书。

经皮附睾精子抽吸术过程:常规消毒铺巾,2%利多卡因行局部麻醉。7号注射器带针头吸取精子分离液2mL,左手固定一侧睾丸和附睾,右手握针经皮穿刺附睾,抽吸注射器负压,一边穿刺一边抽吸,直至淡黄浑浊附睾液抽出。然后在显微镜下寻找成熟的活力较好的精子。将有精子的液体1 500g离心10分钟。

2.睾丸精子提取术

手术前与患者沟通交流,做好术前准备,同上。

睾丸精子提取术过程:常规消毒铺巾,术者左手紧握一侧睾丸,在活检点用2%利多卡因行局部麻醉。用手术刀切开睾丸处皮肤4mm,经睾丸白膜,用小血管钳钳出精曲小管小袢于Sperm Rinse液中,小伤口压迫止血,纱布覆盖。在显微镜下用针头撕碎精曲小管,用吸管混匀后再吸入离心管,放置于培养箱孵育,目的是让成熟精子游出。最后将混悬液1 500g离心10分钟,取沉渣寻找成熟精子以备ICSI操作。

(三)取卵

取卵方法与常规IVF一致。取卵4小时,进行去卵丘结构处理。将卵子置于培养皿中,用毛细玻璃管连续吹打,直至周边的卵丘细胞完全脱去,暴露裸卵,并在培养液中冲洗数次。

(四)操作方法

精子的筛选对其后的受精率及成功率至关重要。传统方法根据肉眼下精子的活力和形态进行筛选。研究认为,筛选携带有完整染色质的成熟精子更有利于临床妊娠。另外,文献报道选择形态正常、头部无空泡、功能完整的精子更有利于成功妊娠。但对于极重度少、弱、畸形精子的患者,应尽量选择形态接近正常的精子行ICSI助孕。

显微操作仪上的注射用具主要包括持针(外径为120μm,内径为20μm)、注射针(外径为8μm,内径为5μm)。在放大200倍的显微镜下用注射针吸取一个形态正常、有一定活动力(活动力太强的精子吸取时有一定困难)的精子,卵子由持针轻轻吸住固定,注射针避开第一极体刺入卵细胞内。先回吸少量胞质以激活卵子,并确保精子注入合适位置,完成精子注射后,注射针轻轻退出,使持针释放卵子,逐一完成所有采集到的卵子的注射。一般4个卵子的注射要求在5~10分钟内完成并尽可能保持精密协调的动作,避免透明带和胞质膜的损伤。

将注入精子后的卵子转移到含有8%母血清的培养基中,培养14~18小时后观察卵膜的完整性、原核的数目和第二极体的分出情况,选择形态最佳的第3日或第5日囊胚进行宫腔内移植,剩余胚胎冷冻保存。

(五)ICSI技术的安全性

ICSI是IVF-ET的衍生技术,主要为了解决重度少精子症、弱精子症及重度畸形精子症患者的生育问题。ICSI 技术是人工将单个精子注入成熟卵细胞使其受精的过程。目前,ICSI 技术不断优化,临床上也广泛应用,与常规 IVF 相比,该技术没有自然受精和卵母细胞激活等自然选择的过程,有可能导致成熟卵母细胞机械性损伤,增加了异常胚胎形成的风险以及婴儿出生后患病的风险。因此,ICSI 技术的安全性问题越来越引起全球关注。

四、胚胎植入前遗传学诊断

种植前遗传学诊断(PGD)是指从体外受精的胚胎取出部分细胞或从卵子取出极体进行染色体和(或)基因学检测,最终选择正常的胚胎行宫腔移植,从而防止遗传病的发生。

PGD 技术是产前诊断技术的延伸,是一种更早的产前诊断,相比于传统的产前诊断,PGD 具有一些无可比拟的优点。PGD 在妊娠的发生前完成,避免了产前诊断带来的人工流产或中期妊娠引产给母体及家庭带来的精神和体格上的重复创伤。

有学者取出单个卵裂球细胞,运用聚合酶链反应(PCR)技术成功扩增了 Y 染色体特异重复序列。报道了用 PCR 技术对有高风险 DMD(假性肥大型肌营养不良)患者的夫妇进行 PGD 后诞生的首例健康女婴。国内首例经 PGD 的婴儿出生。目前,PGD 主要检测 3 大内容:①确定移植前胚胎的性别;②单基因遗传病,如地中海贫血、囊性纤维化遗传病等;③染色体异常,包括数目与结构异常,如非整倍体、染色体易位等的种植前诊断。

全世界已实施了 10 000 余例 PGD,PGD 后出生的婴儿达 2 000 余人。经评测发育至 2 岁的 PGD 出生儿童,与常规 IVF、ICSI 以及自然周期出生的儿童比较,在认知、情感和健康状况方面无差异。

(一)PGD 的主要应用范围

进行 PGD 的主要对象是那些可能有遗传异常或高危遗传因素,需要产前诊断的病例,尤其是那些具有异常妊娠结局或(和)具有单基因疾病的不育夫妇。目前 PGD 主要针对有高风险生育染色体病、性连锁隐性遗传病、基因病后代的夫妇。

1.常染色体隐性遗传病

常见的有地中海贫血、镰状细胞贫血、纤维囊性疾病、脊柱性肌萎缩、家族性自主神经失调症。

2.常染色体显性遗传病

常见的有早发性原发性扭转肌张力障碍和腓骨肌萎缩症。

3.X 连锁疾病

包括 X 连锁隐性遗传病如血友病、色盲、假肥大型肌营养不良等,X 连锁显性遗传病如遗传性肾炎、家族性低磷酸血症佝偻病。

(二)PGD 的取样途径

PGD 活检的物质主要包括卵子的第一极体和第二极体、卵裂期胚胎的卵裂球和囊胚滋养外胚层细胞。

1.极体活检

第一极体和第二极体是卵母细胞发生两次减数分裂时分别排出的,第一极体是在排卵形成次级卵母细胞时，第二极体是在卵母细胞受精后。二者形成后逐渐退化，都不是胚胎发育必须的。卵母细胞的基因型可以通过第一极体和第二极体的基因型推断。极体活检的侵入性损伤小，但比其他方法需要更长的分析时间，而且极体活检仅限于母体非整倍体异常。当然，约90%的人类非整倍体起源于母体减数分裂。因此，其不能用于检测父源性非整倍体及父源性的突变和由有丝分裂引起的新突变，不能鉴定性别，不能诊断男性常染色体显性遗传病和性连锁遗传病。

2.卵裂期胚胎活检

卵裂期胚胎是全能的，取1～2个细胞进行PGD活检，卵裂球活检后可以移植新鲜胚胎。由于父系和母系来源的减数分裂均已完成，所以减数分裂的错误都能检测到。但是由于存在嵌合体，可能导致误诊，而且卵裂球活检对胚胎有损伤，据研究大约有2/5的胚胎因此丧失发育潜能，造成正常胚胎的浪费。

3.囊胚活检

受精5～6日的胚胎形成包含约100个细胞组成的囊胚，包括滋养外胚层和内细胞团。通过机械或者激光切割的方式在内细胞团对面的滋养外胚层打孔，获取5～10个细胞用于基因检测。由于滋养外胚层以后发育成胎盘及其他胚胎以外的组织，避免了胚胎活检涉及的伦理问题。另外，由于等位基因脱扣（ADO）和嵌合现象，卵裂球活检误诊率较高。ADO指在两个特有的等位基因中的一个扩增完全，而另一个扩增失败的现象，其原因尚不清楚，发生率为5%～15%。囊胚活检由于准确率高，近年来应用广泛。但是50%～60%的胚胎无法发育至囊胚阶段，导致胚胎损失，而且胚胎需要进行冷冻保存用于解冻后再移植。但研究显示，冻胚移植和新鲜胚胎移植的妊娠率并无差异。

（三）PGD的诊断方法

1.聚合酶链反应

聚合酶链反应（PCR）主要用于单基因病的诊断，缺点为易污染。由于DNA模板量少，导致扩增效率低和ADO。为了避免上述情况，推荐使用多重PCR扩增多个基因位点。

（1）巢式PCR：是使用两对PCR引物扩增完整的片段。第一对PCR引物扩增片段和普通PCR相似，第二对引物则与第一次PCR产物内侧序列互补进行小片段扩增。与普通PCR相比，巢式PCR的特异性和敏感性更高，可用于大多数单基因遗传病的PGD检测。

（2）荧光定量PCR或实时PCR：PCR扩增时在加入一对引物的同时加入一个特异性的寡核苷酸荧光探针或使用荧光染料SYBR，通过荧光信号的强弱检测PCR产物的扩增结果。荧光PCR的灵敏度比常规PCR提高了几个数量级，提高了准确性和可靠性。此外，荧光PCR还可以进行多重荧光染色，同时具有检测多个突变位点和连锁短串联重复序列（STR）的巨大潜力。荧光定量PCR（qPCR）或实时PCR（RT-PCR）是一种聚合酶链反应分析，可以通过检测每个染色体拷贝数来识别整个染色体非整倍体，它通过对每个染色体上的3个或4个位点进行特异性扩增，与来自同一染色体的参考基因进行比较。这种检测可以快速地识别所有23对染色体的非整倍体（4～12小时，取决于分析的样本数量）。qPCR不能准确识别结构染色体畸变，但能识别三倍体。由于qPCR不产生基因型，不能识别单亲二体型。另外，还可以设计一个单独的实验来检测线粒体拷贝数。

(3)多重PCR:又称多重引物PCR或复合PCR,通过在一个反应体系中加入两对以上的引物,经过多次扩增反应,在染色体的基因组中至少扩增两个以上核酸片段。多重PCR已广泛应用于PGS,研究发现其能提高IVF的植入率和活产率,可以用于检测非整倍体,但对染色体结构异常和单亲双体的准确率不理想。

2.荧光原位杂交技术

荧光原位杂交(FISH)就是用荧光素标记的探针与组织细胞的DNA杂交,通过在荧光显微镜下观察荧光点来判断结果。FISH的优点在于污染的可能性低、技术操作简单、耗时短,FISH的应用使胚胎中非整倍体分析成为现实,已成为胚胎性别诊断的首选方法。其局限性在于核酸固定和染色困难,探针数量的限制导致检测的染色体数目少。杂交反应不良可能导致低质量的核染色,甚至染色质丧失,降低诊断的准确性。另外,重叠信号、信号分裂、交叉杂交和多态性也会导致误诊。为提高FISH的准确性,建议在同一染色体上使用额外的探针进行双信号检验。

FISH的主要流程:选择具有7个或以上卵裂球的D3胚胎,运用激光将透明带打直径25~30μm的孔,用胚胎活检管吸取含完整细胞核的单个卵裂球。只有当第一个卵裂球固定失败时才吸取第二个卵裂球。卵裂球经磷酸盐缓冲液冲洗后用固定液固定在玻片上,持续轻吹固定液直至细胞质溶解。使用不同浓度(70%、90%和100%)的乙醇进行脱水,然后干玻片用于荧光原位杂交。杂交前探针先用人白细胞间期核进行测试,加入荧光探针并拍照。注意避光操作,样片在-20℃黑暗环境中保存。

3.比较基因组杂交与微阵列比较基因组杂交技术

比较基因组杂交(CGH)与FISH、PCR相比,其能对整个基因组进行筛查,能检测染色体的非整倍体、缺失、复制和扩增等,但分辨率不高(5~10Mb)。array CGH是一种建立在传统CGH的基础上,以基因芯片代替中期染色体进行比对的技术,具有高通量、高自动化、高分辨率的优点。array CGH耗费多,技术要求高,无法检测点突变、平衡易位和倒位等染色体异常,检测嵌合体的能力也有限,而且由于正常个体普遍存在的拷贝数多态性,使array CGH的结果分析变得困难,限制了临床广泛应用。

4.单核苷酸多态性

单核苷酸多态性(SNP)主要是指在基因组水平上由单个核苷酸的变异所引起的DNA序列多态性。它是人类可遗传的变异中最常见的一种,占所有已知多态性的90%以上。SNP array芯片上的探针是由人类基因组计划中挑选出来的SNP位点,探针密度含量更高,信息更丰富。SNP array技术的分辨率高达1.5kb,远高于array CGH及传统的检测方法,能发现以上几种方法漏检的微小片段的非平衡染色体易位、重复和缺失。SNP array诊断快,不影响新鲜胚胎移植。SNP array的缺点是无法区分正常胚胎及染色体平衡易位携带胚胎,需要样本DNA扩增,费用较高。

5.高通量测序

高通量测序又称下一代测序(NGS),以大规模并行测序为基础,可以一次性对几十万到几百万条DNA同时进行测序。高通量测序技术具有高度敏感性、准确性、灵活性及运营成本低、产量大等特点。与SNP array相比,高通量测序技术在进行胚胎非整倍性分析时有100%

的一致性,而在进行胚胎染色体结构异常分析时准确度更高。

6.全基因组扩增

全基因组扩增(WGA)是对单个细胞的全部基因组序列进行非选择性扩增的技术,目的是获得足够多的模板用于微阵列或 NGS。WGA 结合 NGS 能够更加全面地了解植入前胚胎的遗传学信息,保证 PGD/PGS 的准确率和临床结果。许多 WGA 的方法在 PCR 的基础上进行了改进,如引物延伸 PCR(PEP)、简并寡核苷酸引物 PCR(DOPPCR)、多重置换扩增(MDA)等,后者使用 φ29DNA 聚合酶代替 Taq DNA 聚合酶增加基因富集和减少 PCR 的偏倚。为克服 WGA 非线性扩增的局限,出现了多次退火环状循环扩增技术(MALBAC),目前被公认为高效、敏感和可操作的用于单细胞基因组学的 PGD/PGS 技术。MALBAC 的基因组覆盖率显著高于主流的 MDA 技术。MALBAC 是 WGA 的一种技术类型,利用特殊的引物,使扩增子结尾互补成环,防止了 DNA 的指数性扩增,具有单细胞的基因测序覆盖率高(能够达到93%)、ADO 率低、扩增偏倚低、单细胞扩增起始模板量低和分辨率高等优点。MALBAC 既可以检测单基因突变,也可以同时检测多个基因。

(四)注意事项

文献报道,高通量测序 PGD 的诊断准确率为 96%,临床妊娠率为 35%~50%,植入后的胚胎在发育过程中受宫内外环境影响可能发生染色体嵌合体异常或其他突变。施行 PGD/PGS 时应该严格掌握适应证,PGD/PGS 可以明显降低反复流产及终止妊娠的痛苦,但也面临以下风险。①当全部胚胎被诊断为异常时,无可移植胚胎。②染色体病 PGD 时,不能区分正常和平衡携带者胚胎。③早期胚胎有较高染色体嵌合现象,可导致误诊。④单细胞诊断不可能达到完全正确,存在误诊可能。⑤成功妊娠后应于妊娠 8~10 周进行产前诊断。

实施 PGD/PGS 技术前应对患者进行相关遗传学咨询,同时告知患者如下内容。①选择自然受孕虽然不用承担 PGD/PGS 的复杂过程和高费用,但可能面临反复流产、胎儿畸形、胎儿染色体异常和死胎以及反复人工流产和终止妊娠造成的宫腔黏连等风险。②单基因病患者:单方携带常染色体显性遗传性疾病基因的夫妇,理论上有获得约 1/2 正常胚胎的概率,1/2 重型胚胎的概率;双方携带常染色体隐性遗传性疾病基因的夫妇,理论上有获得约 1/4 正常纯合胚胎的概率,1/2 携带致病基因胚胎的概率,1/2 致病基因纯合的异常胚胎的概率。③染色体异常的患者:染色体相互易位携带者理论上可产生 18 种配子,其中仅有 1 种是正常的,1 种是平衡易位染色体,其余 16 种配子均为不平衡即异常。罗氏易位携带者理论上可产生 6 种配子,其中仅有 1 种是正常的,1 种是表型正常的易位携带的配子,其余 4 种配子均异常。因此,获得可移植胚胎的比例很低。

五、卵母细胞体外成熟培养

在不经过超促排卵或少量应用促性腺激素(Gn)后从卵巢中获取未成熟卵,在体外经过适宜的条件进行体外成熟培养,使卵母细胞成熟并具有受精能力,即为未成熟卵母细胞体外成熟培养(IVM)技术。迄今,世界上有多个中心开展 IVM 技术的临床应用,临床妊娠率报道差异很大,为 10%~40%,大多在 10%~20%。

(一)IVM的意义

(1)免除超促排卵(COH)造成卵巢过度刺激综合征(OHSS)的危险,对于多囊卵巢综合征(PCOS)患者尤为重要。

(2)减少COH期间高浓度的Gn及雌激素对卵巢、子宫和乳房产生的不良反应。

(3)节省医疗费用和就医时间。

(4)帮助解决卵巢组织或卵泡冷冻保存后卵细胞的成熟问题以及未成熟卵冷冻后的应用问题,用于为卵巢去势患者保存生育力和建立卵子库。

(5)为有关卵子成熟机制的研究建立体外模型。

由于IVM与IVF相比活产率低而流产率高,所以目前IVM技术尚未成为大多数生殖中心的主流选择。

(二)适应证

(1)患者不宜接受超促排卵(如乳腺癌、卵巢癌术后)或者不愿意接受超促排卵药物。

(2)COH高反应:PCOS或OHSS高风险患者。

(3)COH低反应。

(4)卵巢抵抗综合征。

(5)捐赠卵子或保存生育力。

(三)IVM的临床刺激方案

1.非刺激周期

在卵泡期或者孕酮撤退出血后不使用Gn治疗,当卵泡生长到直径5～12mm时,注射hCG 10 000U,17～36小时后取卵。

2.小剂量Gn刺激周期

在卵泡期或者孕酮撤退出血后3～5日,使用小剂量Gn(每日75U)刺激5～10日,当卵泡生长到直径5～12mm时,注射hCG 10 000U,17～36小时后取卵。研究表明,人卵母细胞只有在卵泡期晚期LH峰出现之前,FSH达阈值才能获得足够的减数分裂能力。FSH可促进卵母细胞的发育潜能(核成熟并向MⅡ期转变),FSH预处理可使获取卵母细胞的卵丘细胞数量加倍。在体外培养体系中,卵丘细胞数量增加可以合成成熟促进因子、能量物质和激素,转化毒性物质,对卵母细胞成熟起促进作用。小剂量FSH的使用可以同时促进多个卵泡生长发育,使获卵率和妊娠率提高。但是,即便使用FSH刺激,IVM的子宫内膜厚度和黄体功能仍不足以支持胚胎着床。

3.黄体期IVM

研究证实,在月经周期不同阶段取卵不影响卵母细胞体外成熟率及受精率,提示在卵泡期或黄体期均可进行取卵和IVM。因此,针对一些治疗时间紧迫,处于黄体期的癌症患者,可以在化疗前开展黄体期取卵行IVM。黄体期取卵方案不仅时机灵活,而且不影响下一周期的获卵数量,可在下一个月经周期卵泡期继续取卵,因此可增加累积获卵率,为癌症患者尽可能地争取机会,多储存卵子,保留生育力。

4.常规IVF或ICSI转为IVM

常规的IVF-ET过程中,PCOS患者往往表现出对Gn药物的高反应性或低/无反应,导致

Gn 的用量难以控制。用量过大，导致 OHSS 的发生率增加；用量不足，导致卵泡生长缓慢，周期取消率增加。此类患者若转为 IVM 不失为一种有效的补充方法，可以降低周期取消率，增加患者的妊娠机会。

5.温和刺激联合 IVM

目前有中心在温和刺激方案的基础上开展 IVM，取得较好的效果。常规氯米芬促排卵，在有一个优势卵泡直径达 18mm 以上，且至少另一个卵泡直径达到 16mm 时，给予 5 000U 的 hCG，36 小时后取卵。取卵时，首先抽吸优势卵泡，并在显微镜下确认是否获得成熟卵母细胞，成熟卵母细胞可以采用 IVF 或 ICSI 授精。非优势卵泡中鉴定为未成熟卵母细胞的可在 IVM 培养基中培养，观察卵母细胞的成熟情况。此方案可减轻患者经济负担和降低激素治疗的风险，避免浪费医疗资源，且增加了临床获卵率。

6.hCG 的使用问题

IVM 治疗时是否需要在取卵前使用 hCG 尚存在争议，目前多数专家倾向于在取卵前 36 小时使用 hCG。hCG 可以促进未成熟卵母细胞的减数分裂恢复和体外核成熟，软化卵丘颗粒细胞，提高妊娠率，改善临床结局。

但是，由于 IVM 的小卵泡胞质成熟常滞后于胞核成熟，有研究认为，正常卵巢患者使用 hCG 扳机降低了临床妊娠率，也有研究显示，hCG 扳机对临床结局没有显著影响。而 hCG 扳机对 PCOS 患者的作用效果和正常卵巢不同。在 PCOS 患者的 IVM 治疗周期中，卵巢中几乎看不到优势卵泡，但是可以在 hCG 诱发排卵后从小卵泡中获取 MⅠ期卵母细胞，而正常卵巢在卵泡期使用 hCG 扳机后，从小卵泡获得的多为 GV 期卵母细胞。由于临床样本较少，这些结果的准确性受到限制。

（四）IVM 取卵

未成熟卵的取卵操作和成熟卵类似，取卵时选取卵泡直径＞2mm 的卵泡，用 19～20G 取卵针经阴道超声引导下取卵，吸取时使用较低的负压（≤7.5kPa）。

（五）IVM 的实验室培养

（1）未成熟卵的拾卵要特别仔细，除在体视显微镜下观察拾卵外，还应将卵泡液用网筛过滤冲洗后再次拾卵。

（2）培养条件对卵母细胞的体外成熟有重要影响，目前商品化的 IVM 培养基已经广泛使用，如 MediCult、Sage IVM 培养液、TCM-199 培养基、Ham's F10 培养基、囊胚培养液及人类输卵管液等，在基础培养基中可补充血清、促性腺激素（FSH 和 LH）、褪黑素、生长因子和类固醇等，形成改良培养基。在此基础上还可与颗粒细胞或卵丘复合物共培养，提高 IVM 的质量。具体使用何种 IVM 培养基来提高卵母细胞质量，各生殖中心有不同的选择，相关的基础研究也有不同结论。

（3）通常人未成熟卵母细胞体外培养 24～48 小时即成熟。研究证明，若卵子成熟，常规 IVF 与 ICSI 在受精率和临床妊娠率方面并无差异。IVF 或 ICSI 后 16～18 小时检查受精情况，第 3 日或第 5 日进行胚胎移植。

（4）IVM 中细胞核和细胞质不同步成熟是影响 IVM 胚胎发育潜能和临床结局的重要因素。因此，很多研究在促进胞质成熟和减慢核成熟速度方面进行了探索。例如，用 cAMP 等促进胞质成熟，用细胞周期蛋白依赖性激酶抑制剂如 Roscovitine(ROSC)、磷酸二酯酶 3(PDE3)抑制剂 Cilostamide 等短时抑制细胞核的成熟，为胞质成熟提供时机。

(六)IVM 的临床结局

早期 IVM 与常规 IVF 相比存在低出生率、高流产率的问题，其原因可能包括卵母细胞核质成熟不同步、培养条件不适宜、内分泌干扰和受精时机不合适。但近几年临床报道对 IVM 的临床方案进行了以下修改：如 FSH 和 hCG 预处理，适时地从直径>12mm 的卵泡中收集卵母细胞以及使用囊胚移植。此外，取卵前 2 日开始进行子宫内膜灌注等，使临床妊娠率上升到每个移植周期达 35%～40%。

(七)IVM 的安全性

目前仍不清楚体外成熟的卵母细胞 RNA 和蛋白质的全部载荷能否支持早期受精后的胚胎发育需求。IVM 中体外无血清培养时间过长，导致皮质颗粒过早释放，透明带变厚、变硬。当然，通过辅助孵化和 ICSI 解决了透明带变硬导致的受精问题。另外，通过在培养体系中添加血清来源的抗氧化的胎球蛋白也可以解决透明带变硬的问题。既往研究表明，有 18%正常形态的 IVM 时发生有丝分裂畸变，而这些 IVM 卵母细胞的非整倍体可导致受精率和早期胚胎发育率降低。

关于 IVM 后不同成熟阶段的卵母细胞(GV 期、MⅠ期和 MⅡ期)表观遗传基因 H19 的差异性甲基化区域(DMR)的研究发现，有患者 MⅡ期补救的卵母细胞出现 H19 位点的甲基化，玻璃化冷冻的小鼠 IVM 卵子全能型基因 Oct4 和 Sox2 启动子甲基化水平降低。虽然没有大量有统计学意义的数据，但也提醒我们在广泛性地常规开展 IVM 技术时应考虑其对基因表观遗传修饰的影响。对 IVM 新生儿脐血和胎盘绒毛的印记基因检测提示，IVM 子代的表观遗传学改变是微小的，发生频率也极低。

小鼠实验发现，IVM 的卵子呈现独特的线粒体分布，无论是体内成熟还是体外成熟的卵子，在进行模拟 ICSI 时活性氧(ROS)含量显著增加。同样是对小鼠的研究发现，IVM 组 F1 代胚胎吸收和胎儿病死率明显增加，而在 F1 和 F2 代新生儿存活率显著降低。IVM 组 F1 或 F2 代小鼠在出生缺陷、器官重量、睾丸组织、精子活力、发情周期及认知的成熟与体内成熟组和对照组均无差异，提示小鼠 IVM 在两代内可以影响妊娠结局，但并不影响子代的发育和认知。

法国的一项前瞻性队列研究发现，经 IVM 妊娠出生的女孩出生时的平均体重、身高和头围均显著高于常规经 ICSI 出生的女孩，1 岁时的身高和体重仍然高于后者，而男孩不存在此差异。由于接受 lVM 技术的 PCOS 患者较多，此性别差异是 IVM 技术引起的还是 PCOS 母亲的影响有待进一步研究。

一项研究统计了来自 22 个国家的 31 个 IVF 机构的 1 187 个周期中通过 IVM 妊娠出生的 1421 个婴儿的结局，分析得出，与常规 IVF 或辅助生殖技术相比，IVM 并不显著增加产科不良结局或先天性异常的风险。迄今为止，仍缺少大规模高质量的随机对照临床研究来评估 IVM 的安全性问题。有多个研究提示，IVM 子代低体重和出生缺陷的发生率与常规 COH/ICSI 周期和自然妊娠相当。Cochrane 图书馆发布的关于 hCG 扳机的 IVM 的系统评价中也因为临床数据不足未得出相关的安全性结论。

综上所述，IVM作为一种有效治疗手段可应用于PCOS、卵巢高反应及低反应患者、癌症患者的生育力保存等。随着IVM技术的发展，IVM培养体系的进一步完善，临床方案多样化，将克服其高流产率、低活产率的不足，解决安全性问题，使之成为应用范围更广、更安全和更适用于临床各种不孕原因患者的辅助生殖技术。

（贾海梅）

第十八章　计划生育

第一节　避孕

一、物理屏障避孕

这类措施是用物理方法(机械阻挡)不让精子到达子宫内或用化学制剂在阴道内将精子灭活或者两者结合,以此阻断精子与卵子的相遇而达到避孕的目的。有些学者习惯上将物理方法(机械阻挡)不让精子到达子宫内的避孕措施称为“屏障避孕”,而将用化学制剂在阴道内灭活精子的措施称为外用(或阴道用)“杀精子剂”。其实,用化学制剂在阴道内灭活精子也可视为是一种化学屏障。屏障避孕是目前唯一一类具有双重功能(避孕功能和一定程度的预防性传播疾病功能)的避孕措施。

目前,最为常用的屏障避孕方法是男用避孕套、女用避孕套和外用杀精子剂类(栓、片、膜、胶冻、凝胶等)。一些传统的屏障避孕法,如阴道隔膜、子宫颈帽、阴道避孕海绵和较为新颖的女用避孕囊、女用帽和 Lea 盾等,因国内较难获得,且很少有人使用。

(一)男用避孕套

男用避孕套,简称“阴茎套”,是由乳胶或其他材料(如鱼皮、羊肠、麻或聚氨酯等)制成的袋状避孕工具,性交时套在男性阴茎上,阻断精液进入阴道,起物理性屏障作用。目前,国内外普遍使用的,主要是由乳胶制成的阴茎套。我国生产阴茎套有 3 种规格:大、中、小号,直径分别为 35mm、33mm、31mm。阴茎套能避免性交双方外生殖器官及分泌物的相互接触,所以在很大程度上能预防性传播感染(STIs,包括人免疫缺陷病毒 HIV)的传播。

1.适应证与禁忌证

阴茎套适用于各年龄段的育龄人群,尤其适合于新婚,患心、肝、肾等疾患的男性,变换措施尚处于适应阶段以及有可能感染 STIs(包括 HIV)者。少数男性或女性对乳胶过敏者不适合用乳胶阴茎套;少数对杀精剂过敏者不适合应用双保险型阴茎套;少数男性阴茎不能保持在勃起状态者不宜使用阴茎套。

2.使用方法

每次使用一个新套;初用时可选中号(直径 33mm),如不合适,再换大号或小号;使用前,捏瘪避孕套顶端小囊,排出空气;将翻卷的避孕套放在阴茎头上,边推边套,至阴茎根部;射精后,阴茎尚未软缩前,按住套口与阴茎同时撤出。

3.注意事项

(1)每次性交都必须使用,性交开始时就必须戴上,不要等到有射精感时才用,因射精前常有少量精子随分泌物排出,易发生意外妊娠。

(2)必须使用保存期内的阴茎套,一旦开封,就要使用,因乳胶制品暴露于空气、阳光下或在温热的作用下,强度容易减弱。

(3)阴茎套前小囊是贮藏精液的,不要套在阴茎头上。

(4)使用阴茎套时避免指甲或戒指刮、划。

(5)通常不需加润滑剂(因包装时已加入润滑硅油)。倘需另加者,应使用水溶制剂类,如甘油、蛋清、K-Y 胶冻等。

4.有效率

阴茎套在屏障法中是最有效的一种避孕法。意外妊娠的主要原因是未坚持每次性交时应用,约占 45%。普通型阴茎套如配合其他方法使用,如外用杀精剂、自然避孕法等,效果会大大提高,几乎与口服避孕药相仿。

关于阴茎套预防 STIs 与 HIV 的效果,国外的实验室研究和临床、流行病学资料显示如下。

(1)将阴茎套放大 2 000 倍,未发现有微孔;用电子显微镜放大 3 万倍(能观察 HIV 型微粒),甚至当阴茎套被扩张时,也未观察到明显微孔。对 HIV 等几种微生物的通透性实验,模拟性交性兴奋时阴茎套所承受的压力,进一步证实,完整的乳胶能防止 HIV、疱疹病毒、B 型肝炎病毒、巨细胞病毒和沙眼衣原体的通过。

(2)男性使用阴茎套,STIs 感染的相对危险度范围为 0～0.51;女性相对危险度范围为 0.11～0.87。对于某些女性来说,阴茎套提供的避孕作用可能不如阴道隔膜、阴道海绵和阴道套。这是因为,后三者是由女性自己控制的;另外,STIs 造成的生殖区损伤不能完全被阴茎套覆盖。

(3)阴茎套对男女双方都提供了预防 HIV 高水平的保护作用,未使用或未持续使用阴茎套,HIV 的感染率是持续使用者的 6 倍;持续使用阴茎套,女性感染 HIV 的相对危险度范围为 0～0.6。

5.阴茎套的其他有利作用

(1)少数女性对配偶精子或精液过敏,性交后发生风疹块或其他变态反应,阴茎套能避免这类过敏反应。

(2)女性抗精子免疫反应的免疫不孕夫妇,应用阴茎套 3～6 个月,可使抗精子抗体滴定度降低,部分女性能因此获孕。

(3)长期应用阴茎套,可预防宫颈病变,从而减少子宫颈癌的发生。

(4)妊娠晚期性交,使用阴茎套,可减少宫腔感染的可能性。

6.不良反应与并发症

(1)影响性交快感:在一定程度上是心理性影响所致,如总觉得有“隔一层”之感。但在激发性欲过程中要有戴套过程,性交高潮射精后又须及时撤出,这些是人群中停用的主要原因。

(2)某些情况下影响性交:有些中年以上男性,性功能趋于下降,佩戴阴茎套后勃起消失,很难在短时期内再次勃起。

(3)皮肤刺激和过敏反应:较为少见,皮肤刺激多起因于芳香剂和润滑剂;过敏反应是乳胶中的蛋白导致。过敏反应可以在接触点(如局部刺激),也可以在远离接触点的部位(如鼻炎、结膜炎、哮喘等),极罕见者可危及生命(如平滑肌收缩、血压下降和呼吸困难)。现已知,使用乳胶避孕套与使用乳胶手套发生的过敏反应是同一种过敏原。

(二)女用避孕套

女用避孕套,简称阴道套,是一个由聚氨酯(也可用乳胶)制作的柔软、宽松的袋状物,长为15~17cm。开口处连一直径为7cm的柔韧环,称为"外环",套内还游离一直径为6.5cm的"内环"。

女用避孕套是全球性STIs流行和女权运动的产物;它既能避孕,又能预防STIs和AIDS;获美国FDA批准应用。目前,已上市的女用避孕套商品名有Reality、Femidom和Femy等数种。我国研制、生产的聚氨酯和乳胶女用避孕套,也已上市销售了多年。

1.使用方法

(1)打开包装,取出阴道套;尽管包装盒中常规配有润滑剂,通常不必加用,因在阴道套的内外在生产、包装时已加有适量的润滑制剂。

(2)放置时宜取一足踏凳的立位、两腿分开的蹲位(或膝跪位)或者是躺位,两腿分开。

(3)使内环位于套底(封闭端);必要时,于放置前可在套底外部加些润滑剂。

(4)用拇指、示指和中指在套的外侧握住内环,轻轻挤压;让外环(套的开放端)自然下垂。

(5)另一手轻轻分开阴唇,将阴道套内环沿阴道后壁上推,置入阴道。

(6)再用示指将内环上缘置于耻骨上方,即进入阴道内6~9cm处。

(7)外环覆盖在外阴,即可性交。必要时,可在阴道套外露部分的两侧另加些润滑剂。

(8)性交后,用手握住外环,旋转1~2周后,轻轻拉出,丢弃。

阴道套也可由配偶(或性伴)帮助放置,方法同上,只是女性需取平卧位。另一使用方法是,取出内环,将阴道套套在配偶(或性伴)的阴茎上,如类似男用避孕套使用。

2.使用者注意事项

除了阴道过紧、生殖道畸形或生殖道肿瘤,子宫Ⅱ度脱垂、阴道前后壁膨出中度以上,反复尿路感染,生殖道急性炎症尚未控制等或者对阴道套过敏外,均可选用阴道套避孕。

(1)每次性交均需使用。

(2)性交时感觉到外环移动是正常现象,不必担心。

(3)性交中不会有内环存在的感觉,如果感觉到有内环,通常是未将内环放置于阴道深处(耻骨上方)的缘故。

(4)如果感觉到外环进入阴道或阴茎从阴道套下方或侧方进入阴道,要停止性交,取出阴道套,加些润滑剂,重新放置。

3.避孕的有效性

女用避孕套的避孕有效率与其他屏障避孕法大致相似。美国一项研究显示,328例女性正确和持续使用,6个月的妊娠率为2.6%,未正确和未持续使用的妊娠率为12.4%。一项几种外用药具避孕方法比较的前瞻性研究显示,正确和持续使用的年妊娠率,女用避孕套为

5%,男用避孕套为3%,阴道隔膜为6%,宫颈帽为11%,杀精剂为6%。

上海、南京12所医院对603对育龄期志愿者夫妇随机进行使用女用避孕套和男用避孕套的临床比较性研究,观察6个月,女用避孕套和男用避孕套的粗累积妊娠率分别为1.06/100妇女和1.69/100妇女($P>0.05$),两组累积因症停用率分别为1.39/100妇女和0.34/100妇女($P>0.05$)。这些结果提示,使用女用避孕套与男用避孕套同样有效。

4.对生殖道感染预防的效果

有学者报道了一项聚氨酯女用避孕套体外模拟性交病毒通透性试验:使用内外两个女用避孕套,内套里注入含有病毒的悬浮液;外套除去内环,注入培养液;再用一个35mL塑料注射器作为人工阴茎插入内套;将整个装置放入一个能紧贴此装置的、含有泡沫的人工阴道内,人工阴茎抽动50次;然后,分别取内、外套中液体培养检测;从将含病毒悬液注入内套至从外套取出培养液的时间间隔为45分钟。Drew等分别在内套里注入了HIV和巨细胞病毒悬液进行实验,并且分别重复进行3次。结果,内套悬液培养检测均为阳性,而外套培养液的培养检测均为阴性。由此可见,聚氨酯阴道套能在性交过程中成功阻止HIV和巨细胞病毒的通过。另外一些实验室研究也显示,聚氨酯女用避孕套能够阻止其他传播STIs的微生物以及比肝炎病毒还小的噬菌体(仅1/4 HIV大小)通过。此外,女用避孕套因有外环,部分覆盖外生殖器,预防生殖器溃疡性感染,如疱疹、软下疳等,比男用避孕套更为有效。女用避孕套覆盖全部阴道黏膜,与阴道隔膜、避孕海绵和宫颈帽等仅覆盖宫颈黏膜的避孕方法相比,预防STIs更为完善。用统计学模式,从正确和持续使用的失败率推算,阴道套可以使性交的HIV感染降低97.1%。

临床上,一项对104例曾有阴道滴虫和(或)衣原体感染的性活跃的女性的研究显示,54例持续使用女用避孕套者无一例再次感染;未持续使用者和对照组则分别有14.7%和14.0%再次阴道滴虫感染,未持续使用者中还有3例再次衣原体感染。泰国性从业者中一项对照研究发现,其他条件类似,在女用避孕套和男用避孕套均能获得的地方,STIs传播率比仅能获得男用避孕套的地方要降低1/3。

二、宫内节育器

宫内节育器(IUD)是一种安全、有效、简便、经济、可逆的避孕工具。

(一)种类

1.惰性宫内节育器(第一代IUD)

由惰性材料如金属、硅胶、塑料等制成。我国既往常用的金属单环,脱落率及带器妊娠率高。

2.活性宫内节育器(第二代IUD)

内含有活性物质如铜离子(Cu^{2+})、激素及药物等,这些物质能提高避孕效果,减少不良反应。分为含铜宫内节育器和含药宫内节育器两大类。

(1)含铜宫内节育器:在宫内持续释放具有生物活性、有较强抗生育能力的铜离子。从形态上分为T形、V形、宫形等多种形态。不同形态的宫内节育器,根据含铜的表面积,分为含不同表面积的宫内节育器，如 TCu-220（T 形，含铜表面积 $220mm^2$）、TCu-380A、VCu-200 等。含铜宫内节育器的避孕效果与含铜表面积呈正比。不良反应主要表现为点滴出血。避孕有效率均在 90%以上。

1）带铜 T 形宫内节育器（TCu-IUD）：是目前临床常用的宫内节育器。TCu-IUD 呈 T 字形。根据铜表面积分为 TCu-200、TCu-220C、TCu-380A 等。以聚乙烯为支架，在纵臂或横臂上绕有铜丝或铜套。铜丝易断裂放置年限较短，一般放置 5～7 年。含铜套的宫内节育器放置时间可达 10～15 年。TCu-IUD 带有尾丝，便于检查及取出。

2）带铜 V 形宫内节育器（VCu-IUD）：呈 V 形状，横臂及斜臂绕有铜丝，由不锈钢作 V 形支架，两横臂中间相套为中心扣，外套硅橡胶管，有尾丝，放置年限 5～7 年。

3）母体乐（MLCu-375）：1995 年引入我国生产。以聚乙烯为支架，呈伞状，两弧形臂上各有 5 个小齿，具有可塑性。铜表面积 $375mm^2$，可放置 5～8 年。

4）宫铜宫内节育器：形态更接近宫腔形状，不锈钢丝呈螺旋状内置铜丝，铜表面积 $300mm^2$，分大、中、小号，无尾丝，可放置 20 年左右。

5）含铜无支架宫内节育器：又称吉妮环。为 6 个铜套串在一根尼龙线上，顶端有一个结固定于子宫肌层，使宫内节育器不易脱落，悬挂在宫腔中。铜表面积 $330mm^2$，有尾丝，可放置 10 年。

6）爱母功能型宫内节育器：呈 V 形，镍钛合金支架，V 字末端压有铜粒，其表面积 $115mm^2$。

（2）含药宫内节育器：将药物储存于节育器内，通过每日微量释放提高避孕效果，降低不良反应。目前我国临床主要应用含孕激素宫内节育器和含吲哚美辛宫内节育器。

1）左炔诺孕酮宫内节育器（LNG-IUD）：又称左炔诺孕酮宫内节育系统（LNG-IUS），以聚乙烯作为 T 形支架，纵管储存人工合成的孕激素——左炔诺孕酮，纵管外包有含聚二甲基硅氧烷的膜控制药物释放。左炔诺孕酮宫内节育器分两种剂型，一种支架尺寸 32mm×32mm，内含左炔诺孕酮 52mg，每日释放 20μg。放置时间为 5 年。另一种支架尺寸为 28mm×30mm，内含左炔诺孕酮 13.5mg，每日释放 8～12μg，放置时间 3 年。此型宫内节育器尺寸较小比较适合年轻未育的妇女应用。左炔诺孕酮宫内节育器的主要作用是使子宫内膜变化不利于受精卵着床，宫颈黏液变稠不利于精子穿透，一部分妇女的排卵受到抑制，有效率达 99%以上。主要不良反应为月经变化，表现为点滴出血，经量减少甚至闭经。取器后恢复正常。

2）活性 γ 型宫内节育器：以镍钛记忆合金或不锈钢丝为支架，绕有 $200mm^2$ 的铜丝，吲哚美辛的硅胶珠咬合在 γ 形横臂的两末端，含吲哚美辛 25mg。

3）宫型和元宫型药铜宫内节育器：指内含吲哚美辛的宫内节育器，如宫药 Cu200、元宫药铜 220 和元宫药铜 365。

（二）作用机制

宫内节育器的避孕机制复杂，至今尚未完全明了。大量研究表明，宫内节育器的抗生育作用，主要是局部组织对异物的组织反应而影响受精卵着床。活性宫内节育器的避孕机制还与活性物质有关。

1.对精子和胚胎的毒性作用

(1)宫内节育器由于压迫局部发生炎症反应,炎症细胞对胚胎有毒性作用。同时产生大量巨噬细胞覆盖于子宫内膜,影响受精卵着床,并能吞噬精子及影响胚胎发育。

(2)铜离子具有使精子头尾分离的毒性作用,使精子不能获能。

2.干扰着床

(1)长期异物刺激导致子宫内膜损伤及慢性炎症反应,产生前列腺素,改变输卵管蠕动,使受精卵运行速度与子宫内膜发育不同步,受精卵着床受阻。

(2)子宫内膜受压缺血及吞噬细胞的作用,激活纤溶酶原,局部纤溶酶活性增强,致使囊胚溶解吸收。

(3)铜离子进入细胞,影响锌酶系统如碱性磷酸酶和碳酸酐酶,阻碍受精卵着床及胚胎发育;并影响糖原代谢、雌激素摄入及DNA合成,使内膜细胞代谢受到干扰,使受精卵着床及囊胚发育受到影响。

3.左炔诺孕酮宫内节育器的避孕作用

可使部分妇女抑制排卵。主要是孕激素对子宫内膜的局部作用:①使腺体萎缩,间质蜕膜化,间质炎症细胞浸润,不利于受精卵着床;②改变宫颈黏液性状,使宫颈黏液稠厚,不利于精子穿透。

4.含吲哚美辛宫内节育器的避孕作用

吲哚美辛抑制前列腺素合成,减少前列腺素对子宫的收缩作用而减少放置宫内节育器后出现的出血反应。

(三)宫内节育器放置术

1.适应证

凡生育期妇女无禁忌证、要求放置宫内节育器者。

2.禁忌证

①妊娠或可疑妊娠;②生殖道急性炎症;③人工流产出血多,怀疑有妊娠组织物残留或感染可能;中期妊娠引产、分娩或剖宫产胎盘娩出后,子宫收缩不良有出血或有潜在感染可能;④生殖器肿瘤;⑤生殖器畸形如纵隔子宫、双子宫等;⑥宫颈内口过松、重度陈旧性宫颈裂伤或子宫脱垂;⑦严重的全身性疾病;⑧宫腔<5.5cm或>9.0cm(除外足月分娩后、大月份引产后或放置含铜无支架宫内节育器);⑨近3个月内有月经失调、阴道不规则流血;⑩铜过敏史。

3.放置时间

①月经干净3~7日无性交;②人工流产后立即放置;③产后42日恶露已净,会阴伤口愈合,子宫恢复正常;④含孕激素宫内节育器在月经第4~7日放置;⑤自然流产于转经后放置,药物流产2次正常月经后放置;⑥哺乳期放置应先排除早孕;⑦性交后5日内放置为紧急避孕方法之一。

4.放置方法

双合诊检查子宫大小、位置及附件情况。外阴阴道部常规消毒铺巾,阴道窥器暴露宫颈后消毒宫颈与宫颈管,以宫颈钳夹持宫颈前唇,用子宫探针顺子宫位置探测宫腔深度。用放置器将节育器推送入宫腔,宫内节育器上缘必须抵达宫底部,带有尾丝的宫内节育器在距宫口2cm

处剪断尾丝。观察无出血即可取出宫颈钳和阴道窥器。

5.术后注意事项及随访

①术后休息3日,1周内忌重体力劳动,2周内忌性交及盆浴,保持外阴清洁。②术后第一年1、3、6、12个月进行随访,以后每年随访1次直至停用,特殊情况随时就诊;随访宫内节育器在宫腔内情况,发现问题,及时处理,以保证宫内节育器避孕的有效性。

(四)宫内节育器取出术

1.适应证

(1)生理情况:①计划再生育或已无性生活不再需避孕者;②放置期限已满需更换者;③绝经过渡期停经1年内;④拟改用其他避孕措施或绝育者。

(2)病理情况:①有并发症及不良反应,经治疗无效;②带器妊娠,包括宫内和宫外妊娠。

2.禁忌证

①并发生殖道炎症时,先给予抗感染治疗,治愈后再取出宫内节育器;②全身情况不良或在疾病的急性期,应待病情好转后再取出。

3.取器时间

①月经干净后3～7日为宜;②带器早期妊娠行人工流产同时取器;③带器异位妊娠术前行诊断性刮宫时或在术后出院前取出IUD;④子宫不规则出血者,随时可取,取IUD同时需行诊断性刮宫,刮出组织送病理检查,排除子宫内膜病变。

4.取器方法

常规消毒后,有尾丝者,用血管钳夹住尾丝轻轻牵引取出。无尾丝者,需在手术室进行,按进宫腔操作程序操作,用取环钩或取环钳将宫内节育器取出;取器困难可在超声下进行操作,必要时在宫腔镜下取出。

5.注意事项

①取器前应做超声检查或X线检查,确定节育器是否在宫腔内,同时了解节育器的类型;②使用取环钩取节育器时,应十分小心,不能盲目钩取,更应避免向宫壁钩取,以免损伤子宫壁;③取出节育器后核对节育器是否完整,必要时行超声或X线检查,同时应落实其他避孕措施。

(五)宫内节育器的不良反应

不规则阴道流血是放置宫内节育器常见的不良反应,主要表现为经量增多、经期延长或少量点滴出血,一般不需处理,3～6个月后逐渐恢复。少数妇女放置节育器后可出现白带增多或伴有下腹胀痛,应根据具体情况明确诊断后对症处理。

(六)放置宫内节育器的并发症

1.节育器异位

原因:①子宫穿孔,操作不当将节育器放到宫腔外;②节育器过大、过硬或子宫壁薄而软,子宫收缩造成节育器逐渐移位至宫腔外。确诊节育器异位后,应在腹腔镜下或经腹将节育器取出。

2.节育器嵌顿或断裂

由于节育器放置时损伤子宫壁或带器时间过长,致部分器体嵌入子宫肌壁或发生断裂,应及时取出。若取出困难，应在超声下或在宫腔镜下取出。

3.节育器下移或脱落

原因：①操作不规范，节育器放置未达宫底部；②节育器与宫腔大小、形态不符；③月经过多；④宫颈内口过松及子宫过度敏感。常见于放置宫内节育器后1年之内。

4.带器妊娠

多见于节育器下移、脱落或异位。一经确诊，行人工流产同时取出宫内节育器。

三、甾体激素避孕药

甾体激素避孕药（简称“激素避孕药”）是一大系列含有甾体激素的避孕药具的统称。现有的激素避孕药制剂包括：①复方短效口服避孕药类（单相型和三相型）；②单纯孕激素短效口服避孕药类（也称“微丸类”；POC）（国内尚未注册）；③速效避孕药类（探亲避孕药）；④长效口服避孕药类；⑤长效避孕注射剂类（复方避孕注射剂和单纯孕激素避孕注射剂）；⑥缓释系统避孕药系列（皮下埋置剂、阴道避孕药环、透皮贴剂和含有孕激素的IUD等）；⑦紧急避孕药类。下面以复方短效口服避孕药类为主，对甾体激素避孕药这一避孕系列的共性问题进行讨论和阐述。

（一）甾体激素避孕药的组成成分

目前，常用甾体激素避孕制剂都是由一种雌激素和一种孕激素或者由单纯的一种孕激素组成。

1.雌激素

甾体激素制剂中常用的合成的雌激素是乙炔雌二醇（炔雌醇）、炔雌醇-3-甲醚（炔雌醇甲醚）、炔雌醇环戊醚（炔雌醚CEE）、戊酸雌二醇和环戊丙酸雌二醇。

2.孕激素

甾体激素制剂中常用合成孕激素分为两类。

（1）17α-羟孕酮类：这类合成的孕激素主要有甲地孕酮、氯地孕酮、甲羟孕酮、己酸羟孕酮和环丙孕酮。

（2）19-去甲基睾酮类：这类合成的孕激素主要有炔诺酮、左炔诺孕酮、炔诺肟酯、去氧孕烯和孕烯二酮。

19-去甲基睾酮类中炔诺酮在临床上被称为“第一代孕激素”，左炔诺孕酮被称为“第二代孕激素”，炔诺肟酯、去氧孕烯和孕二烯酮被称为“第三代孕激素”。17α-羟孕酮类中仅环丙孕酮属于“第三代孕激素”。

近年，又合成了第三类孕激素，为17α-螺旋内酯类，其代表为屈螺酮（DRSP），结构类似天然孕酮。

（二）我国常用的复方短效口服避孕药制剂及其作用机制

复方短效口服避孕药（COCs）是目前所有避孕方法中效果最好的一类方法，按规定用药的避孕有效率高达99%以上。

1.常用的复方短效口服避孕药制剂

我国常用的复方短效口服避孕药可分为单相型和三相型两类。单相型避孕药在周期中，每片的剂量是一样的；这类口服避孕药主要有复方炔诺酮(1 号片)、复方甲地孕酮(2 号片)、复方左炔诺孕酮、复方去氧孕烯、复方孕二烯酮、复方环丙孕酮和复方屈螺酮。三相型避孕药在周期中服用的药片则有 3 种不同的剂量，这类口服避孕药主要有复方左炔诺酮三相片。

2.服用方法和注意事项

(1)适应证：要求避孕的健康育龄妇女，无激素避孕药禁忌证者，均可选用。

(2)禁忌证：①严重心血管疾病；②肝炎或肾炎；③血液病或血栓性疾病；④内分泌疾病，如糖尿病 20 年以上或伴有血管合并症；⑤肿瘤，如肝脏良、恶性肿瘤，乳腺癌患者；⑥偏头痛、抑郁症、过敏或不明原因阴道流血患者；⑦35 岁以上的吸烟妇女(每日 20 支以上)；⑧哺乳期(但可用单纯孕激素制剂)。

(3)服用方法和注意事项：临床常用的复方短效口服避孕药主要有以下两种使用方法。

1)月经周期的第 5 日开始，每晚 1 片，连服 22 日，不能间断。通常在停药的 1～3 日月经来潮，月经第 5 日，开始服下一周期药片。如无月经来潮，应在停药第 7 日晚服下一周期药物。

2)月经周期的第 1 日开始，每晚 1 片，共服 21 片。停药 7 日，在此期间月经来潮。停药 7 日后，无论月经是否来潮或是否干净，都在第 8 日晚服下一周期药片。

通常，国产药物是第一种服用法，进口药物是第二种服用法。服用前应仔细阅读说明书。

短效口服避孕药的服用，要按规定不能间断；如若漏服，则需在次晨补服 1 片；如若漏服 2 片，该周期需采用紧急避孕。短效口服避孕药使用中，月经量会减少，但通常不会闭经。如连续 2 个周期无月经来潮，宜换另一种口服避孕药。换药后仍闭经或连续 3 个周期无月经来潮，宜停药检查原因，酌情处理。停药期间应采取其他避孕措施，如屏障避孕等，以免发生非意愿妊娠。

3.作用机制

我国常用的短效口服避孕药均是由雌、孕激素组成的复方制剂。从雌、孕激素本身的药理作用分析，制剂中的雌激素可作用于下丘脑和垂体，抑制 GnRH、FSH 与 LH 分泌而抑制卵巢排卵；与此同时，雌激素也影响子宫内膜的正常发育而阻止胚泡着床，并加速卵子在输卵管里的运行及卵巢黄体退化。制剂中的孕激素，同样可改变排卵前垂体正常分泌的 LH 与 FSH 高峰，扰乱“下丘脑—垂体—卵巢”的正常调节功能，抑制排卵；与此同时，孕激素也改变子宫颈黏液的化学及物理性质，抑制精子穿透，并影响胚泡着床。也就是说，避孕药是通过两条途径发挥作用的：一是通过干扰“下丘脑—垂体”的正常反馈机制，抑制正常月经中期的 LH 和 FSH 波峰的分泌，抑制排卵；二是通过对生殖系统，尤其是对卵巢、输卵管、子宫内膜和宫颈的直接作用，干扰精子与卵子运行及胚泡着床，影响正常的生殖生理过程，阻止妊娠的发生。具体而言，避孕药的作用机制是多环节的，根据所含药物种类、剂量、制剂、给药途径、用药方法的不同，其作用环节也会有所不同。

(1)对“下丘脑—垂体”的影响：临床观察发现，应用避孕药的女性，不仅排卵前对促性腺激素释放激素(GnRH)起正反馈作用的 E_2 峰和 LH、FSH 波峰分泌受到抑制，而且月经周期中 LH 与 FSH 的基础水平也较低。

1)对下丘脑的作用：动物实验及临床证明，避孕药对下丘脑多种激素有抑制作用。现已知 GnRH 的分泌是由儿茶酚雌激素和脑啡肽等相互作用所调节，这一过程十分复杂。儿茶酚雌

激素是 E_2 的天然代谢产物，与儿茶酚胺类多巴胺及去甲肾上腺素有着共同的分子结构，故可在中枢神经与儿茶酚胺受体及胞质的雌激素受体结合。不同的 E_2 代谢产物，有着不同的作用影响，可抑制或刺激催乳素(PRL)分泌，也可降低 GnRH 的分泌。因此，儿茶酚雌激素对下丘脑及垂体的作用，可能是与儿茶酚胺受体结合，改变中枢神经系统儿茶酚胺的浓度，抑制多巴胺和去甲肾上腺素合成和降解，使神经递质受抑制，从而抑制 GnRH 分泌的。

2)对垂体的作用：以垂体对 GnRH 刺激的反应为观察指标，发现高剂量与低剂量复方避孕药之间有显著差异。较高剂量时，如炔雌醇每日≥50μg 以上，垂体分泌 FSH 与 LH 功能均明显降低；而较低剂量时，垂体分泌功能未受明显影响。

单纯孕激素制剂，如同低剂量复方避孕药，可以抑制 E_2 和 LH 波峰分泌及抑制排卵。然而，垂体对 GnRH 反应分泌 LH 与 FSH 的功能基本未受影响，呈反应正常或仅轻度抑制。较低剂量的单纯孕激素制剂，多数情况下并不抑制排卵，其避孕机制是局部作用。

所以，避孕药中的雌激素可能是抑制垂体对 GnRH 分泌反应的主要成分，其抑制程度与雌激素剂量相关而与服药者年龄、服药时间长短及药物配伍无直接关系。并且，雌激素对垂体此种反应抑制均为短暂性的，一般停药 10～15 日，垂体对 GnRH 反应会恢复到正常水平范围。

综上所述，低剂量复方避孕制剂主要作用于下丘脑，影响其调节机制，但不影响垂体对下丘脑 GnRH 反应。高剂量复方避孕制剂(炔雌醇每日≥50μg)，可使垂体 LH 与 FSH 的分泌处于静止状态。

(2)对生殖系统的作用。

1)对卵巢的影响：服用避孕药虽然抑制垂体 GnRH 的基值分泌水平，但仍足以使卵巢的卵泡早期发育，然而极少发育完全。服药者其 E_2 分泌明显抑制，P0 水平也很低，提示卵泡活动不超过卵泡窦房形成。单纯孕激素避孕药可以抑制垂体 FSH 与 LH 的周期性高峰的分泌，在一定的促性腺激素持续分泌影响下，卵巢内可有多个卵泡发育甚至达到成熟阶段，但不发生破裂和排卵。服用低剂量单纯孕激素或皮下埋植的妇女，由于并不完全抑制排卵，则有时可见卵巢中有黄体形成。

长期服用避孕药者，大多数卵巢呈静止状态，表面光滑；有不同程度发育的初级卵泡。始基卵泡的数量，与服药时间长短无关，而与年龄有关。有学者对长期应用不同配伍避孕药的 125 例年轻妇女的卵巢标本进行研究，除大多数的卵巢萎缩外，亦见有中等增大及微小囊肿形成者。服用低剂量孕激素的妇女中，可见有新鲜发育良好的黄体。在所有不同配伍及用药时间长短的标本中，均可见正常的初级卵泡，其数目与正常妇女无异；常可见发育受阻的次级卵泡，偶有三级卵泡，但成熟卵泡则极少见到。此外，有卵巢间质结缔组织增多及纤维化。

2)对输卵管的影响：输卵管具有极其复杂而精细的生理功能，通过输卵管上皮细胞的纤毛及分泌细胞的周期性变化和肌肉收缩活动.将精子与卵子分别从相反方向输送到壶腹部，使两者在适宜的环境下结合成受精卵。

子宫—输卵管连接部是精子进入输卵管的一道屏障，精子到达此处后数目明显减少，故它具有调节精子进入输卵管的功能。卵巢分泌的孕酮，可影响精子的运动。精子和卵子运行至输卵管壶腹部受精，取决于性激素对输卵管的生理作用。

输卵管峡部有分泌黏液和调节精子运动的功能。在雌激素低水平影响下，纤毛细胞及管腔黏液分泌极少。正常月经周期卵泡期中期，雌激素水平增高，黏液增多，至雌激素水平达高峰时，输卵管黏膜覆盖着大量黏液。黄体中期，在孕激素水平升高作用下，黏液不明显。服用避孕药妇女，其输卵管上皮持续在雌孕激素作用下，可改变其黏液的正常分泌活动和影响精子的运行。

雌激素可促进输卵管的收缩活动，而孕激素则抑制输卵管的收缩活动。在正常月经周期中，雌、孕激素有节律的分泌，使得输卵管的收缩和舒缓也随之有规律性的活动，因此精子和卵子可自由进入输卵管形成受精卵，受精卵可按时输送至宫腔。受精卵需在合适的时间内到达子宫腔始能着床。受精卵在输卵管内运行的同时进行卵裂，子宫内膜为接受受精卵而发生相应的变化。分裂早期的受精卵缺乏分解糖的酶，因而不能利用来源于葡萄糖和糖原的主要能量以维持胚胎着床。这些酶需在胚胎分裂达桑葚期始能出现。服用避孕药后抑制了正常雌、孕激素的分泌，干扰了精子、卵子进入输卵管的速度，同时也改变受精卵在输卵管内的正常运行，干扰两者的同步性变化，从而不利于受精卵着床，降低胚胎着床的成功率。

3)对子宫内膜的影响：避孕药影响子宫内膜的变化，干扰受精卵的着床为其避孕作用的主要环节之一。胚泡着床的关键在于其发育与子宫内膜生理变化过程，两者必须精确同步。着床阶段，孕激素使内膜间质高度水肿，间质细胞转变为前蜕膜细胞，腺体高度分泌，螺旋动脉增生肥大，表层毛细血管增生扩张，为滋养细胞的黏着与穿透创造必要条件，任何干扰或破坏内膜的这些变化，均不利于受精卵的着床与发育。

复方避孕制剂中合成的雌、孕激素和内源性雌、孕激素对子宫内膜的作用相似，但根据各种配方中雌、孕激素品种、比例及个体敏感性不同，所表现对内膜的影响也有差别。一般来说，复方制剂从月经周期第 1～5 日开始服用，此时卵巢中卵泡刚开始发育，分泌少量雌激素，子宫内膜开始增殖。服用避孕药后，药物中的孕激素对抗雌激素作用，抑制子宫内膜增殖，使子宫内膜腺体停留在发育不完全阶段，腺体较小而直、萎缩变窄，分布稀疏；而在孕激素作用下，内膜腺体又过早进入分泌状态，腺上皮早期出现核下糖原空泡，根据孕激素种类及剂量不同而空泡大小不一；继续服药过程，使内膜腺体退变萎缩，分泌衰竭，呈无功能状态。服药期间，内膜间质在药物作用下可以有散在性水肿，并出现蜕膜样变；内膜血管发育差，一般无螺旋动脉，只有小而直的毛细血管。这样，就使胚泡无法在子宫内膜着床。

4)对子宫颈黏液的影响：宫颈具有独特的解剖学与组织学结构与分泌功能，是精子从阴道到输卵管受精部位的必经之路。宫颈管内膜细胞包括分泌细胞与纤毛细胞，前者分泌黏液，后者的纤毛运动则使黏液流向阴道。正常育龄妇女每日分泌黏液 20～60mg，近排卵期分泌量增加 10 倍，每日可达 700mg。宫颈黏液是多相的分泌物，主要由蛋白质与水分组成。水分占 92%～95%。排卵期黏液量最多，水分含量可高达 98%。蛋白质主要为蛋白多糖，还有白蛋白、球蛋白及多种酶、无机盐等。蛋白多糖主要由糖蛋白大分子胶粒聚合组成。黄体期的宫颈黏液以可溶性蛋白(白蛋白、球蛋白)占优势，存在于胶体间隙中。精子穿透宫颈黏液，主要取决于黏性糖蛋白。糖蛋白分子形成单肽链，聚集形成纵行疏松排列的微纤维系统，与宫颈轴平行，纤维间隙犹如隧道，精子由此通过。

宫颈黏液受到卵巢激素的调节。在周期中期雌激素作用下，黏液稀薄如蛋清液，呈碱性，所含氯化钠浓度增加，蛋白质与细胞少，拉丝度可长达10～15cm，易于精子上行，黏液干燥后呈羊齿植物叶状结晶。排卵后在孕激素作用下，则抑制宫颈细胞的分泌，黏液中水分减少，蛋白及细胞增多，黏液变为量少、黏稠，拉丝度短，干燥后无羊齿状结晶。排卵后宫颈黏液的微纤维超微结构改变，排列紊乱呈致密网状，阻滞精子进入宫腔。

复方口服避孕药中的孕激素，可明显对抗雌激素对宫颈黏液的作用。在服药周期中，宫颈黏液量少，高度黏稠，为精子穿透的生物屏障。使用单纯孕激素的避孕药，同样可改变宫颈黏液的性状，减少黏液。放置Norplant皮下埋植或服用单纯孕激素微丸时，因孕激素含量很低，有相当比例的使用对象并不抑制排卵，对宫颈黏液的作用就成为主要的避孕机制。服用以雌激素为主的复方长效口服避孕药，则宫颈黏液量多，呈典型雌激素影响。服用长效口服避孕药，主要是抑制排卵；对宫颈黏液的作用，并不是其避孕机制。

（三）甾体激素避孕药的不良反应及处理

1.类早孕反应

服药初期约10%妇女出现食欲缺乏、恶心、呕吐、乏力、头晕等类似妊娠早期的反应，一般不需进行特殊处理，坚持服药数个周期后不良反应自然消失。症状严重需考虑更换制剂或停药改用其他措施。

2.不规则阴道流血

服药期间阴道流血又称突破性出血。多数发生在漏服避孕药后，少数未漏服避孕药也会发生。轻者点滴出血，不用处理，随着服药时间延长而逐渐减少直至停止。流血偏多者，每晚在服用避孕药同时加服雌激素直至停药。流血似月经量或流血时间已近月经期，则停止服药，作为一次月经来潮。下一周期再开始服用药物或更换避孕药。

3.闭经

有1%～2%妇女发生闭经，常发生于月经不规律妇女。对原有月经不规律妇女，使用避孕药应谨慎。停药后月经不来潮，需除外妊娠，停药7日后可继续服药，若连续停经3个月，需停药观察。

4.体重及皮肤变化

早期研制的避孕药中其雄激素活性强，个别妇女服药后食欲亢进，体内合成代谢增加，体重增加；极少数妇女面部出现淡褐色色素沉着。近年来随着口服避孕药不断发展，雄激素活性降低，孕激素活性增强，用药量小，不良反应也明显降低，而且能改善皮肤痤疮等。新一代口服避孕药屈螺酮炔雌醇片有抗盐皮质激素的作用，可减少雌激素引起的水钠潴留。

5.其他

个别妇女服药后出现头痛、复视、乳房胀痛等，可对症处理，必要时需停药做进一步检查。

（四）长期应用甾体激素避孕药对人体的影响

1.对机体代谢的影响

长期应用甾体激素避孕药对糖代谢的影响与避孕药中雌、孕激素成分及剂量有关。部分使用者对胰岛功能有一定影响，可出现糖耐量改变，但无糖尿病征象，停药后恢复正常。对脂代谢的影响，目前认为雌激素使低密度脂蛋白（LDL）降低，高密度脂蛋白（HDL）升高，也可使三酰甘油升高。而孕激素可对抗三酰甘油升高，但高密度脂蛋白降低。高密度脂蛋白增高，对心脏、血管有保护作用，可防止动脉硬化。低密度脂蛋白增高，可使动脉硬化，对心血管不利。因此，对有心血管疾病发生存在潜在因素的妇女（如年龄较大长期吸烟者，有高血压等心血管疾病者），不宜长期用甾体激素避孕药。甾体激素避孕药对蛋白质代谢的影响较小，无临床症状。

2.对心血管系统的影响

由于甾体激素避孕药对脂代谢的作用，长期应用甾体激素避孕药对心血管系统有一定的影响，增加卒中、心肌梗死的发病概率。目前使用的低剂量甾体激素避孕药对心血管疾病的风险明显降低，尤其是年轻（年龄＜35 岁）、无吸烟、无高血压史或服药期间血压不增高的妇女。

3.对凝血功能的影响

雌激素可使凝血因子升高，使用较大剂量的雌激素可发生血栓性疾病。目前国内使用的甾体避孕药是含炔雌醇 20～35μg，属于低剂量甾体激素避孕药，并不增加血栓性疾病的发病率。

4.对肿瘤的影响

复方口服避孕药中孕激素成分对子宫内膜有保护作用，可减少子宫内膜癌的发病概率。长期服用复方口服避孕药也可降低卵巢癌的发病风险。长期用甾体激素避孕药是否增加乳腺癌的发生仍有争议，有待进一步研究。

5.对子代的影响

有证据显示，复方短效口服避孕药停药后妊娠，不增加胎儿畸形的发生率。由于复方短效口服避孕药中激素含量低，停药后即可妊娠，不影响子代生长与发育。长效避孕药内含激素成分及剂量，与短效避孕药有很大不同，停药后 6 个月妊娠较安全。

（聂利芳）

第二节　输卵管绝育术

输卵管绝育术是一种安全、永久性节育措施，通过手术将输卵管结扎或用器械使输卵管腔黏连堵塞，阻断精子与卵子相遇而达到绝育。术后如果希望妊娠，需要通过输卵管复通手术。近年来由于辅助生殖技术的发展，输卵管绝育术后如希望妊娠，可选择 IVF 治疗。绝育方式有经腹、经腹腔镜或经阴道操作。

一、经腹输卵管结扎术

经腹输卵管结扎术具有切口小、组织损伤小、操作简易、安全、方便等优点。

（一）适应证

已有孩子不准备再生育，要求行绝育术的妇女；患严重全身疾病不宜生育者。

（二）禁忌证

（1）24 小时内两次体温达 37.5℃或以上。

（2）全身状况不佳，如心力衰竭、血液病等，不能胜任手术。

(3)患严重的神经官能症。

(4)各种疾病急性期。

(5)腹部皮肤有感染灶或患有急、慢性盆腔炎。

(三)术前准备

(1)手术时间选择:非孕妇女在月经干净后3～4日。人工流产或分娩后48小时内。哺乳期或闭经妇女应排除早孕后再行绝育术。

(2)解除受术者思想顾虑,做好解释和咨询。

(3)详细询问病史,并做全身检查与妇科检查,实验室检测阴道分泌物常规、血尿常规、凝血功能、肝功能等检查。

(4)按妇科腹部手术前常规准备。

(四)手术步骤

采用硬膜外麻醉或全身麻醉。

(1)排空膀胱,取仰卧位,留置导尿管。

(2)手术野按常规消毒铺巾。

(3)切口:取下腹正中耻骨联合上两横指(3～4cm)做2cm长纵切口,产后在宫底下2～3cm做纵切口。

(4)寻找提取输卵管:为手术的主要环节。术者用左手示指经切口伸入腹腔,沿宫底后方滑向一侧宫角处,摸到输卵管后,右手持卵圆钳将输卵管夹住,轻提至切口外。此为卵圆钳取管法。亦可用指板法或吊钩法提取输卵管。见到输卵管伞端后证实为输卵管,术中须同时检查卵巢有无异常。

(5)结扎输卵管:输卵管结扎方法有抽心包埋法、输卵管银夹法和输卵管折叠结扎切除法。抽心包埋法具有血管损伤少、并发症少、绝育效果好等优点,目前广泛应用。手术方法:用两把鼠齿钳夹持输卵管,于输卵管峡部浆膜下注入0.5%利多卡因1mL使浆膜膨胀,用尖刀切开膨胀的浆膜层,再用弯蚊钳游离该段输卵管,剪除输卵管约1cm长,用4号丝线结扎输卵管两侧断端,用1号丝线连续缝合浆膜层,将近端包埋于输卵管系膜内,远端留于系膜外。同法处理对侧输卵管。

(五)术后并发症

1.出血或血肿

过度牵拉损伤输卵管或输卵管系膜血管,引起腹腔内出血或血肿。

2.感染

包括局部感染和全身感染,可能由于体内原有感染尚未控制或消毒不严造成。

3.损伤

解剖关系辨认不清或操作粗暴可致膀胱、肠管损伤。

4.输卵管再通

绝育术后有1%～2%再通率。术者操作时认真仔细,可防止误扎、漏扎输卵管,减少再通。

（六）术后处理

注意观察生命体征。术后2周内禁止性交。若为流产或产后绝育，应按流产后或产后注意事项处理。

二、腹腔镜绝育术

腹腔镜绝育术是指在腹腔镜直视下进行输卵管绝育术。目前临床通常施行的经腹腔镜输卵管绝育术的方法有高频电流双极电凝术和内凝术。硅橡胶环套法和输卵管夹绝育术。

（一）适应证

与小切口腹式绝育术相同。

（二）禁忌证

（1）多次腹部手术史或腹腔广泛黏连。

（2）急性盆腔炎或全腹膜炎。

（3）疝史。

（4）严重心血管疾病，血液病史或出血倾向。

（5）过度肥胖。

（6）不宜在产褥期、中期引产后进行。由于此期子宫位置较高，不利于穿刺。而且输卵管充血、水肿、易出血、感染机会多。

（三）手术时间的选择

1.月经后滤泡期

必须避免经后性生活，如曾有性生活者则应同时诊断性刮宫。

2.产后6～12周

（四）手术方式

排空膀胱，取膀胱截石位，置举宫器。腹壁穿刺，为了手术视野清晰，提高操作的准确性和安全性，可采用两点穿刺法，第1穿刺点位于脐部，第2穿刺点位于腹中线上耻骨联合上方2～3cm处。输卵管绝育手术方法如下。

1.输卵管高频电流双极电凝术

用绝缘的无损伤抓持钳在离宫角3cm处的输卵管峡部，抓住并提起输卵管使其成垂直。通电使组织呈白色即可。通常使用5mm的双极钳，电极功率设置为切割波形25～35W，电极作用时间以保证钳夹部位全段输卵管完全破坏为度，一般被凝固组织完全干燥即可达到目的。双极电凝术由于术者较难控制电凝强度和深度，常使受凝区扩大，甚至扩大到金属钳与组织接触区以外1～3cm处，影响卵巢血管，导致绝育术后综合征的发生。因此，双极电凝绝育术应慎重使用。

2.输卵管内凝绝育术

为克服高凝电流对人体的不安全性，Semm研制了内凝器。在腹腔镜直视下取Semm特制的鳄鱼嘴钳进入腹腔，带钩的颌抓住离宫角3cm处的输卵管峡部，只限于肌层，不包括输卵管系膜。然后内凝输卵管，热至100℃并在无血状态下横断输卵管。若抓住输卵管时遗漏了部分肌层,使输卵管部分凝固和横断,以致输卵管再通。内凝绝育术消除了高频电流对人体的危害,使“绝育术后综合征”的发生降低到最小限度。另外,局部腹膜生长良好,无黏连,也利于今后必要时进行输卵管吻合。

3.输卵管硅胶圈绝育术

Falope硅胶环是一种硅化弹性环,内含少量的钡可以供放射检查用。硅胶圈弹性强,拉力大,术时先将硅胶圈置于放置器上,然后在腹腔镜直视下进入腹腔,用无损伤抓持钳抓住输卵管峡部,确认输卵管后,使硅胶圈套在输卵管缔袢上,此时硅胶圈恢复原状,紧束和结扎输卵管管腔。拉断输卵管是上环时最常见的并发症,最常见的症状是出血,可以将Falope硅胶环套在每个断端上止血或用电凝止血。此方法简单易行,不易引起出血,也利于今后输卵管复通。

4.输卵管夹绝育术

Filslue夹是目前应用最广的普通腹腔镜绝育方法。夹长12.7mm,宽4mm。垂直夹在输卵管峡部,仅损伤4mm组织。这种钛夹可使输卵管腔完全闭合而管壁受硅胶的保护不致破裂。Hulka夹长约10mm,宽3mm。夹内部有细齿,可紧密咬合输卵管,夹外部有金属弹簧片,可加固硅胶夹。有学者对180例应用Filshie夹输卵管绝育术的患者进行了为期3年的前瞻性观察研究,认为Filshie夹是腹腔镜输卵管绝育术的首选方法,因其失败率最低,宫外孕发生率最低,复通率最高,是一种简单、快速并且易于掌握的方法。有学者将Hulka夹和Filshie夹作比较。结果发现,Filshie夹组第12个月和第24个月的累计妊娠率分别为3.9%和9.7%,Hulka夹组分别为11.7%和28.1%,两组间差异无统计学意义。因此认为,输卵管夹绝育术有效、安全、损伤小,日后便于输卵管吻合。国内输卵管夹绝育术多为银夹法,经腹部小切口施行,手术同样简单、有效。

三、经阴道输卵管绝育术

微小插入装置,美国FDA批准临床使用。该装置在宫腔镜直视下放置于双侧输卵管近端,通过刺激周围组织增生使输卵管堵塞。手术操作方便,不需麻醉,术后恢复快,安全有效。但要注意的是,微小插入装置放入后并不立即发挥绝育作用,组织增生至输卵管完全堵塞需要3个月时间,所以在术后3个月造影确定输卵管完全堵塞前需加其他避孕措施。

(聂利芳)

第三节 避孕失败的补救措施

一、药物流产

药物流产是用药物而非手术终止妊娠的方法。优点:可比手术流产更早期使用;避免人工流产综合征;避免手术流产机械损伤造成的宫颈、宫腔黏连等。目前临床应用的药物为米非司酮和米索前列醇,米非司酮是一种类固醇类的抗孕激素制剂,具有抗孕激素及抗糖皮质激素作用。米索前列醇是前列腺素类似物，具有子宫兴奋和宫颈软化作用。两者配伍应用终止早孕完全流产率达90%以上。

(一)适应证

(1)妊娠≤49日，本人自愿、年龄<40岁的健康妇女。

(2)尿hCG阳性，B超确诊为宫内妊娠。

(3)人工流产术高危因素者，如瘢痕子宫、哺乳期、宫颈发育不良或严重骨盆畸形。

(4)多次人工流产史，对手术流产有恐惧和顾虑心理者。

(二)禁忌证

(1)有使用米非司酮禁忌证，如肾上腺及其他内分泌疾病、妊娠期皮肤瘙痒史、血液病、血管栓塞等病史。

(2)有使用前列腺素药物禁忌证，如心血管疾病、青光眼、哮喘、癫痫、结肠炎等。

(3)其他：过敏体质、带器妊娠、异位妊娠、妊娠剧吐，长期服用抗结核、抗癫痫、抗抑郁、抗前列腺素药等。

(三)用药方法

米非司酮分顿服法和分服法。顿服：于用药第1日顿服200mg。分服法：150mg米非司酮分次口服，服药第1日晨服50mg，8～12小时再服25mg；用药第2日早、晚各服米非司酮25mg；第3日上午7时再服25mg。每次服药前后至少空腹1小时。顿服法于服药的第3日早上口服米索前列醇0.6mg，前后空腹1小时；分服法于第3日服用米非司酮后1小时服米索前列醇。

服药后应严密观察，除了服药过程中可出现恶心、呕吐、腹痛、腹泻等胃肠道症状外，出血时间长、出血多是药物流产的主要不良反应，用药物治疗效果较差。极少数人可大量出血而需急诊刮宫终止妊娠，药物流产必须在有正规抢救条件的医疗机构进行。

二、人工流产吸宫术

人工流产分为早期人工流产和中期妊娠引产。凡在妊娠3个月内人工终止妊娠称为早期妊娠终止。早期人工流产有手术流产和药物流产两种方法，手术流产包括负压吸宫术和钳刮术。

人工流产负压吸宫术是用吸管深入宫腔，以负压将胚胎组织吸出而终止妊娠的手术。

(一)适应证

(1)妊娠在10周以内自愿要求终止妊娠而无禁忌证者。

(2)因某些疾病(包括遗传性疾病)不宜继续妊娠者。

(二)禁忌证

(1)各种疾病的急性阶段。

(2)生殖器炎症，如阴道炎、急性或亚急性子宫颈炎、急慢性盆腔炎、性传播性疾病等，未经治疗者。

(3)全身健康状况不良不能耐受手术者。

(4)术前两次体温在37.5℃以上者暂缓手术。

(三)术前准备

(1)病史询问:包括停经、早孕反应及既往月经史、婚育史及避孕措施,疾病手术史、目前健康状况及有无内外科合并症等。

(2)一般体检及妇科检查:测量血压及体温。

(3)辅助检查:白带常规,尿妊娠试验,B超检查子宫及孕囊大小。血常规检查有异常,应进行相应处理。必要时做尿常规、肝肾功能、胸片及心电图等相应的辅助检查。

(4)告知负压吸宫术可能出现的异常情况,受术者签署知情同意书。

(5)术前排空膀胱。

(四)手术步骤

(1)术者应穿清洁工作服,戴帽子、口罩。常规刷手并戴无菌袖套及手套,整理手术器械。

(2)受术者取膀胱截石位。按术前外阴及阴道消毒常规消毒、铺巾。

(3)双合诊复查子宫位置、大小、倾屈度及附件情况,更换无菌手套。

(4)阴道窥器扩开阴道,拭净阴道积液,暴露宫颈,消毒后用宫颈钳钳夹宫颈前唇或后唇,用左手将宫颈钳向外牵引和固定子宫。

(5)右手执笔式持子宫探针,顺着子宫方向渐渐进入宫腔,探测方向及测量宫腔术前深度,(注意:与阴道双合诊检查是否一致。如有疑问,应再次重复双合诊,考虑有否生殖道畸形或合并卵巢肿瘤可能等)。

(6)右手执笔式持子宫颈扩张器顺着子宫探入方向逐号轻轻扩张宫口(扩大程度比所用吸管大半号到1号)。

(7)吸管及负压的选择根据孕周及宫颈口大小,选择适当的吸管。

(8)吸引。

1)将吸管与术前准备好的负压装置连接,试负压。

2)依子宫方向将吸管徐徐送入宫腔,达到宫底后退出少许,寻找胚胎着床处。

3)开放负压400～500mmHg,将吸管顺时针或逆时针方向顺序转动,并上下移动,吸到胚囊所在部位时吸管常有震动并感有组织物流向吸管,同时有子宫收缩感和有子宫壁粗糙感时,可折叠并捏紧橡皮管后再取出吸管,注意不要带负压进出宫颈口。再将负压降低到200～300mmHg,继续用吸管按上述方法再宫腔内吸引1～2圈后,取出吸管。如胚胎组织卡在吸管口或子宫口时,可用卵圆钳将组织取出。

(9)用小号刮匙轻轻搔刮宫底及两侧宫角,检查是否已吸干净。术后再次测量宫腔深度。

(10)用纱布拭净宫颈及阴道,取出宫颈钳,若有活动性出血,可用纱布压迫止血,取出阴道窥器,如放置宫内节育器者,可按常规操作。

(11)吸出的组织用过滤器过滤后,测量血量及组织物量,并仔细检查吸出胚胎及绒毛组织是否完全。如发现异常及未见绒毛,组织物全部应送病理检查。

(12)填写手术记录表。

(五)手术时注意事项

(1)如用电吸引做人工流产,在吸引术前要检查机器功能正常,肯定是负压吸力,方可应用。

(2)吸引时负压最高不能超过500mmHg,以后随宫腔内组织减少而降低负压。

(3)探针进入宫腔遇有阻力,勿用暴力,以免方向不对造成子宫穿孔。任何器械每次进腔时都应轻柔,以免损伤。

(4)吸宫时动作要轻巧,尤以宫角处及宫底部更要注意,以防漏吸及残留。

(5)进宫腔器械之上端不可用手直接接触,更不能接触阴道壁,以免污染。

(6)哺乳期行吸宫术时,因子宫较软,术前先用子宫收缩剂,吸宫时,先距宫底1cm处吸引,待子宫收缩后再将吸头进入宫底部轻轻吸引,以防子宫穿孔。

(7)双子宫吸宫时,两个宫腔均要吸宫,以防组织残留。

(8)有剖宫产史者,有时宫颈管较长或宫颈于宫体间形成不规则或成角通道,吸宫时要注意疤痕组织处,以防穿孔。

(9)前屈或后屈子宫妊娠,用宫颈钳夹住宫颈前唇,向外向下牵拉,尽量使子宫位置变成中位,这样便于手术操作,又可防治残留和穿孔。

(10)子宫肌瘤合并妊娠,由于肌瘤使宫腔形态变形宫腔变大,所以要测准宫腔长度,吸引时要注意宫腔形态,细心操作,防治漏吸或残留。子宫肌瘤合并妊娠吸宫时一般出血量偏多,吸钳及术中均可用子宫收缩药物。

(11)短期内两次人工流产者,子宫尚未完全复旧又怀孕,子宫较软,易发生损伤。扩张宫口后,酌情用子宫收缩剂,以防子宫穿孔。

(六)术后处理

(1)受术者在观察室休息30～60分钟,注意阴道出血及一般情况,无异常方可离去。

(2)酌情给予子宫收缩药及抗生素。2周内或阴道流血未净前禁止盆浴,禁性生活1个月。以防止生殖器官感染。

(3)告知受术者术后注意事项。

1)嘱两周内或阴道出血未净前禁止盆浴,但应每日清洁外阴。

2)嘱1个月内禁止性交。

3)术后休息两周,1个月后应随访一次。如有阴道多量出血、发热、腹痛等异常情况,可随时就诊。

4)指导避孕方法。

三、人工流产钳刮术

妊娠10～14周需要终止妊娠时,因胎儿较大需做钳刮,此时的人工流产术称为钳刮术。

(一)适应证

(1)妊娠10～14周以内自愿要求终止妊娠而无禁忌证者。

(2)因某些疾病(包括遗传性疾病)不宜继续妊娠者。

(3)其他流产方法失败者。

(二)禁忌证

同人工流产吸宫术。

（三）术前准备

除与人工流产吸宫术相同以外，术前还需做出凝血时间、血型检查，必要时做肝功能及心电图检查等。

1.有条件均应住院手术

特别是妊娠12周或以上必须住院。

2.术前宫颈准备

可选下列方法之一。

(1)机械扩张法：应用本法扩张宫颈，必须术前阴道准备2～3日。

1)术前24小时用16号或18号专用无菌导尿管一根，放入宫腔内，留下部分用无菌纱布卷住，置于后穹隆。

2)术前24小时用灭菌宫颈扩张棒或亲水棒扩张宫颈。

(2)药物准备。

1)术前2～3小时口服或舌下含服米索前列醇0.4～0.6mg。

2)术前1～2小时将卡孕栓0.5～1mg置入阴道后穹隆。

（四）手术步骤

(1)与负压吸宫术1～6项相同。

(2)宫颈扩张器自4.5～12号。

(3)用大号吸管或卵圆钳进入宫腔破羊膜，流尽羊水（测羊水量），其后才能酌情应用宫缩剂。

(4)取胎盘。

1)用有齿卵圆钳沿子宫前或后壁逐渐进入宫底。

2)到达宫底后，退出1cm，在前壁、后壁或侧壁寻找胎盘附着部位。

3)夹住胎盘（幅度宜小），左右轻轻摇动，使胎盘逐渐剥离，以便能完整地或大块的钳出。

(5)取出胎体时，应保持胎儿纵位为宜，避孕胎儿骨骼伤及宫壁，如妊娠月份较大，可先取胎体后取胎盘。

(6)保留取出的胎块，手术结束时核对是否完整。

(7)用中号钝刮匙或6～7号吸管清理干净宫腔内残留组织，测量术后宫腔深度。

(8)观察宫腔有无活跃性出血及宫缩情况，宫缩欠佳者可注射缩宫素。

(9)用纱布拭净阴道，除去宫颈钳。取出阴道窥器。

(10)填写手术记录。

（五）术时注意事项

(1)凡进入宫腔的任何器械严禁碰触阴道壁，以防感染。

(2)手术时，特别是破羊水后要注意孕妇面色及主诉，谨防羊水栓塞。

(3)手术操作要稳、准、轻、巧，避免暴力，以防子宫穿孔和宫颈裂伤。如发现有物嵌顿、堵塞在子宫颈内口上取出困难时，不可强取，应将钳夹的胎头或胎体向上稍稍退回，在宫腔内夹碎，并将被夹物调转方向，使胎体纵轴与宫颈方向一致，钳夹取出。如按上述方法取出仍有困难，应迅速再扩大宫颈口，也可宫颈旁注射0.5%利多卡因5～10mL，使颈管松弛，有利于将子宫内容物取出。

(4)出血较多时应尽快查明原因,及时妥善处理,可宫颈注射或静脉滴注缩宫素。

(六)术后处理

妊娠12周以上,术后休息3周。其他同人工流产吸宫术。

四、水囊引产术

水囊引产是将水囊放置在子宫壁和胎膜之间,增加子宫内压和机械性刺激宫颈管,诱发和引起子宫收缩,促使胎儿和胎盘排出的终止妊娠方法。其引产成功率可达90%以上。平均引产时间大多在72小时之内。

(一)适应证

(1)妊娠14～24周,要求终止妊娠而无禁忌证者。

(2)因某种疾病不宜继续妊娠者。

(3)产前诊断发现胎儿畸形者。

(二)禁忌证

(1)必须住院引产。

(2)各种疾病的急性阶段。

(3)生殖器炎症,如阴道炎、重度子宫颈炎、盆腔炎或阴道分泌物异常。

(4)妊娠期间反复有阴道出血及不能除外胎盘位置异常者。

(5)低置胎盘。

(6)有剖宫产史及子宫有手术瘢痕者需慎用。

(7)24小时内体温在37.5℃以上者。

(三)术前准备

(1)详细询问病史,包括过去史、出血史、肝肾疾病史、月经史、妊娠分娩史,和本次妊娠的经过。

(2)全身检查和妇科检查,术前检测阴道分泌物、血、尿常规,出、凝血时间,肝肾功能等,酌情查乙型肝炎病毒表面抗原、胸透和心电图检查。B超胎盘定位。

(3)有条件应做宫颈管分泌物细菌培养及药敏试验。

(4)备好无菌水囊(将18号导尿管插入双层避孕套内,排出套内及夹层间的空气,用丝线将避孕套套口结扎于导尿管上)。

(5)术前阴道擦洗2～3次。

(6)术前咨询,签署知情同意书。

(四)操作步骤

(1)排空膀胱,取膀胱截石位。

(2)外阴及阴道消毒与负压吸宫术相同。铺无菌孔巾。

(3)检查事先备好的无菌水囊无漏气,并用注射器抽尽套内空气,用钳子夹住导尿管末端。

(4)阴道窥器扩开阴道,拭净阴道内积液,暴露宫颈。

(5)宫颈用碘伏或其他消毒液消毒。

(6)宫颈钳钳夹住宫颈前唇或后唇。

(7)将水囊顶端涂以无菌润滑剂,徐徐放入宫腔。放置时注意。

1)放入时如遇出血则从另一侧放入。使水囊处于胎囊与子宫壁之间。

2)水囊结扎处最好放在宫颈内口水平。

(8)经导尿管注入所需量的无菌生理盐水。

1)液体内可加亚甲蓝数滴,以便识别羊水或注入液。

2)注入的液量根据妊娠月份大小,酌情增减,一般在300～500mL,妊娠4个月注入400mL,5个月注入500mL,但最多不超过500mL。注入液量过少影响引产效果,注入液量过多可引起胎盘早剥,甚至子宫破裂。缓慢注入液量,如有阻力应立即停止。也可采用静脉滴注的方法向水囊快速滴入。

(9)导尿管末端用丝线扎紧。

(10)将导尿管放于穹隆部,阴道内填塞纱布数块,并记录纱布数。测量子宫底高度,以便观察放入水囊后有无胎盘早剥及内出血征象。

(11)一般放置24小时取出水囊(先将水囊液体放出)。如宫缩过强、出血多或有感染征象及胎盘早剥时,应提前取出水囊,并设法结束妊娠,清除宫腔内容物。应用抗生素预防感染治疗。

(12)根据子宫收缩情况,加用缩宫素。

1)开始用5%葡萄糖注射液500mL加缩宫素静脉滴注,根据宫缩情况用药量从5U始逐渐递增,直至规律宫缩。最大浓度为5%葡萄糖500mL内加缩宫素20U。滴完2日如仍未分娩,即认为水囊引产失败。

2)滴注速度不宜过快,从每分钟8滴开始,并需有专人观察体温、脉搏、血压、宫缩、出血、腹痛及子宫轮廓等。随时调整药物浓度及滴速,防止子宫破裂。

(13)胎儿及胎盘娩出后,注意出血情况,如正在用缩宫素静脉滴注时,可继续使用。避免宫缩乏力,引起出血。流产后宫缩乏力性出血可应用子宫收缩剂。

(14)检查胎盘及胎膜是否完整,必要时清理宫腔。

(15)检查阴道及宫颈,如有损伤应及时处理。

(16)第一次水囊引产失败后,如无异常情况(指体温、脉搏、血象正常,子宫无压痛、阴道无脓性分泌物),休息72小时后应换用其他方法结束妊娠。

(五)注意事项

(1)严格遵守无菌操作规程,放水囊时应避免碰触阴道壁,以防感染。

(2)受术者放入水囊后,不应过多活动,防止水囊脱落,如有发热寒战等症状,应查明原因,及时处理。如阴道流血多,腹部张力高不能放松时或者宫底有上升趋势,应考虑有胎盘早剥之可能,必要时取出水囊。如确诊为胎盘早剥,应及早终止妊娠,术前备血。

(3)如发现破水,应立即取出水囊,同时静脉滴注缩宫素,促使胎儿尽快排出,如破水超过12小时,应尽快终止妊娠,避免引起感染。

(4)加用缩宫素静脉滴注时,必须专人严密观察和监护孕妇状态,以防止子宫破裂。

(5)宫缩过强时可在严格消毒下进行阴道检查。如宫口未开,则应停用或调整催产素用量和滴速。并考虑应用镇静剂或子宫肌肉松弛张剂,以缓解宫缩。

(6)胎儿、胎盘娩出后,应检查胎盘是否完整、严密观察2小时,注意阴道流血、子宫收缩状态,并测量和记录血压、脉搏、体温,如发现异常情况,及时处理。

(7)胎儿胎盘排出时异常情况的处理。

1)胎盘不排出:如无活动性出血,可等待自然排出。如有活动出血,可继续静脉滴注缩宫素,采取腹部推压子宫底方法,促使胎盘排出,如无效,可用钳刮术取出胎盘。

2)胎盘排出不完整:有活动性出血时,在用宫缩剂的同时,及时进行钳刮术。

3)胎儿、胎盘均完整排出,因子宫收缩不良引起出血时,可静脉滴注缩宫素或静脉注射麦角新碱0.2～0.4mg,并于腹部按摩宫底,刺激宫缩。

(8)胎儿排出后,如发现软产道损伤,应及时缝合。

(9)胎儿排出前后,如发现有子宫破裂征象(子宫轮廓异或有内出血及腹膜刺激症状等),确诊后应及早剖腹手术治疗。

(六)术后处理

(1)填写水囊引产记录表。

(2)给予抗生素预防感染。

(3)放置水囊后可让孕妇在室内自由活动,并鼓励起床,以利宫颈扩张。

(4)告知受术者注意事项。

1)注意外阴清洁卫生。

2)1个月内不宜房事及盆浴。

3)做好避孕指导,1个月后随访。

4)出院后阴道多量出血、腹痛、发热随时就诊。

(聂利芳)

第四节　避孕节育措施的选择

避孕方法知情选择是计划生育优质服务的重要内容,指通过广泛深入宣传、教育、培训和咨询,生育期妇女根据自身特点(包括家庭、身体、婚姻状况等),选择合适的安全有效的避孕方法。以下介绍生育年龄各期避孕方法的选择。

一、新婚期

(一)原则

新婚夫妇年轻,尚未生育,应选择使用方便、不影响生育的避孕方法。

(二)选用方法

复方短效口服避孕药使用方便,避孕效果好,不影响性生活,列为首选。男用阴茎套也是较理想的避孕方法,性生活适应后可选用阴茎套。还可选用外用避孕栓、薄膜等。尚未生育或未曾有人工流产手术者,宫内节育器不作为首选。不适宜用安全期、体外排精及长效避孕药。

二、哺乳期

(一)原则

不影响乳汁质量及婴儿健康。

(二)选用方法

阴茎套是哺乳期选用的最佳避孕方式。也可选用单孕激素制剂长效避孕针或皮下埋植剂,使用方便,不影响乳汁质量。哺乳期放置宫内节育器,操作要轻柔,防止子宫损伤。由于哺乳期阴道较干燥,不适用避孕药膜。哺乳期不宜使用雌、孕激素复合避孕药或避孕针以及安全期避孕。

三、生育后期

(一)原则

选择长效、可逆、安全、可靠的避孕方法,减少非意愿妊娠进行手术带来的痛苦及并发症。

(二)选用方法

各种避孕方法(宫内节育器、皮下埋植剂、复方口服避孕药、避孕针、阴茎套等)均适用,根据个人身体状况进行选择。对某种避孕方法有禁忌证者,则不宜使用此种方法。

四、绝经过渡期

(一)原则

此期仍有排卵可能,应坚持避孕,选择以外用避孕为主的避孕方法。

(二)选用方法

可采用阴茎套。原来使用宫内节育器无不良反应可继续使用,至绝经后半年内取出。绝经过渡期阴道分泌物较少,不宜选择避孕药膜避孕,可选用避孕栓、凝胶剂。不宜选用复方避孕药及安全期避孕。

(聂利芳)

第十九章　妇科常用特殊检查

第一节　生殖道脱落细胞学检查

女性生殖道细胞通常指阴道、子宫颈管、子宫及输卵管的上皮细胞。临床上常通过检查生殖道脱落上皮细胞反映其生理及病理变化。生殖道脱落上皮细胞包括阴道上段、子宫颈阴道部、子宫、输卵管及腹腔的上皮细胞，其中以阴道上段、子宫颈阴道部的上皮细胞为主。阴道上皮细胞受卵巢激素的影响出现周期性变化，妊娠期也有变化。因此，检查生殖道脱落细胞既可反映体内性激素水平，又可协助诊断生殖道不同部位的恶性肿瘤及观察其治疗效果，是一种简便、经济、实用的辅助诊断方法。但生殖道脱落细胞检查找到恶性细胞也只能作为初步筛选，不能定位，需要进一步检查才能确诊；而未找到恶性细胞，也不能完全排除恶性肿瘤可能，需结合其他检查综合考虑。

一、生殖道细胞学检查取材、制片及相关技术

（一）涂片种类及标本采集

采集标本前 24 小时内禁止性生活、阴道检查、阴道灌洗及用药，取标本的用具必须无菌干燥。

1.阴道涂片

主要目的是了解卵巢或胎盘功能。对已婚妇女，一般在阴道侧壁上 1/3 处轻轻刮取黏液及细胞作涂片，避免将深层细胞混入而影响诊断，薄而均匀地涂于玻片上，置 95%乙醇中固定。对无性生活的妇女，阴道分泌物极少，可将消毒棉签先浸湿，然后伸入阴道在其侧壁上 1/3 处轻卷后取出棉签，在玻片上涂片并固定。

2.子宫颈刮片

这是子宫颈癌筛查的重要方法。取材应在子宫颈外口鳞—柱状上皮交接处，以子宫颈外口为圆心，将木质铲形小刮板轻轻刮取一周，避免损伤组织引起出血而影响检查结果。若白带过多，应先用无菌干棉球轻轻擦净黏液，再刮取标本，然后均匀地涂布于玻片上。该法获取细胞数目不全面，制片也较粗劣，故多推荐涂片法。

3.子宫颈刷片

先将子宫颈表面分泌物拭净，将“细胞刷”置于子宫颈管内，达子宫颈外口上方 10mm 左右，在子宫颈管内旋转数圈后取出，旋转“细胞刷”将附着于小刷子上的标本均匀地涂布于玻片

上或洗脱于保存液中。涂片液基细胞学特别是用薄层液基细胞学检查(TCT)所制备单层细胞涂片效果清晰,阅片容易,与常规制片方法比较,改善了样本收集率并使细胞均匀分布在玻片上。此外,该技术一次取样可多次重复制片并可供作高危型 HPV 检测和自动阅片。

4.宫腔吸片

疑宫腔内有恶性病变时,可采用宫腔吸片,较阴道涂片及诊刮阳性率高。选择直径 1～5mm 不同型号塑料管,一端连于干燥消毒的注射器,用大镊子将塑料管另一端送入子宫腔内达宫底部,上下左右转动方向,轻轻抽吸注射器,将吸出物涂片、固定、染色。取出吸管时停止抽吸,以免将子宫颈管内容物吸入。宫腔吸片标本中可能含有输卵管、卵巢或盆腹腔上皮细胞成分。也可用宫腔灌洗法,用注射器将 10mL 无菌 0.9%氯化钠注射液注入宫腔,轻轻抽吸洗涤内膜面,然后收集洗涤液,离心后取沉渣涂片。此法简单,取材效果好,特别适合于绝经后出血妇女,与诊刮效果相比,患者痛苦小,易于接受,但取材不够全面。

(二)染色方法

细胞学染色方法有多种,如巴氏染色法、邵氏染色法及其他改良染色法。常用的为巴氏染色法,该法既可用于检查雌激素水平,也可用于筛查癌细胞。

(三)辅助诊断技术

可采用免疫细胞化学、原位杂交技术、影像分析、流式细胞仪测量及自动筛选或人工智能系统协助诊断。

二、正常生殖道脱落细胞的形态特征

(一)鳞状上皮细胞

阴道和子宫颈阴道部上皮的鳞状上皮相仿,为非角化性分层鳞状上皮。上皮细胞分为底层、中层及表层,其生长与成熟受卵巢雌激素影响。女性一生中不同时期及月经周期中不同时间,各层细胞比例均不相同,细胞由底层向表层逐渐成熟。鳞状细胞的成熟过程是:细胞由小逐渐变大;细胞形态由圆形变舟形、多边形;细胞质染色由蓝染变粉染;细胞质由厚变薄;胞核由大变小,由疏松变致密。

1.底层细胞

相当于组织学的深棘层。又分为内底层细胞和外底层细胞。

(1)内底层细胞:又称生发层,只含一层基底细胞,是鳞状上皮再生的基础。其细胞学表现为:圆形或椭圆形,细胞小,为中性粒细胞的 4～5 倍,巴氏染色细胞质蓝染,核大而圆。内底层细胞不在生育期妇女的正常阴道细胞涂片中出现。

(2)外底层细胞:为 3～7 层细胞。圆形,比内底层细胞大,为中性粒细胞的 8～10 倍,巴氏染色细胞质淡蓝;核为圆形或椭圆形,核浆比例 1∶(2～4)。卵巢功能正常时,涂片中很少出现。

2.中层细胞

相当于组织学的浅棘层,是鳞状上皮中最厚的一层。根据其脱落的层次不同,形态各异。接近底层的细胞呈舟状,接近表层的细胞大小与形状接近表层细胞。细胞质巴氏染色淡蓝,根据储存的糖原多寡，可有多量嗜碱性染色或半透明细胞质。核小，呈圆形或卵圆形，淡染，核浆比例低，约1∶10。

3.表层细胞

相当于组织学的表层。细胞大，为多边形，细胞质薄、透明；细胞质粉染或淡蓝，核小固缩。核固缩是鳞状细胞成熟的最后阶段。表层细胞是生育期年龄妇女子宫颈涂片中最常见的细胞。

（二）柱状上皮细胞

又分为子宫颈黏膜细胞及子宫内膜细胞。

1.子宫颈黏膜细胞

有黏液细胞和带纤毛细胞两种。在子宫颈刮片及刷片中均可找到。黏液细胞呈高柱状或立方状，核在底部，呈圆形或卵圆形，染色质分布均匀，细胞质内有空泡，易分解而留下裸核。带纤毛细胞呈立方形或矮柱状，带有纤毛，核为圆形或卵圆形，位于细胞底部。

2.子宫内膜细胞

较子宫颈黏膜细胞小，细胞为低柱状，为中性粒细胞的1～3倍。核呈圆形，核大小、形状一致，多成堆出现，细胞质少，呈淡灰色或淡红色，边界不清。

（三）非上皮成分

如吞噬细胞、白细胞、淋巴细胞、红细胞等。

三、生殖道脱落细胞在内分泌检查方面的应用

阴道鳞状上皮细胞的成熟程度与体内雌激素水平成正比，雌激素水平越高，阴道上皮细胞分化越成熟。因此，阴道鳞状上皮细胞各层细胞的比例可反映体内雌激素水平。临床上常用4种指数代表体内雌激素水平，即成熟指数、致密核细胞指数、嗜伊红细胞指数和角化指数。

（一）成熟指数（MI）

MI是阴道细胞学卵巢功能检查最常用的一种。计算方法是在低倍显微镜下观察计算300个鳞状上皮细胞，求得各层细胞的百分率，并按底层/中层/表层顺序写出，如底层5、中层60、表层35，MI应写成5/60/35。若底层细胞百分率高称为左移，提示不成熟细胞增多，即雌激素水平下降；若表层细胞百分率高称为右移，表示雌激素水平升高。一般有雌激素影响的涂片，基本上无底层细胞：轻度影响者，表层细胞＜20%；高度影响者，表层细胞＞60%。在卵巢功能低落时则出现底层细胞：轻度低落，底层细胞＜20%；中度低落，底层细胞占20%～40%；高度低落，底层细胞＞40%。

（二）致密核细胞指数（KI）

KI即鳞状上皮细胞中表层致密核细胞的百分率。计算方法为从视野中数100个表层细胞及其中致密核细胞数目，从而计算百分率。例如，其中有40个致密核细胞，则KI为40%。KI越高，表示上皮细胞越成熟。

（三）嗜伊红细胞指数（EI）

EI即鳞状上皮细胞中表层红染细胞的百分率。通常红染表层细胞在雌激素影响下出现，

所以此指数可以反映雌激素水平，指数越高，提示上皮细胞越成熟。

（四）角化指数（CI）

CI是指鳞状上皮细胞中的表层（最成熟的细胞层）嗜伊红性致密核细胞的百分率，用于表示雌激素的水平。

四、阴道涂片在妇科疾病诊断中的应用

（一）闭经

阴道涂片可协助了解卵巢功能状况和雌激素水平。若涂片检查有正常周期性变化，提示闭经原因在子宫及其以下部位，如子宫内膜结核、宫颈或宫腔黏连等；若涂片中中层和底层细胞多，表层细胞极少或无，无周期性变化，提示病变在卵巢，如卵巢早衰；若涂片表现不同程度雌激素低落或持续雌激素轻度影响，提示垂体或以上或其他全身性疾病引起的闭经。

（二）功血

1.无排卵型功血

涂片表现中至高度雌激素影响，但也有较长期处于低至中度雌激素影响。雌激素水平升高时，右移显著；雌激素水平下降时，出现阴道流血。

2.排卵性功血

涂片表现周期性变化，MI明显右移，中期出现高度雌激素影响，EI可达90%左右。但排卵后，细胞堆积和皱褶较差或持续时间短，EI虽有下降但仍偏高。

（三）流产

1.先兆流产

由于黄体功能不足引起的先兆流产表现为EI于早孕期增高，经治疗后EI下降提示好转。若再度EI增高，细胞开始分散，流产可能性大。若先兆流产而涂片正常，表明流产非黄体功能不足引起，用孕激素治疗无效。

2.过期流产

EI升高，出现圆形致密核细胞，细胞分散，舟形细胞少，较大的多边形细胞增多。

（四）生殖道感染性疾病

1.细菌性阴道病

常见的病原体有阴道嗜酸杆菌、球菌、加德纳尔菌和放线菌等。涂片中炎性阴道细胞表现为：细胞核呈豆状，核破碎和核溶解，上皮细胞核周有空晕，胞质内有空泡。

2.衣原体性宫颈炎

涂片上可见化生的细胞胞质内有球菌样物及嗜碱性包涵体，感染细胞肥大多核。

3.病毒性感染

常见的有单纯疱疹病毒Ⅱ型（HSV-Ⅱ）和人乳头瘤病毒（HPV）。

（1）HSV感染：早期表现为：感染细胞的核增大，染色质结构呈“水肿样”退变，染色质变得很细，散布在整个胞核中，呈淡的嗜碱性染色，均匀，有如毛玻璃状，细胞多呈集结状，有许多胞核。晚期可见嗜伊红染色的核内包涵体，周围可见一清亮晕环。

(2)HPV感染:鳞状上皮细胞被HPV感染后具有典型的细胞学改变。在涂片标本中见挖空细胞、不典型角化不全细胞及反应性外底层细胞。典型的挖空细胞表现为上皮细胞内有1～2个增大的核,核周有透亮空晕环或壁致密的透亮区,提示有HPV感染。

五、生殖道脱落细胞在妇科肿瘤诊断上的应用

(一)癌细胞特征

主要表现在细胞核、细胞及细胞间关系的改变。

1.细胞核的改变

表现为核增大,核浆比例失常;核大小不等,形态不规则;核深染且深浅不一;核膜明显增厚、不规则,染色质分布不均,颗粒变粗或凝聚成团;因核分裂异常,可见双核及多核;核畸形,如分叶、出芽、核边内凹等不规则形态;核仁增大变多以及出现畸形裸核。

2.细胞改变

细胞大小不等,形态各异。胞质减少,染色较浓,若变性则内有空泡或出现畸形。

3.细胞间关系改变

癌细胞可单独或成群出现,排列紊乱。早期癌涂片背景干净清晰,晚期癌涂片背景较脏,见成片坏死细胞、红细胞及白细胞等。

(二)宫颈/阴道细胞学诊断的报告形式

主要为分级诊断及描述性诊断两种。目前我国多数医院仍采用分级诊断,临床常用巴氏5级分类法。

1.巴氏分类法

(1)其阴道细胞学诊断标准。

1)巴氏Ⅰ级:正常。为正常阴道细胞涂片。

2)巴氏Ⅱ级:炎症。细胞核普遍增大,淡染或有双核,也可见核周晕或胞质内空泡。一般属良性改变或炎症。临床分为ⅡA及ⅡB。ⅡB是指个别细胞核异质明显,但又不支持恶性;其余为ⅡA。

3)巴氏Ⅲ级:可疑癌。主要是核异质,表现为核大深染,核形不规则或双核。对不典型细胞,性质尚难肯定。

4)巴氏Ⅳ级:高度可疑癌。细胞有恶性特征,但在涂片中恶性细胞较少。

5)巴氏Ⅴ级:癌。具有典型的多量癌细胞。

(2)巴氏分级法的缺点。

1)以级别来表示细胞学改变的程度易造成假象,似乎每个级别之间有严格的区别,使临床医生仅根据分类级别来处理患者,实际上Ⅰ、Ⅱ、Ⅲ、Ⅳ级之间的区别并无严格的客观标准,主观因素较多。

2)对癌前病变也无明确规定,可疑癌是指可疑浸润癌还是CIN不明确,不典型细胞全部作为良性细胞学改变也欠妥,因为偶然也见到CINⅠ伴微小浸润癌的病例。

3)未能与组织病理学诊断名词相对应,也未包括非癌的诊断。因此,巴氏分级法正逐步被

新的分类法所取代。

2.TBS分类法及其描述性诊断内容

为了使妇科生殖道细胞学的诊断报告与组织病理学术语一致，使细胞学报告与临床处理密切结合，美国制定宫颈/阴道细胞学TBS命名系统。国际癌症协会对宫颈/阴道细胞学的诊断报告正式采用了TBS分类法。TBS分类法改良了以下三方面：将涂片制作的质量作为细胞学检查结果报告的一部分，对病变的必要描述，给予细胞病理学诊断并提出治疗建议。这些改良加强了细胞病理学医师与妇科医师间的沟通。TBS描述性诊断报告主要包括以下内容。

(1)感染。

1)原虫：滴虫或阿米巴原虫阴道炎。

2)细菌：①球杆菌占优势，发现线索细胞，提示细菌性阴道炎；②杆菌形态提示放线菌感染；③衣原体感染，形态提示衣原体感染，建议临床进一步证实；④其他。

3)真菌：①形态提示念珠菌感染；②形态提示纤毛菌(真菌样菌)；③其他。

4)病毒：①形态提示疱疹病毒感染；②形态提示巨细胞病毒感染；③形态提示HPV感染(HPV感染包括鳞状上皮轻度不典型增生，应建议临床进一步证实)；④其他。

5)其他。

(2)反应性细胞的改变：①细胞对炎症的反应性改变(包括化生细胞)；②细胞对损伤(包括活组织检查、激光、冷冻和电灼治疗等)的反应性改变；③细胞对放疗和化疗的反应性改变；④宫内节育器(IUD)引起上皮细胞的反应性改变；⑤萎缩性阴道炎；⑥激素治疗的反应性改变；⑦其他。前3种情况下也可出现修复细胞或不典型修复细胞。

(3)鳞状上皮细胞异常：①不明确诊断意义的不典型鳞状上皮细胞(ASCUS)；②低级别鳞状上皮内病变(LSIL)，宫颈上皮内瘤变(CIN)Ⅰ级；③高级别鳞状上皮内病变，包括CINⅡ，CINⅢ及原位癌；④鳞状细胞癌若能明确组织类型，则按角化型鳞癌、非角化型鳞癌、小细胞型鳞癌来报告。

(4)腺上皮细胞异常：①子宫内膜细胞团—基质球；②子宫内膜基质细胞；③未明确诊断意义的不典型宫颈管柱状上皮细胞；④宫颈管柱状上皮细胞轻度不典型增生；⑤宫颈管柱状上皮细胞重度不典型增生；⑥可疑腺癌细胞；⑦腺癌细胞(高分子腺癌或低分化腺癌)。若可能，则判断来源：颈管、子宫内膜或子宫外。

(5)不能分类的癌细胞。

(6)其他恶性肿瘤细胞。

(7)激素水平的评估(阴道涂片)。

TBS报告方式中提出了一个重要概念——不明确诊断意义的不典型鳞状上皮细胞(ASCUS)，即既不能诊断为感染、炎症、反应性改变，也不能诊断为癌前病变和恶变的鳞状上皮细胞。ASCUS包括不典型化生细胞、不典型修复细胞、与萎缩有关的不典型鳞状上皮细胞、角化不良细胞以及诊断HPV证据不足，又不除外者。ASCUS术语因不同的细胞病理学家可能标准也不够一致，但其诊断比例不应超过低度鳞状上皮内病变的2～3倍。TBS报告方式要求诊断ASCUS，指出可能为炎症等反应性或可能为癌前病变，并同时提出建议。若与炎症、刺激、宫内节育器等反应性有关者，应于3～6个月复查；若可能有癌前病变或癌存在，但异常细胞程度不够诊断标准者，应行阴道镜活检。

（三）PAPNET 电脑涂片系统

近年来，PAPNET 电脑涂片系统，即计算机辅助细胞检测系统（CCT），在子宫颈癌早期诊断中得到广泛应用。PAPNET 电脑涂片系统装置包括 3 部分，即自动涂片系统、存储识别系统和打印系统，是利用电脑及神经网络软件对涂片进行自动扫描、读片、自动筛查，最后由细胞学专职人员作出最后诊断的一种新技术，其原理是基于神经网络系统在自动细胞学检测这一领域的运用。

PAPNET 可通过经验来鉴别正常与不正常的巴氏涂片。具体步骤为：在检测中心，经过上机处理的细胞涂片每百张装入片盒送入计算机房；计算机先将涂片分为 3 000～5 000 个区域不等，再对涂片上 30 万～50 万个细胞按区域进行扫描，最后筛选出 128 个最可疑细胞通过数字照相机进行自动对焦录制到光盘上，整个过程需 8～10 分钟；然后将光盘送往中间细胞室，经过一套与检测中心配套的专业高分辨率解像设备，由细胞学家复验。如有异议或不明确图像，可在显示器帮助下，显微镜自动找到所需观察位置，细胞学家再用肉眼观察核实。最后，采用 TBS 分类法做出诊断报告及治疗意见，并附有阳性图片供临床医生参考。PAPNET 方法具有高度敏感性和准确性，并能克服直接显微镜下读片因视觉疲劳造成的漏诊，省时省力，适用于大量人工涂片检测的筛选工作。

（贾海梅）

第二节　宫颈脱落细胞人乳头瘤病毒监测

流行病学和分子生物学资料表明，人乳头瘤病毒（HPV）感染能够引起子宫颈上皮内病变及子宫颈癌的发生，高危型别 HPV 的持续感染是促使子宫颈癌发生的最主要因素。因此，HPV 感染的早期发现、准确分型和病毒定量对于子宫颈癌防治具有重要意义，将 HPV 检测作为子宫颈癌及其癌前病变的常规筛查手段已逐渐在临床推广。

一、HPV 的生理特性

HPV 属于乳头多瘤空泡病毒科乳头瘤病毒属，是一种环状双链 DNA 病毒，其核心由 7 800～7 900 个碱基对以共价键组成含有遗传信息的闭合环状双链 DNA，外为 72 个壳粒包绕，形成对称的 20 面体。病毒无外包膜，直径约 55nm，分子量约为 5.4kD。

HPV 有多种基因型，不同基因型的 HPV 感染可导致不同临床病变。根据生物学特征和致癌潜能，HPV 被分为高危型和低危型。高危型如 HPV16、18、31、33、35、39、45、51、52、56、58、59、66、68 等与癌及癌前病变相关，低危型如 HPV6、11、42、43、44 等主要与轻度鳞状上皮内病变和泌尿生殖系统疣、复发性呼吸道息肉相关。HPV 的型别与子宫颈癌的病理类型相关：子宫颈鳞癌中 HPV16 感染率约为 56%，而子宫颈腺癌中 HPV18 感染率约为 56%。HPV 的型别有一定地域差异性，HPV52、58 在中国及东亚妇女中检出率较高。

HPV 具有高度的宿主特异性，主要感染人体特异部位皮肤、黏膜的复层鳞状上皮，性接触为其主要的传染途径，其他途径如接触传播或母婴直接传播不能排除。性活跃妇女的HPV感染率最高，感染的高峰年龄在18～28岁，但大部分妇女的HPV感染期比较短，一般在8～10个月便可自行消失，有10%～15%的35岁以上的妇女呈持续感染状态。这种持续感染HPV的妇女，患子宫颈癌的风险升高。在妇女的一生中，可反复感染HPV，也可同时感染多种不同型别的HPV。

二、HPV感染与子宫颈癌及其癌前病变的关系

几乎所有流行病学资料结合实验室的数据都强有力地支持高危型HPV持续感染是子宫颈癌发生的必需条件：①99.7%的子宫颈癌中都能发现高危型HPV感染，高度病变（HSIL）中约97%为阳性，低度病变（LSIL）中的阳性率亦达61.4%；②实验动物和组织标本研究表明，HPV-DNA检测的滴度与子宫颈癌病变程度成正相关；③HPV感染与子宫颈癌的发生有时序关系，从感染开始至发展为子宫颈癌的时间间隔10～15年，符合生物学致病机制。

三、HPV检测方法

大部分HPV感染无临床症状或为亚临床感染，只能通过HPV检测得知。临床上用于检测HPV的方法包括细胞学方法、免疫组化、原位杂交、斑点杂交、核酸印迹和PCR等。

（一）传统检测方法

主要通过形态学和免疫学方法对HPV进行检测，其特异度和灵敏度均不够理想，存在较高的假阳性率和假阴性率，且不便于对HPV进行分型，目前应用较少。

（二）PCR检测HPV-DNA

此类方法可检测核酸杂交阳性标本中的HPV-DNA片段，灵敏度高。包括常规PCR、实时荧光定量PCR（QF-PCR）、PCR-ELISA检测及PCR结合反向点杂交技术检测等。不仅可以对HPV阳性感染进行确诊，还可以进行HPV的分型。其缺陷在于它的高灵敏性，易因样品的交叉污染而导致假阳性结果。

（三）杂交捕获检测HPV-DNA

此类方法有较好的特异度和敏感度，可以进行HPV分型，各种核酸杂交检测方法有一定的优缺点。

1.核酸印迹原位杂交

适用于HPV分型和HPV DNA分子量鉴定，虽然灵敏度高，但因操作复杂，需要新鲜组织标本，不便在临床大规模使用。

2.斑点印迹

其敏感度和特异度均低于核酸印迹原位杂交法，虽然经济实用，但实验过程存在有放射性污染，为环保所不能轻视的问题。

3.杂交捕获法

杂交捕获法是目前临床使用的一种检测HPV-DNA的非放射性技术。基本原理是应用高效的液相RNA-DNA杂交方法捕获样品中的HPV-DNA。采用碱性磷酸酶标记抗RNA：

DNA 抗体—化学发光信号显示系统。

（四）转录介导的扩增（TMA）

检测 HPV 是一种通过 RNA 转录（RNA 聚合酶）和 DNA 合成（逆转录酶），从靶核酸产生 RNA 扩增子的靶核酸扩增方法，既可扩增 RNA 也可扩增 DNA。分为定性检测的终点 TMA 和定量检测的实时 TMA。

（五）病理组织学检查结合原位杂交技术

应用组织或细胞在病理切片上和分子探针进行 HPV-DNA 杂交，既可观察组织学形态变化，也可对 HPV 进行分型检测，是较理想的病理学检测及研究方法。目前国内尚缺乏稳定的探针且操作较复杂，不适于大规模筛查。

目前美国食品药品监督管理局（FDA）已批准 4 种 HPV 检测技术：①Hybrid Capture 2（HC-2）；②Cervista HPV；③Cobas HPV；④Aptima HPV。前 3 种为病毒 DNA 检测，第 4 种是病毒 mRNA 检测。国家食品药品监督管理局批准的 HPV 检测技术达数十种，但绝大多数有待临床试验验证。

四、HPV 检测的适用对象

世界卫生组织指南《子宫颈癌前病变筛查与管理》对检查对象和检查间隔给出建议。

（一）接受检查对象

HPV 感染普遍存在于性活跃的年轻妇女，且多为一过性感染。由于 25 岁以上妇女罹患宫颈癌的风险较高，WHO 推荐只对 30 岁以上妇女进行高危型 HPV 检查，对 30～49 岁妇女优先进行筛查。

（二）筛查间隔

（1）对于 HPV 检查阴性的妇女，筛查间隔时间 3～5 年。

（2）对于 HPV 检查阳性的妇女，进一步接受醋酸着色肉眼观察试验（VIA）或阴道镜检查，阳性者确定治疗方法。已接受宫颈病变治疗的妇女，可在 1 年后进行随访复查。

（3）对于 HPV 检查阳性，而 VIA 试验阴性者或阴道镜检查阴性者，3 年内重新筛查。

五、检查注意事项

（1）月经正常的妇女，月经来潮后 10～18 日为最佳检查时间。

（2）检查前 48 小时内不要冲洗阴道或上药，禁止性交。

六、HPV 检测的临床意义

检测高危型 HPV 感染是早期发现子宫颈癌及其癌前病变的重要措施之一。

（一）高危型 HPV 检测是初筛子宫颈癌的重要方法

《世界卫生组织（WHO）指南：子宫颈癌前病变筛查与管理》建议："采用 HPV 检测或 HPV 检测＋VIA 均可作为进行宫颈癌初筛的方法；采用 HPV 检测进行宫颈癌初筛优于 VIA 初筛，优于细胞学＋阴道镜检查。"高危型 HPV 检测对宫颈上皮病变的阴性预测值可达

99.7%,如果将高危型 HPV 检测与宫颈细胞学筛查联合应用,宫颈上皮病变的阴性预测值可达 100%,即 HPV DNA 和宫颈细胞学检查均阴性者,子宫颈癌发病的风险几乎为零。

(二)高危型 HPV 基因型分型检测可以预测子宫颈癌风险

感染 HPV-16 或 HPV-18 的 ASCUS 或 LSIL 患者发展为 CINⅢ的概率显著高于其他 HPV 型。对 30 岁以上妇女 HPV-16 或 HPV-18 阳性,而细胞学改变阴性感染者,坚持定期随访,是及早发现子宫颈癌的重要措施。

(三)高危型 HPV 检测结果可以分流子宫颈癌初筛患者

高危型 HPV 检测阳性的 ASCUS 或 LSIL 患者需要进一步进行阴道镜检查及活检,对 HPV DNA 检测为阴性患者进行严密随诊,减少过度诊断和治疗。

(四)HPV 检测监测宫颈病变手术效果

宫颈锥切术后 6～12 个月 HPV 转阴,提示病灶切除较彻底;继续阳性,提示病灶留有残余或复发。

(贾海梅)

第三节 妇科肿瘤标志物检查

肿瘤标志物是存在于组织、血液、体液或排泄物中由肿瘤细胞异常表达增高的蛋白质或生物活性物质。通过检测这些物质,有助于肿瘤诊断及疗效观察。由于肿瘤标志物检测方法有多种,各方法间的标准界定值与计算方法略有差异,本节正常界定值仅供参考。

一、糖蛋白类标志物

(一)癌抗原 125

1.临床应用

CA125 是应用最广泛的卵巢上皮性肿瘤标志物,卵巢浆液性腺癌阳性表达准确率可达 80%以上,是鉴别盆腔肿物、监测卵巢癌治疗后病情进展和判断预后的良好指标。①CA125 水平高低可反映肿瘤大小,但当肿瘤直径小于 1cm 时,血浆 CA125 可以在正常水平。②手术和化疗后可使血清 CA125 水平迅速下降。治疗有效时,CA125 水平下降 30qo 以上或在 3 个月内降至正常。治疗后血浆 CA125 持续高水平提示术后有肿瘤残留。③经治疗后 CA125 水平持续升高或一度降至正常水平随后再次升高,提示肿瘤复发或转移。一般认为,持续 CA125>35U/mL,在 2～4 个月内肿瘤复发率达 90%以上。④患有输卵管腺癌、子宫内膜癌、子宫颈癌时,患者 CA125 水平也会升高。对腺癌复发的诊断敏感性达 60%～80%;当血清 CA125>40U/mL 时,肿瘤侵及子宫浆肌层的可能性达 90%。⑤子宫内膜异位症患者血 CA125 水平增高,但很少超过 200U/mL。

2.检测方法

临床上通常采用放射免疫测定方法(RIA)或酶联免疫测定法(ELISA》检测患者血清 CA125,血清检测阈值为 35U/mL。现有标准试剂盒可用于检测。

（二）NB/70K

1.临床应用

约50%的早期卵巢癌患者NB/70K阳性；对卵巢上皮性肿瘤敏感性达70%；卵巢黏液性囊腺癌也可呈阳性。NB/70K与CA125互补检测，可提高肿瘤检出率，特别对卵巢癌患者早期诊断有益。

2.检测方法

测定多选用单克隆抗体进行放射免疫测定方法（RIA），正常血清检测阈值为50AU/mL。

（三）糖链抗原199（CA199）

1.临床应用

约50%的卵巢上皮性肿瘤有CA199阳性表达；卵巢黏液性腺癌阳性表达率可达76%；浆液性肿瘤为27%。子宫内膜癌及子宫颈管腺癌也可阳性。

2.检测方法

采用单抗或双抗固相放射免疫分析（IRMA）法和ELISA法，95%健康人血清CA199上限为2.7×10^4U/L，99%范围上限为3.7×10^4U/L。

（四）鳞状细胞癌抗原（SCCA）

1.临床应用

70%以上的子宫颈鳞癌患者血清SCCA水平升高。血浆SCCA水平与子宫颈鳞癌病情进展及临床分期有关，肿瘤侵及淋巴结时，SCCA显著升高，治疗后，SCCA水平持续下降。若化疗后SCCA持续上升，提示肿瘤对此化疗方案不敏感。SCCA升高提示肿瘤复发，对复发癌有很好的监测作用。SCCA水平升高早于影像学发现。另外，外阴及阴道的鳞状上皮细胞癌敏感性为40%～50%。

2.检测方法

通常采用RIA和ELIS或化学发光方法检测血清或血浆SCCA，血浆SCCA正常阈值为1.5μg/L。

（五）人附睾蛋白4（HE4）

1.临床应用

HE4在正常卵巢无表达，在子宫内膜中度表达。分泌型HE4在卵巢癌患者血清中呈高水平表达。表达HE4的早期卵巢癌，治疗效果相对较好；表达HE4的晚期卵巢癌预后极差。HE4作为诊断卵巢癌独立肿瘤标志物，其灵敏度72.9%，特异度为95%。HE4联合CA125检测对卵巢癌有更准确的预测性，灵敏度可达92.9%，特异度达95%。HE4联合CA125对上皮性卵巢癌早期诊断、病情监测和术后复发监测及与良性肿瘤鉴别有非常高的临床价值。

HE4对子宫内膜癌的诊断也有一定的敏感性，其测定值与子宫内膜癌的分期程度密切相关。

2.检测方法

可采用ELISA法或电化学发光法进行检测。这两种方法都有标准试剂盒可用，血清阈值为150pmol/L。

（六）血清 CA724

1.临床应用

卵巢癌时 CA724 异常升高。CA724 与 CA125 联合检测诊断原发性及复发性卵巢肿瘤，特异性可达 100%。

2.检测方法

可采用 ELISA 法或电化学发光法进行检测，血清阈值为 150pmol/L。

二、胚胎性抗原类标志物

（一）甲胎蛋白（AFP）

1.临床应用

卵巢的生殖细胞肿瘤可以分泌 AFP，使血清 AFP 水平明显升高。卵黄囊瘤（内胚窦瘤）患者血浆 AFP 水平常 > 1 000μg/L，卵巢胚胎性癌和未成熟畸胎瘤血浆 AFP 水平也可升高，部分也可 > 1 000μg/L。经手术或化疗后，血浆 AFP 转阴或消失。若血浆 AFP 转阴后又升高，即使临床上无症状，也可能有隐性复发或转移，应严密随访，及时治疗。AFP 对卵巢恶性生殖细胞肿瘤尤其是内胚窦瘤的诊断及监视有较高价值。

2.检测方法

通常采用 RIA 或 ELISA 检测甲胎蛋白，血清正常值为 < 20μg/L。

（二）癌胚抗原（CEA）

1.临床应用

癌胚抗原在子宫颈癌、子宫内膜癌、卵巢上皮性癌、阴道癌等有阳性表达。卵巢黏液性腺癌 CEA 阳性率最高，可达 100%；其次为 Brenner 瘤；子宫内膜样癌及透明细胞癌 CEA 也有相当程度的阳性率；浆液性肿瘤阳性率相对较低。高水平的 CEA 表达主要见于卵巢黏液性低分化癌和宫颈黏液性腺癌。血浆 CEA 水平持续升高的患者常发展为复发性卵巢肿瘤，且生存时间短。借助 CEA 测定手段，动态监测跟踪各种妇科肿瘤的病情变化和观察治疗效果有较高临床价值，但对肿瘤早期诊断作用不大。

2.检测方法

常采用 RIA 或 ELISA 检测 CEA。不同的检测方法，其血浆正常阈值也不同，但一般 < 2.5μg/L。一般认为，当 CEA > 5μg/L 时，可视为异常。

（三）人绒毛膜促性腺激素（hCG）

1.临床应用

健康非孕妇女血 hCG < 25U/L。

（1）患妊娠滋养细胞疾病时，血 hCG 浓度多在 100 000U/L 以上。滋养层细胞肿瘤手术 3 周后，尿 hCG 应 < 50U/L；术后 8～12 周，呈阴性。如术后血 hCG 不降或降后再升，提示可能有残留或复发。

（2）患胚胎癌、卵巢混合性生殖细胞肿瘤时，血 hCG 也大幅度升高。血 hCG 浓度与肿瘤细胞数量有很好的相关性，对滋养细胞疾病、胚胎癌和卵巢混合性生殖细胞肿瘤有特别的诊断价值。

2.检测方法

一般使用血清进行检测。检测方法:①胶乳凝集抑制试验和血凝抑制试验;②放射免疫试验(RIA);③酶联免疫吸附试验(ELISA);④单克隆抗体胶体金试验。

三、雌、孕激素受体

(一)临床应用

卵巢恶性肿瘤组织的ER和PR含量和阳性率均低于正常组织,ER和PR均呈阳性表达的卵巢恶性肿瘤患者平均存活时间长于ER和PR均呈阴性表达的患者。ER和PR阳性子宫内膜癌患者生存状况得到改善;在高级别浆液性癌,ER和PR表达水平越低,肿瘤分化程度越低,恶性程度越高,易发生肌层浸润及淋巴结转移。ERα的过表达可能是乳腺癌和卵巢恶性肿瘤的标志物。ER和PR水平是临床选择内分泌治疗的依据,确定子宫内膜癌、卵巢癌分化程度的指标。

(二)检测方法

目前临床上还没有用于检测血清受体水平的方法。可测定组织匀浆ER和PR或对组织切片进行免疫组化染色进行定性检测。

四、妇科肿瘤相关的癌基因和肿瘤抑制基因

(一)Myc基因

Myc基因属于原癌基因,其核苷酸编码含有DNA结合蛋白的基因组分,参与细胞增殖、分化及凋亡的调控,特别在细胞周期G_0期过渡到G_1期的调控过程,所以认为Myc基因是细胞周期的正性调节基因。Myc基因的改变往往是扩增或重排所致。在卵巢恶性肿瘤、子宫颈癌和子宫内膜癌等妇科恶性肿瘤可发现有Myc基因的异常表达。Myc基因的过度表达在卵巢肿瘤患者中约占20%,多发生在浆液性肿瘤。而30%的子宫颈癌有Myc基因过度表达,表达量可高于正常2~40倍,其表达与子宫颈鳞癌分化以及淋巴结转移有关。c-myc表达上调不仅具有预测子宫颈鳞癌化疗疗效的作用,还可作为子宫颈鳞癌预后的判断指标,其异常扩增意味着患者预后极差。

(二)ras基因

作为原癌基因类的ras基因家族(N-ras、K-ras和H-ras)对某些动物和人类恶性肿瘤的发生、发展起重要作用。ras基因家族编码的蛋白质均为P21蛋白,其一级结构除了羧基末端的20个氨基酸残基外约有85%的同源性,各种亚型的P21蛋白功能亦不同。正常ras信号传导系统包括:ras活化、P21蛋白生成及信号传导、ras下游效应分子RAF-1进一步活化传递信息以调控细胞正常的生长和分化。突变活化后的P21蛋白通过信号传导途径传递连续促有丝分裂的刺激信号,导致细胞增生失控和癌变。ras途径同时又是多种信号途径会合点之一,近年对激素受体的研究发现激素信号系统和ras的信号通路存在相互作用,因而ras在人类激素依赖性肿瘤发生发展中亦起重要作用。有研究表明,20%~35.5%卵巢恶性肿瘤有K-ras基

因的突变，其中多见于浆液性肿瘤，K-ras 的过度表达往往提示病情已进入晚期或有淋巴结转移。因此认为，K-ras 可以作为判断卵巢恶性肿瘤患者预后的指标之一。近年发现，K-ras 基因突变主要存在于卵巢低级别浆液性癌和交界性肿瘤，而与卵巢高级别浆液性癌关系不大。子宫颈癌 ras 基因异常发生率为 40%～100%，在 ras 基因异常的子宫颈癌患者中，70%患者同时伴有 myc 基因的扩增或过度表达。提示这两种基因共同影响子宫颈癌的预后。子宫内膜癌中 K-ras 基因的突变率为 19%～46%，K-ras 基因的突变往往发生于Ⅰ型子宫内膜癌。子宫内膜癌中 K-ras 基因的表达与其组织学分级及临床分期有关。组织学分级越差，K-ras 癌基因的阳性表达率越高；临床分期越晚，K-ras 癌基因的阳性表达率越高。

（三）p53 基因

p53 基因是研究最为广泛的人类肿瘤抑制基因。p53 编码 p53 蛋白，是一种转化因子蛋白，涉及 DNA 修复、细胞周期调节和凋亡。p53 蛋白与 DNA 多聚酶结合，可使复制起始复合物失活，此外，p53 蛋白含有一段转录活性氨基酸残基，可将肿瘤的抑制效应通过激活其他抑制基因得以表现。p53 基因的异常包括点突变、等位片段丢失、重排及缺乏等方式。这些变化使其丧失与 DNA 多聚酶结合的能力，DNA 受损后，由于 p53 缺陷，使细胞不能从过度复制状态解脱出来，更不能得以修复改变，进而导致恶性肿瘤细胞过度增殖。50%～96%卵巢恶性肿瘤有 p53 基因的缺陷，在各期卵巢恶性肿瘤中均发现有 p53 异常突变，这种突变在晚期患者中远远高于早期患者，提示预后不良。近年发现，p53 突变主要存在于卵巢高级别浆液性癌，而与低级别浆液性癌关系不大。已知 p53 与细胞 DNA 损伤修复及导向凋亡有关。当 HPV 基因产物 E6 与 p53 蛋白结合后能使后者迅速失活，这在病毒类癌基因表达的子宫颈癌尤为明显。在子宫内膜癌患者中，20%样本有 p53 的过度表达。p53 突变导致该基因的过度表达，这种异常过度表达往往与子宫内膜癌临床分期、组织分级、肌层侵蚀度密切相关。

（四）BRCA1/BRCA2 基因

BRCA1 和 BRCA2 均为抑癌基因，在 DNA 损伤后同源重组修复、细胞周期调控、基因转录、细胞凋亡等方面具有重要作用，BRCA 基因变异或缺失后抑制肿瘤发生发展的功能受到影响，导致癌细胞大量繁殖。5%～10%的卵巢癌发生与遗传性基因突变相关，65%～85%的遗传性卵巢癌为 BRCA 胚系突变。因此，BRCA1/BRCA2 基因诊断对于遗传性卵巢癌的防治有着非常重大的意义。携带 BRCA1 或 BRCA2 基因胚系突变妇女的卵巢癌的终身发病风险分别为 39%～46%和 12%～20%，因此推荐确定有 BRCA 突变者在完成生育后可实施降低卵巢癌风险的预防性双附件切除。另外，聚腺苷二磷酸核糖聚合酶（PARP）通过碱基切除来修复 DNA 单链的损伤，是一种 DNA 修复酶，其抑制剂对治疗 BRCA 基因突变的卵巢癌具有很重要的意义。具体机制为：PARP 负责碱基切除修复，可以修复 DNA 单链，如果 PARP 被抑制，单链修复不能完成，会启动 BRCA1/2 的同源重组双链修复，若 BRCAl/2 也失活突变，则细胞出现致死现象。PARP 抑制剂目前有 olaparib、veliparib、ru-caparib、iniparib、niraparib，其中奥拉帕尼在晚期卵巢癌的研究取得令人鼓舞的成果，成为首个被 FDA 批准的单药治疗既往接受过三线以上化疗的 BRCA 突变晚期卵巢癌患者的药物。

（五）HER2 基因

人表皮生长因子受体 2（HER2）也被称为 HER2/neu、ERBB2、CD340，是表皮生长因子受体家族的一个成员，具有酪氨酸激酶活性，受体的聚合作用会导致受体酪氨酸残基的磷酸化，并启动导致细胞增殖和肿瘤发生的多种信号通路。HER2 的过度表达可见于卵巢癌、子宫内膜癌等疾病。在上皮性卵巢癌中 HER2 过表达较 HER2 低表达或不表达的患者总生存期更短，且 HER2 的表达与卵巢癌对铂类化疗敏感性相关。按照分子机制，靶向 HER2 的药物主要分三大类：第一类是单克隆抗体，第二类是小分子酪氨酸激酶抑制剂，第三类是单克隆抗体和化疗药物的偶联体。单克隆抗体代表药物包括曲妥珠单抗和帕妥珠单抗，它们通过自身结合 HER2 而阻止其他受体在 HER2 上的附着，从而减缓癌细胞的生长。

（六）血管内皮生长因子

血管内皮生长因子（VEGF）是血管内皮细胞特异性的肝素结合生长因子，可在体内诱导血管形成。肿瘤的生长、侵袭及转移必须依靠新生血管提供营养物质和氧气支持，抑制 VEGF 通路可阻止初始肿瘤细胞生长和转移；VEGF 还可提高血管通透性，有利于肿瘤细胞进入新生血管，促进肿瘤转移。贝伐单抗（BEV）是一种重组人源化单克隆 IgGl 抗体，与 VEGF 靶向结合，阻断 VEGF 通路，阻止新生血管的形成，减少肿瘤的营养供给，从而抑制肿瘤的生长和转移。NCCN 指南不仅在卵巢癌的初治方案，更在复发治疗方案中推荐贝伐单抗与紫杉醇和铂类药物联合治疗。

（七）PTEN 基因

PTEN 又名 MMAC1，是克隆出的一个抑癌基因，PTEN 在子宫内膜癌中突变率最高，子宫内膜癌也是至今发现的 PTEN 基因突变最高的肿瘤。PTEN 通过使 PIP3 去磷酸化，达到阻止细胞生长和促进细胞凋亡的目的。PTEN 可下调 FAK 的酪氨酸磷酸化水平抑制 FAK 的功能，进一步影响整合素介导的细胞扩散和局灶黏附的形成，从而抑制细胞的转移和侵袭；还可抑制整合素介导的丝裂原活化蛋白激酶（MAPK）通路中的细胞外信号调节激酶（ERK）活化，抑制了 MAPK 途径，即抑制 C-ras 依赖的细胞生长与转化。PTEN 突变或缺失导致磷酸酶活性丧失，失去了对细胞增殖的负调控作用，诱导细胞持续增殖、恶性转化，促进肿瘤的形成。许多研究表明，PTEN 突变是Ⅰ型子宫内膜癌的早期分子事件，但 PTEN 基因表达是否与子宫内膜癌的分化程度、临床分期、病理类型、肌层浸润及淋巴结转移有关，有着不同的研究结果，目前还存在分歧。

（八）MMR 基因

DNA 错配修复（MMR）基因有消除 DNA 复制错误（RER）以及微卫星不稳定性（MSI）的功能。微卫星不稳定性可导致原癌基因的激活和抑癌基因的失活，从而导致癌变。由 MMR 基因突变引起的对结直肠癌及某些其他癌症（如子宫内膜癌、胃癌）的遗传易感性称为林奇综合征，又称遗传性非息肉病性结直肠癌，是一种常染色体显性遗传病。林奇综合征患者结直肠癌终身发病率为 40%～80%，子宫内膜癌终身发病率为 40%～60%，卵巢癌为 9%～12%，其中子宫内膜癌是林奇综合征最常见的肠外肿瘤，这类子宫内膜癌称为林奇综合征相关性子宫内膜癌，占子宫内膜癌患者中的 2%～6%。

（九）hTERC 基因

hTERC 定位在 3 号染色体长臂，其编码的端粒酶核糖核酸为端粒酶的重要组成成分。端粒酶是一种具有逆转录活性的、依赖 RNA 的 DNA 聚合酶，将自身 RNA 作为模板，通过向端粒末端添加序列(TTAGGG)的方式维持端粒的长度,从而使细胞能够持续复制。85%～95%的人类恶性肿瘤细胞均有一定程度的端粒酶活性,而人体正常细胞几乎没有此活性,因而肿瘤细胞具有十分强大的自我复制能力。hTERC基因在各级宫颈病变中均有一定程度的表达,hTERC基因的阳性率随宫颈病变的分级而有上升趋势,且表达水平与子宫颈癌的分级、分期及淋巴转移呈正相关,提示hTERC基因在调控端粒酶活性及促使宫颈肿瘤发生、发展中发挥了非常关键的作用。

(十)PD-1

程序性细胞死亡蛋白-1(PD-1)的编码基因被首次检测到。PD-1属于免疫球蛋白超家族B7-CD28协同刺激分子的关键成员,主要表达于活化的T细胞、B细胞、自然杀伤细胞、单核细胞以及间充质干细胞,参与自身免疫、肿瘤免疫的调节过程。PD-1与其配体(PD-L1和PD-12)结合后的复合物能下调抗原刺激的淋巴细胞增殖及细胞因子的产生,最终导致淋巴细胞“耗尽”以及诱导免疫耐受,抗PD-1及其配体的抗体可以逆转机体的免疫抑制,从而激活免疫细胞发挥抗肿瘤作用。PD-1/PD-L1在多种妇科恶性肿瘤细胞中过表达,其中子宫内膜癌患者中,PD-1表达率高达75.2%,PD-L1表达率25.2%。研究认为,PD-1抑制剂治疗MMR基因缺陷型子宫内膜癌很有价值。目前,靶向PD-1单克隆抗体类药物的研发是肿瘤治疗领域的研究热点。

(聂利芳)

第四节　女性生殖器官活组织检查

活组织检查是指在机体的可疑病变部位或病变部位取出少量组织进行冰冻或常规病理检查,简称为活检。在多数情况下,活检结果可以作为最可靠的术前诊断依据,是诊断的金标准。妇科常用的活组织检查主要包括外阴活检、阴道活检、子宫颈活检、子宫内膜活检、诊断性子宫颈锥形切除及诊断性刮宫。

一、外阴活组织检查

(一)适应证

(1)外阴部赘生物或溃疡需明确病变性质,尤其是需排除恶变者。

(2)外阴色素减退性疾病需明确其类型或排除恶变。

(3)疑为外阴结核、外阴尖锐湿疣及外阴阿米巴病等外阴特异性感染需明确诊断者。

(4)外阴局部淋巴结肿大原因不明。

(二)禁忌证

(1)外阴急性炎症,尤其是化脓性炎。

(2)疑为恶性黑色素瘤。

(3)疑为恶性滋养细胞疾病外阴转移。

(4)月经期。

（三）方法

患者取膀胱截石位，常规外阴消毒，铺无菌孔巾，准备活检区域组织可用0.5%利多卡因做局部浸润麻醉。根据需要选取活检部位，以刀片或剪刀剪取或切取适当大小的组织块，有蒂的赘生物可以剪刀自蒂部剪下，小赘生物也可以活检钳钳取。一般只需局部压迫止血，出血多者可电凝止血或缝扎止血。标本根据需要做冰冻切片检查或以4%甲醛或95%乙醇固定后做常规组织病理检查。

（四）注意事项

（1）所取组织须有足够大小，一般要求须达到直径5mm以上。

（2）表面有坏死溃疡的病灶，取材须达到足够深度以达到新鲜有活性的组织。

（3）有时需做多点活检。

（4）所取组织最好包含部分正常组织，即在病变组织与正常组织交界处活检。

二、阴道活组织检查

（一）适应证

（1）阴道壁赘生物或溃疡需明确病变性质。

（2）疑为阴道尖锐湿疣等特异性感染需明确诊断。

（3）阴道镜诊断为高级别病变。

（二）禁忌证

（1）急性、亚急性生殖器炎症或盆腔炎性疾病。

（2）疑为恶性黑色素瘤。

（3）疑为恶性滋养细胞疾病阴道转移。

（4）月经期。

（三）方法

患者取膀胱截石位，常规外阴消毒，铺无菌孔巾，阴道窥器暴露取材部位并再次消毒，剪取或钳取适当大小的组织块，有蒂的赘生物可以剪刀自蒂部剪下，小赘生物可以活检钳钳取。局部压迫止血、电凝止血或缝扎止血，必要时阴道内需填塞无菌纱布卷以压迫止血。标本根据需要作冷冻切片检查或以4%甲醛或95%乙醇固定后做常规组织病理检查。

（四）注意事项

阴道内填塞的无菌纱布卷须在术后24小时后自行取出，切勿遗忘；其余同外阴活检。

三、宫颈活组织检查

（一）适应证

（1）宫颈糜烂接触性出血，疑有子宫颈癌需确定病变性质。

（2）宫颈细胞学涂片TBS诊断为鳞状细胞异常者。

（3）宫颈脱落细胞涂片检查巴氏Ⅲ级或以上。

（4）宫颈脱落细胞涂片检查巴氏Ⅱ级，经抗感染治疗后反复复查仍为巴氏Ⅱ级。

(5)肿瘤固有荧光检查或阴道镜检查反复可疑阳性或阳性。

(6)宫颈赘生物或溃疡需明确病变性质。

(7)疑为宫颈尖锐湿疣等特异性感染需明确诊断。

(二)禁忌证

(1)急性、亚急性生殖器炎症或盆腔炎性疾病期。

(2)月经期,妊娠期必要时可做活检。

(三)方法

(1)患者取膀胱截石位,常规外阴消毒,铺无菌孔巾。

(2)阴道窥器暴露宫颈,拭净宫颈表面黏液及分泌物后行局部消毒。

(3)根据需要选取取材部位,剪取或钳取适当大小的组织块:有蒂的赘生物可以剪刀白蒂部剪下;小赘生物可以活检钳钳取;有糜烂溃疡的可于肉眼所见的糜烂溃疡较明显处或病变较深处以活检钳取材;无明显特殊病变或必要时以活检钳在宫颈外口鳞状上皮与柱状上皮交界部位选 3 点、6 点、9 点、12 点处取材;为提高取材的准确性,可在宫颈阴道部涂以复方碘溶液,选择不着色区取材;也可在阴道镜或肿瘤固有荧光诊断仪的指引下进行定位活检。

(4)局部压迫止血、出血多时可电凝止血或缝扎止血,手术结束后以长纱布卷压迫止血。

(5)标本根据需要做冷冻切片检查或以 4%甲醛或 95%乙醇固定后做常规组织病理检查。

(四)注意事项

(1)阴道内填塞的长纱布卷须在术后 24 小时后自行取出,切勿遗忘。

(2)外阴阴道炎症可于治愈后再做活检。

(3)妊娠期原则上不做活检,以避免流产、早产,但临床高度怀疑宫颈恶性病变者仍应检察,做好预防和处理流产与早产的前提下做活检,同时须向患者及其家属讲明活检的必要性以及可能后果,取得理解和同意后方可施行。

(4)月经前期不宜做活检,以免与活检处出血相混淆,且月经来潮时创口不易愈合,并增加内膜在切口种植的机会。

四、子宫内膜活组织检查

子宫内膜活组织检查可以间接反应卵巢功能,直接反应子宫内膜病变;判断子宫发育程度及有无子宫颈管及宫腔黏连。随着宫腔镜技术的发展,子宫内膜活组织检查在诊断和治疗宫腔占位病变等方面的应用较低。但在临床工作中,子宫内膜活组织检查在全子宫切除术前评估是否有内膜病变的仍具有一定的应用价值。

(一)适应证

(1)确定异常子宫出血的原因。

(2)影像学检查有宫腔占位病变。

(3)检查不孕症的病因。

(4)子宫颈脱落细胞学提示子宫内膜来源的不典型腺细胞。

(5)可疑子宫内膜 CA 全子宫切除术前评估患者内膜情况。

（二）禁忌证

（1）急性、亚急性生殖器炎症或盆腔炎性疾病。

（2）可疑妊娠。

（3）急性严重全身性疾病。

（4）体温＞37.5℃者。

（三）采取时间及部位

（1）确定有无排卵及黄体功能：月经期前1～2日，一般多在月经来潮6小时内取，自宫腔前、后壁各取一条内膜；闭经若能排除妊娠则随时可取。

（2）若疑为子宫内膜异常增生，应于月经前1～2日或月经来潮6小时内取材。

（3）疑为子宫内膜不规则脱落：月经第5～7日取材（分泌期子宫内膜）。

（4）原发性不孕者，应于月经来潮前1～2日取材。如为分泌期内膜，提示有排卵；内膜仍呈增殖期改变则提示无排卵。

（5）疑有子宫内膜结核，应于经前1周或月经来潮6小时内取材。检查前3日及术后4日每日肌内注射链霉素0.75g及口服异烟肼0.3g，以防引起结核病灶扩散。

（6）疑有子宫内膜癌者随时可取。

（四）操作过程

1.操作前准备

向患者告知可能出现的术中、术后并发症，签署手术知情同意书。

医生准备：洗手（六步洗手：内外夹弓大立腕）、戴帽、戴口罩。

环境准备：拉窗帘保护患者隐私，室内光线及温度适宜。

物品准备：子宫内膜采集包、碘伏棉球（6＋1＋1）、洞巾。

患者准备：核对患者姓名、年龄，嘱患者排空膀胱，松解衣裤，臀下垫臀巾，取膀胱截石位于检查床上。

2.消毒铺巾

打开手术包外层，打开内层（持物钳），将一次性洞巾打入包内，用持物钳持消毒棉球放于消毒碗内；戴手套，整理器械，按照下一步使用顺序摆放：阴道窥器、卵圆钳、宫颈钳、探针、一支小刮匙（或子宫内膜采集器），标本袋（或标本瓶）、4％甲醛溶液。

消毒外阴：阴道前庭、小阴唇、大阴唇、阴阜、大腿上1/3、大腿下1/3、会阴体、肛门（消毒3遍，左右对称、由内向外，消毒范围一次比一次范围小），消毒阴道3遍，铺无菌洞巾。

3.双合诊

检查子宫位置、大小、形状、软硬度、活动度及有无压痛，以及双侧附件情况。

4.放窥器

左手示指和拇指分开小阴唇，右手持窥器根部闭合双叶沿阴道侧后壁缓慢插入阴道，边推进边旋转张开窥器两叶，逐渐暴露宫颈、阴道壁及阴道穹窿。再次消毒宫颈、穹窿、阴道，旋紧螺丝。

5.操作

（1）探针探测宫腔深度。

(2)子宫内膜采集器或刮匙取一定量子宫内膜。

(3)收集全部组织放入标本瓶内或固定于4%甲醛溶液的标本袋中,检查申请单要注明末次月经的时间。

6.术后观察处理

(1)观察患者有无面色苍白、呼吸困难,生命体征是否平稳。

(2)整理物品,垃圾分类处理。

(3)脱下手套,洗手协助患者整理衣物,向患者交代术后注意事项:①2周内禁止性生活及盆浴;②3~5个工作日后取回病理报告单复查;③若腹痛或阴道流血多等不适随时就诊。

(4)洗手,做好记录。

五、诊断性宫颈锥切术

宫颈锥切术是环宫颈外口呈圆锥形切下病变部分宫颈组织的手术。宫颈锥切术兼有宫颈活组织检查和治疗宫颈病变的双重作用。

(一)检查和治疗目的

(1)子宫颈活检为LSIL及以下,为排除HSIL,如细胞学为HSIL及以上HPV16和(或)HPV18阳性等。

(2)子宫颈活检为HSIL,而临床为可疑浸润癌,为明确病变累及程度及决定手术范围者。

(3)子宫颈活检诊断为原位腺癌。

(二)手术注意事项

(1)手术时间一般选择:①用于诊断者在月经干净后至距下次月经来潮之前1周;②同时用于治疗者在月经干净后3~7日;③绝经后妇女随时可进行。

(2)无外阴、阴道、盆腔的急慢性炎症。

(3)有血液病或凝血功能障碍者禁止检查。

(4)术后用抗生素预防感染。

(5)术后6周探查宫颈管有无狭窄。

(6)术后2个月内禁性交及盆浴。

(三)手术步骤

1.冷刀锥切

(1)腰椎麻酸或硬膜外麻醉下,患者取膀胱截石位,外阴、阴道消毒,铺无菌巾。

(2)导尿后,阴道窥器暴露宫颈,再次消毒宫颈、阴道。

(3)宫颈钳钳夹宫颈前唇向外牵引,扩张宫颈管并做宫颈管搔刮术。

(4)宫颈做碘试验,标记不着色区。

(5)在病灶或碘不着色区外0.5cm处,以宫颈口为中心,用手术刀在宫颈表面做环形切口,切开宫颈上皮及少许皮下组织,深约0.2cm。按30°~50°倾斜角向内切向宫颈管,可深入宫颈管1.0~2.5cm,呈锥形切除部分宫颈。

(6)在切下的宫颈标本12点处做一标志,以4%甲醛固定,送病理检查。

(7)创面止血,可用无菌纱布压迫,也可电凝止血。若有动脉出血,可用肠线缝扎止血,同时给予止血药物。

(8)计划行子宫切除术者,可将宫颈前后唇相对缝合,封闭创面止血,并于48小时内完成子宫切除术。无短期内行子宫切除术者,则应行宫颈成形缝合术或荷包缝合术。术毕,探查宫颈管是否通畅,然后宫颈口放置碘仿纱条。

(9)术后阴道内放置油纱12小时,并留置导尿管24小时,持续开放。

2.LEEP

(1)患者排空膀胱后取膀胱截石位,消毒外阴、阴道,铺无菌洞巾。

(2)用带排烟管的窥器暴露宫颈,再次消毒宫颈、阴道。

(3)宫颈钳钳夹宫颈前唇向外牵引,扩张宫颈管并做宫颈管搔刮术。

(4)宫颈做醋酸试验,标记白色区。

(5)将电流分散垫放在患者臀部下方紧贴皮肤。

(6)局部麻醉:于宫颈外口外0.5cm的4点及8点处分别注射1%的利多卡因。

(7)选择合适尺寸LEEP电圈刀头,保证一次性完整切除转化区。

(8)选择适当的切割功率及切割方式。

(9)采用边到边直线移动法时,将LEEP电圈刀头于宫颈9点处垂直进入,继之水平移动至3点处滑出。

(10)采用360°环切时,从宫颈的任一点切入,旋转360°后,将锥形标本完整切除。切除高度上皮内病变(HSIL)时,可在转化区病变边缘进出。

(11)子宫颈管切割深度为1.0～2.5cm。

(12)在切下的宫颈标本12点处做一标志,以4%甲醛固定,送病理检查。

(13)使用球形电极对出血部位进行电凝止血后,退出阴道窥器。

(四)手术刀具选择

(1)用于诊断目的者,宜采用冷刀或LEEP,保证宫颈标本边缘组织完整,便于病理诊断。

(2)单纯用于治疗者,可选用任何刀具,如冷刀、LEEP、电刀或激光。

六、诊断性刮宫

诊断性刮宫简称诊刮,是诊断宫腔疾病最常采用的方法。其目的是刮取子宫内膜和内膜病灶行活组织病理检查,协助诊断。可疑同时有宫颈管病变时,需对宫颈管及子宫腔分别进行诊断性刮宫,简称分段诊刮。

(一)普通诊断性刮宫

1.适应证

(1)有助于月经失调类型和卵巢功能障碍的诊断。

(2)检查不孕症病因。

(3)用于异常阴道流血原因的诊断异常阴道流血多由子宫内膜增生、子宫内膜息肉、黏膜下子宫肌瘤、子宫内膜结核所致,取内膜活检可诊断出血的原因,以作为治疗的参考。

(4)子宫内膜癌诊断约10%的绝经后阴道流血由子宫内膜癌引起。

(5)诊断和治疗宫腔黏连。

2.检查时机

(1)了解卵巢功能,有无排卵,一般在月经来潮6小时内自宫腔前、后壁各取一条内膜;闭经后如能排除妊娠则随时可取。

(2)功能失调性子宫出血者,如疑为子宫内膜增生症,应于月经前1~2日或月经来潮6小时取材;疑为子宫内膜不规则脱落时,则应于月经第5~7日取材。

(3)原发性不孕者,应在月经来潮前1~2日取材。如为分泌相内膜,提示有排卵;内膜仍呈增殖期改变则提示无排卵。

(4)疑有子宫内膜结核,应于经前1周或月经来潮6小时内诊刮,刮宫时要特别注意刮两侧子宫角部。诊刮前3日及术后4日每日肌内注射链霉素0.5~0.75g及口服异烟肼0.25~0.3g,以防诊刮引起结核病灶扩散。

(5)疑有子宫内膜癌者随时可取。

3.检查方法

(1)排尿后,受检者取膀胱截石位,内诊查明子宫大小及位置。

(2)常规消毒外阴、阴道,铺孔巾。阴道窥器暴露宫颈,再次消毒宫颈及宫颈外口。

(3)以宫颈钳夹持宫颈前唇或后唇,用探针测量宫腔深度和探查子宫位置。

(4)用宫颈扩张器扩张宫颈至内膜刮匙可进入宫腔为止。

(5)将内膜刮匙送达子宫底部,由内向外沿宫腔周壁及两侧宫角有序刮取内膜组织,置于无菌纱布上,注意避免来回刮取。术毕,取下宫颈钳,收集全部内膜组织固定于4%甲醛溶液中,送病理检查。

(二)分段诊断性刮宫

分段诊断性刮宫指先刮取子宫颈管黏膜组织,再刮取子宫腔内膜,将刮出物分别装瓶、固定送病理检查的诊断性刮宫方法。

1.适应证

分段诊断性刮宫适用于鉴别子宫颈癌或子宫内膜癌及其他子宫恶性肿瘤,并可了解癌灶范围。检查时先不探查宫腔深度,以免将子宫颈管病变组织带入宫腔,混淆诊断。适用于绝经后子宫出血老年患者或疑有子宫内膜癌待排除子宫颈癌者。

2.检查方法

(1)排尿后,受检者取膀胱截石位,内诊查明子宫大小及位置。

(2)常规消毒外阴、阴道,铺孔巾。阴道窥器暴露子宫颈,再次消毒子宫颈及子宫颈外口。

(3)以宫颈钳夹持子宫颈前唇或后唇。

(4)用小刮匙自子宫颈内口至外口依次刮取子宫颈管1周,刮取的子宫颈管组织置于无菌纱布上。

(5)将内膜刮匙送达子宫底部,由内向外沿宫腔周壁及两侧宫角有序刮取内膜组织,置于另一块无菌纱布上。术毕,取下宫颈钳。

(6)收集全部子宫颈管组织和子宫内膜组织,分别置入盛有4%甲醛溶液的两个标本瓶中固定，做好标记，送病理检查。

（三）诊断性刮宫术注意事项及手术并发症

1.注意事项

(1)患急性、亚急性阴道炎，子宫颈炎，以及盆腔炎时禁止检查。

(2)患严重全身性疾病时禁止检查。

(3)体温超过37.5℃者禁止检查。

(4)术后2周内禁止性交和盆浴。

(5)长期有阴道流血者，术前、术后应给予抗生素预防感染。

(6)有可能所取组织没有取到病理改变部位，出现漏诊。

(7)避免反复、过度、用力搔刮，以防子宫内膜损伤引起宫腔黏连导致闭经。

(8)若刮出物肉眼观察高度怀疑为癌组织，停止刮宫，以防出血及癌扩散。若肉眼观察未见明显癌组织时，应全面刮宫，以防漏诊。

2.手术并发症

(1)术中、术后大出血，严重者可致休克，严重者需切除子宫。

(2)子宫穿孔，严重者需切除子宫。

(3)继发感染，引起子宫颈炎、子宫内膜炎、宫腔黏连。

(4)子宫颈管黏连导致宫腔积血、感染。

(5)术中、术后引发心脑血管疾病。

(6)并发有高血压、心脏病、糖尿病、肝肾功能不全者、静脉血栓等全身疾病者，手术可导致这些并发疾病加重或出现心、脑血管意外。

（聂利芳）

第五节　女性内分泌激素测定

女性内分泌系统激素包括下丘脑—垂体—卵巢轴（HPO轴）的内分泌腺体分泌的激素。这些激素在中枢神经系统和各内分泌器官的相互协同作用下，发挥作用并相互调节和制约。卵巢活动受垂体控制，垂体活动受下丘脑调控，而下丘脑又听命于大脑皮质的指令；反之，卵巢激素又反馈调控下丘脑和垂体。因此，测定HPO轴各激素水平对许多内分泌疾病及女性生殖内分泌功能的调节机制有重大意义。

激素测定一般抽取外周血，常用方法包括气相色谱层析法、分光光度法、荧光显示法、酶标记免疫法和放射免疫测定法（RIA）。近年来，无放射性同位素标记的免疫化学发光法正逐步取得广泛应用。

一、下丘脑促性腺激素释放激素

下丘脑促性腺激素释放激素（GnRH）由下丘脑释放，也有学者将之称为黄体生成素释放激素（LHRH）。女性正常月经周期中，变化最显著的激素是黄体生成素（LH），它可在月经中期出现排卵峰。而 GnRH 在外周血中含量很少，且半衰期短，很难测定，故目前主要采用 GnRH 兴奋试验与氯米芬试验来了解下丘脑和垂体的功能。

（一）GnRH 刺激试验

1.原理

LHRH 对垂体促性腺激素有兴奋作用，给受试者静脉注射 LHRH 后在不同时相抽血测定促性腺激素的含量，可了解垂体功能。

2.方法

上午 8 时静脉注射 LHRH 100μg，于注射前、注射后的 15、30、60 和 90 分钟分别取静脉血 2mL，测定促性腺激素含量。

3.结果分析

(1)正常反应：注射 LHRH 后。LH 值的上升比基值升高 2～3 倍，高峰出现在注射后的 15～30 分钟。

(2)活跃反应：高峰值比基值升高 5 倍以上。

(3)延迟反应：高峰出现时间迟于正常反应出现的时间。

(4)无反应或低弱反应：注入 LHRH 后，LH 值无变化，处于低水平或略有升高，但不足 2 倍。

4.临床意义

(1)青春期延迟：GnRH 兴奋试验呈正常反应。

(2)垂体功能减退：席汉综合征、垂体手术或放疗导致的垂体组织破坏时，GnRH 兴奋试验呈无反应或低弱反应。

(3)下丘脑功能减退：可出现延迟反应或正常反应。

(4)卵巢功能不全：FSH、LH 基值均大于 30U/L，GnRH 兴奋试验呈活跃反应。

(5)多囊卵巢综合征：GnRH 兴奋试验呈活跃反应。

（二）氯米芬试验

1.原理

氯米芬结构与人工合成的己烯雌酚相似，是一种有弱雌激素作用的非甾体类的雌激素拮抗剂，在下丘脑与雌、雄激素受体结合，阻断性激素对下丘脑和垂体促性腺激素细胞的负反馈作用，诱发 GnRH 释放，用以评估闭经患者 HPO 的功能，以鉴别下丘脑和垂体病变。

2.方法

月经第 5 日开始每日口服氯米芬 50～100mg，连服 5 日，服药后 LH 可增加 85%，FSH 增加 50%，停药后 FSH、LH 下降。若以后再出现 LH 上升达排卵期水平，诱发排卵则为排卵型反应，一般在停药后 5～9 日出现排卵。若停药 20 日后 LH 未上升为无反应。同时在服药的第 1、第 3、第 5 日测 LH、FSH，第 3 周或经前测血孕酮。

3.临床意义

(1)下丘脑病变：下丘脑病变时对 GnRH 兴奋试验有反应，而对氯米芬试验无反应。

(2)青春期延迟：通过 GnRH 兴奋试验判断青春期延迟是否为下丘脑、垂体病变所致。

二、垂体促性腺激素测定

（一）来源及生理作用

FSH 和 LH 是垂体分泌的促性腺激素，均为糖蛋白，在血中与 α_2 和 β 球蛋白结合，受下丘脑 GnRH 和雌、孕激素的调节。育龄期女性的这些激素随月经周期出现周期性变化。FSH 的生理作用主要是促进卵泡成熟及分泌雌激素。LH 的生理作用主要是促进排卵和黄体形成，促使卵巢分泌孕激素和雌激素。

LH 在卵泡早期处于低水平，以后逐渐上升，至排卵前 24 小时左右与 FSH 同时出现高峰，且 LH 峰更高、更陡，黄体后期逐渐下降，排卵期出现的陡峰是预测排卵的重要指标。

（二）正常值

血 FSH 正常范围见表 19-1，血 LH 正常范围见表 19-2。

表 19-1　血 FSH 正常范围

测定时期	正常范围（U/L）
卵泡期	1～9
排卵期	6～26
黄体期	1～9
绝经期	30～118

表 19-2　血 LH 正常范围

测定时期	正常范围（U/L）
卵泡期	1～12
排卵期	16～104
黄体期	1～12
绝经期	16～66

（三）临床应用

（1）协助判断闭经原因：FSH、LH 水平低于正常值，则闭经原因在垂体或下丘脑。FSH、LH 水平均高于正常值，病变在卵巢。

（2）测定 LH 峰值：可估计排卵时间及了解排卵情况。

（3）诊断性早熟用于鉴别真性和假性性早熟。真性性早熟由促性腺激素分泌增多引起，FSH、LH 有周期性变化。假性性早熟的 FSH 和 LH 水平较低，而且无周期性变化。

三、垂体催乳激素测定

（一）来源及生理作用

催乳激素（PRL）是垂体催乳激素细胞分泌的一种多肽蛋白激素，受下丘脑催乳激素抑制激素和催乳激素释放激素的双重调节。促甲状腺激素释放激素（TSH）、雌激素、5-羟色胺等对其均有促进作用。PRL 分子结构有 4 种形态，即小分子 PRL、大分子 PRL、大大分子 PRL 和异型 PRL。仅小分子 PRL 具有激素活性，占分泌总量的 80%。临床测定的 PRL 是各种形态

PRL 的总和，故 PRL 的测定水平与生物学作用不一致。PRL 的主要功能是促进乳房发育及泌乳，与卵巢类固醇激素共同作用促进分娩前乳房导管及腺体发育。PRL 还参与机体的多种功能，特别是对生殖功能的调节。

（二）正常值

不同时期 PRL 正常范围见表 19-3。

表 19-3　不同时期血 PRL 正常范围

测定时期	正常范围(μg/L)
非妊娠期	<25
妊娠早期	<80
妊娠中期	<160
妊娠晚期	<400

（三）临床应用

（1）闭经、不孕及月经失调者均应测定 PRL 以除外高催乳素血症。

（2）垂体肿瘤患者伴 PRL 异常增高时应除外垂体催乳激素瘤。

（3）PRL 升高还常见于性早熟、原发性甲状腺功能低下、卵巢早衰、黄体功能欠佳、哺乳、神经精神刺激、药物（如氯丙嗪、避孕药、大量雌激素和利血平等）因素；PRL 水平低多见于垂体功能减退、单纯性催乳激素分泌缺乏症等。

四、雌激素测定

（一）生理作用

雌激素（E）分为雌二醇（E_2）、雌三醇（E_3）和雌酮（E_1）。雌激素中 E_2 活性最强，主要在卵巢产生，对维持女性生殖功能及第二性征有重要作用。肾上腺皮质分泌的雄烯二酮在外周血经芳香化酶转化为雌酮。E_3 是雌酮和雌二醇的降解产物。妊娠期间胎盘产生大量 E_3，测血或尿中 E_3 水平可反映胎儿胎盘功能状态。

青春期后，E_2 水平在月经周期中随卵巢内分泌周期性变化而波动。绝经后妇女卵巢功能衰退，雌激素主要为雌酮，E_2 水平低于卵泡期早期。

（二）正常值

不同生理期血 E_1、E_2 正常参考值见表 19-4，不同生理期血 E_3 正常参考值见表 19-5。

表 19-4　不同生理期血 E_1、E_2 正常参考值

生理期	E_1(pmol/L)	E_2(pmol/L)
青春前期	62.9～162.8	18.35～110.10
卵泡期	125～377.4	92.0～275.0
排卵期	125～377.4	734.0～2200.0
黄体期	125～377.4	367.0～1101.0
绝经期		<100

表 19-5 不同生理期血 E_3 正常参考值

生理期	E_3(nmol/L)
妊娠 24～28 周	104～594
妊娠 29～32 周	139～763
妊娠 32～36 周	208～972
妊娠 37～40 周	278～1215
成人(女,非妊娠状态)	＜7

(三)临床应用

1.监测卵巢功能

测定血 E_2 或 24 小时尿总雌激素水平。

(1)判断闭经原因:①激素水平符合正常的周期变化,表明卵泡发育正常,应考虑为子宫性闭经;②雌激素水平偏低,闭经原因可能为原发或继发性卵巢功能低下,或受药物影响而抑制卵巢功能,也可见于下丘脑—垂体功能失调、高催乳激素血症等。

(2)诊断无排卵:雌激素无周期性变化,常见于无排卵性功能失调性子宫出血、多囊卵巢综合征、某些绝经后子宫出血。

(3)监测卵泡发育:应用药物诱导排卵时,测定血中 E_2 作为监测卵泡发育、成熟的指标之一,用以指导 hCG 用药及确定取卵时间。

(4)女性性早熟:8 岁以前出现第二性征发育,血 E_2 水平升高＞275pmol/L,可作为诊断性早熟的参考。

(5)协助诊断多囊卵巢综合征:E_1 升高,E_2 正常或轻度升高,恒定于卵泡期水平,$E_1/E_2>1$。

2.监测胎儿—胎盘单位功能

足月妊娠 E_3 24 小时尿排出量平均为 88.7nmol。妊娠 36 周后,E_3 24 小时尿排出量连续多次＜37nmol 或骤减 30%以上,提示胎盘功能减退;E_3 24 小时尿排出量＜22.2nmol 或骤减＞50%,提示胎盘功能显著减退。

五、孕激素(孕酮)测定

(一)生理作用

人体孕激素由卵巢、胎盘和肾上腺皮质产生。月经周期正常的妇女在卵泡期血中孕激素含量极低。排卵后黄体产生大量孕激素,血中水平迅速上升,于 LH 高峰后第 6～8 日达高峰,月经前 4 日逐渐下降至卵泡期水平。

孕妇自妊娠时起黄体分泌的孕激素持续增加,使血清孕激素水平随孕期增加而稳定上升。从妊娠 7 周开始胎盘逐渐取代卵巢黄体分泌孕激素。

(二)正常值

血孕酮正常范围见表 19-6。

表 19-6　血孕酮正常范围

测定时期	正常值范围(nmol/L)
卵泡期	<3.2
黄体期	9.5～89
妊娠早期	63.6～95.4
妊娠中期	159～318
妊娠晚期	318～1 272
绝经后	<2.2

(三)临床应用

1.监测排卵

血孕酮水平>15.9nmol/L,提示有排卵。使用促排卵药物,用孕酮水平监视排卵。当孕酮水平提示排卵,无其他不孕原因者,应考虑黄素化未破裂卵泡综合征可能,需B超观察卵泡发育程度和排卵过程,以除外本病。原发性和继发性闭经、无排卵性月经或无排卵性功能失调性子宫出血、多囊卵巢综合征、口服避孕药或长期使用GnRH激动剂,均可使孕酮水平下降。

2.了解黄体功能

黄体期血孕酮水平低于生理值,提示黄体功能不足;月经来潮4～5日血孕酮仍高于生理水平,提示黄体萎缩不全。

3.观察胎盘功能

妊娠期胎盘功能减退时,血中孕酮水平下降。

(1)死胎诊断:单次血清孕酮水平≤15.6nmol/L(5ng/mL),提示为死胎。

(2)先兆流产诊断:孕早期孕酮水平低,存在流产的可能;先兆流产时孕酮值呈进行性下降,有可能流产。

4.鉴别异位妊娠

孕酮水平>78.0nmol/L(25ng/mL),基本可除外异位妊娠。

5.孕酮替代疗法的监测

孕早期切除黄体侧卵巢后,应用天然孕酮替代疗法时应监测血清孕酮水平。

六、雄激素测定

(一)生理作用

肾上腺皮质是女性体内雄激素的主要来源,其次是卵巢,发挥维持女性第二性征和性欲的作用。绝经前,血清睾酮水平标志卵巢产生雄激素,绝经后肾上腺皮质成为产生雄激素的最主要部位。

(二)正常值

血总睾酮正常范围见表19-7。

表 19-7 血总睾酮正常范围

测定时期	正常值范围(nmol/L)
卵泡期	<1.4
排卵期	<2.1
黄体期	<1.7
绝经后	<1.2

(三)临床应用

1.卵巢男性化肿瘤的诊断

当血中总睾酮浓度超过7nmol/L时,应考虑卵巢男性化肿瘤。

2.多囊卵巢综合征

患者血清雄激素可能正常,也可能升高。若治疗前雄激素水平升高,治疗后应下降。可作为评价疗效的指标之一。

3.肾上腺皮质增生或肿瘤

血清雄激素异常升高。

4.两性畸形的鉴别

男性假两性畸形及真两性畸形,睾酮水平在男性正常范围内;女性假两性畸形则在女性正常范围内。

5.女性多毛症诊断

血清睾酮水平正常时,多系毛囊对雄激素敏感或游离型睾酮增多或肝脏合成性激素结合球蛋白(SHBG)减少所致。

6.雄激素制剂应用监测

应用具有雄激素作用的内分泌药物如达那唑等时,用药期间有时需做雄激素测定。

7.高催乳激素血症

有雄激素过多症状和体征,雄激素水平在正常范围者,应测定血清催乳素水平。

七、人绒毛膜促性腺激素测定

(一)生理作用与生理变化

人绒毛膜促性腺激素(hCG)是由胎盘合体滋养层细胞分泌的一种糖蛋白激素,由α和β两个不同亚基组成。α亚基与FSH、LH和TSH氨基酸组成相似,相互间能发生交叉反应。β亚基为人绒毛膜促性腺激素特有,故临床检测β-hCG。

hCG具有FSH和LH的功能,使月经黄体增大成为妊娠黄体,促进雌激素和孕酮形成,维持胚胎发育;hCG吸附于滋养细胞表面,以免胚胎滋养层细胞被母体淋巴细胞攻击;hCG刺激胎儿睾丸分泌睾酮促进男性性分化;能与母体甲状腺细胞TSH受体结合,具有TSH活性。

受精卵着床滋养层形成时即开始产生hCG,1日后能测到血浆hCG。在排卵后14日约达100U/L,妊娠8~10周达峰值[$(5\sim10)\times10^4$ U/L],以后迅速下降,在妊娠中、晚期,hCG仅为高峰时的10%。

（二）正常值

不同时期血清 β-hCG 见表 19-8。

表 19-8　不同时期血清 β-hCG 浓度

期别	参考范围(U/L)
非妊娠妇女	＜3.1
排卵后 7～10 日	＞5.0
妊娠 30 日	＞100
妊娠 40 日	＞2 000
妊娠 8～10 周	(5～10)×10^4
滋养细胞疾病	＞100 000

（三）临床应用

1.诊断早期妊娠

血 hCG 定量免疫测定＞25U/L 为妊娠阳性。

2.异位妊娠

血尿 β-hCG 维持在低水平，间隔 2～3 日测定无成倍上升，应怀疑异位妊娠。

3.滋养细胞肿瘤的诊断和监测

hCG 水平是诊断妊娠滋养细胞肿瘤的主要依据。

(1)葡萄胎：子宫大于或等于妊娠 12 周子宫大小，血 β-hCG 浓度常明显大于正常孕周的正常值或＞100kU/L，且维持高水平不降或持续上升，提示葡萄胎。

(2)妊娠滋养细胞肿瘤：葡萄胎清宫后，排除妊娠物残留或再次妊娠，血 hCG 测定 4 次呈高水平平台状态，持续 3 周以上或血 hCG 测定 3 次呈上升且幅度大于 10%，持续 2 周以上；分娩、流产或异位妊娠治疗 4 周后，血 hCG 仍呈持续高水平或一度下降后复升高，排除妊娠物残留或再次妊娠后，结合其他临床症状可诊断妊娠滋养细胞肿瘤。

4.性早熟类型鉴别诊断

下丘脑或松果体胚细胞绒毛膜瘤、肝胚细胞瘤、卵巢无性细胞瘤、未成熟畸胎瘤均可分泌 hCG。性早熟儿童，如果血 hCG 升高，应考虑这些肿瘤的存在。

5.肿瘤标志物

卵巢腺癌以及某些类型的肠癌、肝癌、肺癌、胰腺癌、胃癌也可分泌 hCG，在成年妇女引起月经紊乱。因此，成年妇女突然发生月经紊乱伴 hCG 升高时，应考虑到上述肿瘤的异位分泌。

八、人胎盘生乳素测定

（一）生理作用

人胎盘生乳素(hPL)是由胎盘合体滋养细胞合成的多肽类激素，有促进母体乳腺腺泡发育，通过增加蛋白质合成促进胎儿生长的作用。其在母血中的浓度与胎盘的大小有关，因而也与胎儿生长发育有关，可间接反映胎儿发育状况。

hPL 自妊娠 5 周时即能从孕妇血中测出。随妊娠进展，hPL 水平逐渐升高，于妊娠 39～

40周时达高峰，产后迅速下降。

（二）正常值

不同时期血 hPL 正常范围见表 19-9。

表 19-9 不同时期血 hPL 正常范围

时期	正常范围(mg/L)
非妊娠期	<0.5
妊娠 22 周	1.0～3.8
妊娠 30 周	2.8～5.8
妊娠 40 周	4.8～12.0

（三）临床应用

1.监测胎盘功能

于妊娠 35 周后连续动态检测 hPL，血清 hPL 值均<4mg/L 或突然下降 50%以上，提示胎盘功能减退。

2.糖尿病合并妊娠的辅助诊断

糖尿病合并妊娠时胎盘较大，hPL 值可能偏高。

（聂利芳）

第六节　输卵管通畅检查

输卵管通畅检查的主要目的是检查输卵管是否畅通，了解宫腔和输卵管腔的形态及输卵管的阻塞部位。常用方法有输卵管通液术、子宫输卵管造影术。输卵管通气术因有发生气栓的潜在危险，准确率仅为 45%～50%，临床上已逐渐被其他方法所取代。随着内镜在妇产科的广泛应用，腹腔镜直视下输卵管通液检查、宫腔镜下经输卵管口插管通液检查等方法日益普及。

一、输卵管通液术

输卵管通液术是检查输卵管是否通畅的一种方法，且具有一定的治疗功效。检查者通过导管向宫腔内注入液体，根据注液阻力大小、有无回流及注入液体量和患者感觉等判断输卵管是否通畅。由于操作简便，无须特殊设备，广泛应用于临床。

（一）适应证

（1）不孕症，男方精液正常，疑有输卵管阻塞者。

（2）检验和评价输卵管绝育术、输卵管再通术或输卵管成形术的效果。

（3）对输卵管黏膜轻度黏连有疏通作用。

（二）禁忌证

（1）急性、亚急性生殖器炎症或盆腔炎性疾病。

（2）月经期或有不规则阴道流血。

(3)可疑妊娠。

(4)严重的全身性疾病,如心、肺功能异常等,不能耐受手术。

(5)体温高于 37.5℃。

(三)术前准备

(1)月经干净 3～7 日,术前 3 日禁性生活。

(2)术前半小时肌内注射阿托品 0.5mg 解痉。

(3)患者排空膀胱。

(四)方法

1.常用器械

阴道窥器、宫颈钳、妇科钳、宫颈导管、Y 形管、压力表、注射器等。

2.常用液体

生理盐水或抗生素溶液(庆大霉素 80 000U、地塞米松 5mg、透明质酸酶 1 500U、注射用水 20mL),可加用 0.5%的利多卡因 2mL 以减少输卵管痉挛。

3.操作步骤

(1)患者取膀胱截石位,常规消毒外阴、阴道,铺无菌巾,双合诊检查子宫位置及大小。

(2)放置阴道窥器,充分暴露宫颈,再次消毒阴道穹隆及宫颈,以宫颈钳钳夹宫颈前唇。沿宫腔方向置入宫颈导管,并使其与宫颈外口紧密相贴。

(3)用 Y 形管将宫颈导管与压力表、注射器相连,压力表应高于 Y 形管水平,以免液体进入压力表。

(4)将注射器与宫颈导管相连,并使宫颈导管内充满生理盐水或抗生素溶液。排出空气后沿宫腔方向将其置入宫颈管内,缓慢推注液体,压力不超过 160mmHg。观察推注时阻力大小、经宫颈注入的液体是否回流、患者下腹部是否疼痛等。

(5)术毕取出宫颈导管,再次消毒宫颈、阴道,取出阴道窥器。

(五)结果评定

1.输卵管通畅

顺利推注 20mL 生理盐水无阻力,压力维持在 80mmHg 以下或开始稍有阻力,随后阻力消失,无液体回流,患者也无不适感,提示输卵管通畅。

2.输卵管阻塞

勉强注入 5mL 生理盐水即感有阻力,压力表见压力持续上升而无下降,患者感下腹胀痛,停止推注后液体又回流至注射器内,表明输卵管阻塞。

3.输卵管通而不畅

注射液体有阻力,再经加压注入又能推进,说明有轻度黏连已被分离,患者感轻微腹痛。

(六)注意事项

(1)所用无菌生理盐水或抗生素溶液温度以接近体温为宜,以免液体过冷引起输卵管痉挛。

(2)注入液体时必须使宫颈导管紧贴宫颈外口,以防止液体外漏,导致注入液体压力不足。

(3)术后 2 周禁盆浴及性生活,酌情给予抗生素预防感染。

二、子宫输卵管造影术

子宫输卵管造影术(HSG)是通过导管向子宫腔及输卵管注入造影剂,在X线下透视及摄片,根据造影剂在输卵管及盆腔内的显影情况了解子宫腔的形态、输卵管是否通畅、阻塞的部位、输卵管结扎部位及盆腔有无黏连等,尤其是评价输卵管的最佳方法。

该检查损伤小,能对输卵管阻塞作出较正确诊断,准确率可达80%,且具有一定的治疗作用。

(一)适应证

(1)了解输卵管是否通畅及其形态、阻塞部位。

(2)了解宫腔形态,确定有无子宫畸形及类型,有无宫腔黏连、子宫黏膜下肌瘤、子宫内膜息肉及异物等。

(3)内生殖器结核非活动期。

(4)不明原因的习惯性流产,于排卵后做造影了解宫颈内口是否松弛,宫颈及子宫是否畸形。

(二)禁忌证

(1)内、外生殖器急性或亚急性炎症。

(2)严重的全身性疾病,不能耐受手术者。

(3)妊娠期、月经期。

(4)产后、流产、刮宫术后6周内。

(5)碘过敏者。

(三)术前准备

(1)造影时间以月经干净3～7日为宜,最佳时间为月经干净的5～6日,当月月经干净后禁性生活。

(2)做碘过敏试验,阴性者方可造影;如果使用非离子型含碘造影剂不要求做碘过敏试验。

(3)术前半小时可肌内注射阿托品0.5mg,有助于解痉。

(4)术前排空膀胱,便秘者术前行清洁灌肠,以使子宫保持正常位置,避免出现外压假象。

(四)方法

1.设备及器械

X线放射诊断仪或数字多动能X线胃肠机、子宫导管、阴道窥器、宫颈钳、长弯钳、20mL注射器。

2.造影剂

目前国内外均使用含碘造影剂,分油溶性和水溶性两种。水溶性造影剂又分为离子型和非离子型。油溶性造影剂分为国产碘化油和进口的超液化碘油;油剂(40%碘化油)密度大,显影效果好,刺激小,过敏少,但检查时间长,吸收慢,易引起异物反应,形成肉芽肿或形成油栓;水溶性造影剂(离子型:76%泛影葡胺注射液;非离子型:碘海醇注射液或碘氟醇注射液等多种)中,非离子型造影剂应用较多,其吸收快,检查时间短,可以不做碘过敏试验,有时子宫输卵管边缘部分显影欠佳，细微病变不易观察，但随着碘当量的提高，造影效果明显改善，已经有逐渐取代油剂的趋势。

3.操作步骤

(1)患者取膀胱截石位，常规消毒外阴、阴道，铺无菌巾，双合诊检查子宫位置及大小。

(2)以阴道窥器扩张阴道，充分暴露宫颈，再次消毒宫颈及阴道穹隆部，用宫颈钳钳夹前唇，探查宫腔。

(3)将40%碘化油或非离子型水剂(如碘海醇、碘氟醇等)充满宫颈导管，排出空气，沿宫腔方向将其置入宫颈管内，徐徐注入造影剂，在X线透视下观察造影剂流经宫颈管、宫腔及输卵管情况并摄片。24小时(油剂)或20分钟(水剂)后再摄盆腔延迟片，以观察腹腔内有无游离造影剂及造影剂在腹腔内的涂抹或弥散情况、输卵管内造影剂残留情况，进而判断输卵管的通畅程度。

(4)注入造影剂后子宫角圆钝，而输卵管不显影，则考虑输卵管痉挛，可保持原位，肌内注射阿托品0.5mg或针刺合谷、内关穴，20分钟后再透视、摄片或停止操作，下次摄片前使用解痉挛药物或行选择性输卵管造影。

(五)结果评定

1.正常子宫、输卵管

宫腔呈倒三角形，双输卵管显影，形态柔软，24小时或20分钟后摄片，盆腔内见造影剂散在均匀分布。

2.宫腔异常

患宫腔结核时子宫常失去原有的倒三角形，内膜呈锯齿状不平；患子宫黏膜下肌瘤时可见宫腔充盈缺损；有子宫畸形时有相应显示。

3.输卵管异常

患输卵管结核时显示输卵管形态不规则、僵直或呈串珠状，有时可见钙化点或盆腔钙化淋巴结；有输卵管积水时输卵管远端呈气囊状扩张，远端呈球形；24小时或20分钟后延迟摄片，盆腔内未见散在造影剂分布，说明输卵管不通；输卵管发育异常，可见过长或过短的输卵管、异常扩张的输卵管、输卵管憩室等。

(六)注意事项

(1)造影剂充盈宫颈管时，必须排尽空气，以免空气进入宫腔造成充盈缺损，引起误诊。

(2)宫颈导管与子宫颈外口必须紧贴，以防造影剂流入阴道内。

(3)导管不要插入太深，以免损伤子宫或引起子宫穿孔。

(4)注入造影剂时用力不要过大，推注不可过快，防止造影剂进入间质、血管。

(5)透视下发现造影剂进入血管或异常通道，同时患者出现咳嗽，应警惕发生油栓，立即停止操作，取头低脚高位，严密观察。

(6)造影后2周禁盆浴及性生活，可酌情给予抗生素预防感染。

(7)有时可因输卵管痉挛而造成输卵管不通的假象，必要时重复进行造影或做选择性输卵管造影。

三、妇科内镜输卵管通畅检查

妇科内镜输卵管通畅检查包括腹腔镜直视下输卵管通液检查、宫腔镜下经输卵管口插管通液检查和腹腔镜联合检查等方法。

(一)腹腔镜直视下输卵管通液检查

可以直接观察输卵管外观形态以及与盆腔毗邻器官的解剖关系是否正常;同时通过导管向宫腔、输卵管注入亚甲蓝染料,腹腔镜直视输卵管伞端亚甲蓝流出情况,判断输卵管通畅情况。检查准确率高达90%～95%。检查应在月经干净3～7日内进行。检查的适应证、禁忌证及不良反应同腹腔镜检查和子宫输卵管造影。

(二)宫腔镜下经输卵管口插管通液检查

对于HSG提示输卵管通而不畅的患者,可在月经干净3～7日内做此项检查。在做宫腔镜检查的同时,直视下将外径1.4mm、内径0.8mm医用宫腔镜输液导管经操作孔插至输卵管开口处,注入含亚甲蓝的生理盐水5mL(生理盐水20mL、地塞米松5mg、庆大霉素80 000U、普鲁卡因2mL配制)。根据推注阻力大小及有无液体回流,判断输卵管的通畅程度:①推注亚甲蓝液无阻力或阻力小,无回流,宫腔清晰,表明输卵管通畅;②推注亚甲蓝有一定阻力、无回流或阻力小、有部分回流,表明输卵管通而不畅;③推注亚甲蓝液阻力极大,液体无法注入或亚甲蓝液全部回流,表明输卵管阻塞。对通液有阻力者,可再加压推注生理盐水30mL,以分离输卵管腔内黏连。如患者疼痛剧烈,立刻停止推注,以防输卵管破裂。检查的适应证、禁忌证同宫腔镜和输卵管通液术。由于宫腔镜下经输卵管口插管通液检查通液压力比普通输卵管通液术大数倍,除对黏连和轻、中度阻塞的输卵管腔有较好的分离、疏通作用外,也有较高的输卵管间质部穿孔发生率。对有腹腔镜或开腹切除输卵管病史者,有更高的输卵管切除断端穿孔发生率,应慎用。

(三)腹腔镜联合检查

将腹腔镜与宫腔镜联合进行输卵管通畅检查。

内镜手术对器械要求较高,价格昂贵,故并不推荐作为常规检查方法。通常仅对不孕不育患者行内镜检查及同时治疗时例行输卵管通液检查。

(聂利芳)

第七节　女性生殖器官影像检查

现代科技的飞速发展给传统的影像学注入巨大活力,超声检查以其对人体损伤小、可重复性、实时、诊断准确而广泛应用于妇产科领域。其他如X线、计算机体层成像(CT)、磁共振成像(MRI)、正电子发射体层显像(PET)及放射免疫定位也是妇产科领域的重要影像学检查方法,在诸多妇产科疾病的影像诊断和临床分期中发挥重要作用。分子影像学也日益成为研究热点,将逐渐使影像诊断从形态学诊断为主逐步发展为形态学成像和功能成像并重,进一步提升影像学在临床诊断中的重要作用。

影像检查技术在女性盆腔疾病尤其在肿瘤检测中发挥着重要作用，包括病灶的检出、鉴别诊断以及肿瘤分期等。超声为女性盆腔疾病检查的首选和常规方法，简易方便、敏感性高，能够清楚显示子宫、卵巢的生理解剖结构，判断病灶囊性、实质性以及显示囊内分隔等相当准确，但在显示小的淋巴结、细小钙化等方面具有一定的缺陷。CT、MRI在妇产科的深入研究和广泛应用可以发挥与超声的优势互补作用，为正确制订临床诊疗计划提供科学、可靠依据。

一、超声检查

在我国，超声是近几十年发展起来的妇产科特殊检查手段。与有几百年历史的X线相比，超声还很年轻，但在临床上却扮演了举足轻重的角色，参与了几乎所有妇科疾病及正常或病理产科的筛查和诊断。国际妇产科超声学会（ISUOC）和英国胎儿医学基金会（FMF）是目前国际上妇产科超声界最有影响力的两大机构，主导带领着妇产科超声的进展。

无论妇科超声还是产科超声，经腹壁及经阴道超声是最常用的两条途径，未婚妇女及少数特殊情况还可采用经直肠途径。妇科超声中，已婚妇女首选经阴道超声，因为阴道探头与子宫卵巢等盆腔脏器很靠近，高频超声能使图像显示非常清晰；若盆腔肿块较大或观察目标超出真骨盆，则需要配合经腹壁超声；未婚妇女多采用经腹壁或经直肠途径，经腹壁超声需要适度充盈膀胱，经直肠超声前盆腔内结构的显示相对不满意。产科超声多经腹壁，但早孕期检查或对胎儿某些结构检查时需要经阴道，甚至经会阴部。

超声检查女性内生殖器主要是针对子宫及卵巢。正常输卵管由于其细小弯曲、位置不固定、行走方向不一、回声与周围的肠曲相似等因素，声像图上不易观察。

（一）正常子宫及卵巢

1.子宫

纵切面时子宫体呈倒置的梨形，子宫颈呈圆柱体。根据宫腔线与颈管线所成夹角的不同，将子宫分为：①前位子宫，宫腔线与颈管线的夹角<180°；②中位子宫，宫腔线与颈管线的夹角约等于180°；③后位子宫，宫腔线与颈管线的夹角>180°。

子宫的大小与年龄、有无生育史等因素有关，正常生育年龄已育妇女子宫纵径、横径及前后径约为57mm（不包括宫颈）、57mm及24mm。

正常子宫浆膜层呈光滑的高回声光带；肌层呈中低回声，内部光点均匀一致；宫腔内膜回声及厚度随月经周期的变化而变化。①卵泡早期的内膜呈线状中等回声区，厚度仅4～5mm。②卵泡晚期时前后壁的内膜呈两条弱回声带、一条宫腔线以及内膜与前后壁肌层的两条交界线呈高回声线，故总体呈“三线两区”征，厚度7～11mm。③排卵期的三线二区更加清晰，平均厚12.4mm。④黄体早期的内膜光点增加、回声增高，三线变模糊，但还可区分；中线尚清晰，厚度11～13mm，无明显增加。⑤黄体晚期时内膜呈梭状高回声区，“三线”消失，厚度无增加或略变薄。

子宫颈的回声较宫体略强，颈管回声呈条状高回声或高回声带。

横切面时子宫形态随切面水平的不同而不同，在宫底部时近似倒三角形，宫体及宫颈部位均呈扁椭圆形。

子宫动脉的主干位于子宫峡部双侧，宫体及宫颈交界处，向上追踪可探及其上行支。子宫动脉行径扭曲、管径较细，彩色血流成像一般可于上述部位探及短分支状结构，局部彩色呈网状或团状。宫体肌层内的弓状动脉呈星点状彩色血流，随月经周期的不同阶段而有所变化。一般正常子宫内膜层无明显彩色血流显示，宫颈也无明显彩色血流显示。未妊娠子宫动脉的多普勒频谱表现为高阻力血流，而卵泡期子宫动脉的阻力又略高于黄体期。

2.卵巢

卵巢位于子宫双侧的盆腔内，呈椭圆形，大小约 40cm×30cm×20cm。表面包膜回声较高；包膜下的皮质层内有大小不等的卵泡，回声不均；中央的髓质回声偏低。卵巢内的卵泡只有处于生长阶段才能被观察到，呈无回声结构。

经阴道超声时，卵泡≥2mm 时就能被超声观察到。平均直径≥15mm 的卵泡称主卵泡或优势卵泡，一般每个月经周期仅一个主卵泡最终发育成熟排卵，其余卵泡相继闭锁。>18mm 为成熟卵泡，平均经线为 21mm，可突出于卵巢表面。

排卵后的卵泡部位形成黄体，表现为一个塌陷的低回声边界不清的结构。晚期黄体呈中等偏强回声，但有时也呈弱回声结构。

卵巢动脉的主干不易被超声观察到，但卵巢内部位于髓质内的血流不仅能被超声显示，还能测量其阻力。血流正常值参数与子宫动脉相似，也受各种因素的影响。

（二）常见妇科疾病的超声诊断

常见妇科疾病的病因、病理、临床表现、鉴别诊断及预后等在前面的章节中已有介绍，在此主要描述声像图表现。

1.子宫肌瘤

子宫肌瘤是妇科最常见的良性肿瘤。声像图上，较大的肌瘤可造成子宫增大、呈球形或形态不规则，内部见大小不一的低回声结节或回声紊乱结构，多数边界清晰。浆膜下肌瘤表现为子宫表面突起，蒂细的浆膜下肌瘤见子宫旁实质性肿块，可能误认为附件包块；黏膜下肌瘤表现为宫腔内占位；变性的子宫肌瘤有时表现为肌瘤边界不清，内部回声紊乱；囊性变时呈无回声区；红色变性时呈高回声；钙化时则见弧形强回声带伴后方声影。彩色声像图上肌瘤周围有环状星点血流，而内部点状血流相对不丰富。一旦肌瘤变性（除肉瘤样变）内部往往无彩色血流。

肌壁间肌瘤要注意与子宫腺肌病鉴别，后者多位于子宫后壁的肌层内，且包块与正常子宫肌层无明显分界。蒂细的浆膜下肌瘤酷似卵巢肿瘤，需仔细寻找并识别正常卵巢。黏膜下肌瘤易与子宫内膜癌或其他宫腔病变如内膜息肉、内膜增生过长等混淆，内膜息肉回声较肌瘤强，有时内部见多个小囊性结构；增生过长主要表现为内膜增厚；而内膜癌形态不规则，边界不清，回声紊乱，且内部见低阻力彩色血流。然而宫腔内的病变有时鉴别非常困难，需要依靠诊刮、宫腔镜等其他检查手段。

2.子宫腺肌病

子宫腺肌病的子宫呈球形增大，但一般不超过孕 3 个月大小。病变局部肌层明显增厚，以子宫后壁为多见，回声不均，宫腔偏移。相当一部分患者可在附件处见到内膜样囊肿。

同样，子宫腺肌病需与肌壁间子宫肌瘤相鉴别。肌瘤有假包膜，故边界清晰，痛经远不如腺肌症严重。

3.妊娠滋养细胞肿瘤

为一组来源于胎盘滋养细胞的肿瘤，包括侵蚀性葡萄胎和绒毛膜癌，可继发于葡萄胎或流产，也可继发于足月妊娠或异位妊娠。

侵蚀性葡萄胎和绒毛膜癌的声像图表现基本相同，即子宫饱满或增大，宫体局部回声改变，多为回声不均，有时成蜂窝状；彩色超声检查尤为重要，往往在病灶内或周围见血管扩张，局部成网状或蜂窝状，多普勒血流显示低阻力，PI一般小于0.60。

侵蚀性葡萄胎和绒毛膜癌之间的声像图鉴别较为困难，需依靠病理学检查。葡萄胎伴宫腔出血积血时，也表现为宫腔回声紊乱，似累及肌层，但出血积血部位无明显彩色血流，明确诊断还是要根据病理。

4.子宫内膜癌

早期内膜癌声像图上无典型表现，可能仅为内膜增厚。癌肿发展到一定大小，宫腔内见不规则中等回声占位。累及基层时肿块与基层分界不清，甚至局部肌层也回声紊乱。彩色多普勒往往显示子宫动脉血流量增加，局部病灶内丰富的星点状彩色血流，阻力低。癌肿坏死可引起宫腔积血，继发感染时宫腔积脓，声像图上低中高回声交织。

内膜癌需与内膜息肉、黏膜下肌瘤等宫腔占位性病变鉴别，也应与内膜增生过长鉴别。内膜息肉和黏膜下肌瘤相对边界较清，无肌层浸润，然而确诊仍需要宫腔镜检查及病理检查，尤其是与子宫内膜增生过长的鉴别。

5.卵巢肿瘤

卵巢肿瘤是最常见的妇科肿瘤，其种类繁多，分类复杂，目前的超声技术难以跟随。但是，根据肿瘤超声物理性质的表现，可分为囊性、混合性（囊实性）及实质性肿瘤三类。有些卵巢肿瘤具有特征性声像图改变，超声也能作出一定的判断。

（1）囊性肿瘤：这类肿瘤在声像图上表现为边界清晰的无回声区，大小不一，大者有时可达20cm，也有些肿瘤内部存在分隔样光带或细小光点。这些肿瘤多为良性，如浆液性囊腺瘤、黏液性囊腺瘤等。非肿瘤性卵巢赘生物也常表现为类似声像图，如卵巢内膜样囊肿、卵泡囊肿、黄体囊肿等，要注意鉴别。

（2）混合性肿瘤：肿瘤内有囊性成分，也有实质性成分，比例不一。实质部分回声强弱不一，有些强回声的后方伴声影，如皮样囊肿或畸胎瘤；有些表现为肿瘤内壁的乳头状突起。相当一部分恶性卵巢肿瘤呈混合性包块。

（3）实质性肿瘤：呈中等或中强回声，形态可以不规则，内部回声多不均。结构非常致密的肿瘤后方出现声衰减，如卵巢纤维瘤。若肿瘤伴坏死出血，内部可见小而不规则的低回声区。

6.输卵管异常

正常输卵管在声像图上不易显示。一旦输卵管炎症或肿瘤形成包块，就可能被超声探及。

在子宫一侧附件部位卵巢旁，见低回声或中等回声结构，呈扭曲条索状，边界往往不清，有时与卵巢黏连。输卵管积水表现为不规则囊性包块，内见不全分隔。炎症或肿瘤的诊断结合病史很重要，单凭超声有时较为困难，与卵巢肿瘤的鉴别也较为困难。

（三）妇科超声特殊检查

1.三维超声成像技术

近年来三维超声仪器的重大改进，在临床上的应用也越来越广泛。与B超相比，三维超声技术的特点如下。①表面成像：观察脏器表面或剖面的立体图像。②透明成像：显示脏器或肿块内部的立体结构。③切面重建：常规B超难以获得Z平面，通过三维，能重建Z平面。④体积测量。⑤实时四维：即动态下观察三维立体结构。⑥多幅断层成像：同时显示多幅平行的切面图。⑦血管能量多普勒三维：立体显示脏器内错综复杂的血管结构，并测量血管所占体积。⑧心脏立体时空成像（STIC）。但三维超声是建立在B超的基础上，操作者必须有扎实的B超技术，才能合理地应用三维超声，发挥其优点。

妇科三维超声的适应证包括：子宫、卵巢或肿块表面形态的显示，宫腔形态的显示，子宫、内膜、卵巢、卵泡、肿块等的体积测量，Z平面观察子宫或肿块内部结构，肿瘤内血管的分布及血管定量分析。

2.超声引导下穿刺

超声引导下穿刺指在超声的监视引导下，将穿刺针或导管等器械放置入特定部位进行抽吸取材或引流、注液等治疗。妇科介入性超声一般有两条途径，经腹壁或经阴道，可使用安装有穿刺针支架的探头或直接使用普通超声探头在穿刺针的一侧监视引导整个操作过程。

适应证包括：盆腔囊性肿块定性诊断，尤其是非肿瘤性囊肿，如内膜样囊肿、卵泡囊肿、包裹性积液、脓肿等；暂无手术指征的盆腔实质性或混合性肿块，获取肿块内细胞进行诊断；恶性肿瘤化疗前组织学诊断。有时介入性超声诊断的同时还能进行治疗，如内膜样囊肿抽吸尽囊液后注入无水乙醇、脓肿或包裹性积液腔内注射抗生素、恶性肿瘤瘤体内注射化疗药物、卵泡穿刺获取卵子用于人工助孕等。

超声引导下穿刺是否成功，与肿块的位置、深度、囊腔大小与个数、囊液性质等因素密切相关，故术前必须对手术的路径、成功的可能性等做出充分估计，做好相应准备。

3.过氧化氢宫腔造影术

过氧化氢宫腔造影术指在超声的监视下，将过氧化氢通过宫颈注入宫腔。由于过氧化氢进入宫腔后产生大量气泡，在声像图上能清晰显示过氧化氢经过的宫腔，甚至输卵管。其操作过程如同宫腔手术，需要在无菌状态下进行。

适应证包括：疑有宫腔占位性病变或宫腔畸形，了解输卵管是否通畅等。

4.超声血管造影术

超声血管造影术又称对比声学造影，是近几年发展的一项新技术，在妇科的应用尚处于探索阶段。其原理是在被检查者的静脉内注入特殊造影剂，为红细胞示踪剂，在低机械指数超声的扫查下，凡是有血供的脏器或组织，就能显示出特殊的影像，包括毛细血管水平的血流灌注，较常规彩超更能反映血供的真实情况。

所用仪器需配备实时造影匹配成像技术。确定观察目标后，嘱患者安静不动，进入预先设置的检查模式。规定型号的注射针头于肘静脉内快速注入规定量的造影剂，并追加规定量的生理盐水，在预先设定的时间内观察病灶及周围造影剂充盈及消失情况。

凡是需要精确了解肿块或病灶内部血流灌注情况，如良恶性肿瘤的鉴别、宫腔残留物的血供等，都可通过超声造影获取更详细的资料，最近又新发展了血流定量分析的软件。虽然是一项很新的技术，累积的病例不很多，但相信具有广泛的应用前景。

二、X线检查

X线检查借助造影剂可了解子宫腔和输卵管腔内形态，为诊断先天性子宫畸形和输卵管通畅程度常用的检查方法。胸部X线摄影是诊断妇科恶性肿瘤肺转移的重要手段。

（一）诊断先天性子宫畸形

1.单角子宫造影

仅见一个梭形宫腔，只有一个子宫角和一条输卵管，偏于盆腔一侧。

2.双子宫造影

见两个子宫腔，每个子宫有一个子宫角和一条输卵管相通。两个宫颈可共有一个阴道或有纵隔将阴道分隔为二。

3.双角子宫造影

见一个宫颈和一个阴道，两个宫腔。

4.鞍形子宫造影

见子宫底凹陷，犹如鞍形。

5.纵隔子宫

可分为完全性和部分性纵隔子宫。完全性纵隔子宫造影见宫腔形态呈两个梭形单角子宫，但位置很靠近；部分性纵隔子宫造影见宫腔大部分被分隔成二，呈分叉状，宫体部仍为一个腔。

（二）X线胸片

主要用于妇科恶性肿瘤肺转移的诊断。X线胸部平片检查是诊断侵蚀性葡萄胎和绒毛膜癌肺转移的首选方法。侵蚀性葡萄胎和绒毛膜癌肺转移的X线征象多种多样，最初为肺纹理增粗，随即发展为串珠样、粟粒样和片状阴影，片状阴影继续发展融合成结节状或棉球状阴影，边缘模糊或清楚，为典型表现；可同时伴有单侧或双侧气胸、胸腔积液。结节状或棉球状阴影可逐渐融合成团块状。团块阴影常出现在晚期病例中。

三、计算机体层扫描检查

计算机体层扫描（CT）的基本原理是X线对人体不同密度组织的穿透能力不同，从而产生所接收的信号差异，再由计算机对数字信息进行处理，显示出图像。CT的特点是分辨率高，能显示肿瘤的结构特点、周围侵犯及远处转移情况，可用于各种妇科肿瘤治疗方案的制订、预后估计、疗效观察及术后复发的诊断。如对卵巢肿瘤诊断的准确性达90%以上，敏感性73.9%，特异性81.8%，但对卵巢肿瘤定位诊断特异性不如MRI。

四、磁共振成像检查

磁共振成像（MRI）检查是利用原子核在磁场内共振所产生的信号经重建后获得图像的一

种影像技术。高分辨率和高场强 MRI 在诊断女性盆腔疾病方面的优势较为突出。

优点：①有多个成像参数，能提供丰富的诊断信息；②无电离辐射，安全可靠；③具有比 CT 更高的软组织分辨力；④扫描方向多，能直接行轴位、矢状位、冠状位切面及任意方向的斜切面；⑤无须造影剂可直接显示心脏和血管结构；⑥无骨性伪影；⑦可进行功能成像，进行分子影像学方面研究。

不足：①扫描时间相对较长；②对钙化的检出远不如 CT；③检查费用略高。

由于 MRI 是在较强磁场下进行检查，要明确其禁忌证：①体内有心脏起搏器者严禁行 MRI 检查；②体内有金属异物、弹片、金属假体、动脉瘤用银夹结扎术者不易行 MRI 扫描；③患者危重，需要生命监护仪维护系统者，呼吸机、心电图仪均不便携带入检查室；④相对禁忌证包括无法控制或不自主运动者、不合作患者、妊娠妇女、幽闭恐惧症者、高热或散热障碍者。

MRI 图像和 CT 图像不同，它反映的是不同的弛豫时间 T_1 和 T_2 的长短及 MRI 信号的强弱。MRI 能清晰地显示肿瘤信号与正常组织的差异，故能准确判断肿瘤大小、性质及转移情况，可直接区分流空的血管和肿大的淋巴结，动态增强扫描可明显增加诊断信息，在恶性肿瘤术前分期方面属于最佳影像学诊断手段，明显优于 CT，对宫颈癌的分期精确率可达 95%。对于子宫腺肌病、盆腔淤血综合征、切口瘢痕妊娠等也有较出色表现。

（聂利芳）

第二十章　妇科内镜

第一节　宫腔镜

一、宫腔镜发展史

（一）初步探索时期

1.第一例宫腔镜

发明宫腔镜的关键在于如何将器械置入子宫腔，并利用外界光源见到宫腔内景象。

Philip Bozzini 是第一位发明了可以看到体内中空器官的器械的医师。他设计的导光体将外界光线经过一个孔道进行折射，这个孔道被一个垂直的凹面镜隔成两部分，光线由凹面镜折射进宫腔。他将这种器械做成不同类型，以适应人体不同的空腔器官，如口腔、鼻腔、外耳道、阴道、宫颈和子宫、输尿管和膀胱以及直肠。Bozzini 的发明饱受官僚和知识界的嫉妒和打压。Bozzini 在法兰克福的报纸上简要描述了这种器械，他在德国报纸上宣告他完成了这一设计，使人们能够观察到体腔的内部。

法国 Antonin J. Desormeaux 在 1853 年提交给法国医学会一个真正可操作的膀胱镜。它从一个中央孔洞进行观察，光线通过一面镜子折射入这个孔洞。光源是借助一盏松脂油灯，灯光进入观察道的 1/2 时，再通过一个凹面镜折射到观察通道，这一器械可透过固定在镜体末端的玻璃镜观察到充满尿液的膀胱。其他操作器械可从侧道进入。12 年后，都柏林人 Cruise 改进了 Desormeaux 的内镜，他用带有少量不溶性樟脑的汽油灯代替松脂油灯，并增加了一个玻璃烟囱来容纳水蒸气。Pantaleoni 为一位绝经后异常子宫出血的患者进行了宫腔镜检查，他曾从师于 Cruise 学习如何使用内镜，他发现这位患者宫底部有一息肉样组织，在宫腔镜直视下进行了硝酸银烧灼。

随着 Pantaleoni 首次进行宫腔镜检查和治疗，许多医师也开始使用这一新的技术。但是光线传导不良，宫腔内出血妨碍视野，宫腔不能适度膨胀都阻碍了宫腔镜的应用和推广。

Nitze 发明了膀胱镜。它是用白金丝做成的白炽灯进行照明，用循环水对白炽灯进行冷却。因为膀胱壁薄且腔内无血液，所以这种内镜很适于膀胱检查。

2.接触型宫腔镜和现代接触型宫腔镜

David 第一个发明了不用膨宫液的接触型宫腔镜。它可以直接观察内膜的表面，由于感染可通过灌流液传播，所以接触型宫腔镜在避免感染方面有长足的进步，常用于检查绝经后和流产后的患者。

以后许多学者对David的接触型宫腔镜放大倍数进行了改进，包括Palmer、Norment、Marleschki、Parent和Hamou等。尽管接触型宫腔镜越来越简单化，但它不能很准确和全面地评估整个宫腔情况，因此仅适用于宫颈内膜检查或全景式宫腔镜检查后对病理可疑处进行检查。目前它仅适用于子宫内膜血管的观察。

在20世纪中叶，当医师正困惑于选择哪种方式最好时，Parent和他的同事们报道了一种新方法，它是将David和Marleschki的接触型宫腔镜进行改进，用一个玻璃柱放在一个金属鞘里，玻璃柱可折射外界的光进行宫腔内照明。为适应检查的需要，这种宫腔镜被做成不同大小，外鞘分别为4mm、6mm或8mm。这种检查似乎很简单和直接，但不能全面、准确地判定整个宫腔，而且不可能同时做其他操作，所以只能用作诊断。

全景式宫腔镜使接触型宫腔镜失去了原有的魅力，Hamou改进了接触型宫腔镜，称为阴道—宫腔镜。这种宫腔镜既可用作接触型，也可用作全景式，而且它的放大倍数为1～150倍。做全景式宫腔镜检查时，如果发现可疑的内膜，可同时改用接触型，将检查组织的物像放大至80倍或150倍。目前这种方法用于内膜血管的观察，尤其是癌变部位血管的观察，但不列为常规检查。

3.末端带球囊的宫腔镜

在Norment设计的基础上重新设计的物镜端带透明球囊的宫腔镜，用塑料或硅橡胶球囊代替了橡胶球囊，使之更薄、更透明、更不易破裂。有学者对这类宫腔镜进行了初次试验，尽管这种宫腔镜视野清楚，且避免了灌流液进入腹腔，但球囊压迫子宫内膜，使内膜上的组织扭曲、变位。另外，它也不可用于活检和切除组织。人们很快就认识到这种宫腔镜的局限性，并很快禁用，现代宫腔镜转向使用膨宫介质膨胀宫腔。

4.液体灌流方式(原始的持续灌流系统)

同膀胱镜一样，观察宫腔需要膨宫介质将子宫腔膨胀。有学者曾分别为宫腔镜添加了注水孔和出水孔，为以后的持续灌流宫腔镜奠定了基础。Seymour受支气管镜的启发，将宫腔镜改进为检查型和手术型，后者可用于切除黏膜下肌瘤和其他宫内病变。他使用6mm直径的支气管镜，在其末端连接一个吸引装置，吸引装置的吸引有助于观察宫腔。此后，他将支气管镜扩大到9mm，通过一个活检钳切除宫腔内组织。这种镜子似乎很实用，但没有更多的临床报告予以证实。

Gauss报道使用低黏度灌流液进行宫腔镜检查，宫腔图像非常清晰。Schroeder在Gauss基础上测试出宫腔内的最适压力，以获得最佳视野，且避免了灌流液从输卵管泄漏。他认为盛灌流液的容器可根据宫腔内压的改变而放置在不同的高度。25～30mmHg(3.3～4kPa)是最适压力。当压力超过55mmHg(7.3kPa)时液体会自输卵管流入腹腔。他将宫腔镜电凝用于输卵管绝育。

Shack力图确定宫腔镜的适应证，他认为宫腔镜的失败主要是由于视野不清。几乎同时，Segond在法国也使用液体灌流。他们重新调整了注水孔和出水孔以获得最佳的膨宫效果，减少液体流入腹腔。光学视管的物镜片向前倾斜，容易看到子宫角和输卵管口，但宫腔内出血仍然是观察宫腔的一大障碍。

美国学者 Norment 发明用充满空气的袋子放入宫腔，进行宫腔内观察，避免了液体渗入腹腔，也解决了直接膨胀宫腔的问题。Norment 设计的低黏度液体的持续灌流系统是现代持续灌流的宫腔检查镜和电切镜的模板。Norment 设计了用电切环的电切镜，可用于切除黏膜下肌瘤和息肉。18 年后，他最终定型了宫腔镜。

有学者第 1 次应用高黏度的膨宫液——聚乙烯吡咯烷酮（PVP）。与低黏度膨官液相比，它很少流入腹腔。但由于 PVP 不能降解，且溶解后液体呈淡黄色，因此没有得到广泛的应用。

有学者用分子量 70 000 的葡聚糖膨胀宫腔，用量少，可大大减少液体渗入腹腔，高黏度的葡聚糖不与血液相混，因此不会因出血妨碍视野，且保持宫腔内有一定的压力。

当研究者从事于电凝输卵管角绝育的研究时，Quinones-Guerrero 和同事们开始使用低黏度膨宫介质行宫腔内电手术。他们采用 Norment 的设计，通过止血带或泵加压将液体注入宫腔。Sugi-moto 也使用生理盐水等低黏度液体，用三通连接注射器，根据宫内压的需求加压。但是过量液体通过血管吸收的问题仍不能解决。

5.CO_2 气体膨宫

Rubin 发明用 CO_2 气体进行膨官，Rubin 的发明使他成为用 CO_2 行输卵管通气的鼻祖。尽管如此，多数医师仍愿意使用低黏度的膨宫液。Mikulicz-Radecki 报道了液体灌流的宫腔镜诊断和治疗，如进行活检、切除宫腔组织、电凝输卵管间质部避孕等。

Lindemann 于报道了使用 CO_2 膨宫，正常宫腔 CO_2 膨宫的流速为 40～100mL/min，压力＜200mmHg(26.7kPa)。CO_2 干净，视野清晰，可提供高清晰度的宫腔照片，所以 Lindemann 认为它是最好的膨宫介质。随着设备的改进，气体的流速、压力均自动控制，避免了过量的气体注入和过高压力带来的致命并发症。

6.纤维宫腔镜的发明

Basil I. Hirschowitz 第一个发明了纤维内镜，以后才将纤维镜运用于宫腔镜。纤维内镜也适用于末端为塑料气囊的宫腔镜，在羊膜外检查胚胎和胎儿的情况而无须膨宫介质。Molm 首次使用带有光学视管的纤维宫腔镜，观察妊娠早期的胚胎。用微型化了的纤维镜观察输卵管，输卵管镜从此问世。M. Hayashi 也发明了类似的微型纤维内镜用于观察输卵管，成功地看到了输卵管管腔内部和早期受精卵运动的情况。

7.临床应用

除了 Norment、Mohri 和 Palmer 外，还有许多研究者沉迷于器械和技术，但很少有人专注如何使用这些技术。Englund、Ingelman-Sundberg 和 Westin 等报道过很有价值的文章，对异常子宫出血进行了宫腔镜检查后，认为可以用宫腔镜下定位活检来代替盲目的诊断刮宫。他们报道为 165 例妇女行宫腔镜检查同时诊断性刮宫，其中 21 例事先做了子宫腔造影，诊断性刮宫前做宫腔镜检查的 109 例，诊断正确率为 93%，宫腔镜检查在诊断上优于子宫腔造影。与宫腔镜相比，124 例诊断性刮宫仅 44 例（35%）得到手术证实。大部分内膜、息肉和黏膜下肌瘤都被子宫造影漏诊。第 2 次诊断后再做宫腔镜检查的 46 例仍有 5 例与手术结果不符。

（二）快速发展时期

1.持续灌流宫腔镜

为使宫腔镜操作更顺畅，手术更安全，医疗器械公司开始着手设计持续灌流系统，采纳了许多不同的设计方案，使持续灌流宫腔镜逐渐替代了单向灌流宫腔镜。液体膨宫泵可设定压力和流速，使手术在满意的膨宫和清晰的视野下进行，其液体回收器可精确计算出水和入水间的差值，能有效地预防经尿道前列腺电切术综合征（TURP 综合征）。手术宫腔镜和诊断宫腔镜均可采用持续灌流系统，有效地控制液体流速和宫腔压力。这些改进又带来了附加器械的问世，人们陆续发明了单极和双极电极等。汽化电极的应用可使组织碎片汽化。双极电极允许使用带有离子的液体进行膨宫，避免了液体吸收引起的低钠血症。

持续灌流系统也可用于 4～6mm 外鞘的宫腔镜，伴随容器和维护方式的改进，宫腔镜检查和手术从手术室和医院移入门诊进行。随着光学视管的改进，2～3mm 的微型宫腔镜也可不用持续灌流系统。

2.成像技术的进步

早在 20 世纪 80 年代初，困扰医师的问题多数得以解决。集成电路晶片(CCD)的发明，解决了摄像机的微型化问题，可与目镜连接，将图像呈现在电视屏幕上，大大提高了图像的清晰度，缓解了术者通过目镜观察物相进行操作时颈背部的疲劳感，明显地降低了医师的劳动强度。电视录像监视系统还可记录和再现术时情况，用于术后分析总结。

日本国立癌症研究中心东医院和日本东京奥林巴斯医学部联合研发了窄带成像技术(NBI)，这是一种新型的光学图像增强技术，通过滤光器将传统的红—绿—蓝宽带光谱过滤成窄带，能增加浅表黏膜血管结构的对比度，可用来观察黏膜形态及血管结构，提高了内镜诊断病变的准确性和敏感性。

大于 720P 分辨率的高清数字摄像系统开始应用于内镜临床手术。高清数字摄像系统分辨率高，色彩还原真实，对腔内脏器的观察更加清晰。

3.宫腔镜技术在中国的推广

随着宫腔镜技术的发展，一些专家学者也致力于宫腔镜技术在中国的应用和推广。上海复旦大学冯缵冲等在国内首先实施了宫腔镜检查和治疗技术。20 世纪 90 年代开始，首都医科大学夏恩兰等陆续开展了各类宫腔镜检查和电切手术，并常规应用腹部 B 超监护或者腹腔镜监护，在子宫内膜切除、子宫肌瘤切除、子宫畸形矫形和宫腔黏连分离等领域都取得了一定成就。此外，国内外很多学者也致力于宫腔镜技术在中国推广。

4.宫腔电切镜

有学者用泌尿科的前列腺电切镜切除黏膜下肌瘤，而原始电切镜没有采用持续灌流，所以不能很快清除肌瘤碎片。有学者将泌尿科电切镜的外鞘改为圆形，增加了持续灌流系统，这样手术视野干净且清晰，为宫腔内电外科手术开创了一个新的领域。

Goldrath 对那些药物治疗无效的异常子宫出血患者行 Nd-YAG 激光子宫内膜去除术。这种治疗似乎很有效，尤其是对于那些存在子宫切除禁忌的患者，被美国食品药品监督管理局(FDA)认可。但很快激光就被电外科手术所代替。FDA 正式批准使用宫腔电切镜。

5.阴道内镜技术的应用

Bettocchi 等首次报道应用阴道内镜技术，在不放置窥器的情况下将宫腔镜置入阴道，借助生理盐水注入和膨胀阴道，清晰显示阴道壁和宫颈，并沿宫颈管进入宫腔，检查并治疗阴道、宫颈管和宫腔内的病变。阴道内镜在操作时不放置窥器、不扩张宫颈、不探测宫腔长度，对幼女或未婚妇女可以保持处女膜的完整性，对幼女、未婚妇女和绝经后老年妇女可极大地减少阴道窥器对患者的损伤和疼痛，是近几年针对此类患者常用的检查和手术方法。

6.双极电切镜

日本 Olympus 公司推出等离子双极电切镜。双极电切镜使用 SURGMASTER 高频电流发生器，其高频能量将生理盐水转成含有高密度自由电粒子的电子等离子体，能够进行精密的组织切割，具有精确、干净的凝固效果，使操作更为简便。双极电切镜使用生理盐水灌流，极大程度地减少了 TURP 综合征的发生概率。运用双极技术不使用负极板，无烧伤人体的危险；热传导的减小可降低凝固深度，从而减小组织炭化；通电时只有极少的电流通过人体，与常规单极手术相比，明显提高了手术的安全性，是宫腔镜电切术的一大革新。

7.宫腔内粉碎器

Emanuel 和 Wamsteker 发布了一种宫腔内粉碎装置，称为宫腔内粉碎器，安放在 9mm 的双极电切镜操作孔道内，手术时旋切器将息肉或肌瘤绞碎并吸出。此种技术手术时间及学习曲线均较常规电切术短，手术视野清晰，避免了为取出肌瘤碎屑而多次进出电切镜导致的空气栓塞，明显减少了体液超负荷、低钠血症、子宫穿孔等严重并发症的发生。2009 年，第二款宫内组织移除设备美奥舒应用于临床，其直径更小，切割速度更快，更便于门诊手术应用。

8.微型电切镜

有学者报道应用直径为 5.3mm 的单极电切镜切除子宫内膜息肉和体积较小的 0 或 Ⅰ 型黏膜下肌瘤，取得很好的治疗效果。

追溯宫腔镜的历史，许多早期的难题，如视野不清、无适当的灌流液、宫腔膨胀不良、镜体直径偏大等都逐渐得到解决。这一技术孕育了很久才使我们今天得以顺利地行宫腔内操作。回顾宫腔镜历史，我们对先驱者深表尊敬，正是由于他们的革新，才使我们今天能有如此安全、简单和有效的宫腔镜技术。

二、宫腔镜手术的麻醉

经子宫腔镜手术是一种已被广泛应用于各种各样的妇产科学疾病的诊断与治疗。宫腔镜技术的进步和手术器材的快速发展，使得经宫腔镜手术在数量上和种类上有所增加。宫腔镜手术刺激虽仅限于宫颈扩张及宫内操作，但由于支配子宫的内脏神经主要来自 $T_{10\sim12}$、$L_{1\sim2}$ 的交感神经，以及 $S_{2\sim4}$ 的副交感神经组成的盆神经丛，易导致全身反应类似如人工流产综合征，即心动过缓、心律失常、血压下降、恶心呕吐、胸闷、面色苍白、大汗等征象。

宫腔镜手术操作只限于子宫腔内，且手术时间较短，无须全身麻醉。但随着人们生活质量以及知识水平与认识水平的提高，越来越多的患者要求在安静、平稳、无痛状态下度过围手术期。因此，宫腔镜手术麻醉的方法及选择取决于：①诊断镜或手术治疗镜用光学纤维镜还是硬镜；②非住院患者还是住院患者；③患者精神心理状态能否合作；④患者对麻醉的要求；⑤手术医师的要求及手术操作的熟练程度；⑥手术时间长短。

宫腔镜手术麻醉的术前访视和麻醉评估见腹腔镜手术麻醉。

（一）表面麻醉

表面麻醉是穿透性强、作用快的局麻药用于子宫颈管内或注射到宫腔内的表面麻醉方法。

药物一般用0.5%～1%丁卡因或2%利多卡因,采用棉棒宫颈管填塞法或宫腔内注射法。虽然表面麻醉能缓解扩宫时疼痛和全身不良反应,但不能较好地缓解宫内操作时的神经反射症状,因为它不能安全阻断黏膜下层,肌层对压迫、牵拉及电切、电凝时热效应的神经反射。但此法与地西泮镇痛麻醉复合可用于宫腔镜活检、检查及TCRP等创伤较小的局部手术麻醉。

(二)宫颈旁神经阻滞

宫颈旁神经阻滞分别于宫颈4点、8点、10点距子宫口外缘0.5cm处,进针约3cm,各注射0.5%～2%利多卡因1mL,能使92%的患者宫口松弛,且RAAS发生率明显降低。理论上高浓度、大容量宫旁阻滞效果较好,但存在注射痛及全身中毒反应。也不能安全消除宫底及宫体的神经反射。

(三)硬膜外麻醉及蛛网膜下腔阻滞

硬膜外麻醉可分为连续硬膜外麻醉和单次硬膜外麻醉,是目前使用较广泛且熟练的麻醉方法。可根据手术时间长短及术者技术熟练程度随意调控麻醉时间和麻醉平面。其优点包括:①穿刺成功后阻滞完善,可控性好;②减少应激反应,减少血压升高和心动过速的发生;③可改善胃肠蠕动,减少腹胀,因交感神经阻滞可致副交感神经张力增加;④术中保持患者清醒,能及时告知宫腔手术中可能发生的不良反应如TURP综合征;⑤术后恶心、呕吐和嗜睡减少;⑥还可用于术后镇痛治疗。但也有其缺点,因麻醉操作技术要求较高,而失败率较高;麻醉起效时间较长,并有发生全脊髓麻醉的可能。特别在妇科手术麻醉中有部分患者凝血功能障碍,血流动力学不稳定或脊柱畸形应属麻醉禁忌。而蛛网膜下腔阻滞,虽然操作简便,阻滞完善,但不适合非住院患者,且对血流动力学影响较大,特别是青壮年,术后头痛发生率较高,临床上较少应用。

(四)全身麻醉

一般选用静脉全身麻醉。麻醉药物应选择作用时间短、苏醒快、镇痛效果好、不良反应少的全麻药物。以往较多采用亚麻醉剂量的氯胺酮,其镇痛效果可达80%～90%,但也不能完全抑制人工流产综合征,且增加肌张能力而不易扩宫;呕吐、口腔、呼吸道分泌物较多,易导致上呼吸道梗阻及误吸,还可兴奋、烦躁及做噩梦,造成患者心理伤害,目前较少应用。

1.静脉全身麻醉

近年来,随着新的静脉全麻药的开发应用,临床麻醉医师在选择全身麻醉药物时可根据患者状况灵活掌握。目前较常用的有依托咪酯、异丙酚,而国外较多采用单剂量阿芬太尼和舒芬太尼等,这些药物不良反应相对较少,安全可靠,苏醒快,特别是阿芬太尼类,镇痛完善,镇痛与意识分离,术毕很少感觉疼痛,术中也无任何记忆,作用时间短,但大剂量时均有一过性呼吸抑制,多数能自行缓解。

(1)依托咪酯:系咪唑类衍生物,临床应用0.1～0.3mg/kg,7～14分钟自然苏醒,无精神不良反应,但呕吐发生率较高,且有注射部位痛及体动,并有抑制肾上腺皮质功能,如与小剂量芬太尼合用,且镇痛完善,苏醒快,不良反应明显减少。

(2)异丙酚:具有起效快,作用时间短,恢复迅速而平稳,同时有一定的抗呕吐作用。常用剂量2.5～3mg/kg,能维持8～10分钟。如首次剂量后再3～4mg/(kg·h)静脉滴注维持,可随意延长麻醉时间而不影响苏醒时间。但也有一过性呼吸、循环抑制。因此,要求麻醉医师应具备辅助通气设备和技术条件。

(3)舒芬太尼、阿芬太尼：属于强效阿片类镇痛药，与芬太尼作用比为 8∶1，起效和作用维持时间是芬太尼的 1/3，无蓄积，对心血管影响小，镇痛与意识分离，常用量为 30～50μg/kg，镇痛维持 15～20 分钟。常根据患者年龄、体重、一般状况联合麻醉。

(4)异丙酚与舒芬太尼复合静脉全麻：在宫腔镜手术麻醉中，常用异丙酚 1～1.5mg/kg 联合舒芬太尼 0.1～0.2μg/kg，能满足手术要求，镇静镇痛作用强，对生命体征抑制轻，偶有呼吸暂停及心动过缓和低血压，可自行缓解和对症处理治疗。

(5)异丙酚—阿片类药靶控输注：随着计算机技术的发展，Kenny 等研制出计算机辅助滴定静脉麻醉药，计算机控制的输液泵。是以血浆或效应室的目标为调控指标，同时可以显示目标血药浓度、效应室药物浓度、给药时间和累积剂量，并可限制最高剂量。目前异丙酚—阿片类药靶控输注(TCI)已广泛应用于临床麻醉和镇痛。常用 TCI 输注系统有两种，即“得普利麻”系统和药物输注工作站。它可以同时进行镇痛药、镇静药等双通道或多通道的靶控输注。当今常用异丙酚—瑞芬太尼靶控输注；异丙酚 0.8μg/L 和瑞芬太尼 0.2～2μg/L，有较好的镇痛、镇静作用，也适合年老体弱及多并发症患者的检查和手术治疗。

(6)氯胺酮：有较强的镇痛作用，宫腔镜手术时常用剂量 0.3～1.3mg/kg，稀释后静脉注射，此麻醉剂量对呼吸影响小，苏醒快，但有肌紧张、呕吐、呼吸道分泌物增多、兴奋和做噩梦等缺点。

2.喉罩通气静脉全身麻醉

喉罩作为一种通气工具，已广泛用于宫、腹腔镜手术的麻醉。尤其第三代双管喉罩。此喉罩置入相对简单，很少出现呼吸道损伤，喉罩对气道几乎无刺激，易于维持血流动力学稳定，应激反应轻微，患者易耐受，异物感小，置入刺激轻，呛咳少，分泌物少，不出现喉头水肿、声带损伤、喉返神经麻痹等并发症；术后咽喉痛的发生率较气管插管低；麻药用量减少。

许多宫腔镜手术如子宫黏膜下多发肌瘤、宫腔严重黏连、子宫内膜电切术、先天性子宫阴道纵隔等，由于手术时间较长，为了确保有效通气，在静脉全麻的基础上插入喉罩，既能保证有效通气，降低反流误吸的可能，还能进行机械性通气或吸入麻醉。

3.气管插管全身麻醉

必要时应实施气管内插管全身麻醉，以确保患者安全。

(五)宫腔镜手术中监测

宫腔镜手术麻醉的特殊性在于麻醉医师应知晓宫腔镜手术可能发生不良反应(如 TURP 综合征)和手术操作的并发症，通过监测分析生理参数及其变化，能尽早发现问题，判断问题的严重性，提供早期诊断和识别病情转归依据。并为手术医师对并发症的进一步处理提供更好的麻醉支持和生理保障。

1.常规监测

(1)心电图：特别是对老年人或有先天或后天性心脏病患者，应常规监测。麻醉和手术中电切或电凝对心肌电生理也有一定的影响，可尽早地了解有否心肌缺血、心律失常等节律变化。

(2)血压：血压由心排血量、血容量和周身血管阻力所决定，特别是椎管内麻醉后，可导致相对容量不足而导致低血压；而用液体膨宫时若手术时间长，灌注压高可出现高血容量性高血压。一旦出现高、低血压，麻醉医师应尽早查找原因，以便进行正确处理。

(3)脉搏—氧饱和度监测：能发觉低氧性缺氧和搏动性血流，并能连续了解肺内气体交换，氧合血红蛋白饱和度和中心氧合状态。妇科患者有相当一部分行宫腔镜手术时均伴有贫血，如血红蛋白在5～6g时，氧含量不足但氧饱和度满意；低血压时或心泵功能低下，搏动性血流降低，而氧饱和度可能正常。因此，对诊断贫血性缺氧和早期低血压时存在价值和意义差。

(4)心前区或食管内听诊：可以监测心音、呼吸频率和通气情况，但不能识别呼吸类型。如用气体膨宫时，易导致气体栓塞，通过此法可及早发现，当听诊发现呼吸音和心音有异常时应立即停止手术，及时处理。

2.特殊监测

(1)电解质监测：主要是血钠浓度监测。由于98%的渗透压是由电解质提供的，而钠几乎占了1/2。当血钠浓度＜125mmol/L，即感恶心不适；若低于110～120mmol/L时，即感头痛乏力，反应迟钝；＜110mmol/L即可抽搐、昏迷。宫腔镜下子宫肌瘤切除时，若膨宫压＞100mmHg，大灌注流量或患者处于低血压状态时易发生稀释性低钠血症，为防治急性水中毒提供可靠依据。

(2)血糖监测：宫腔镜手术膨宫介质有3种。目前常用5%葡萄糖注射液，术中定时快速测定血糖浓度十分必要。一旦血糖异常升高，提示冲洗液或膨宫液吸收。

(3)中心静脉压监测：如CVP增高，说明有效血容量增多，而且CVP的变化比血压变化早。因此，可作为稀释性低钠血症的先兆征象。但其敏感性非同监测PCWP，如根据PCWP的监测指导治疗会更安全。

(4)无创性血管外肺水监测：任何原因引起毛细血管壁滤过变化和毛细血管内外静水压与胶体渗透压差变化，均可导致肺水肿，采用心阻抗血流图(ICG)监测胸腔液体指数(TFI)用以区分心源性或非心源性水肿。

(六)麻醉中宫腔镜手术并发症及防治

1.机械性损伤

有统计宫腔镜检查与手术发生子宫穿孔率约为2%，有生理和病理两方面原因，与子宫不良位置如前/后倾子宫、解剖异常、子宫萎缩或发育不全、宫腔黏连、宫颈狭窄以及手术操作时膨官不理想有关。子宫破裂可因宫颈穿孔及撕裂，子宫假道形成，可发生于扩宫或宫内操作过程中。如在电灼、电切、激光刀或使用锐利器械引起穿孔时，其破损部位不易自愈，若穿孔位于子宫角及附件处，因血供丰富，可导致大出血及大量膨宫介质进入循环(气体或液体)会导致气栓等代谢和循环紊乱。因此，手术医师必须谨慎选择合适的患者进行宫腔镜手术，应熟练掌握和使用宫腔镜器械，配用膨宫泵可调的流量扩张宫腔，最大程度地满足手术视野，有助于提高手术安全性。

2.出血

宫腔镜手术导致大出血较少见，除非子宫穿孔。腹腔镜手术出血不少见。但有些患者患有凝血功能障碍性疾病或因心血管疾病长期服用非甾体类抗风湿药物、抗凝治疗尤其是阿司匹林，可导致大量失血。术前应治疗凝血功能障碍性疾病，使用阿司匹林者应停用7～14日后方可实施手术治疗，有文献报道应停用20日以上方可手术治疗。

3.气体栓塞

多见于使用气体（CO_2）作为膨宫、气腹介质，有资料表明静脉破口与膨宫压力阶差>4mmHg可引起90mL/s的气流量，如呈气团样吸收[0.5mL/(kg·min)]即可产生明显的症状。心功能欠佳者可导致死亡。主要表现为心电图、血气值异常、低血压、出现特征性心脏杂音——金属样杂音或水轮音。一旦发生可疑气体栓塞，应立即停止膨宫，改变手术体位于左侧卧位或头低位，提高静脉压，必要时经右心导管抽出气泡。

4.TURP综合征

宫腔镜手术的膨宫液体介质在加压下的过量吸收也可发生类似于前列腺切除综合征的急性水中毒。发生TURP综合征取决于膨宫液的种类、吸收量和速度。急性水中毒多为血管内吸收所致，即膨宫介质通过破损的小静脉或血窦直接入血；而膨宫液通过缺损的子宫内膜或经输卵管进入腹腔经血管外吸收，使低渗液进入血管外间隙，导致迟发性低钠血症。

膨宫液吸收量和速度取决于以下几个因素。

(1)膨宫液静脉压：是决定吸收量的重要因素，即使静水压<60mmHg也能使膨宫液大量吸收，同等重要的还有压力持续时间。

(2)手术时间：手术时间长短主要与血管内吸收量有关。一般认为手术时间不超过60分钟，不会引起严重的TURP综合征，但也有报道在手术开始15分钟后就发生急性水中毒。

(3)被切除的瘤体大小及内膜切除面积。

(4)失血量：膨宫液吸收量与失血量呈正相关。因为失血多时所需灌流液的量也大。

(5)宫颈口的松弛度和窥镜的出水开关的开启程度：引流不畅，宫腔内压增高，吸收量和速度亦快。

一般说来，血压增高、脉搏减慢和精神异常兴奋是急性水中毒3个早期征象。如果血浆胶体渗透压下降显著，能引起非心源性肺水肿，表现为呼吸急促、粉红色泡沫样痰、口唇发绀等低氧血症。如果血清钠浓度严重降低，能导致低电解质性心血管虚脱，表现为低血压、头痛、恶心、呕吐、视物模糊及意识障碍，如未及时治疗进而可致强直样抽搐和昏迷。

一旦发生TURP综合征，应立即停止手术，积极恢复正常血容量，减少静脉回心血量，密切监测血清钠浓度和血浆渗透压，排出过多的水分纠正低钠血症。

(1)强心、利尿的应用：经血管内吸收的膨宫液占总吸收量的29%，这就使膨宫液中含有渗透性利尿物质不能很好地发挥其利尿作用，所以应常规给予呋塞米，合并有严重肺水肿时有必要使用毛花苷丙强心治疗。

(2)高渗盐溶液应用：使用3%～5%氯化钠溶液纠正异常血容量和低钠血症，同时有渗透性利尿作用，以减轻细胞内水肿。

(3)若发生非心源性肺水肿、大量粉红色泡沫痰、发绀，应限制晶体液输入，适当输入胶体溶液，并使用40%乙醇溶液雾化吸氧。

(4)术中尽量保持较低膨宫压力60mmHg左右，使用非溶血性等渗或低渗膨宫液，尽量缩短手术时间，是预防TURP综合征的主要措施。

(5)吗啡的应用：可镇静、减低心脏前后负荷、改善心力衰竭。

三、手术适应证与禁忌证

(一)适应证

除恶性肿瘤外,几乎所有的宫腔内异常病变,均可在宫腔镜下进行治疗。

1.异常子宫出血

导致异常子宫出血的病因可分为功能性和器质性两大类。

(1)功能性子宫出血:因子宫内膜增殖肥厚,不规则剥脱而导致的异常子宫出血,可在宫腔镜直视下切除子宫内膜的基底层及部分浅肌层,以防止其再生而达到治疗目的。

(2)器质性子宫出血:最常见的病变为黏膜下子宫肌瘤、子宫内膜息肉等,可行相应的肌瘤或息肉切除术。

2.Asherman 综合征

在宫腔镜直视下对宫腔黏连进行分离,可避免因盲目操作而导致的子宫损伤及手术的不彻底。

3.子宫畸形

因子宫畸形而导致的习惯性流产,如子宫纵隔等。

(二)禁忌证

虽然宫腔镜手术不开腹、损伤小,但手术本身对机体仍有一定的创伤刺激,仍需在麻醉下进行,故对身体能否耐受手术仍有一定的要求。以下情况不宜进行宫腔镜手术操作。

(1)心、肝、肾等重要脏器功能的失代偿期,不能耐受手术。

(2)血液病等凝血系统功能障碍。

(3)生殖系统感染的急性期。

(4)生殖器官恶性肿瘤。

(5)因宫颈狭窄、瘢痕等不能充分扩张。

(6)手术当日体温超过 37.5℃,血常规检查异常者,应暂停手术。

四、手术操作

(一)术前准备

1.查体

常规进行全身及妇科检查、血尿常规及血生化化验。

B超:了解子宫大小、形状,子宫内膜厚度,子宫肌瘤的存在与否及其大小、部位和数量等。

通过诊刮或宫腔镜检查排除子宫恶性疾病。

2.扩张宫颈

由于子宫电切镜外径较粗,多在 8~10mm,术中若强行扩张宫颈可致宫颈损伤、撕裂或子宫穿孔,故术前应尽量软化宫颈,扩张颈管,以减少术中并发症。

(1)昆布条:又称宫颈扩张棒,将其放入宫颈管后因吸收颈管内液体而逐渐膨胀,柔和并缓慢地扩张宫颈,促宫颈成熟。研究发现,放置昆布条 8~12 小时后,宫颈黏液中 IL-1β、IL-8 和弹性蛋白酶活性明显升高。与放置前比较，IL-1β浓度增加5.75倍，IL-8浓度增加3.8倍，弹性蛋白酶活性增加4.4倍。宫颈黏液中PGE_2与$PGF_{2\alpha}$浓度也分别增加10倍与5倍。已知前列腺素中PGE_2与$PGF_{2\alpha}$主要控制人类宫颈成熟。使用昆布条后，宫颈黏液中PGE_2与$PGF_{2\alpha}$浓度的明显增加有利于软化宫颈，使其容易扩张。

另外，机械性扩张宫颈后可刺激胎膜产生并分泌IL-1，后者能刺激人宫颈成纤维细胞中胶原酶的合成，对宫颈成熟有重要作用。IL-8为最新发现的强有力中性粒细胞趋化因子，人类妊娠宫颈能产生大量IL-8，IL-1β可刺激IL-8的产生和分泌。有报道，大剂量(100mg)IL-8在妊娠和非妊娠家兔中，可通过增加宫颈中白细胞浸润而促宫颈成熟。弹性蛋白酶活性与宫颈成熟程度有关，IL-1可刺激宫颈成纤维细胞产生和分泌弹性蛋白酶。IL-1也被认为是一种最有力的PGS生物合成的调节因子。

总之，用昆布条是促宫颈成熟的有效方法。机械性扩张并将子宫内组织暴露于阴道分泌物中，可以引起细胞因子(IL-1β与IL-8)、PG(PGE_2与$PGF_{2\alpha}$)的释放和弹性蛋白酶活性增加。这些因子对诱导宫颈成熟有重要作用。

(2)硅胶管：术前12～24小时于宫颈管内放置硅胶管，如14～18号导尿管，可机械性扩张宫颈。此法目前已逐渐被宫颈扩张棒取代。

(二)手术器械

(1)子宫电切镜及相关配套设备。

(2)激光切割器及相关配套设备。

(三)膨宫

1.膨宫介质

膨宫介质分为液体和气体两种，以液体最常用。单极电动手术的膨宫剂不能含电解质，而双极和激光手术则无该限制。目前临床常用的膨宫剂如下。

(1)1.5%甘氨酸：多用于电动手术。其优点是手术野清晰，但如吸收过量将导致：液体超负荷并发肺水肿；低钠、低钾血症引起心功能异常；甘氨酸在体内的代谢产物氨，会引起意识障碍昏迷，甚至死亡。甘氨酸进入患者血液循环的量决不能超过2 000mL，如果甘氨酸内吸收已超过1 500mL，即使手术尚未完成或未弄清具体的内吸收量，也必须立即中止手术。

(2)5%葡萄糖：内吸收过量可导致高血糖症，也会产生同甘氨酸吸收过量相似的并发症，但不会降解为有毒物质。是目前国内最常用的膨宫液体。

(3)生理盐水：多用于激光手术。

2.膨宫方法

良好的手术视野是手术能否顺利进行的必备条件，而膨宫压力则直接影响手术的成败。压力过小不能有效地膨胀宫腔，压迫止血，使术中的出血与膨宫剂混在一起，影响观察；压力过大，虽然术野清楚，但膨宫剂的内吸收过多，会诱发TURP综合征，一般灌注压控制在40～100mmHg。常用方法：①离地面2米悬挂膨宫剂袋，压力大约45mmHg，通过调整高度来调整压力；②将气压袖套缠于膨宫剂袋或用特制的压力袋维持灌注压；③注射器推注膨宫剂，主要用于黏稠度较大的液体，此法仅适用于手术时间较短的操作；④简易滚动泵；⑤自动膨宫抽吸泵。

无论以何种方法膨宫，术中都要严密监测灌入和回收的液体量，每 5 分钟监测 1 次，对不含电解质的灌注液，如果注入和回收液体量相差 1 500mL 以上时，应中止手术，并静脉推注呋塞米 10mg 脱水利尿，及时检查血钠含量。

（四）麻醉

尽管宫腔镜手术一般时间较短，但因术中需要扩张宫颈管及切割子宫内膜或宫腔肿物，患者会有相当的痛苦，因此需在麻醉状态下进行。麻醉方法可选择全麻，区域麻醉或局部麻醉。

1.全身麻醉

如果术者操作技巧熟练，手术时间一般不会超过 30 分钟。所以，全麻应选用药效短、苏醒快、致吐少的药物，如异丙酚。一般不需要气管插管。若估计手术时间较长、操作比较困难，应考虑气管插管，以保证气道通畅，供氧充足，可随时监控麻醉效果。

2.区域麻醉

特别适于有呼吸道和心脏疾病者，麻醉作用可靠，肌肉松弛满意，连续硬膜外麻醉时间可任意延长。若估计手术在 1 小时内完成，单次硬膜外麻醉即可。

3.局部麻醉

子宫疼痛的神经传入是从宫颈经第 2、第 3、第 4 骶神经根进入脊髓。若在宫颈旁阻滞麻醉加宫内膜局部麻醉，对小手术而言即可达到满意的镇痛效果。手术中也可以将区域麻醉同静脉麻醉和局部浸润麻醉联合应用。但不管采取哪种麻醉方式，一定要有心电监护和心肺复苏设施。而且宫腔镜手术只有在能随时行剖腹手术的条件下才能进行。

（五）操作方法

1.电切术

该术式特点是应用环状电极进行切割。对于电切手术，大部分术者选用直径 8mm 的环状电极，其特点是重复操作少，手术速度快。直径 4mm 的环状电极，安全性大，很少导致子宫穿孔，但需要重复操作方能达到前者的切割深度及宽度。切割深度不仅与环状电极的直径有关，而且与环同局部组织接触的时间长短和电流强度有关，环的移动速度越慢，电流越强，切割越深。组织的血供情况和血流速度也影响切割深度。

2.电凝术

该术式是应用球状或滚筒状电极对组织表面进行电凝烧灼。滚球或滚筒电极的应用也较普遍，应用直径 2mm 滚球电极的手术速度比用 4mm 的快，但子宫穿孔的危险性也较大。

电切手术的原则是以最小的输出功率取得最佳手术效果。由于各机器的型号和各术者的操作技术不同，不可能定出统一的最佳手术输出功率。目前多采用混合电流，即切割电流 80～200W，电凝电流 40～120W。

3.激光烧灼术

Nd：YAG 激光手术的特点是：可穿透内膜深达 5～6mm，能足够破坏子宫内膜；激光可穿过清亮的液体而能量不衰减，故可选用液体作膨宫剂；激光经柔软的石英纤维传导，能直接照射在子宫内膜。

因此，Nd：YAG激光最适于子宫内膜切除术。石英纤维的直径不同，其功率密度不同，对子宫内膜作用的大小也不相同。在一定功率下，纤维的直径越大，功率密度越小，对内膜的破坏程度越小。因此，操作速度应适当放慢，以达到相同的治疗效果。目前多采用直径600μm的导光纤维，并以纤维在内膜上拖动的方法（接触式法）进行手术。同电动手术一样，激光的功率不同，手术速度也不同。功率越大，纤维末端的移动速度越快，手术时间越短，目前激光手术常用功率在50～80W。

（六）术中腹腔镜监护

为疑难宫腔镜操作提供安全监护和并发症的处理途径：子宫腔形态独特，肌壁薄而血供丰富，在狭小的子宫腔内实施恢复宫腔形态的整复性手术，如子宫纵隔切除、黏连分离以及较大子宫肌瘤切除等，无疑将加大手术操作的难度，发生术中子宫穿孔、大出血以及邻近脏器损伤等并发症已有报道。宫腔镜及腹腔镜联合手术，能够动态观察子宫浆膜面的变化，监测宫腔镜作用电极的热传导效应，及时拨开肠管，避免了对邻近脏器的损伤。通过腹腔镜监护宫腔内的操作，还能克服单纯B超监护时宫腔杂乱回声对超声声像图判断的影响以及超声只能提示不能处理子宫穿孔的局限。即使子宫穿孔发生，可以在镜下电凝止血与缝合修补，避免了开腹手术等处理，将并发症可能带来的危害降到了最低点，体现了联合手术的优越性。

尽管宫腔镜、腹腔镜联合手术有诸多的优越性，但作为一项新的妇科内镜手术形式，依然需要在实践中不断发展与完善。需要强调的是，对宫腔镜、腹腔镜联合手术适应证的选择，首先要基于宫腔与盆腹腔并存的病理改变，而且这种病变必须能够分别在宫腔镜和腹腔镜下完成。此外，相应设备与器械的配置、手术医师的专业技能和临床综合处置能力的训练与提高，是保证联合手术成功的重要因素。

（七）术后处理

患者术后恢复情况与手术操作有直接关系。特别是阴道出血，若病灶范围小（如子宫内膜息肉、带蒂黏膜下子宫肌瘤等），手术损伤少，患者多可在数日内恢复；如病灶范围大（如子宫内膜切除术、Ⅱ型以上黏膜下肌瘤挖除术等），手术损伤多，阴道出血时间相对延长，可持续数周甚至数月。此外，部分患者术后24小时内可有一过性发热，但大多不超过38℃，个别可达39℃，一般认为是手术吸收热或灌流液内的致热源大量进入血液循环所致。

术后常规处理如下。

1.抗感染治疗

因宫腔经宫颈、阴道与外界相通，在创面尚未愈合之前容易发生逆行性感染，严重者可导致急性盆腔炎，甚至盆腔脓肿，直接影响手术预后。故在术后应常规使用抗生素预防感染。药物应选择广谱、长效并能抵抗厌氧菌属，用药时间5～7日。

2.对症治疗

（1）镇痛：部分患者手术当日可有下腹疼痛，一般认为与子宫反射性痉挛有关，可予解痉镇痛处理。如去痛片0.5～1.0g口服，二氢埃托啡20mg舌下含化等。

（2）降温：如患者体温低于38℃，一般不需处理；如达39℃，应积极寻找病因，进行血液培养，可用退热药或物理降温。

(3)保持外阴清洁:因术后阴道流血、流液时间较长,局部潮湿,容易合并外阴阴道炎。故术后应每日 2 次清洗外阴,直至阴道分泌物干净为止。

3.休息

尽管宫腔镜手术创伤小、恢复快,但切口愈合仍需要时间。因此,术后适当休息有益于伤口愈合。

(梁玉芳)

第二节 腹腔镜

一、腹腔镜发展史

(一)妇科内镜的雏形

肠道及宫腔等腔内器官,由于直接用肉眼无法观察这些器官解剖和病变以及肉眼分辨能力有限,因此,最初设想借助于某些外物来了解这些器官解剖和病变,便成为腹腔镜原始起源的梦想。德国有学者提出了内镜的设想,通过简单的直筒内镜观察了直肠和子宫。Bozzine 用一金属管在蜡烛光的反光下检查了人体前尿道。Desomeaux 的膀胱镜问世。Pantaleoni 为一位绝经期妇女诊治时窥测了宫腔。随后人们用简单内镜进一步观察了咽喉、尿道和膀胱等部位。爱迪生电灯的发明,为内镜的光源带来第一次质的飞跃。Newman 开始应用爱迪生白炽灯作为膀胱镜的光源,Nitze 把望远镜系统引入医用内镜,使内镜观察系统由许多小镜片按一定次序排列,初步形成了内镜的雏形。

(二)妇科腹腔镜检查的发展史

1.国外诊断性腹腔镜的应用

腹腔镜检查的发展史最早追溯到 20 世纪初。德国外科医生 Kelling 首次用膀胱镜对活狗进行了腹腔检查并介绍用过滤空气制造气腹的方法,即所谓的"腹腔内镜检查",为今天的腹腔镜技术奠定了基础。同年,俄国的妇产科医师 D.O.Ott 使用膀胱镜在额镜的照明帮助下通过后穹隆切开检查了一名孕妇的腹腔。Jacobaeus 首次开展了人体腹腔镜检查,并首次使用腹腔镜检查这一名字。Kalk 提倡用双套管穿刺术,报道了 2 000 例检查经验。Korbsch 出版了第一本有图谱的腹腔镜教科书,单穿刺的手术性腹腔镜问世,Ruddock 报道了镜下 900 例盆腔检查结果。法国 Palmer 开始使用腹腔镜为妇科患者进行盆腔妇科检查。手术中采用头低臀高位、举宫及全麻。设计了卵巢活检钳,并强调术中监测腹腔压力的重要性。Palmer 报道了 250 例诊断性腹腔镜检查结果,并制定了腹腔镜操作常规。系统介绍了腹腔镜下输卵管通液、电凝绝育、黏连分离、内膜异位灶电凝、电灼等内容。由于他本人成就及对腹腔镜临床的贡献,因而有人称之为"现代腹腔镜之父"。Steptoe 第一本英文腹腔镜教科书问世。20 世纪 70 年代,是腹腔镜手术发展较快的年代。德国 KunSemm 发明了自动二氧化碳气腹机、气腹压力监测系统、盆腔冲洗泵和内凝器等,同时发明了钩剪、组织粉碎钳并使用了内套圈结扎技术,介绍了盆腔训练器进行模拟训练,并进行了广泛的腹腔镜手术尝试,同欧洲的妇科腹腔镜医师将缝合、结扎等技巧用于腹腔镜下手术操作，对腹腔镜从诊断向手术转变作出了突出的贡献。

2.国内诊断性腹腔镜的应用

Jordan Philips 将腹腔镜技术带到我国，使我国相继开展了腹腔镜工作。北京协和医院孙爱达等开展对 254 例子宫内膜异位症的诊断，假阳性率为 0.4%。某医院妇科引进了一台腹腔镜，对不明原因的腹痛、不孕、宫外孕等进行诊断。从此，开始了国内妇科诊断性腹腔镜技术，为进一步开展妇科腹腔镜手术奠定了基础。

（三）腹腔镜飞跃性发展

1.第一次飞跃

柱状透镜系统和光导纤维。与传统的开腹手术相比，内镜手术要真正的呈现一个显微外科手术野，必须解决 3 个问题：①光的产生（即光源）；②光的传导（即光视管和光缆）；③图像的获得（摄像机）。对于光源产生，在爱迪生电灯发明之前，最初用蜡烛。随后，爱迪生电灯的发明为内镜光源带来了第一次质的飞跃。但是，最初人们把爱迪生的微型热炽灯泡装配在内镜前端，常因不可避免原因与肠管接触而灼伤肠管等内脏组织器官，即所谓“热光源”。因此，使腹腔镜手术的普及受到极大限制。而腹腔镜手术的先决条件是要有清晰、明亮的腹内照明，而白炽灯把电能的 97%转变成了热量，而仅 2%为可见光。因此，只有外部光源才是有用且为真正内镜手术所接受，而冷光源的发明实现了这一梦想。Hirschowitz 和 Karl 把冷光源首次应用并介绍了第一台使用冷光源的内镜。现代内镜光源都装备了“冷光源”来代替“热光源”，它是由光源、隔热玻璃和光缆三部分组成。隔热的玻璃插在光源和光缆之间，光缆是一根传导光时几乎无光强度损失的柔软纤维光缆。进入光缆的光有很高的照明度，由于它不含热的成分，因此有“冷光”之称。由于“冷光”出现，彻底解决了由于“热光源”的灼伤内脏组织问题。而体外光源的传导，关键依赖于光的传导，而石英玻璃的发明为解决光的传导难题带来了曙光。Fourestier 发明了光学传导系统，用石英棒代替白炽灯泡，免除了组织被灼伤，并且将光源传递到内镜远端，显著提高了亮度。当光束在石英晶棒中传播时，因光线的光反射性质使光线传导耗损减少到最低限度，几乎没有光强度的损失。石英晶棒极细（10～70μm），且外包低折射率的石英光学隔离层，并将许许多多这些纤维组成松散结合的一束，就得到了一根传导时几乎无光强度损失的柔软纤维光缆。在光的传导中，必须经光学视管通过光导纤维将光传送进腹腔内，并将图像通过一系列透镜传送回来。在传导的过程中，可产生两个问题：一个问题是它有削弱光线的能力，另一个问题是因透镜系列传送图像失真。在 Hopkins 之前，人们使用的是由空气间隔开的玻璃透镜组，Hopkins 设计发明的柱状透镜组系统为解决上述问题带来了质的飞跃，为了提高光导性能，Hopkins 结合光导原理和柱状表面新型多层抗折射膜的优点，发明了“Hopkins 柱状透镜系统”，结果光导性能提高了 80 倍，使今天的腹腔内镜都能产生极其明亮清晰的图像且几乎不出现失真。柱状透镜组系统是由光导玻璃纤维、一个物镜组、柱状透镜组及反像系统和一个目镜组成。

2.第二次飞跃

腹腔镜计算机处理系统建立。20 世纪 80 年代前，腹腔镜技术未能得到广泛推广，重要原因在于设备烦琐，使手术过于冗长乏味，只有手术者才能通过腹腔镜来观察腹内情况，唯一的助手只能通过关节内镜来观察且需扶持着腹腔镜和关节镜，而手术其他人员因无法观察而帮不上忙，使腹腔镜下只能进行少数简单的操作。关节型 Wittmoser 示教镜问世，使助手能协助术者完成手术。尽管有所进步，但因不能直接目视，且光束经过棱镜分成两个系统，可供外科医生的光降低至 50%～90%，并且由于光的分流，手术野的光线明显降低。因此，仍不能真正满足较复杂的腹腔镜手术的需要。

腹腔镜发展中出现了第二次飞跃，即计算机处理电子显像系统。它不再用光学纤维传像，而是用一种对光敏感的硅片制成的电荷耦合器件将光的明暗信号转变为电的强弱信号。经导线传递到视频处理器，从而实现图像的传送和再生。它实际上是安装在内镜顶端的一部微型摄像机，摄像机包括摄像头和摄像机两部分。

经过腹腔镜，透镜成像于摄像头内的电荷耦合器，即 CCD，然后 CCD 将光学图像信号转换成电信号，这个电信号通过电缆被传送到摄像机，经分析处理输入监视器，监视器再将电信号转换为光学图像。如果摄像机有数字处理系统，经处理的信号就更加清晰。摄像头的关键元件是 CCD，它把光的强度转变成电信号的功能，单个 CCD 达到 300 线分辨率。三个 CCD 达到 750 线分辨率，保证了完美的图像质量，并确保色彩还原平衡真实，如肉眼所见，摄像头免调焦，视野清晰。随后相继开发了摄像、光源二合一体机和三维立体腹腔镜。

腹腔镜计算机处理系统建立后，医生不再通过示教镜手术，而是通过观看荧屏操作，它不仅使图像放大看得更清楚，而且术者与助手能同时观看，使之相互配合，完成复杂、困难的手术，从此才真正开创了腹腔镜外科手术的时代。腹腔镜计算机处理系统的建立，有“如虎添翼”之势，迅猛发展，在妇科领域，腹腔镜手术不再仅仅是分离黏连、输卵管绝育等 I 类简单的手术，已经开始进行子宫切除、大网膜切除等较为复杂的 Ⅱ～Ⅲ 类手术，随着设备的不断改进及镜下操作技巧的不断娴熟，广泛全子宫切除、盆腔淋巴结清扫等复杂的 Ⅲ～Ⅳ 类手术也已逐步开展。在进行腹腔镜手术时，还可以通过照相系统、录像系统、记录手术系统等，通过计算机对图像及文字处理后，可以进行贮存、定量测定与分析判断等，使微小病变的检出率明显提高，并将记录手术的图像打印保存，为科研、教学开辟了一条崭新的路。可以说，目前腹腔镜手术已进入了一个全新的时代，它带给人类的不仅是科学的发展，更重要的是手术时使患者遭受的痛苦大大减轻。

二、腹腔镜手术对机体的影响

腹腔镜手术是 20 世纪 90 年代发展起来的治疗妇科疾病的一种新的技术。它集光纤、光电、机械、微型摄像和图像分析与显像于一体。这些高科技设备应用于临床时，因技术特别，术中可能引发不良反应及严重并发症。因此，麻醉人员必须全面了解相关病理生理知识，并应有处理和预防术中意外及并发症的应急治疗技能。

（一）腹腔镜手术引起的病理生理改变

腹腔镜手术麻醉的主要特点是手术所需的气腹介质及特殊体位导致的病理生理改变给麻醉管理带来的相应变化。因此就必须对其病理生理变化有相应的了解。

1.气腹对呼吸的影响

腹腔镜手术需用 CO_2 气腹，必须了解 CO_2 及体位对生理的影响。因 CO_2 易溶于水，易排泄，不易燃烧，故在多种膨腹介质中选择了它。

CO_2 从血浆运输到肺有 3 种形式：①7%以溶解的形式；②70%以碳酸氢盐形式；③23%以血红蛋白结合的形式。

正常人群动脉血二氧化碳分压（$PaCO_2$）为 5.3kPa（40mmHg），CO_2 含量为 48vol%，静脉血二氧化碳分压（$PvCO_2$）为 5.8kPa，CO_2 含量为 52vol%，因此动、静脉 CO_2 含量差是 4vol%，有利于 CO_2 的排泄。

正常人仰卧位下补呼气量（ERV）降低，功能残气量（FRC）减少 25%，潮气量（VT）降低，呼吸频率（F）减少，肥胖患者更明显。结果通气血流比（V/Q）降低，肺气流率（Qs/QT）增加，导致血氧分压（PaO_2）降低。当气腹压＞15mmHg 及头低＞25°时，可使肺顺应性下降 30%～50%。膈肌抬高使功能残气量降低，腹部进行充气的开始 30 分钟内，患者的 $PaCO_2$ 逐渐增高达到一定程度，由于压力和重力的作用，使肺下部淤血、V/Q 比失调：在腹内压（IAP）达到 10mmHg 时，二氧化碳产量（VCO_2）和 $PaCO_2$ 同时增高。随着 IAP 的增高，由于呼吸无效腔的增大，$PaCO_2$ 的升高未伴有 VCO_2 的升高，即 $PaCO_2$-呼气末二氧化碳（$PETCO_2$）的差值（$\Delta a\text{-}ETCO_2$）梯度增宽。因此，如果未能随增加的呼吸无效腔而调节机械通气，肺泡通气量会下降而 $PaCO_2$ 会增高，PaO_2 降低。

用于气腹的纯 CO_2 气体，当腹腔大气压（101.3kPa）－水蒸气压（6.2kPa）＝95.1kPa 时，此时 1mL 水物理溶解 CO_2 量相当于 0.47mL。水分经腹膜吸收入血，血中 PCO_2 升高。也有认为 CO_2 通过破损血管、腹腔界面（离子梯度学说）直接入血，导致 $PETCO_2$ 升高。但在 CO_2 气腹：$PETCO_2$＞$PaCO_2$，以提高 VT 及 F 排除过多的 CO_2。头低位易产生肺不张，功能残气量、总肺容量、肺顺应性降低。在肥胖、老年、衰弱患者，这种变化更显著。上腔静脉回流障碍导致喉头、球结合膜水肿、脑间质水肿、呼吸困难、咽痛、视物模糊、术后头痛等。

2.气腹对循环的影响

（1）对心脏直接压迫，心脏舒张功能障碍。

（2）气腹使腹腔内压升高，下腔静脉受压，静脉回流量减少，引起血压下降。可通过交感神经的血管收缩增加末梢阻力维持血压。

（3）压迫腹主动脉可使心脏后负荷增加，导致心肌耗氧量增加，因此心肌缺血、心肌梗死或心力衰竭的危险增加。也可使肾动脉血流减少，肾血流量、肾小球滤过率、尿量均降低 50%。

（4）气腹可使膈肌上移，使胸内压上升、上腔静脉受压导致回心血量减少，引起血压下降，同时膈肌上移至纵隔移位，心排血量（CO）下降，重者可致心搏骤停。

（5）快速充 CO_2 气腹时，由于腹膜牵拉，患者麻醉过浅或患者已经服用 β 受体阻滞剂，输卵管电凝等可激发迷走神经张力反射性增强，导致心律失常，如窦性心动过缓，房室分离及结性心律，甚至心搏骤停，这些反应可以容易而快速的逆转。气栓也会造成心律失常。治疗包括终止充气、给予阿托品、在心率恢复后加深麻醉。掌握适当的充气速度和控制呼吸使 $ETCO_2$ 正常或低于正常值，可大大控制并发症的发生。

（6）CO_2 气腹致 $PaCO_2$ 增高，引起高碳酸血症可使脑血流增加，同时胸内压升高可使上腔静脉受压，致颅内静脉血回流受到一定的影响，均可导致颅内压升高。

（7）如设定 CO_2 气腹压 2.0kPa，妇科腹腔镜手术骨盆高于 25°，其心排血量及心脏指数下降 42%,肺顺应性降低,心充盈压增加 40%,大大增加了心脏后负荷,与心衰表现相似,对心功能欠佳患者有极大的危险。

3.气腹对血气的影响

在 CO_2 气腹中,$PaCO_2$ 升高可能是由多种因素造成的,如腹膜腔内 CO_2 的吸收;机械因素造成的肺通气功能和换气功能的损害,如腹部膨胀、患者体位和容量控制性通气;以及术前用药和麻醉药物对自主呼吸的影响。在腹内压(IAP)达到 10mmHg 时,由于呼吸无效腔的增大,$PaCO_2$ 的升高未伴有 VCO_2 的升高,即 Aa-$ETCO_2$ 梯度增宽。

根据亨利定律,PCO_2 为 0.13kPa 时,CO_2 物理溶解度是 0.03mmol/L,PCO_2=5.3kPa 的血液 100mL 则物理溶解 CO_2 2.7mL。在血液中化学反应生成碳酸(H_2CO_3)和重碳酸根离子(HCO_3^-)。在 100mL 全血中物理结合与化学溶解的 CO_2 约 50mL。一旦大量 CO_2 经腹膜吸收,麻醉医师若处理不当可导致高碳酸血症,最终导致酸、碱失衡和水、电解质平衡紊乱。

4.气腹对高危险心脏病患者的血流动力学的影响

气腹中血流动力学显著的改变提出了心脏病患者对这些改变承受能力的问题。在轻度至重度的心脏病患者中,平均动脉压、心排血量和全身血管阻力的改变方式在质上与健康患者相似。在量上,这些改变更加显著。气腹对 ASAⅢ~Ⅳ级的患者,尽管术前血流动力学已行调整,术中应用肺动脉导管监测 SvO_2 在 50%的患者中下降。这类患者中最严重的血流动力学改变是在伴有低氧供的情况下,术前存在心排血量和中心静脉压偏低,平均动脉压和全身血管阻力增高。在气腹的心脏病患者中,后负荷的增加是血流动力学改变的主要因素,建议术前增加前负荷以代偿气腹时的血流动力学变化。

(二)腹腔镜手术对周围血管、神经的影响

在头低位时周围血管、神经受压是潜在的并发症。必须避免过度伸展上肢,要小心使用肩托,以免损伤臂丛神经。已有报道腹腔镜术后出现轻度周围神经病变,腿部屈曲受压会导致股神经和闭孔神经损伤,过度的臀部外旋会导致坐骨神经的牵拉。腓总神经最易受损,当患者位于截石位时必须注意保护。某些腹腔镜手术需要长时间截石位,会导致下肢间隔综合征。截石位时间过长股静脉血流量随腹内压增高和非适应性股静脉流出量减少而减少,可导致下肢静脉血栓形成;头低位时间过长,加之高腹压,还可致眼球后水肿、脑间质水肿,患者术后可出现头痛、视物模糊、球结合膜水肿以及术后恶心、呕吐等。

三、腹腔镜手术中呼吸并发症诊断与处理

(一)皮下 CO_2 气肿

CO_2 气腹时由于术者操作不当、机械故障、高气腹压力等,可导致皮下气肿,CO_2 压力决定皮下气肿的程度和 CO_2 的吸收量。一旦出现皮下气肿,VCO_2 和 $PaCO_2$ 以及 $PETCO_2$ 相伴增高。皮下捻发音,而广泛的皮下气肿导致 CO_2 吸收过多,$PETCO_2$ 快速增高,可引起高碳酸血症,此时应暂时中断腹腔镜操作,让 CO_2 排出一段时间,在高碳酸血症纠正后再用较低的充气进行腹腔镜手术。只要停止充气,皮下 CO_2 气肿很容易被吸收消退,关键是要保证 CO_2 能迅速从呼吸道排出。

（二）气胸、纵隔气肿、心包气肿

在气腹充气时气体会进入胸腔，造成纵隔气肿，可有单侧和双侧气胸以及心包气肿。二氧化碳气胸（CO_2 气胸）可减少胸肺的顺应性并且增加气道压力。CO_2 的吸收面积增加，并且胸膜的吸收能力也比腹膜强，导致 VCO，$PaCO_2$ 快速增高，此后 $PETCO_2$ 升高。CO_2 气胸如不伴发肺的损伤，一般在停止气腹后 30～60 分钟气胸被吸收自然消退。所以，腹腔镜手术中一旦发生 CO_2 气胸，应立即停止吸入麻醉；调整呼吸机纠正低氧血症；应用呼气终末正压通气（PEEP）；尽可能降低腹内压（IAP）；同时根据临床情况（必要时拍胸片）来决定是否胸腔穿刺和闭式引流。如果气胸是由肺大疱破裂引起，则不能应用 PEEP，应进行胸腔穿刺闭式引流。

（三）气管导管向支气管内移位

气腹使膈肌向头端移位，很容易导致气管导管滑入一侧支气管。加之妇科腹腔镜手术常取头低体位，更易产生气管导管向支气管内移位。这种现象会造成单肺通气，脉搏氧饱和度（SpO_2）降低，气道压平台增高，胸肺顺应性差。因此气管插管不宜过深，控制气腹压在 15mmHg 以下；头低位不宜大于 250°。

（四）气腹与肺栓塞

气栓的病理生理改变取决于气栓的大小和气体进入静脉的速率。尽管采用 CO_2 气腹致肺栓塞发生率低，一旦发生病死率极高。主要是因为气体直接进入血管而发生。动物试验 0.25mL/kg 空气注入血管内时，$PETCO_2$ 显著降低。当注入 1mL 后动脉血氧饱和度（SaO_2）为 25%，静脉血氧饱和度（SvO_2）为 63%，即急性肺栓塞而导致心跳、呼吸骤停。CO_2 气腹后 20 分钟内若流量 2～4L/min，CO_2 经腹膜吸收是 20～30mL。

气栓的诊断取决于右心发现气体栓子或气栓引发病理生理的表现。当栓子大小增加时（2mL/kg 气体），会出现心动过速、心律失常、低血压、低氧血症、中心静脉压增高、心音改变（millwheel 杂音）、肺水肿、发绀以及右心劳损的心电图改变以及 $PETCO_2$ 的下降，$Aa\text{-}ETCO_2$ 会增加。

CO_2 气栓的处理：首先要停止充气，并排空腹腔内气体。把患者置于头低左侧卧位，停止吸入麻醉，用 100%氧加大通气，同时增加呼吸频率，以纠正低氧血症，加速 CO_2 排出。如果上述措施效果不明显，应立即做中心静脉或肺动脉置管，抽吸这些部位的气泡。

（五）误吸的危险

进行腹腔镜手术的患者可能会导致酸性误吸综合征。主要由妇科腹腔镜手术的特殊体位所致，头低位有助于胃反流液体进入气道。有学者证实，误吸的胃内容若 pH≤2.5，且误吸量≥0.5mL/kg，如未能即时处理，可导致肺永久性损害，甚至有生命危险。此并发症重在预防，术前须严格禁食、水 8 小时，必要时使用抗胆碱能制剂。一旦发生应积极处理支气管痉挛和低氧血症，包括大量激素、解痉、抗感染、支气管内灌洗以及呼吸机支持治疗等。

四、腹腔镜手术的麻醉

虽然腹腔镜手术麻醉与其他手术麻醉术前评估大同小异，但流行病学研究表明，术前准备不充分是术后发生并发症和死亡的主要原因之一。“只有小手术没有小麻醉”告诫人们应谨慎小心实施麻醉，更重要的是重视术前评估。麻醉医师进行术前病情评估时应从以下几方面实施。

（一）术前访视患者并参加术前讨论

麻醉前1～3日深入病房访视患者或参加术前讨论，条件较好的医院应开设麻醉门诊进行麻醉前评估，建立患者的安全感和信任感，消除患者因恐惧、紧张心理带来的心身方面的损害，同时应了解手术部位、方式、范围和体位，以便确定麻醉方式和设备及药品的准备。术前嘱患者禁食、水8～12小时，并应向患者及其家属交代有关麻醉的危险性，特别是麻醉意外的发生，可能危及患者生命，以取得患者家属的理解及书面签字。现我国法制逐渐完善，有的医院已实行麻醉签字公证，有利于麻醉工作开展。

（二）熟悉病史，系统进行体格检查

特别要了解现病史，是否当前并存内科疾患如心脏病、高血压、糖尿病、肝肾疾病、哮喘、贫血、血液病、凝血障碍性疾病，有否进行抗凝治疗，现是否治愈或是继续治疗，用何药物治疗，治疗反应如何，有无药物过敏史，这直接关系到麻醉的安全；重视过去史及家族史，曾接受过麻醉否、麻醉次数、麻醉方式及麻醉效果，有无重症肌无力或恶性高热，了解家族中有无遗传性疾病等，这直接关系到麻醉的效果及预后。因此，术前必须系统地检查全身状况，包括生命体征、心肺听诊、脊柱四肢及神经系统检查，以便确定麻醉方案。

（三）检验及查看必要的实验参数

1.常规检查血、尿常规

主要了解患者是否贫血，贫血程度及肾小管功能。

2.生化检查

重点了解肝功能，血浆蛋白及白/球比值，血钾、血钠、血糖浓度。有些内科治疗如强心、利尿、降糖可导致电解质紊乱。

3.心电图、胸透检查

了解心脏电生理活动，心肌供血及肺部情况。

4.其他特殊检查

有心肺疾病患者必要时检查肺功能，超声心动图及血气分析。有血液病史及抗凝治疗患者必须做凝血功能检查。

（四）麻醉手术风险评估

麻醉医师术前应考虑患者是否在最佳身体状态下接受麻醉，此手术给患者健康带来的好处是否大于因并存疾病所致的麻醉手术风险。下列任何一项均可导致术中、术后并发症和增加死亡的危险。

（1）临床评估ASA超过Ⅲ级。

（2）心力衰竭、洋地黄治疗、电解质紊乱。

（3）心脏危险指数Goldman评分＞25分。

（4）肺部疾患及胸片证实的肺部异常。

（5）肾衰竭或代谢性酸中毒。

（6）心电图异常。

(7)急性呼吸道感染。

(8)严重贫血、低蛋白血症。

(9)凝血功能障碍性血液病及不可避免的抗凝治疗。

(五)腹腔镜手术患者的体位及监测

妇科腹腔镜手术几乎都是在截石体位下完成的。体位摆放首先要注意防止神经损伤,要尽可能减少倾斜度,最好不超过25°~30°,改变体位时要缓慢渐进,以避免血流动力学及呼吸的突然改变,改变体位后必须检查气管导管的位置。气腹的建立及撤除都应平缓,插管后可放置胃管排空胃,导尿排空膀胱。

腹腔镜手术麻醉中应特别强调对呼吸与循环功能的监测,宜常规监测血压、心率、$PETCO_2$、$PaCO_2$、SpO_2、气道压等。对有心血管疾病和其他伴发疾病的患者可进行有创性血流动力学监测、中心静脉压和肺动脉压监测等。

(六)麻醉方法

麻醉方法选择以快速、短效、能解除人工气腹不适、能避免CO_2气腹性生理变化为原则。

1.局部麻醉和区域阻滞麻醉

可用于诊断性腹腔镜检查,时间短、手术小,下腹部手术时可适当考虑。曾一度用于非气腹下,采用悬吊腹壁的方法行腹腔镜手术.现已完全放弃。因上述麻醉方法不能解决患者不适、焦虑、放散痛、腹腔牵拉痛等,更为严重的是不能及时排出气腹所致大量CO_2吸收,最终导致高碳酸血症、呼吸性酸中毒。

2.全身麻醉

全身麻醉是腹腔镜手术最常用、最安全的麻醉方法。全身麻醉基本的组成部分包括催眠、遗忘、镇痛,必要时给予肌松。一般来说,达到这些效果需要几种药物复合,包括吸入药和静脉用药。

(1)根据麻醉药物分类。

1)吸入全身麻醉:氧化亚氮、安氟醚、异氟醚、七氟醚。

2)静脉全身麻醉:异丙酚、依托咪酯、氯胺酮、硫喷妥钠。

3)复合全身麻醉:阿片类+吸入+静脉+肌松。

4)辅助麻醉:地西泮(安定)、异丙嗪(非那根)、氟哌利多、哌替啶、芬太尼类。

(2)根据麻醉方法分类。

1)气管内插管全身麻醉:由于妇科腹腔镜手术特殊体位,气管内插管全身麻醉能最大限度减轻腹内压升高和CO_2吸收所带来的不利影响,能有效地预防和降低误吸的发生率,更有利于CO_2的排泄。气腹时,要不断调整呼吸[包括调整呼吸频率、潮气量、吸呼比(I∶E)等]以维持$PETCO_2$低于40mmHg,一般情况下,每分钟通气量要维持于正常基础通气量的1.5倍,才能维持$PETCO_2$正常。对伴有慢性阻塞性肺病的患者,有自发性气胸或肺气肿史的患者,增加每分钟通气量应通过增加呼吸频率而不是潮气量来达到,以降低气胸的发生率。腹内压应尽可能低,不能超过20mmHg,一般维持在15mmHg以下才对血流动力学及呼吸的影响最小,由于气腹会增加患者迷走反射,麻醉开始时可给予阿托品,必要时应追加。麻醉深度不宜偏浅,较深的麻醉有利于降低腹内压,也有利于减弱迷走反射。

2)喉罩通气全身麻醉:喉罩(LMA)是由英国医师Brain根据解剖成人咽喉结构所研制的一种人工气道。根据喉罩的发明先后时间和用途分为三代:第一代为普通喉罩(LMA),第二代为插管喉罩(ILMA),第三代为双管喉罩(ProSeal-LMA)。喉罩的优点:①使用方便、迅速、气道维持更容易;②无须喉镜,与气管插管比较,初学人员放置LMA的难度小,成功率高;③对不需肌松的长时间手术,LMA取代了面罩的作用;④建立气道以便自主通气和控制通气;⑤LMA的位置即使不太理想,也多能维持气道通畅;⑥避免气管内黏膜损伤;⑦在浅麻醉状态下也能耐受,耐受LMA比气管内导管所需的麻醉药量减少;⑧麻醉诱导和恢复期血流动力学稳定性提高,置管时眼内压增高程度减少,麻醉恢复期咳嗽减少,氧饱和度提高,成人手术后咽痛发生率也降低。

但喉罩通气麻醉应严格掌握适应证,对于颌面、口咽畸形,腺样体增生,饱食肠梗阻等有反流、误吸可能性的患者,应属绝对禁忌证。腹腔镜手术在早期也属喉罩麻醉禁忌证,双管喉罩(LMA-Supreme)的问世解决了以往的顾虑。在妇科腹腔镜手术喉罩通气麻醉中应严格管理,把握麻醉深度,避免出现喉罩移位,引起气道梗阻;气腹压力控制在12mmHg;头低不得超过25°;手术时间控制在2~3小时内;体重为50~70kg;喉罩置入成功后迅速插入胃肠引流管减压;机械通气时选相对低潮气量和增加呼吸频率来控制气道压力,避免气体入胃和喉罩漏气。通过这些措施大大降低了喉罩麻醉并发症。

3)全身麻醉+连续硬膜外阻滞:两种麻醉方法联合应用,其优点在于,降低手术操作对机体的生理影响,既可以使患者尽早清醒早期拔管,又可用于术后镇痛。对于腹腔镜辅助下阴式全子宫切除等尤为适用。

五、手术适应证与禁忌证

(一)适应证

(1)急腹症(如异位妊娠、卵巢囊肿破裂、卵巢囊肿蒂扭转等)。

(2)盆腔包块。

(3)子宫内膜异位症。

(4)确定不明原因急、慢性腹痛和盆腔痛的原因。

(5)不孕症。

(6)计划生育并发症(如寻找和取出异位宫内节育器、子宫穿孔等)。

(7)有手术指征的各种妇科良性疾病。

(8)子宫内膜癌分期手术和早期子宫颈癌根治术。

(二)禁忌证

1.绝对禁忌证

(1)严重的心脑血管疾病及肺功能不全。

(2)严重的凝血功能障碍。

(3)绞窄性肠梗阻。

(4)大的腹壁疝或膈疝。

(5)腹腔内大出血。

2.相对禁忌证

(1)盆腔肿块过大。

(2)妊娠>16 周。

(3)腹腔内广泛黏连。

(4)晚期或广泛转移的妇科恶性肿瘤。

六、手术操作

(一)术前准备

(1)详细采集病史准确掌握诊断或手术腹腔镜指征。

(2)术前检查同一般妇科腹部手术。

(3)肠道、阴道准备同妇科腹部手术。

(4)腹部皮肤准备注意脐孔的清洁。

(5)体位在手术时需头低臀高并倾斜 15°～25°,使肠管滑向上腹部,以暴露盆腔手术野。

(二)麻醉选择

选用全身麻醉。

(三)操作步骤

1.术区消毒

腹部常规消毒,必要时消毒外阴及阴道,对于已婚拟行复杂腹腔镜手术者经阴道可放置举宫器便于手术操作。

2.人工气腹

患者先取平卧位,根据穿刺器外鞘直径切开拟定观察镜穿刺点处皮肤及皮下筋膜,提起腹壁,气腹针与腹部皮肤呈 90°沿切口穿刺进入腹腔,连接自动 CO_2 气腹机,以 1～2L/min 流速进行 CO_2 充气,当充气 1L 后,调整患者体位至头低臀高位(倾斜度为 15°～25°),继续充气,使腹腔内压力达 12～15mmHg,拔去气腹针。

3.放置腹腔镜

提起腹壁,沿皮肤切口置入穿刺器,当穿刺入腹壁筋膜层及腹膜层后有突破感,去除套管内针芯,打开摄像系统及冷光源,将腹腔镜沿套管放入腹腔,可见盆腔脏器后连接 CO_2 气腹机,开始镜下操作。

4.腹腔镜探查

按顺序常规检查盆、腹腔。

5.腹腔镜手术

在腹腔镜的监测下,根据不同的手术种类选择下腹部不同部位的第 2、第 3 或第 4 穿刺点,分别置入穿刺器,插入恰当的器械操作。穿刺时应避开下腹壁血管。

6.手术操作基础

必须具备以下操作技术方可进行腹腔镜手术:①用腹腔镜跟踪、暴露手术野;②熟悉镜下解剖；③熟悉镜下组织分离、切割、打结、止血、缝合等技巧；④熟悉各种电能量手术器械的使用方法；⑤熟悉取物袋取出组织物的技巧。

7.手术操作原则

遵循微创原则，根据解剖间隙进行镜下手术。

8.手术结束

用生理盐水冲洗盆腹腔，检查无出血，无内脏损伤，停止充入 CO_2 气体，取出腹腔镜及各穿刺点的穿刺套管并排出腹腔内 CO_2，缝合穿刺口。

（四）并发症及预防处理

1.出血性损伤

（1）血管损伤：如穿刺器所致的腹主动脉、下腔静脉损伤；淋巴结切除过程引起的下腔静脉、髂静脉损伤；第 2 或第 3 穿刺部位穿刺过程中发生的腹壁血管损伤等。大血管损伤可危及患者生命，一旦发生，应立即镜下或开腹止血，修补血管。熟练的开腹手术经验、娴熟的腹腔镜手术技巧和熟悉腹膜后血管解剖结构可使损伤概率减少。

（2）手术野出血：是腹腔镜手术中最常见的并发症，特别是在子宫切除或重度子宫内膜异位症手术中容易发生。手术者应熟悉手术操作和解剖，熟练掌握各种腹腔镜手术的能源设备及器械的使用方法。

2.脏器损伤

主要指与内生殖器邻近脏器损伤，如膀胱、输尿管及肠管损伤，多因周围组织黏连导致解剖结构异常、电器械使用不当或手术操作不熟练等所致。发现损伤应及时修补，以免发生并发症。

3.与气腹相关的并发症

包括皮下气肿、气胸等。皮下气肿一般无须特殊处理，多可自行吸收。气胸较少见，若术中一旦发生，应立即停止充气，穿刺套管停在原处排出胸腔内气体，症状严重者需行胸腔闭式引流。部分患者术后出现上腹部不适及肩痛，是 CO_2 对膈肌刺激所致，术后数日内可自然消失。

4.其他

如切口疝、腹壁穿刺部位种植子宫内膜异位症或卵巢癌、术后感染等。

腹腔镜手术作为一种微创手术方式，具有创伤小、恢复快、住院时间短等优点，已成为当代妇科疾病诊治的常用手段。

（梁玉芳）

第三节　阴道镜

阴道镜的临床应用已有 80 多年的历史，阴道镜检查是用阴道镜对外阴、阴道和宫颈上皮结构及血管进行观察，以发现与癌有关的异型上皮、异型血管，直到可疑病变部位的活体组织检查，辅助诊断宫颈上皮内瘤变（CIN）及早期宫颈癌等的检查方法。方法：患者取截石位，使用窥器暴露宫颈。干棉球清除宫颈黏液，用 5%的乙酸将异常区域染白。如果移行带的上界位于宫颈管内，使用钳子可帮助暴露整个区域。如果移行带的上界不能看到，这样的检查是不完全的。应用活检钳从阴道镜下异常区域取样以确定组织学诊断。结果回报后，可用电凝或激光灼烧治疗。对移行带进行的电圈切除可用来切除宫颈病灶。

一、适应证

(1)宫颈阴道脱落细胞学检查结果异常者。①不明确意义的不典型鳞状上皮细胞(ASC-US)。②不典型鳞状上皮细胞——不除外高度鳞状上皮内病变(ASC-H)。③低度鳞状上皮内病变(LSIL)。④高度鳞状上皮内病变(HSIL)。⑤鳞状细胞癌(SCC)。⑥不典型腺上皮细胞(AGC)。⑦腺原位癌(AIS)。⑧腺癌(ACA)。⑨巴氏分级标准中巴氏ⅡB级以上的结果。⑩高危型 HPV 检测结果阳性。

(2)肉眼醋酸染色及复方碘染色检查(VIA/VILI)宫颈阴道结果异常者。

(3)肉眼直接观察形态可疑或病史可疑有如下疾病者。

1)宫颈:①宫颈上皮内病变;②宫颈癌;③宫颈真性糜烂;④尖锐湿疣;⑤梅毒;⑥结核;⑦宫颈息肉可疑病变;⑧宫颈白斑;⑨宫颈锥切前明确病变范围。

2)阴道:①阴道上皮内病变;②阴道癌;③阴道腺病;④尖锐湿疣;⑤梅毒;⑥结核等。

3)外阴:①外阴上皮内病变;②外阴癌;③尖锐湿疣;④外阴营养不良;⑤梅毒;⑥结核等。

二、禁忌证

(1)绝对禁忌证:无。

(2)相对禁忌证:急性下生殖道感染。

三、操作步骤

在检查前 24 小时内，不应有阴道操作，包括冲洗、检查、上药以及性交等，有炎症宜先控制。

(1)用阴道窥器充分暴露宫颈阴道部，不蘸滑润剂，避免影响对宫颈等部位的观察。

(2)用生理盐水棉球轻轻擦净宫颈分泌物，不可用力涂擦，以免引起出血，妨碍观察。

(3)接通光源，调整焦距，一般物镜距宫颈 15～20cm，距外阴 5～10cm，先用放大 10 倍的低倍镜观察，再增大放大倍数循视野观察。

(4)为进一步区分宫颈表面的鳞状上皮或柱状上皮，了解血管的收缩反应，判断宫颈表面病变的性质，有时需在宫颈表面涂一些药物，以期使图像变得更清楚，以利诊断。

1)3%醋酸溶液:常用此浓度溶液涂布宫颈后，使柱状上皮迅速水肿、变白，呈典型的“葡萄串”改变，而鳞状上皮无此现象，鳞柱状交界变得非常清晰;也可见经涂 3%醋酸后血管先收缩，后扩张，也可见点状或螺旋状血管，但数秒钟后逐模糊;腺体开口周围的鳞状上皮变白，呈“火山口”状。

2)碘试验:无菌棉球擦去宫颈表面黏液，然后用蘸有碘溶液的小棉球均匀涂布宫颈及穹隆。着色为碘试验阴性，因为正常宫颈或阴道鳞状上皮含有丰富的糖原，涂碘后可染成棕褐色或黑褐色;不着色为碘试验阳性,其主要为正常的宫颈管柱状上皮或覆盖在糜烂面的柱状上皮,鳞状上皮不典型增生或上皮癌变。此外,绝经后妇女,因雌激素水平低下,细胞内含糖原少,有时也可有碘试验不着色或着色很浅。碘试验并非检查癌变的特异性试验。

3)40%～50%三氯醋酸:尖锐湿疣涂三氯醋酸后立即呈刺状或棒状突起,与正常黏膜界限清楚。假性湿疣涂本剂后黏膜发白,表面明显凹凸不平、粗糙。

(5)检查发现可疑部位,取活组织送病理学检查。

四、阴道镜新术语

阴道镜是与女性宫颈细胞病理学与组织病理密切相关的特殊检查术,检查的主要目的是尽快为受检者确诊有无癌前期病变或浸润癌[即 CIN2 及(或)AIS]。因此,该检查主要针对宫颈筛查结果阳性的妇女。准确的阴道镜检查结果与组织学的变化是相对应的。阴道镜检查以宫颈外口可视性图像评估有无宫颈病变提供重要证据,但是无法评估宫颈管内的病变是它的缺陷。

宫颈与阴道关系密切,当宫颈有异常病变时需要评估阴道壁有无病变特别是阴道上 1/3 段,这是阴道镜医生不可忽视的问题。对于免疫力低下的人群下生殖道部位均为 HPV 易感区,必要时阴道镜医生还要对外阴、肛周的皮肤进行检查。

IFCPC 2011 新阴道镜术语解读

1.宫颈转化区

由原始鳞柱交界与新鳞柱交界所环绕的、活跃的鳞状花生上皮构成,宫颈转化区在女性一生中是动态变化的,根据转化区与宫颈管外口的关系分为 3 种类型:TZ-Ⅰ型、TZ-Ⅱ型、TZ-Ⅲ型。TZ-Ⅰ型指转化区完全位于宫颈外口;TZ-Ⅱ型指转化区部分位于宫颈外口,部分位于宫颈管内,扩张宫颈管下段可见到新鳞柱交界;TZ-Ⅲ型指转化区全部或大部分位于宫颈管内,无论如何均不能见到新鳞柱交界。

2.对子宫颈的阴道镜检查

包括 5 个方面,即一般性评价、正常阴道镜所见、异常阴道镜所见、可疑浸润、混杂的所见。

(1)一般性评价:一般性评价必需解释宫颈是否充分暴露,描述鳞柱交界的可视性(visibility)、转化区的类型:1 型,2 型,3 型。

(2)正常阴道镜所见:正常阴道镜所见图像要正确表达原始鳞状上皮是否有糖元化;化生上皮成熟化生还是不成熟化生;柱状上皮异位在宫颈外口近端还是远端;宫颈腺体囊肿、陷窝(腺体);如果是妊娠期妇女,妊娠期的蜕膜样变也要通过图像表达等。

(3)异常阴道镜所见:对于异常阴道镜所见,要求用时针表示病变位置,用病变覆盖的宫颈象限数量、用百分比表示病变的尺寸。

1)一级(微小)LISIL:薄的醋酸白上皮,不规则的,地理学边界,细镶嵌,细点状血管。

2)二级(显著)HISIL:致密的醋酸白上皮,迅速出现醋酸白,翻边的腺窝(腺)开口,可同时伴有粗镶嵌,粗点状血管,清晰边界,内部边界。

3)非特定病变 SIL:黏膜白斑病(角化症,角化过度症),侵蚀性上皮(糜烂)以及无法解释的碘染着色/不着色。

(4)可疑浸润:异形血管,其他特征可表现为血管脆弱,表面轮廓不规则,外生型病变,坏疽,溃疡,宫颈为肿块或肿瘤形成。

(5)混杂的所见:包括先天的转化区,湿疣,息肉,炎症,狭窄,先天性异常,治疗后解剖学改变,子宫内膜异位。

五、阴道镜必须检查内容

(一)上皮

(1)醋酸反应。

(2)边界。

(3)表面。

(4)颜色和色调明暗。

(5)碘试验。

(二)血管

(1)形态。

(2)密度。

(3)鳞柱交界。

(4)移行区。

阴道镜检查满意度:评价阴道镜检查的可信度;必须看到完整的鳞柱交界;如果不满意,需要进一步检查。

(梁玉芳)

参考文献

[1]郎景和.中华医学百科全书妇产科学[M].北京:中国协和医科大学出版社,2022.
[2]郎景和.妇产科学新进展[M].北京:中华医学电子音像出版社,2021.
[3]杨水莲,杨娟,叶芬.妇产科学[M].武汉:华中科技大学出版社,2021.
[4]杨慧霞,狄文,朱兰.妇产科学[M].2版.北京:人民卫生出版社,2021.
[5]曹江珊.现代妇产科疾病诊疗进展[M].长春:吉林科学技术出版社,2020.
[6]赵晓晏,任成山,王冬,等.实用临床妇产科学[M].郑州:郑州大学出版社,2020.
[7]张凤.临床妇产科诊疗学[M].昆明:云南科技出版社,2020.
[8]李荣光.临床妇产科学[M].厦门:厦门大学出版社,2020.
[9]成立红.妇产科疾病临床诊疗进展与实践[M].昆明:云南科技出版社,2020.
[10]赵萍,熊立新.妇产科学[M].5版.北京:北京大学医学出版社,2020.
[11]朱亚飞,谢晓英,徐小琴.妇产科学[M].北京:化学工业出版社,2020.
[12]廖秦平,乔杰.妇产科学[M].4版.北京:北京大学医学出版社,2019.
[13]李庆丰,郑勤田.妇产科常见疾病临床诊疗路径[M].北京:人民卫生出版社,2021.
[14]张海红,张顺仓,张帆.妇产科临床诊疗手册[M].西安:西北大学出版社,2021.
[15]刘萍,许文静,邵茵.现代妇产科疾病诊疗学[M].郑州:河南大学出版社,2020.
[16]李红.妇产科诊疗思维与实践[M].上海:同济大学出版社,2020.
[17]王燕,段洁,郎雁.妇科微无创手术辑要[M].武汉:湖北科学技术出版社,2017.
[18]胡文英.妇产科常见疾病诊疗学[M].北京:中国人口出版社,2017.
[19]贾晓玲,宋立峰,林森森.妇产科疾病临床诊疗技术[M].北京:中国医药科技出版社,2017.
[20]张凤娟.实用妇产科临床及诊疗技术[M].天津:天津科学技术出版社,2017.
[21]吴绪峰.妇科疾病诊疗技术规范[M].武汉:华中科技大学出版社,2020.
[22]关铮.微创妇科学[M].2版.北京:科学出版社,2017.